普通高等学校"十四五"规划公共基础课程系列教材

21世纪普通高等学校医学基础课程系列特色教材

医学社会学

YIXUE SHEHUIXUE

U0193800

主　编　张　翔　胡继春　张子龙

副主编　王　静　张　研　刘存地　赵　敏

编　者（以姓氏拼音排序）

胡继春　华中科技大学

胡　洁　文华学院

胡乐炜　江汉大学智能决策研究所

林怿昊　深圳市妇幼保健院

刘存地　湖北省社会科学院社会学研究所

彭　博　长江大学

唐玉清　华中科技大学

王　静　华中科技大学

张　翔　华中科技大学

张　研　华中科技大学

张子龙　湖北中医药大学

赵　敏　湖北中医药大学

华中科技大学出版社

http://press.hust.edu.cn

中国·武汉

内 容 简 介

本书是普通高等学校"十四五"规划公共基础课程系列教材。

本书共四篇,包括导论、医疗角色行为篇、医疗组织制度篇、医疗社会互动篇。

本书力求紧密结合中国医疗卫生工作的实际,结合中国社会的实际,既考虑医学社会学的医学特点,又注重它的社会学属性,系统研究医疗卫生领域内的社会角色、社会行为、社会关系、社会结构、社会问题,研究医学的发展与社会文化、社会规范、社会制度等方面的交互影响,努力体悟出医学与社会学的内在有机联系。

本书不仅适用于医学专业的教学,而且适合哲学和社会学等专业的硕士、博士研究生与各类医护人员、卫生及医院管理人员学习和使用。

图书在版编目(CIP)数据

医学社会学/张翔,胡继春,张子龙主编.—武汉:华中科技大学出版社,2022.12(2025.1重印)
ISBN 978-7-5680-8853-4

Ⅰ.①医… Ⅱ.①张… ②胡… ③张… Ⅲ.①医学社会学 Ⅳ.①R-05

中国版本图书馆 CIP 数据核字(2022)第 239260 号

医学社会学
Yixue Shehuixue

张　翔　胡继春　张子龙　主编

策划编辑:史燕丽
责任编辑:张　琴　方寒玉
封面设计:原色设计
责任校对:刘　竣
责任监印:周治超
出版发行:华中科技大学出版社(中国·武汉)　　电话:(027)81321913
　　　　　武汉市东湖新技术开发区华工科技园　　邮编:430223
录　　排:华中科技大学惠友文印中心
印　　刷:武汉市籍缘印刷厂
开　　本:880mm×1230mm　1/16
印　　张:21.25
字　　数:654 千字
版　　次:2025 年 1 月第 1 版第 3 次印刷
定　　价:69.90 元

华中出版

前言

本书是在教育部面向21世纪课程教材《医学社会学(第二版)》(胡继春等主编)的基础上，对有关内容进行了修改和增减而完成的，特别是适时地增补了医学进展与社会互动部分新的内容，使得本书更加贴近医学与人文社会科学交叉的最前沿领域。

20世纪以来，医学得到了突飞猛进的发展。然而，医学的这种日新月异的进展并不是完全孤立的。一位西方哲学家曾生动地描述过医学与哲学的关系："智慧女神密涅瓦(Minerva)与医神阿斯克勒庇俄斯(Asclepius)连续谈了许多世纪的恋爱，摇摆于爱恋与敌对、需要与厌弃、支配与屈从之间，但他们从来没有相互冷淡过。"实际上，医学与社会学的关系也正是如此，在长期的"热恋"后，它们在20世纪初结出了新的果实，这就是医学社会学(medical sociology)。医学社会学的产生不仅为医学发展由生物医学模式向生物-心理-社会医学模式的转变提供了社会科学的方法、手段和视野，而且，也为社会学的大家族增加了新的充满活力的分支学科。

医学社会学是一门蓬勃发展的学科。近半个世纪以来，医学社会学在我国有了长足的发展，以医学社会学为研究方向的研究生已经走向社会。有志于从事医学社会学研究和教学的工作人员日趋增多，有些院校一直坚持开设医学社会学课程。然而，可选择的用于教学的医学社会学教材一直面临匮乏状况。鉴于此，编者在多年教学和原有教材的基础上，编撰了此本《医学社会学》。

本书力求紧密结合中国医疗卫生工作的实际，结合中国社会的实际，既考虑医学社会学的医学特点，又注重它的社会学属性，系统研究医疗卫生领域内的社会角色、社会行为、社会关系、社会结构、社会问题，研究医学的发展与社会文化、社会规范、社会制度等方面的交互影响，努力体悟出医学与社会学的内在有机联系。本书不仅适用于医学专业的教学，而且适合哲学和社会学等专业的硕士、博士研究生与各类医护人员、卫生及医院管理人员学习和使用。

本书由主编张翔(华中科技大学)编制大纲，并审阅全书，负责统稿、修改、定稿。本书撰稿人分别如下：第一章，刘存地(湖北省社会科学院社会学研究所)；第二章，张翔(华中科技大学)；第三、四章，张子龙(湖北中医药大学)；第五、六、七章，胡继春(华中科技大学)、胡乐炜(江汉大学智能决策研究所)；第八章，王静(华中科技大学)；第九章，张翔(华中科技大学)、林怿昊(深圳市妇幼保健院)；第十章，彭博(长江大学)；第十一章，赵敏(湖北中医药大学)、胡洁(文华学院)；第十二章，张子龙(湖北中医药大学)；第十三、十五章，王静(华中科技大学)、唐玉清(华中科技大学)；第十四章，刘存地(湖北省社会科学院社会学研究所)；第十六、十七章，张研(华中科技大学)。研究生张霖、董林玉、甘明玉、俞郑、詹黄琦、向圣旭、李任伶同学参加了部分资料收集和校对工作。

本书从构思、撰写、修改到付梓的每个环节，得到了多方专家和学者热情的帮助；也参阅了有关的教材和论著，吸收和借鉴了一些专家的研究成果；华中科技大学出版社的领导和编辑对本书的出版给予了极大的支持；同时，也得到了华中科技大学、湖北中医药大学、湖北省社会科学院、江汉大学、长江大学、文华学院等单位专家、领导多方面的关心，在此一并致谢。

由于水平和能力有限，本书仍尚显粗鄙，难免存在错误和疏漏，特别是属于探索和创新的部分还有待进一步完善，诚挚地希望广大读者批评、指正。

张 翔

目录
Contents

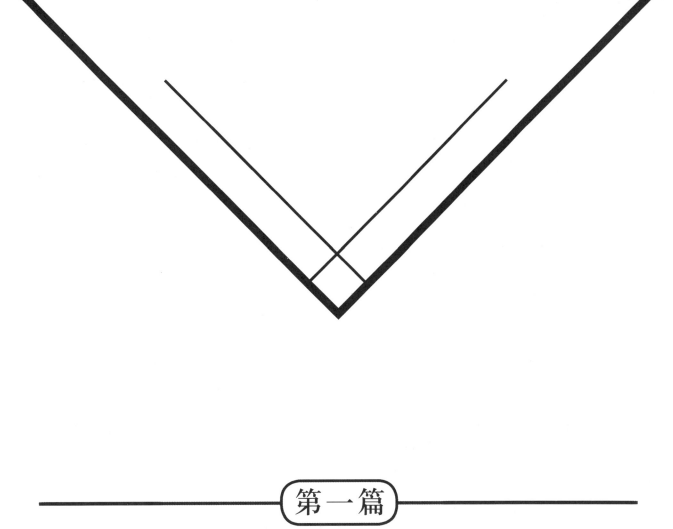

第一篇

导论

第一章　医学社会学概述

【情景导入】

我国社会处于为实现社会主义现代化建设目标而奋斗的进程中,伴随着人口结构的变化、健康中国战略的实施、医疗卫生服务体系和医疗卫生保障制度的改革不断深化,构建和谐医患关系的宏伟目标显得特别重要。2020 年,全面脱贫工作完成,人们的收入水平显著提高,在衣食住行等基本生活需要得到满足之后,居民的思想观念和生活方式发生转变,追求健康和文明的生活成为了居民更高层次的生活需求,健康需要成为全体国民最重要和最优先的基本需要。2020 年 12 月,国家卫生健康委员会在介绍《中国居民营养与慢性病状况报告(2020 年)》有关情况时指出,近年来居民健康意识逐步增强,部分慢性病行为危险因素流行水平呈下降趋势,居民吸烟率、二手烟暴露率、经常饮酒率均有所下降,居民定期测量体重、血压、血糖、血脂等健康指标的人群比例显著增高。

在上述发展背景下,国家决策者、社会管理者、医疗机构管理者、普通民众等不同人群的关注焦点都集中于如何缓解"看病难、看病贵",如何构建和谐医患关系,如何在满足居民健康服务需要的前提下提高服务的质量等问题。社会政策与医疗卫生福利政策等成为当今社会的核心议题。社会的客观需求、现实环境以及政策背景等都为医学社会学研究营造了适宜的社会环境,提供了强大的动力源泉。关键问题在于医学社会学如何发展以满足社会需求,与国家社会的发展策略相吻合。为解答这一关键问题,让我们从医学社会学概述出发,以此为钥匙,逐步打开这所知识宝库的大门。

目前,社会学的发展越来越表现出一个显著的特点,即社会学广泛地与各专门学科相互结合、相互渗透,并且把研究对象的范围拓展到其他专门学科尚未研究的领域中去,从而形成了许多跨学科的社会学分支学科。医学社会学就是 20 世纪以来社会学与医学相互渗透而形成的一门重要的社会学分支学科。它的产生、发展,一方面影响着现代社会学的发展,另一方面也对医疗卫生事业产生了重要作用。随着现代医学模式的转变和发展,医学社会学引起医务人员及社会学工作者极大的关注和兴趣,由此也推动了医学社会学的迅速发展。从医疗卫生领域的角度来看,学习、研究医学社会学对加速医学现代化、推进医药卫生事业改革、提高卫生服务质量等方面,也具有重要的意义。

第一节　医学社会学的内涵

一、医学社会学的概念

医学社会学产生于社会学与医学的相互结合、相互渗透的过程中,而社会学的研究范围与医学的研究范围都非常广泛,医学社会学产生时间不长,是一门较年轻的学科。国内外学术界对医学社会学的定义有过多种不同的表述。在国外,最早提出这一概念的是美国医学家 C. 麦克英泰尔,他认为,医学社会学是"把医生本身作为特定群类的社会现象来加以研究的科学,也是总体上研究医疗职业与人类社会关系的科学"。

美国宾夕法尼亚大学医学院教授 E.G. 帕迪谢尔在医学社会学的国际会议上提出:"医学社会学是行为科学的一个分支,是一种多学科的研究。医学社会学和行为科学应被认为是一种基础性的科学,并且是对于医学的所有领域都有基础意义的一门学科。"

德国《医学辞典》(1977 年版)中关于医学社会学的定义如下:"医学社会学是社会学的分支,它研究社会条件与人们的健康和疾病的关系。医学社会学有两个主要研究方向:①医学社会学研究人与健康状况的一般关系以及对病因、病程、治疗、预防和康复效果的影响;②保健事业的社会学(组织机构)研究社会结构的保健体制以及人群之间(患者、医生、护士等)的社会相互关系的形成、发展和协调的规律性。"美国学者 R. 斯特劳斯(R. Strause)在《医学社会学的性质和状态》一文中提出医学社会学包括两个方面:一是研究疾病的生态学、病因学、健康和疾病的行为模式等,即用社会学的方法和理论解决一些医学课题;二是研究医疗保健职业、机构及医护人员等。

2000 年由华夏出版社翻译出版的威廉·科克汉姆的《医学社会学》中也借用了斯特劳斯的观点,将医学社会学分为"医学中的社会学"(sociology in medicine)和"医学的社会学"(sociology of medicine),科克汉姆认为,"医学中的社会学"主要是解决医学问题,而不是社会学问题;而"医学的社会学"则主要关心诸如医学实践中的组织、角色关系、规范、价值观念以及信念等人类行为的因素,它着重研究医学领域中的社会过程及医学与社会生活的相互作用。

以上种种观点可以划分为两大类:一类是按照麦克英泰尔的定义,把医学社会学的研究对象确定为着重从行为科学的角度研究患者、医生及其相互关系,以及研究医疗组织、医学与人类社会的关系;另一类则按照斯特劳斯的说法,除上述内容外,医学社会学还包括社会病理学的内容。目前在美国,基本上是按照后者来确定医学社会学的研究对象的,对医学社会学和社会医学未做严格的区分。

在我国,医学社会学还是一门正在兴起、发展的学科,对它的界定一开始就引起了医学界和社会学界的关注,学者们进行了缜密切磋、深入探讨。有学者认为,医学社会学是研究医务人员、患者、医疗保健机构这些社会人群、社会机构的社会学特点和规律,研究他们之间的相互关系以及他们与其他社会现象之间的相互关系的学科。刘宗秀、阮芳赋等认为,医学社会学是对医学中社会学问题和社会学中医学问题的研究。周浩礼、胡继春等认为,医学社会学是以社会学的理论和方法为基础,从社会学的角度,研究医学社会中的社会角色、社会关系、社会群体的交互作用以及医学领域与整个社会生活的相互关系及其变化规律的学科。与美国学者不同,中国学者一般认为,医学社会学应是社会学的分支学科,并且主张将其与社会医学区分开来,但在具体研究活动中仍然没有明确的界限。

由此可见,国内学者对于医学社会学的定义,对于医学社会学的学科对象的理解也存在着或多或少的差异,并未形成一个统一的界定。但这种定义表述的不同并不能掩盖其内涵的许多共同之处:一是研究的角度与基础仍然是社会学的理论和方法;二是研究的对象主要是医学中的社会问题或医学与整个社会生活的关系。因此,我们吸取国外学者对医学社会学所做的各种陈述的长处,结合我国的实际情况,认为医学社会学是运用社会学的理论和方法,研究医疗领域中的社会角色、角色关系、角色行为、角色流动、医疗社会组织的交互作用以及医疗领域与整个社会生活的互动及其变化规律的学科。这样,既明确了医学社会学属于社会学分支学科的学科性质,又勾画出了医学社会学研究的基本领域和内容。

二、医学社会学的研究内容

医学社会学能够成为一门相对独立的学科,就必须拥有自己特有的一套基本概念、范畴、命题及原理,以构成其特殊的学科体系,用以阐述学科所面对的错综复杂的客观对象。建构医学社会学的知识体系,当然离不开每个国家的历史情况和具体国情,因为医学社会学的研究内容取决于一定的社会经济制度和社会关系。在不同的历史时代,不同的社会制度下,经济、政治、文化、法律、道德、教育、科技、社会行为方式等因素的不同,医学社会学的研究课题和解决方式也会有所不同。概括性总结为医学社会学的主要研究对象和内容是"关系、行为、角色"。其中,"关系"分为宏观和微观角度,宏观上对应的是健康与社会文化、医学与社会文化、卫生事业与社会文化、医疗系统与社会文化等之间的关系,微观上是研究医患关系、医护关系、医院关系及医社区关系等;"角色"即对医生等的职业社会化、职业内容等,患者的权利、需要和心理等的研究;"行为"亦是从医生和患者等角色的行为展开,例如医生的规范行为、违规行为,患者的求医行为等。从学科性质的角度进行总体上的归纳,医学社会学的研究内容应当包括如下几个方面。

(一)社会学的一般原理和方法

医学社会学的研究以社会学的理论和方法为基础。在其学科的研究过程中,不仅要运用始终贯穿社会学的一般理论原则,而且还需要具体运用社会学的基本概念,如社会化、角色理论、社会组织、社会分层、社会流动、社会控制、社会变迁、社区分析、互动理论等等。它们在构建医学社会学的知识体系中,如同建造大厦的脚手架,是不可或缺的。社会学的研究方法也是进行医学社会学研究的一个重要方面。常用的方法有普查法、典型调查法、个案法、抽样调查法、问卷法、文献法、访谈法、观察法、实验法、比较分析法、统计分析法等,这些方法是医学社会学的研究技术、手段和重要工具。

(二)医学社会学中的理论研究

医学社会学中的理论研究的主要内容是医学领域内各种社会角色、社会行为、社会关系、社会组织以及对传统医疗领域中的有关概念的社会层面的分析。它具体包括:①健康、疾病以及患者等概念的社会含义;②对医学领域中特有的社会人群的研究,如患者、医生、护士等角色的分析,角色的社会化和角色流动的问题,医、护职业社会意义的研究等;③社会行为的研究,如疾病行为、求医行为、遵医行为以及医疗行为的社会学意义;④社会关系的研究,包括医患关系、医护关系、患际关系、医际关系等;⑤医院以及其他医疗保健组织的社会层面的研究。

(三)医学进展与社会文化的互动研究

随着大卫生观的逐步确立以及医学模式的转变,这一部分的研究日益显示出其重要地位。医学与社会的互动关系表现为两个方面:一是医学理论的发展、技术手段的更新以及医疗卫生领域的变革给社会的经济、政治、军事、法律、道德、文化、习俗所带来的正面影响,同时,也研究其带来的负面影响,以帮助社会扩大正面影响,控制、减少负面影响。二是社会制度、社会改革、社会变迁、社会文化等因素对医学领域产生的作用。如医学发展的社会动力和社会控制,社会改革对求医行为、医患关系的影响等等。至于社会因素对健康、疾病形成及其治疗的影响,严格来说,是社会医学所研究的范围,只不过在具体的研究活动中没有进行明确的区分。

(四)具体医学领域的社会学研究

在进行医学社会学研究的过程中,不能完全将研究停留在一般的概念、理论和方法上,而应该将研究的视角深入到具体的医学领域,研究其中的社会层面及其与社会的互动关系。只有这种研究的发展才能使医学社会学获得勃勃生机,显现出强大的生命力。实际上,这种研究已经引起了我国社会学界和医学界的高度重视和极大兴趣。有些研究已取得了成果,比如老年医学社会学的研究,药物社会学的研究,精神疾病社会学的研究,保健社会学的研究,生殖医学社会学的研究,以及对器官移植、安乐死、性病防治的社会学研究等等。

三、医学社会学的基本观点

(一)整体的观点

医学中各种社会观点都不是孤立存在的,而是互为因果、互为条件的,各种观点之间存在着多种复杂的、内在的联系。我们应当认识到,社会大系统包含着政治、经济、文化、教育及医疗卫生等诸多子系统,这些子系统及子系统中的各要素之间都是相互联系和影响的,应避免孤立地看待事物或某一社会现象。因此,在研究中,我们应当通过调查、分析等手段,努力做到对研究对象与研究内容有一个全面的了解,避免片面或以偏概全。例如,在对卫生服务模式的研究中,应充分考虑国情,分析和研究不同社会文化背景下,不同经济水平、文化素养等对卫生服务模式的影响。

(二)发展的观点

任何事物都是在变化发展的,人的生命现象如此,医疗卫生事业更是如此。因此,在研究中不能只用静止的、定性的方法去分析研究医疗卫生中的社会现象,还要用动态发展的观点去研究事物变化发展的规律,如对疾病谱变化的研究、对特定社会卫生健康状况的动态分析、对医疗卫生政策的历史回顾等,这些都有助于我们更好地认识与人类有关的医学社会学现象与规律,从而对未来的医疗卫生工作进行更好的规划。

认识的发展过程是通过实践由感性上升到理性,再由理性认识回到实践,即实践—认识—再实践—再认识这样一个循环往复的过程。人们的认识与实践就是在这样一个循环往复的过程中,由低层次走向高层次,由不完善逐步走向完善的。这就提醒我们,对医疗卫生服务中的行为的研究都要辩证地看待,正确认识各种问题的出现与发展,并逐步解决。

(三)理论与实践相结合的观点

科学研究的目的是更好地指导实践,医学社会学的研究也是如此,只有结合医学和医疗卫生事业发展中的各种实际问题开展深入研究,并把研究的理论和成果用于指导实践,不断改进医疗卫生服务工作,满足社会的卫生保健需求,提高人民群众的健康水平,医学社会学才有其发展的生命力和现实价值。

四、医学社会学的功能与重要意义

当前,医学社会学在许多国家已经得到广泛的发展,不断地引起更多的社会科学工作者和医务工作者的重视。这也说明了医学社会学在现实生活中具有旺盛的生命力和巨大的功能,了解这一点,有利于我们从多方面认识医学社会学这门学科。

(一)医学社会学与医学模式的转变

20世纪以来,医学发生了根本性的医学模式的转变,即由生物医学模式向生物-心理-社会医学模式的转变。尽管生物医学模式为提高人类的健康水平,曾做出过不朽的贡献,但是,随着人类认识与医学实践的发展,这种模式自身的缺陷逐渐显示出来。特别是20世纪50年代以来,在许多国家,疾病谱和死亡谱发生了很大的变化,人类的疾病、死亡越来越同种种社会因素密切相关。突破旧的医学模式,向生物-心理-社会医学模式转变已成必然趋势,只有这样,现代医学才能更好地为人类的健康服务。医学社会学关注作为医疗对象的患者的社会面,关注作为医疗活动的实施者的医生、护士的社会面,还十分关注医疗组织的社会面,这正体现了生物医学模式向生物-心理-社会医学模式的转变,也说明了积极开展医学社会学的研究是促进医学模式转变的有力措施。现代医学迫切要求借助医学社会学的观点和方法,对人类在医疗卫生领域中的社会行为进行探讨和研究,与医学社会学一道去开拓那些与人类健康密切相关而又未曾系统深入开拓过的领域,以最大限度地发挥现代医学的功能。

(二)医学社会学与医疗卫生部门管理

现代的社会组织,越来越需要高级的科学管理。医疗卫生部门的科学管理,就是把医疗卫生和保健工作过程中的诸因素,即把人与仪器、药品、卫生保健组织、规章制度等,用科学的手段和方法统一起来,以保证整个医疗卫生系统协调一致地运转,保持最佳的工作秩序和精神面貌,以利于医疗卫生各项工作的正常运行。如果不能进行有效的管理,就会使医疗卫生部门体制上缺乏应有的活力,工作效率低下,最终将会制约医学科学技术的进步,束缚医疗卫生事业的发展,阻碍医疗卫生服务质量的提高。因此,必须努力提高医疗卫生事业的科学管理水平,而要提高医疗卫生部门的科学管理水平,可以运用医学社会学的理论和原则进行指导。医学社会学可以帮助医疗卫生部门管理人员从宏观的角度了解社会的健康需求和卫生机构在社区中的形象以及正确认识医疗职业和医护角色,有助于更好地制定卫生事业方针政策,有助于改善医疗卫生机构的管理,逐步提高科学管理的程度,使医疗卫生部门发挥出更大的效益。

(三)医学社会学与医护人员素质

开展医学社会学的学习和研究,有利于提高医护人员的综合素质,合理构建医护人员的知识结构。从新的医学模式的高度看,医学是建立在现代技术和社会科学基础上的应用科学,医学与社会整体及社会各个系统紧密相连,医疗卫生领域中存在着特殊的社会关系。这要求医护人员突破传统的医学知识结构,构建新型合理的医学知识结构,克服传统医学知识结构中的"人文学科缺乏症",提高自身的素质。医学社会学能帮助医护人员获得人文科学和行为科学的知识和技能,有助于医护人员在医疗实践活动中加深理解社会人文因素在疾病过程中的影响和作用,有助于他们全面完整地认识患者和自己,使他们在医疗实践活动中可以采取有效的诊疗、康复措施。

(四)医学社会学与医疗卫生服务质量

学习和了解医学社会学的基本知识,对提高医疗卫生服务的水平和质量也具有重要的意义。医学社会学可帮助医护人员了解乃至建立良好的医患关系,使医患之间的关系在临床工作中达到协调一致,使患者改变依赖、被动的状态,唤起康复的热情和信心,从而加速康复,提高疗效。在医疗卫生实践活动过程中,还有许多方面与医学社会学密切相关。比如,医生的诊断对患者原来社会角色的扮演及其对患者社会处境所产生的影响,医护人员对患者的不同观念和对患者角色、患者求医行为的不同社会价值估量,医护人员、患者、医疗卫生组织及相关单位之间横向层次与纵向层次的广泛联系,现代医疗卫生系统内部的人际关系的状况,医疗产品的品种与质量,卫生管理、医疗协作以及医疗环境问题等等。掌握这些内容,都离不开医学社会学的理论和方法。所以,医学社会学对于提高医疗卫生服务质量的作用是不可忽视的。

第二节　医学社会学的产生和发展

每门学科都有自己的发展历史,医学社会学也是如此。简略地回顾一下医学社会学的产生和发展,将有助于加深对医学社会学这门学科的了解。医学社会学发源于美国,蓬勃发展于美国、英国等地。本节将从医学社会学的产生、医学社会学的发展、医学社会学在中国三个方面来介绍医学社会学的发展过程。

一、医学社会学的产生

医学社会学是社会学的一个重要的分支学科,它的产生和发展取决于两方面因素。一方面,社会学理论和实践的发展与成熟,奠定了它在医学领域里开展社会学研究的理论前提;另一方面,医学领域里理论和实践的变革,启发了关于医学的社会层面的思考,为医学社会学的产生和发展奠定了实践基础。

社会学的理论发端于19世纪30年代,从社会学的创始人法国社会学家奥古斯特·孔德(1798—1857年)、英国社会学家赫伯特·斯宾塞(Herbert Spencer,1820—1903年)开始,经法国的爱弥尔·涂尔干(Emile Durkheim,1858—1917年)、德国的马克斯·韦伯(Max Weber,1864—1920年)、美国的 W. G. 萨姆纳(W. G. Sumner,1840—1910年)和 L. F. 沃德(L. F. Ward,1841—1913年)等众多社会学家的研究和探索,到20世纪20—30年代时,社会学的研究领域和方法基本定型,这标志着社会学的真正形成。此后的60多年中,社会学一方面在世界范围内蓬勃发展起来,另一方面广泛地渗透到了各个专门学科之中。社会学的这种渗透,使社会学到现在已经形成了数十门分支社会学,如军事社会学、艺术社会学、农村社会学、城市社会学、民族社会学、生物社会学、科学社会学、语言社会学、医学社会学等,其中,医学社会学是发展得较为迅速、较为完整的社会学分支学科之一。

社会学之所以很迅速地渗透到了医学领域;并在这块土壤中生根开花,孕育出医学社会学这一新兴学科,是因为这也是现代医学发展的内在要求。

20世纪以来,医学领域中开始了由生物医学模式(biomedical model)向生物-心理-社会医学模式(bio-psycho-social medical model)的转变。从16世纪开始形成和发展起来的生物医学模式,在数百年的发展中取得了巨大的成就,成功地战胜了许多生物性的疾病,极大地提高了人类的健康水平。但是,随着现代人类生活的发展,影响人类健康的因素有很大的改变,例如急、慢性传染病和寄生虫病已不再是威胁人类健康的主要疾病,而心脏病、恶性肿瘤和脑血管疾病成为影响人类健康的主要疾病。这就意味着疾病与环境污染、心理紧张、吸烟、酗酒等社会、心理、行为因素密切相关。为了满足现代人类健康的需要,现代医学逐渐突破了生物医学模式中只重视疾病、不重视健康,只重视治疗、不重视预防,只重视个体、不重视群体,只重视生物性病因、不重视社会心理病因等的局限,开始了生物-心理-社会医学模式的理论探索和实践。新的医学模式在承认并重视生物科学作为现代医学的基本内核的同时,强调从生物、心理和社会三个方面综合进行医疗保健活动。在这种医学模式的指导下,医学的眼光已从单纯重视医疗对象的生物学层面,逐渐转移到也重视其社会、心理的层面。这样,在医学模式的转换过程中,医学自身也就产生了进行社会层面研究的需求,为医学社会学的产生和发展创造了基本条件。

社会学和医学这两个似乎截然不同的研究领域,在自己的理论和实践发展中,逐渐地汇合、交融在一起,形成了一个崭新的研究领域,即医学社会学。早在19世纪末,在一部分医学家注意到社会因素与健康关系的同时,一些医学家开始从其他社会角度来关注健康问题。他们认识到人类的保健行为是一种社会行为,受一定社会、文化的影响,具有自身内在规律性;而且他们还认识到,作为医疗、保健活动主体的医生、医疗机构、卫生组织在其医疗保健实践活动中,其组织结构及状况、角色行动、规范、价值、信念等都对维护和增进人类健康有着重要的影响和意义。

1894年,在社会学发展程度较高的美国,美国医学家麦克英泰尔首次提出了医学社会学这一概念。他在《美国医学科学院院报》上发表了题为《医学社会学研究的重要意义》的论文。在论文中他为医学社会学下了最早的一个定义:医学社会学是把医生本身作为特定群类的社会现象来加以研究的科学,也是总体上研究医疗职业与人类社会关系的科学。这个最初的定义尽管有待进一步完善,但它的重要意义是从根本上抓住了医学社会学的社会学学科属性,使医学社会学与医学、社会医学区别开来。麦克英泰尔关于医学社会学概念的提出及对医学社会学定义的阐发成为医学社会学发端的主要标志。

1902年,英国医生 E. 布莱克威尔(E. Blackwell)博士出版了名为《医学社会学》的论文集,这本论文集收集了关于公共卫生教育和保健行为、社会工作等方面的论文。1910年,詹姆斯·P. 沃尔巴斯(James P. Warbasse)的《医学社会学》一书出版,该书从社会改革的角度,提出了包括卫生教育在内的一系列改革措施,特别强调了健康教育,其目的是维护和提高社会健康水平。

在实践方面,1910年,几位社会工作者和一些医生在美国公共卫生协会中组织了一个社会学部(1921年被取消）。19 世纪末到 20 世纪 20 年代是医学社会学的早期形成时期。从这一时期的理论和实践看,医学社会学刚刚诞生,还有待于进一步完善和发展。但正是在这一时期,医学社会学的雏形已经形成,其学科的性质、范围已初步明确,当时就已经清楚地显示出医学社会学的目标是维护和增进健康,它研究的侧重面由与社会密切相关的两大内容构成:一是人类的保健行为,二是作为特殊类型的社会组织——医疗组织。正因如此,医学社会学在其形成之后短短的几十年里,得到了迅速的发展,显示出了强大的生命力。

二、医学社会学的发展

20 世纪 20 年代至第二次世界大战,随着社会学的迅速发展,人类的保健行为以及医疗组织等与社会学关系密切的研究内容引起了众多社会学家的兴趣,促使他们进入医学领域开展社会学研究。从此,医学社会学得到了较快的发展,其主要表现:各种医学社会学的著作和论文大量问世;从事医学社会学研究的学者越来越多;大学纷纷开设医学社会学课程;医学社会学的从业人员迅速增加;而且,医学社会学传播和实践的地区也越来越广,从早期发展的美国、英国逐步扩大到东欧各国、日本乃至全世界。目前,医学社会学已是在世界范围内得以确立和发展的交叉学科,许多国家都大力开展这方面的教学、研究与实践活动。

现在,美国和英国仍然是医学社会学学科较为发达的国家。美国的大学,如加利福尼亚大学、哥伦比亚大学、约翰斯·霍普金斯大学、密西根大学等的公共卫生系都开设了医学社会学课程。在美国,有许多社会学家和医学家积极参与和发展医学社会学,还有一些医学教育专家也积极开展医学社会学的研究。1960 年,美国社会学学会建立了医学社会学部,现在医学社会学部已经成为美国社会学学会最大的分支部门。同年,关于医学社会学的刊物——《健康和社会行为杂志》创刊,1965 年,该杂志被确定为美国社会学学会的正式刊物。

总之,在近 50 年的时间里,美国的医学社会学得到了极大的发展。正如美国社会学家亚历克斯·英克尔斯在 1964 年写的《社会学是什么?——对这门学科和职业的介绍》一书中所提到的那样:"在第二次世界大战之前,从事医学社会学的美国人至多只有十来个;到 1960 年已经增至数百人了。在 1950 年和 1959 年之间,医学社会学的从业人员比社会学任何一个分支从业人员增长的百分数都要大。在那段时间,自称有能力从事这项工作的人增加了 7 倍。"在英国,从事医学社会学研究的人也很多。《医学社会学在英国:研究和教学名录》一书中,就收录了 1970 年以来英国 260 位医学社会学家的情况,介绍了约 500 个正在进行中的研究计划,还描述了在综合性大学和医学院中所开设的约 100 种医学社会学的课程,这说明英国大学中开设的医学社会学课程十分丰富。而且,英国 1979 年还创办了《健康和病患的社会学:医学社会学杂志》。

20 世纪 60—70 年代以来,东欧和苏联也都开展了医学社会学的教学与研究。苏联已出版的医学社会学专著有几十种,其中包括查列戈罗德采夫著的《医疗的社会问题》、伊祖特金等著的《医学的社会学》。保加利亚、波兰、匈牙利等国也开展了医学社会学的教学与研究。在战后的日本,医学社会学一直是社会学活跃的分支。1977 年日本建立了保健、医疗社会学研究会,每年出版一册论文集,第一册到第六册的名称分别是《保健、医疗社会学的成果和课题》(由 22 篇论文组成)、《保健、医疗社会学的发展》(由 21 篇论文组成),《保健、医疗的组织活动》(由 19 篇论文组成)、《保健、医疗和福利目标的统一》(由 23 篇论文组成)、《保健、医疗的战略管理》(由 23 篇论文组成)、《保健、医疗的专业化》(由 11 篇论文组成)。日本社会学界对医学社会学的研究兴趣不断增长,1965 年,日本社会学学会中关于保健和医疗方面的报告占总数的 4.2%,1976 年则上升到 16.2%。将医学社会学列为第一专业的日本社会学学会会员在 1976 年占 7%,列为第二专业的占 5%,列为第三专业的占 4%。这说明,在众多的社会学分支中,医学社会学格外受人青睐。

1949 年,由联合国教科文组织发起,在挪威奥斯陆成立了国际社会学协会,最初每三年举行一次世界社会学大会,后来每四年举行一次。医学社会学是历届世界社会学大会的重要议题。医学社会学研究委员会现在已是国际社会学协会设立的三十七个研究委员会之一。当今的一些世界会议也常把医学社会学作为研讨的课题之一。1976 年 8 月,在比利时召开了一次国际会议,专门讨论如何培训医学社会学人才以及医学院校和综合性大学社会学系的医学社会学教学问题,有美国、法国、荷兰、比利时、丹麦、英国、波兰等国的专家参加,并得到比利时政府、世界卫生组织和国际社会学学会医学社会学研究委员会的赞助。1985年7月,在芬兰赫尔辛基召开的第九届国际社会科学和医学会议上,与会者讨论了健康与疾病的模式,卫生保健服务的计划制订,如何注意文化、劳动与疾病关系等课题。由于国际间的交流与合作,医学社会学的研究越来越深入,越来越广泛。

三、医学社会学在中国

1879—1952年,医学社会学被引入中国并进入初创阶段。在此期间,中国第一代社会学家用西方社会学理论实证研究医学与社会的关系,并产生了一些理论成果,其中主要关注点是人口与社会发展、贫困生活与健康状况及儿童福利保健等。1897年,严复开始将英国社会学家斯宾塞于1873年所著的《社会学研究》一书译成中文,冠名为《群学肄言》,标志着社会学在中国产生。1910—1920年中国第一代社会学家在英美获得社会学博士学位并回国,标志着中国第一代社会学家群体形成,成为当时中国社会学调查与医学社会学研究的领军人物和中坚力量。

医学社会学在中国兴起的时间是20世纪70年代末80年代初,先后在中国台湾地区和大陆出现。在中国台湾地区,医学社会学是近年来才出现并逐步受到重视的一门学科。台湾地区约有10所大专院校设有社会学系,3所大学设有社会学研究所。20世纪70年代以后,不少从国外获得高级学位的年轻社会学家回到中国台湾,大大促进了台湾地区社会学的发展,医学社会学在此基础上开始萌芽。目前,大多数院校的社会学系开设了医学社会学课程,医学院校中,有的也已开设了医学社会学的选修课。近几年,有关医疗、保健社会文化方面的学术论文数量迅速增加,有关的专著和教材不断出现,如《医学社会学的领域》《医疗社会学》等。台湾地区目前还没有专门的医学社会学刊物,有关研究论文散见于《当代医学》和《台湾医界》等医学杂志及一些社会学杂志中。

中国大陆于20世纪80年代初开始医学社会学的研究,几十年来有了一定的发展。1981年12月7日,在南京由中国自然辩证法研究会主持召开的第一届全国医学辩证法学术讨论会上,成立了"医学社会学研究小组"。1982年5月,在武汉召开的中国社会学年会上,医学社会学研究小组成为中国社会学所属的十个研究小组之一。同年8月,在黑龙江省牡丹江市镜泊湖,中国医学社会学研究组召开了"近期工作规划会议"。1983年8月,国家卫生部委托黑龙江省卫生厅举办"全国医学社会学"讲习班,应邀讲课的有著名的社会学家费孝通教授、王康教授等。1984年7月,黑龙江省及河北省卫生厅在北戴河召开了第一次中国医学社会学学术讨论会。近几年来,在全国一些省区市如黑龙江、北京、湖北、江苏、山西、陕西、上海等地相继筹建了各地区的医学社会学研究组或医学社会学专业委员会。1992年9月,同济医科大学等单位在武汉联合成立了湖北省医学社会学研究会。2001年开始,华中科技大学社会学系和同济医学院已开始招收医学社会学方向的硕士研究生。广西人民出版社、上海人民出版社、浙江大学出版社、湖北科学技术出版社都先后出版了《医学社会学》教材。大连的《医学与哲学》杂志、武汉的《医学与社会》杂志、西安的《中国医学伦理学》杂志以及《中国医院管理》杂志等都有专门栏目刊登医学社会学方面的文章。这些使得医学社会学在中国进一步传播、推广,得到了比较迅速的发展。2009年以来,医药卫生体制改革实践进入崭新历史阶段,同时也是中国社会学持续、稳定、健康发展的阶段,标志着医学社会学研究进入崭新历史阶段。

目前,我国对医学社会学的研究还存在一些不足。第一,还没有足够的社会学工作者来关注医疗卫生领域的社会学研究,研究队伍还不适应医学社会学发展的需要。第二,在中国医学界,虽然观念较以前有了很大进步,但医学社会学直接参与医疗实践的机会还十分有限。第三,在医学教育中,人文社会科学的受重视程度还不够。在这种状况下,应从实际情况出发,着重做好三方面的工作。首先,要加强医学社会学的宣传和教学。要通过各种宣传和普及途径,对各类卫生干部、医护人员、医学生传播医学社会学及其他相关的人文社会科学的基本知识。其次,要加速医学社会学专门人才的培养,既从社会学工作者中,又从医学工作者中挑选医学社会学的专门研究人员。最后,要在医疗卫生机构中建立专职医疗社会工作部门,建立医学社会学的学科实践应用基地,以便牢固确立医学社会学在医疗卫生事业中的地位和作用,促进医学社会学的全面发展。

第三节　医学社会学与相关学科的关系

一、医学社会学与社会医学

医学社会学与社会医学虽然是两门独立的学科,但关系十分紧密,在许多方面表现出共性:两者都是医学与社会学相互结合而产生的交叉学科;两者都使用社会学的研究方法和基本理论;两者都研究医学与社会的互动,并都从社会层面关注健康问题;两者都体现了生物-心理-社会医学模式,并共同成为在这一模式下的医学研究和实践活动的重要组成部分。

两者的区别也是明显的。

(1)两者产生的时间、地点和奠基人不同。

社会医学(social medicine)一词最早是法国医生儒勒·盖林(Jules Guerin)在1848年提出的。他把社会医学分为社会生理学、社会病理学、社会卫生和社会治疗四部分。1932年,德国医学家F.艾克尔特(F. Ickert)和J.威克赛尔(J. Weicksel)进一步把社会医学分为社会生理和病理、社会诊断、社会治疗和社会预防四部分。人们历来把社会医学与公共卫生学、预防医学等词作为同义语来使用。医学社会学一词则是1894年美国医学家麦克英泰尔在他发表的《医学社会学研究的重要意义》的论文中首先使用的。

(2)二者所属学科不同。

社会医学由医学发展而来,是医学的一个分支;医学社会学由社会学发展而来,是社会学的一个分支。

(3)二者研究的内容不同。

医学社会学的研究内容如前面所述。社会医学研究的主要内容:从社会系统出发,研究社会政治、经济、法律、文化、行为习惯、社会福利、环境保护政策、卫生组织制度等对人群健康的作用和影响;从社会健康状况出发,研究一定范围的健康水平及卫生服务资源的利用情况;从卫生管理方面出发,以社会医学理论为指南,根据社会经济条件研究适用的管理制度、技术和方法;从疾病防治工作的实践出发研究社会医学问题。

(4)二者研究的主体组成结构不尽相同。

医学社会学的研究以社会学学者为主体,同时需要医学工作者的积极参与和配合;社会医学的研究则是以医生为主干队伍,但也需要接受社会学学者的指导并与之配合。

总之,医学社会学与社会医学是两门相互补充和渗透、相互联系而又有区别的姊妹学科。

二、医学社会学与卫生管理学

医学社会学与卫生管理学之间既有联系,同时也存在区别。两者在研究方法上,都重视行为科学、社会调查和系统方法。同时,医学社会学是卫生管理学的重要理论依据。例如,医学社会学关于医学发展的社会条件和社会控制的宏观研究,关于卫生机构和社会人群的微观研究等,都是卫生管理学的基本知识。两者均体现于社会的互动,卫生事业作为整个社会的一个子系统,其发展必然受到各种社会因素的影响,要控制和利用社会因素来促进卫生事业的发展。

两者的区别主要体现在以下几个方面。

(1)产生的基础和历史背景不同。

卫生管理学是人们在劳动生产活动中,由于分工及生产规模的扩大而逐渐形成的一门学科;而医学社会学是医学和社会学相互渗透的结果,是社会学研究者进入医疗卫生领域与医学工作者共同研究发展起来的。

(2)研究内容不同。

医学社会学的研究内容如前所述,而卫生管理学则是从宏观上研究卫生事业计划、组织、控制的管理过程,研究其预测、决策、领导、协调等管理活动。

(3)研究目的不同。

医学社会学的研究目的主要是调动医学角色及组织的社会功能,促进人群健康;卫生管理学的研究目的主要是总结卫生事业的发展规律,制定适宜的卫生政策与体制,保障和增进人民健康。

三、医学社会学与其他相关学科

医学社会学还与其他一些相关学科关系密切,有必要对它们之间的区别和联系做简要阐述。

(一)医学伦理学

医学伦理学是医学与伦理学相结合的交叉学科。它研究的主要内容包括医学伦理学的基本理论、医学道德(简称医德)的规范体系和医学道德实践三个部分。从发展阶段上看,医德可分为古代医德、近代医德、现代医德以及我国社会主义时期的医德。从具体的不同医学领域来看,又分为临床医学中的道德、预防医学中的道德、药剂道德、医药科研道德、护理道德、医药卫生事业管理中的道德以及生育道德等。从这里可以看出,医学社会学与医学伦理学既有不同的学科归属,又有不同的研究内容。然而,在具体研究过程中,二者的研究课题经常是交叉甚至重合的。在医学伦理学的研究中,随着现代医学的发展,研究者常常提出许多带有极其深刻的社会性而迫切需要解答的新问题。很多医学伦理学中的难题,都需要二者协同研究。因此,它们之间是相互影响和相互补充的。

(二)医学人类学

医学人类学是医学与人类学相结合的交叉学科。它主要研究原始部落和不同民族的医疗行为、医疗观念、生活方式以及它们对疾病的发生和发展的影响等。从具体内容上讲,这些也是医学社会学所研究的,但医学社会学的重点研究对象是现代人类社会。当然,对现代人类医疗行为的研究,不能离开对人类行为演变过程的了解和比较,因此人类学的知识可以成为医学社会学基础之一。

(三)医学心理学

医学心理学是医学与心理学相互渗透、结合而形成的交叉学科。它主要研究疾病和康复过程中的心理因素,如人格、气质、情绪、情感等的作用,包括致病和治病两方面。医学心理学一般不包括对医护人员行为的研究,医学社会学则不但研究患者行为,而且还研究医护人员行为。不过,医学社会学研究者在进行这些研究时,不能离开心理学的基础。总之,医疗卫生事业的发展既需要医学心理学,也需要医学社会学,而二者的发展,又必将促进医疗卫生事业的进一步发展。

(四)行为科学

行为科学是指探讨人和动物行为规律的一系列学科的总称,主要包括人类学、心理学和社会学等。人类的健康行为是行为科学的重要研究内容,又可进一步分解为患病行为、求医行为、保健行为、遵医行为和医疗行为等。这些行为都是医学社会学的研究内容。因此,医学社会学又被看作是行为科学的一个下属学科。

此外,医学社会学还与医学教育学、医学哲学、卫生法学、卫生经济学等学科存在着较密切的联系。医学社会学一方面从众多的相关学科中吸取丰富的养料,另一方面也为这些学科的发展起到促进作用。

第四节　健康中国背景下医学社会学的发展趋势

随着医学社会学研究的日渐深入,其涉及面也愈加广泛,医学社会学逐渐演变成一个成熟、客观、独立的研究和工作领域。而在现代社会生活中,随着经济社会的进步、人们健康生活水平的提高和健康意识的增强,人们对健康的理解已经发生了重大的转变,人们的健康需求已从预防和治疗疾病转变为保持和增进健康,健康问题成为了人民群众日益广泛关注的社会问题。

世界卫生组织2016年发布的《中国老龄化和健康国家评估报告》指出:"中国的疾病谱已经开始从传染病转向非传染性疾病。到2030年,慢性非传染性疾病的患病率将至少增加40%。"疾病谱的变化是一个世界性的现象,从20世纪中期开始,慢性非传染性疾病取代急性或恶性传染病,成为世界上大多数国家人民健康的主要威胁。慢性病对个人、家庭和社会都产生了不可低估的负面影响。21世纪,各国政府都面临着医疗费用高涨、人口老龄化、传染病的流行等一系列严峻的挑战,如2003年SARS(非典)、2020年初新冠肺炎疫情的暴发,人们看到了传染病的流行对社会秩序的影响。在这种环境背景下,政治家们将国民健康水平的提高和医药卫生体制改革写进了政治纲领。我国宪法明确规定,维护全体人民的健康,提高各族人民的健康水平是社会主义建设的主要任务之一。《"健康中国2030"规划纲要》中也要求将人民的健康摆在优先发展的战略地位。以预防为主,主动健康成为今后发展的主要方向。

以健康为中心,提高全民健康水平,这是我国医改思路从以疾病和治疗为中心向以健康为中心的重大转变,也是我国医疗卫生工作目标的新定位。因此,在以健康为中心的发展战略下,我国医学社会学的研究逐渐向健康社会学研究演变发展。医学中的社会学研究与健康有关的社会因素,目的是解决人们的健康问题或公共卫生问题,侧重于分析医学实践中某些因素,如组织结构、角色关系、行为准则和价值体系等。健康社会学则是为了实现以健康为中心,运用健康流行病学理论和健康生活方式理论等分析框架,了解健康的决定因素尤其是健康的社会因素。我国健康社会学的研究领域主要是以下几个方面:①健康和疾病的社会学研究,及健康和疾病的社会学解释模式,健康和疾病问题的社会、政治、经济因素,健康和疾病与生活方式和个人行为,有关的社会组织机构(如家庭、学校、社区、职业场所等)等社会影响因素的比较研究;②卫生保健服务的社会学研究,如疾病的社会背景和医疗保健,预防疾病、健康促进和初级保健的整合,健康促进的社会学理论与实践等;③经济社会学理论与方法角度的社会学研究,如健康的经济社会学问题研究,健康的社会经济因素定性定量研究,健康干预措施的经济学分析;④政治社会学理论方法角度的健康社会学研究,如健康目标的研究与评价,卫生政策、卫生规划与卫生发展,比较卫生保健政策分析等。

从医学社会学到健康社会学的发展,并不是语义学上的标新立异,而是反映了在健康中国背景下,医学社会学的研究对象和内涵的发展和逐渐发展起来的一种以社会学的视角来考察健康、医学和疾病的新方法。医学社会学到健康社会学的过渡是当今社会发展,健康需求变化所造就的必然趋势。

【本章小结】

医学社会学是运用社会学的理论和方法,研究医疗领域中的社会角色、角色关系、角色行为、角色流动、医疗社会组织的交互作用以及医疗领域与整个社会生活的互动及其变化规律的学科。这样,既明确了医学社会学属于社会学分支学科的学科性质,又勾画出了医学社会学研究的基本领域和内容。

在不同的历史时代和社会制度下,由于经济、政治、文化、社会行为方式等因素的不同,医学社会学的研究课题和解决方式也有所不同。但从学科性质的角度进行总体上的归纳,医学社会学的研究内容应当包括社会学的一般原理、医学社会学的理论研究、医学进展和社会文化的互动研究。

　　医学社会学在现实生活中具有旺盛的生命力和巨大的功能,积极开展医学社会学的研究,是促进医学模式转变的有力措施;医学社会学可以帮助医疗卫生部门管理人员从宏观的角度了解社会的健康需求和卫生机构在社区中的形象以及正确认识医疗职业和医护角色,有助于更好地制定卫生事业的方针政策,有助于改善医疗卫生机构的管理;医学社会学能帮助医护人员获得人文科学和行为科学的知识和技能,有助于医护人员在医疗实践活动中加深理解社会人文因素在疾病过程中的影响和作用,有助于他们全面完整地认识患者和自己,以提高他们在医疗实践活动中采取有效的诊疗、康复措施的能力;医学社会学对于提高医疗卫生服务质量的作用是不可忽视的。

　　在新的时代发展背景下,我国医改思路从以疾病为中心转向以健康为中心,医学社会学的研究也逐渐向健康社会学的研究演变发展。其研究对象和内涵都在不断发展,丰富其以社会学视角来考察健康、医学和疾病的手段。

【关键术语】

医学社会学 medical sociology　社会医学 social medical　医学模式 medical model
生物医学模式 biomedical model　生物-心理-社会医学模式 bio-psycho-social medical model

【讨论题】

1.探讨医学社会学与社会医学的区别与联系。
2.结合学生专业情况,讨论学习医学社会学的意义。

【思考题】

1.医学社会学的内涵是什么?
2.医学社会学的研究内容是什么?
3.医学社会学的理论研究内容是什么?
4.医学社会学的功能有哪些?

第二章　社会学概览

【情景导入】

　　"社会"是我们日常生活中使用频率最多而且永远不会过时的一个词语。但当生活中有人问起什么是社会时,我们似乎都难以说清楚。的确,我们生活在一个既令人困惑又对未来充满强烈期待的变革的社会中。在这里,既有丰富多彩的生活和各种各样的机遇,又充满着深刻的矛盾、碰撞和社会分化,还有由工业化和现代技术发展带给自然环境的破坏。那么,什么是社会? 社会是怎样形成的? 为什么我们现在的生活与父辈如此不同? 未来的社会将会发展成什么样? 这些都是社会学所要探讨和解决的问题。我们人类能够掌握自己的命运,使生活变得更加美好,创造前人无法想象的奇迹。我们要想适应这个纷繁变化的社会,清醒地把握个人的发展机会,与社会变革和发展同行,就要学会从社会学的角度认识和思考问题,培养我们的社会学想象力。

　　目前的中国社会正经历着巨大的社会变革,人口老龄化程度的加剧、国际形势的严峻等均对我国的社会带来巨大的冲击,因此从社会学的角度来了解整个社会对于个人适应变化中的社会化以及促进自身的全面发展具有十分重要的意义。

　　任何一门学科都有自己特定的研究对象和任务,这是确立学科的主要依据。社会学作为一门有着相对独立知识体系的学科,同样有其特定的研究对象、理论范畴、研究方法,具有其独特的学科特点和社会功能。学习社会学,掌握它的理论与方法,了解社会学与医学的关系,对于学习医学社会学至关重要。本章将着重介绍社会学的基本理论以及社会学研究的内容与方法。

第一节　社会学简述

一、社会学产生的条件

(一)社会历史条件

　　18 世纪末 19 世纪初的欧洲社会经历了巨大的社会变迁,这场变迁给人类社会生活带来了翻天覆地的变化。引发社会变迁的直接原因就是被人们称为"两大革命"的工业革命和资产阶级革命。"两大革命"虽然起源于西欧,但却改变了整个欧洲的经济生活和社会生活,其影响也迅速波及全球。"两大革命"引发了社会结构的深刻变化,面对着剧烈的社会变化和种种社会危机,早期的社会学先驱们试图解释它们的出现和潜在的后果,并积极寻找解决问题的途径和方法。他们试图运用新的方法和理论体系重新组织和安排社会生活秩序,以适应社会发展和社会改良的需要,于是社会学应运而生。

(二)思想理论渊源

社会学的产生除了适应资本主义制度发展的社会需要外,还有特定的思想背景,这包括资产阶级启蒙思想家的学说、自然科学的理论和方法、统计科学的发展等。首先,资产阶级启蒙运动的思想家们为适应新兴资产阶级的要求,纷纷著书立说,反封建、反神学,从各自不同的角度阐释眼中的世界,为社会学的产生奠定了思想基础。其次,社会学的产生受到了自然科学的理论与方法的影响。19世纪自然科学的新发展,启发着人们用自然科学的理论和方法去考察和认识社会。最后,社会调查统计的发展为社会学的经验研究提供了更广阔的前景。社会调查研究既为社会学的创立提供了充足的资料和研究方法,也推动着社会学成为一门真正的实证社会学科。

二、对社会学研究对象的认识

探究一门学科的研究对象是这门学科得以确立的前提。什么是社会学?自从社会学诞生以来,它一直就是社会学的创始人和后来诸多社会学家力求明确回答又不易回答清楚的问题,正如人们常说的"有多少位社会学家就有多少种社会学"。美国社会学家英克尔斯曾指出了给社会学下定义的三条途径——历史的途径(创始人说了什么)、经验的途径(当代社会学家在做什么)、分析的途径(理性的启示是什么),这也从一个侧面说明了回答"什么是社会学"这一问题的复杂性。而社会学定义的复杂性则源于社会学研究对象的复杂性。对于社会学研究对象的探究,社会学家们有各种不同的说法。

(一)国外社会学研究对象的观点

我国社会学家孙本文在《社会学原理》中曾系统介绍了从19世纪中叶到20世纪30年代为止国外九种关于社会学的定义,即社会学研究对象的种种观点:①社会现象;②社会形式;③社会组织;④人类文化;⑤社会进步;⑥社会关系;⑦社会过程;⑧社会现象间的关系;⑨社会行为。美国有社会学家统计了1951—1971年20年间美国出版的16种社会学教科书中关于社会学研究对象的八种提法:①社会互动;②社会关系;③群体结构;④社会行为;⑤社会生活;⑥社会过程;⑦社会现象;⑧社会中的人。然而,社会学在一百多年的发展过程中积累的定义比上面的17种还要多。我们可以把上述社会学的研究对象分为两大类。

第一类,侧重以社会整体及社会现象为研究对象。这种观点在西方社会学传统中主要以孔德、斯宾塞、迪尔凯姆等人为代表,因此形成了社会学的实证主义路线。社会学的创始人孔德认为,社会学的目标是一切现有知识的综合,科学的任务在于发现一切事实和现象之间的关系,科学知识按照顺序依次为天文学、物理学、化学、生物学,最后成熟的是社会学。孔德按照物理学的分类方法把社会学分为社会动力学和社会静力学。而斯宾塞认为,社会学是各种社会科学的综合或总和,他在《社会学原理》中对政治、经济和宗教等社会科学领域进行了研究,这种综合或总和的观点体现了整体和部分的关系。

第二类,侧重以个人及其社会行动为研究对象。这种观点在西方社会学传统中以韦伯为代表,形成了社会学的反实证主义或人文主义路线,被后来的许多社会学家所接受和认同。《大不列颠百科全书》也提出:"社会学是研究人类行为科学的一个分支学科,旨在探索人之间的社会关系及人之间或群体之间相互交往和相互影响的原因及其结果。"

上述两类观点影响至深,后世许多关于社会学的定义多是两类观点的变形和混合。属于马克思主义社会学传统的学者,既有主张第一类观点的,也有赞成第二类观点的。马克思主义社会学者以社会和个人的相互统一为指导,都赞成马克思的观点:个人是社会的存在物,应当避免把"社会"当作抽象的东西同个人对立起来;反之,社会又是人们交互作用的产物,是个人借以生产的社会关系的总和。

(二)国内社会学研究对象的观点

按照上述分类,中国社会学界对社会学的研究对象大致形成以下观点。

第一类侧重以社会为研究对象。代表性的观点:第一,认为社会学是用科学的方法研究社会的治和乱、盛和衰的原因,揭示社会达到治的方法和规律的学问。这是严复在 1903 年出版的《群学肄言》的序言中首先提出来的。郑杭生在改革开放以后的一系列论著中提出并系统论证了这一观点。第二,认为社会学与历史唯物论一样,研究的是社会发展的普遍规律,中国的马克思主义社会学者李大钊、瞿秋白、李达、许德珩、陈翰生等均持此观点。第三,认为社会学研究的是社会整体及其规律性。由费孝通主持编写的《社会学概论》(试讲本)提出:"社会学是从变化着的社会系统整体出发,通过人们的社会关系和社会行为来研究社会的结构、功能、发生、发展规律的一门综合性的社会学科。"

第二类侧重以个人及其社会行为为研究对象。第一,中华人民共和国成立前,我国老一辈社会学家孙本文从美国芝加哥学派的心理行为理论出发,修正了他曾经列举的前八种定义:虽然没有什么错误,但均不能认为是适当的定义,而适当的定义应该是"社会学为研究社会行为的科学"。第二,台湾学者龙冠海也认为社会学主要研究"在社会互动或社会关系中的人"。第三,1979 年以来,杨心恒等学者认为"社会学是研究人们的社会性行为规律的科学",庞树奇等学者认为"社会学应该着重研究人的社会活动的固定化过程和固定化形式"。

第三类是其他学者的意见,包括"剩余说""问题说""学群说""组合说""待定说"等。"剩余说"认为,社会学是一门"剩余社会学科",它的研究对象是其他社会科学不研究或尚未研究的"剩余领域"。"问题说"认为,社会学是研究社会问题、社会弊病的学科。"学群说"认为,社会学是以研究社会问题为中心的一个学科群,它不是一门学科,而是一群学科,一个学科群。"组合说"认为,单列某一现象作为社会学的研究对象都不妥,社会行为、社会生活、社会问题,或行为-关系-制度,或社会结构、社会过程和社会制度,都应该被列为社会学的研究对象。"待定说"认为,社会学还没有明确限定的研究对象,有待于以后明确。

上述关于社会学研究对象的种种不同观点,体现出社会学者研究社会的视角和研究范围的侧重点各有不同。虽然关于社会学的研究对象目前还未完全取得共识,但其探索的过程和意义却充分说明了社会学研究对象的复杂性、丰富性、开放性和发展性。正如迪尔凯姆曾经指出的:"社会事实有多少种,社会科学就有多少项目,社会学就有多少分支。"随着社会的发展变化,社会学的研究对象也不断丰富,社会学分支学科已超过百个,而且新的分支学科也不断涌现,涉及日常生活的方方面面。可以说,只要是社会生活中存在的都可以成为社会学的研究对象。正是诸多学者的广泛交流、切磋、争鸣,进一步拓宽了社会学的研究领域,推动人们更快地认识和把握社会学的研究对象。事实上,对于社会学研究对象的探索,实际上已经超越了研究对象本身,涉及社会学的学科地位、任务、功能等多方面的问题,这对于全面、正确认识"什么是社会学"具有重要的作用。

三、社会学的概念

社会学(sociology,法文 sociologie)一词创始于法国实证主义哲学家孔德,是拉丁文"societas"及希腊文"logos"两词的合成词,"societas"意即社会,"logos"意即论述、学说,合而言之,即社会的科学。孔德在他的《实证哲学教程》第一卷中以"社会物理学"表明社会学的意义,但后来在第四卷改用"社会学"一词,以表示其建立一门以实证方法来研究社会现象的基本规律的独立学科的意愿。在中国,社会学最早以"群学"命名,见于严复所译斯宾塞的《群学肄言》一书,而中文的社会学一词则系采自日本,一般认为最早见于章太炎所译日本学者岸本能武太的《社会学》一书。

综合诸多社会学家对于社会学研究对象的分析,我们可以认为,社会学是对人类社会进行整体性综合研究的社会科学,具体说就是把社会作为整体,研究社会的各个组成部分及其相互关系,探讨社会的发生、发展规律的一门综合性的具体的社会学科。这一定义体现了社会学研究的以下特点。

(一)整体性

人类社会是一个相互联系的有机整体,无论是研究大范围的社会发展和变迁,还是研究某一个具体的社会问题,都要始终从社会整体出发,联系整体研究部分,既着眼于整体的综合研究,又立足于局部的具体分析,全面认识不断变化、发展的社会。整体性是社会学的一个基本特点。

(二)综合性

社会学的整体性决定了社会学的综合性。社会学对社会问题和社会现象的研究不是孤立的,而要从各种社会现象和问题的相互联系中去认识和分析,要从不同的角度、运用不同的方法对问题和现象进行深入的探讨,既要关注与事物发展有直接联系的决定性因素,也要关注与事物发展有着间接联系的非决定性因素。

(三)具体性

社会学通过对具体的社会问题的研究来认识社会的发展、变迁。由于各个国家处于不同的地域环境,拥有不同的文化传统和经济发展水平,各个国家的社会运行和发展也会呈现出不同的态势。社会学必须以具体的国家、具体的社会区域、具体的社会问题为研究对象,不能空泛、片面、抽象地研究。

(四)动态性

社会的不断发展决定了社会学的研究领域也要不断随着社会的发展而发展。在社会发展过程中,社会现象不断地生成、发展、消失,而一些社会现象也会在不同的社会发展阶段交替出现,呈现出不同的发展态势。这就要求社会学研究者及时调整自己的研究视域,不断探讨、研究社会发展进程中出现的新问题、新情况。

(五)开放性

社会学的动态性决定了社会学的开放性。人们对事物的认识是随着社会实践的发展而逐渐深化的,鉴于人类自身认识水平的局限性,社会学对某些领域问题的研究不做定义化的结论,而是从多维度、多方面认识、思考问题的发生、发展、变化的趋势,并紧密联系当下的社会现实,探讨问题的解决途径。

(六)应用性

社会学的应用性反映在它对社会生活的积极参与上。社会学研究者通过广泛开展社会调查研究,积累大量有价值的研究资料和成果,可直接应用于社会发展规划、社会政策研究、社会生活指导等领域,从而实现认识社会、改造社会的目的。

四、社会学的作用

社会学的基本任务是认识社会、改造社会,因此,其作用一般可以从理论和实践这两个角度来认识。

(一)社会学在理论方面的作用

从理论角度来看,社会学通过考察人们的社会行为,探索隐藏在各种社会现象背后的社会关系产生、发展、变化的规律,从而科学地分析某一种社会行为产生的原因及其结果,科学地解释各种社会行为之间的内部联系,说明在什么样因素和条件的作用下会发生什么样的社会行为或某种社会行为会产生什么样的社会后果,从而使我们对社会现象有比较透彻的认识与理解,对它们的发展趋势也才能有科学的预见。具体地说,社会学在理论方面的作用主要表现为以下两个方面。

1. 学会正确认识社会

正确认识社会,是指帮助人们在科学的世界观、社会观指导下发现事实、解释事实、并在此基础上预测事物未来发展的趋势。简言之,社会学认识社会的任务在于描述、解释、预测社会事实。描述、解释、预测是一个相互联系、逐渐上升的认识过程,前者是后者的基础,后者是前者的发展与深化。

2. 学习社会学的基本观点(视角)和方法

社会学帮助人们科学地认识和解释发生在自己身边的日常生活现象,更重要的在于它向人们提供了社会学的基本观点和方法,能够帮助人们建立起关于社会的整体图景,帮助人们树立科学的社会观,从而自觉地运用这种科学的社会观指导自己的行为。

(二)社会学在实践方面的作用

社会学的应用性特点,决定了社会学在社会实践方面的广泛作用,社会学的研究除了可以帮助人们认识社会外,更重要的作用在于能够协助政府以及有关部门进行社会治理,在改造社会的伟大事业中发挥作用。由于社会学研究领域的广泛性,社会学在社会生活的各个领域、各个方面都可以发挥作用,大致可归纳为以下几个方面。

1. 参与制订社会发展计划

社会发展计划或社会发展战略研究,是一个国家社会发展的根本方向,是社会建设的蓝图,也是开展各方面社会建设的依据和标准。因此,它必须建立在科学的基础之上。科学的基础,要求计划符合社会的客观实际,实事求是。社会学的整体发展的观点可以帮助人们在制订社会发展计划时,注意协调经济、政治、文化、教育、科学技术以及人的自身发展等方面的关系。同时,社会学研究者还可以运用社会学的理论和方法,通过开展社会调查,了解国情、民情,并在此基础上研究社会发展的指标体系,为制订社会发展计划提供参考和依据。

2. 参与社会管理和社会政策研究

社会管理是一项十分复杂的综合性工作,从广义上说,它包括政府的行政管理、企业的经济管理、科教文卫事业的管理、社会公共秩序和社会治安的管理、社会工作和社会保障福利事业的管理等。搞好这些方面的管理不仅需要具备各种专业知识和技能,而且需要管理者具备综合的、整体性的社会学观点,社会调查的技能以及运用这些研究成果的能力,尤其是社会学关于社会组织、社会工作的研究和关于社会生活方面具体问题的调查研究,对于社会管理有着直接的现实指导作用。

3. 协助政府以及有关部门解决社会问题

社会问题是社会内部矛盾运动的产物,是社会关系失调的表现。任何一个社会在其运行过程中都在不同程度上存在着不同性质、不同形式的社会问题,即使是在良性运行的社会中,也会存在这样或那样的问题。社会问题是社会发展不平衡的表现,社会变迁的速度越快,可能出现的社会问题也会越多。社会问题影响了正常的社会生活,因此,对这些问题的关注是社会学的责任,研究这些问题,寻求解决问题的办法是社会学研究的重要内容。

4. 帮助人们自觉调整社会行为,更好地参与社会生活

社会学所提供的基础知识,实际上是公民社会生活一般常识的系统化、理论化,因此十分贴近生活。社会学的研究和教育,可以普及社会学知识,使人们更加理性地认识发生在自己身边的社会现象,通过学习社会常识,懂得做人的规范,树立正确的价值观念,如关于婚姻、家庭、职业、团体、组织、社会变迁等知识都是现代人所不可缺少的。

第二节 社会学的基本理论

一、社会学的相关学者

(一)奥古斯特·孔德

奥古斯特·孔德,法国实证主义社会学的创始人,人称"社会学之父"。其主要著作有《实证哲学教程》《实证政治体系》和《主观的综合》等。在1838年出版的《实证哲学教程》第四卷中,孔德第一次提出并使用"社会学"的概念,因而被西方社会学界公认为社会学的创始人。"社会学"概念的确立,标志着社会学作为一门独立学科的创立。

(二)赫伯特·斯宾塞

赫伯特·斯宾塞,西方社会学史上早期的社会学家、实证主义者、英国社会学的奠基人,被称为与孔德齐名的社会学创始人。其早期的主要代表作有《社会静力学》《进化假说》。1857年,他着手写作百科全书式的著作《综合哲学》,其中包括《社会学研究》《社会学原理》,《社会学原理》是第一部全面系统的社会学著作。斯宾塞的社会学思想主要包括两方面,即社会有机论和社会进化论,社会进化论是斯宾塞社会学思想的主要部分。

(三)卡尔·马克思

卡尔·马克思,德国伟大的思想家,马克思主义社会学的奠基人,开创了与孔德实证主义社会学传统相对立的马克思主义社会学。马克思的著作涵盖哲学、经济学、政治学、社会学等许多领域。主要代表作有《关于费尔巴哈的提纲》《德意志意识形态》《共产党宣言》《政治经济学批判》《资本论》等。马克思是唯一一位拒绝使用社会学来称呼自己的理论,却被冠之社会学奠基人称号的理论家。他深刻剖析了资本主义社会的现实,在今天仍有深远的影响和积极的现实意义。他所开创的批判社会学,不仅成为冲突主义的直接思想来源,更成为人们认识社会和改造社会的有力的理论工具。

(四)埃米尔·迪尔凯姆

埃米尔·迪尔凯姆,又译作涂尔干,法国著名社会学家和社会活动家,西方极负盛名的社会学家之一。迪尔凯姆被西方誉为"第一个对日常生活的特定现象进行社会学研究并系统形成一套富有生命力的方法的学者"。他的主要著作有《社会分工论》《社会学方法论》《自杀论》《道德教育》等。迪尔凯姆毕生致力于将社会学建设成为一门完整而严密的学科。他认为,要实现社会学科学化的目标,首先要确立社会学独特的研究对象和研究方法,他把社会学的研究对象确定为"社会事实"。《自杀论》是整个社会科学史上的一个里程碑,它标志着社会学与哲学的彻底分离。正因为如此,《自杀论》被许多社会学家誉为社会学的"圣经",迪尔凯姆也被认为是第一个将社会学付诸实践的人。

(五)马克斯·韦伯

马克斯·韦伯,德国著名的政治经济学家和社会学家,因创立"理解社会学"而被公认为西方社会学的主要奠基人。韦伯是一位博大精深的思想家和学者,一生写过许多论文和专著,这些著述跨域经济学、法学、政治学、社会学、宗教学等多个领域,主要著作有《新教伦理与资本主义精神》《儒教与道教》《城市社会学研究》等。韦伯的社会学理论对现代西方社会学产生了很大的影响。他因理解社会学而开创了社会学中的反实证主义传统,与孔德和迪尔凯姆为代表的实证主义传统相互补充,共同推动社会学的发展。他的科层制理论成为现代西方组织管理学的重要理论基础,对资本主义社会的组织管理起到了很大的促进作用,因而被认为是"古典管理理论"的主要代表之一。正因为如此,《国际社会科学百科全书》把韦伯和迪尔凯姆并称为现代社会学理论的主要奠基人。

在社会学发展的第一阶段,除了马克思、韦伯以外,还有滕尼斯、齐美尔,麦肯齐及马林诺夫斯基等,他们对社会学的形成都做出了很大的贡献。总体而言,社会学的创立和形成时期,是以各种不同的社会学理论取向登台亮相、初步交锋为基本内容的。经过一百多年的发展,几种主要的社会学理论与方法论基本确立。这些经典的社会学思想为以后的社会学发展提供了新的起点,同时积蓄了丰富的思想源泉,后来的社会学家们总是不断地回到这个时期的大师们那里寻找思维的灵感。

二、社会学的主要理论流派

(一)结构功能主义

结构功能主义初步形成于 20 世纪的 30—40 年代,鼎盛于 20 世纪 60 年代,至今仍是西方社会学中的主要流派之一,其代表人物是美国社会学家塔尔科特·帕森斯和威廉·T.G. 莫顿。

塔尔科特·帕森斯,美国著名社会学家,结构功能主义理论创始人。主要著作有《社会行动的结构》《社会体系》《经济与社会》等,其中《社会行动的结构》一书标志着以帕森斯为代表的结构功能主义理论的兴起。

结构功能主义认为,人的社会行动包括四个结构要素,即行动者、目的、情境和规范,这四个要素共同作用于人的行动。在对人的社会行动的分析过程中,帕森斯提出了两个影响深远的假设:一是手段与目的的关系,认为这是行动者首先应该考虑的;二是所有的行动都有一个规范的尺度(规范是指人的行动要受到社会结构的各种规范和价值观的限制和制约),认为人类的行动只有遵从各种规范的限制和制约,整个社会才能处于均衡和稳定之中。因此,只要从人的行动出发,就能解释各种社会现象的过程和意义。整个社会是一个总系统。任何行动系统都面临着一些大致相同的基本功能要求,满足这些要求是系统生存的先决条件。任何社会系统必须都具有四种基本功能,即适应功能、目标获得功能、整合功能、维持功能。社会系统要发挥这些功能,就要保持均衡。如果失去均衡,社会系统就会出现冲突和病态而处于失衡状态。威廉·T.G. 莫顿对此进行了发展,指出社会结构的功能可以是"显在的",也可以是"潜在的",当结构的某部分阻碍社会满足其需要时,这种结构还具有"反功能"。

结构功能主义理论既是社会学也是文化人类学的重要理论,特别适合研究稳定的、小规模的社会,如太平洋群岛上的孤立社区。在这样的社区中,人们形成了有秩序的生活,表现出强大的合作精神和高度的团结性。在结构功能主义看来,除非来自外部的因素破坏了平衡,否则这种团结、合作的局面将会一如既往地继续下去。

结构功能主义突出了社会稳定的一面,但却忽略了社会发展与变迁的一面。社会生活并不是平静的,结构功能主义理论不能合理地解释战争、叛乱、革命等社会现象,因此被批评缺乏历史感。

(二)社会冲突理论

20 世纪 50—60 年代,美国社会内部动荡不安,于是开始出现了解释社会矛盾和问题的社会冲突理论。社会冲突理论认为,冲突是每个社会都无法避免的,是社会生活的普遍现象;权力分配和社会报酬分配的不均是冲突产生的根源;冲突对社会的作用不仅有破坏性,同时也有建设性。社会冲突理论的代表人物是美国的社会学家刘易斯·科塞和德国的社会学家鲁道夫达伦多夫。

社会冲突理论认为,人们因有限的资源、权力和声望而发生的斗争是永恒的社会现象,也是社会变迁的主要原因。在社会冲突理论看来,构成社会的各部分远不是作为社会整体一部分而平稳运行的,它们更多的是相互冲突的,秩序只是社会各部分之间不断进行的冲突的结果,而且秩序也不一定就是事物的自然状态。社会冲突理论强调社会流动、不断变化的性质。认为社会经常处于极易破坏的平衡之中。社会秩序往往源于社会的一部分统治另一部分,而不是各部分之间的自然合作。

刘易斯·科塞主张探讨冲突对整个社会所发挥的功能。主要著作有《社会冲突的功能》《社会学思想大师》等,其中《社会冲突的功能》是其代表作。科塞认为,冲突是"有关价值、对稀有地位的要求、权力和资源的斗争,在这种斗争中,对立双方的目的是要破坏以致伤害对方"。从这种明确的定义出发,科塞认为,群体之间的冲突、群体内部的冲突具有促进各个群体和群体内部成员之间凝聚力和整合度的积极功能。他还提出了社会安全阀理论,认为敌意情绪和不同意见具有安全阀的功能,"如果没有发泄相互之间的敌意和发表不同意见的渠道,群体成员就会感到不堪重负,也许会用逃避的手段做出反应。通过释放被封闭的敌对情绪,冲突可能起维护关系的作用"。科塞的理论因此被称为功能冲突理论。

鲁道夫·达伦多夫是一位通晓马克思主义理论的当代德国著名社会学家。主要著作有《展望马克思》《工业社会中的阶级与阶级冲突》《德国的社会与民主》等,其中《工业社会中的阶级与阶级冲突》影响较大,包含了达伦多夫的社会冲突理论。达伦多夫认为,冲突是由权力分配引起的,权力和权威都是稀少资源,社会组织中的权力与权威的分配存在差别,使社会冲突成为常态。统治集团力求维持现状,被统治集团则力求改变现状,这两种对立使社会冲突成为社会运动的普遍趋势。冲突的结果就是导致社会权力的重新分配,从而改变社会关系的基本结构,而社会学的任务就在于寻找冲突的社会原因。达伦多夫的理论被称为结构冲突理论。

(三)社会交换理论

社会交换理论产生于20世纪60年代,是美国当代社会学理论的主要流派之一。它重点关注人际关系的交换现象,用代价和报酬来分析社会关系。美国社会学家乔治·霍曼斯和彼得·布劳是这个理论的代表人物。

乔治·霍曼斯,社会交换理论的创始人,代表作是《人类群体》《社会行为:它的基本形式》。依据心理学和经济学的概念和观点,霍曼斯认为,利己主义、趋利避害是人类行为的基本原则,人与人之间具有比较普遍的功利关系,他们之间的交往在本质上是一个社会交换的过程,这种交换是有偿的,包括情感、报酬、资源、公正性等,在交换中人们都希望得大于失,而对于失大于得的人际关系,人们就倾向于逃避、疏远或终止。霍曼斯的社会交换理论着眼于对个人行为的解释,被称为行为交换论。

彼得·布劳,奥裔美国社会学家。其代表作为《社会生活中的交换和权力》。布劳认为,社会交换是一种有限的活动,是个人在交往中为了获取回报而后又真正得到回报的自愿性活动,这种交换关系建立在相互信任的基础上,存在于关系密切的团体或社区中。布劳把交换形式分为经济交换和社会交换、内在奖赏和外在奖赏,并用交换过程解释权利与不平等社会现象。布劳的社会交换理论侧重于探索从人际互动的交换过程到支配社区与社会复杂结构的交换过程,被称为结构交换论。

(四)符号互动论

符号互动论是一种反实证主义的主观社会学,自20世纪六七十年代以来,流行于美国及西方社会学界,其代表人物是美国社会学家布鲁默和戈夫曼。符号互动论的核心观点是,社会现象和社会行为只有通过人际互动和人与人之间的相互影响才能得到解释,而人际互动是运用符号为媒介的互动,社会也是个人借助符号互动的产物。

1937年,赫伯特·布鲁默提出"符号互动"的概念,认为符号是社会相互作用的中介,个体行动和社会结构都是人们之间符号互动的产物,符号互动创造、维持和变革社会组织、结构与制度。在此基础上,布鲁默的学生欧文·戈夫曼对人们之间日常的符号互动过程进行了一系列更为深入、具体的研究,他采用戏剧分析的方法,从印象管理的角度揭示人们互动的特点。在《日常生活中的自我呈现》一书中,他将社会比作一个大舞台,将人们之间的互动比作戏剧表演,试图通过戏剧表演的术语描绘和分析人们的互动过程,因此其理论也被称为"拟剧论"。

(五)批判理论

尤尔根·哈贝马斯,是 20 世纪 60 年代初期德国"社会科学的各个学科中起着重要作用"的"最有成就的鼓动家",是西方哲学和社会科学界公认的"批判理论"和新马克思主义的主要代表人物。主要著作有《公共领域的结构变化》《理论与实践》《认识与兴趣》《合法性危机》《沟通与社会进化》《交往行动理论》等。哈贝马斯社会学思想的主旨就是要把人类从现有的社会政治统治中解放出来。他关心人类的命运,实现人的自由是他的理想追求。他的理论实践从早期的对知识论的反思批判到后期建立沟通行动理论,进而分析资本主义的社会现实,探究人类未来的理想社会,都奠定了他的批判社会学体系的基础。

(六)结构化理论

安东尼·吉登斯,英国最重要的社会思想家。吉登斯一直处于当代社会学理论与实践的发展前沿,他的著作综括了近 30 年来的社会政治变革,以"结构化理论""第三条道路"学说为全球所瞩目。主要著作有《资本主义与现代社会理论:对马克思、迪尔凯姆和韦伯著作的考察》《社会学方法的新规则》《社会的构成:结构化理论大纲》《历史唯物主义当代批判》《现代性的后果》等。吉登斯结构化理论的核心是用"结构与行动之间的二重性"来解释宏观社会现象和微观社会现象之间的关系,以清除各种理论思潮中的客观主义和主观主义、整体论与个体论之间的二元对立。所谓结构的二重性,是指结构既是自身行为的中介,又是这种行为的结果。社会行动的结构化过程具有二重性,即社会结构规定着人们的社会活动、人们的社会活动产生和再生产新的社会结构。在吉登斯看来,结构可以定义为行动者在跨时空的互动中所使用的"规则"和"资源",在使用这些规则和资源时,行动者在时空中维持或再生产出新的社会结构。规则和资源的关系:规则是行动者的知识和理解的一部分,是行动者的内在因素,而资源属于行动者的外在条件,两者共同构成行动者行动的结构因素。吉登斯用结构化理论的观点探讨、分析现代社会,发表了《现代性的后果》等许多有影响的著作,为人们认识当今世界发展的"现代性"提供了富有启发的见解。

三、中国社会学的发展

(一)社会学的传入

1840 年鸦片战争之后,中国逐渐沦为半殖民地半封建社会。一些有识之士为挽救国家危机,解决国家和民族的出路问题,开始向西方学习,救国维新。在这样的背景下,社会学开始传入中国。1891 年,康有为在广州"万木草堂"以"群学"之名开讲社会学。1903 年,严复翻译出版了社会学创始人斯宾塞的《社会学研究》,定名为《群学肄言》,这标志着西方社会学开始传入中国。与此同时,1902 年,章太炎翻译出版了日本岸本能武太的《社会学》一书,中文名也定为"社会学"。所以,西方社会学是通过翻译西方和日本的社会学著作两条途径传入中国的。

五四运动前后,马克思主义社会学传入中国。中国革命的先驱陈独秀、李大钊、李达、瞿秋白等人纷纷著书立说,抨击半殖民地半封建社会的弊病与危机,积极传播马克思主义社会学,主张建立新的社会秩序。同时,他们还深入工人、农民、青年、妇女中间进行社会调查研究,探究解决社会问题的途径。

(二)中国早期社会学的发展

20 世纪 30 年代,社会学在中国有两条并行不悖的路线,一是继续介绍社会学的学说,二是注重研究中国社会的现实问题。社会学者立足中国现实和为中国社会发展服务,开始了社会学本土化的最初尝试,并形成了早期的中国社会学流派,其中乡村建设学派、综合学派、社区学派和马克思主义学派具有代表性,在社会学教育、教材建设、社会学研究等方面都取得了显著的成绩。这一时期,社会学者把研究的重心转向了社会调查研究和社会实践活动。

在调查研究方面,社会学者以中国社会为对象,引用统计资料,从各个方面论述当时的中国社会的现实问题,写出了许多颇具价值、产生广泛影响的社会学著作。如费孝通于 20 世纪 30 年代在江苏江村和云南禄村开展农村经济调查,写出了《江村经济》和《禄村农田》,李达于 20 世纪 40 年代在西南组织大规模的人口调查,写出了《中国人口问题》,这些都是享誉国内外的调查研究报告。还有,柯象峰的《中国贫困问题》、李景汉的《中国农村问题》、孙本文的《现代中国社会问题》、张子毅《易村手工业》等,这些调查的内容涵盖了人口、社会各阶层的生活状况、民族问题、乡村经济等多个方面,反映了中国当时的社会状况。此外,马克思主义社会学开始进入社会调查领域,如毛泽东对中国南方农村进行以阶级分析为主的实地调查,写出了《中国社会各阶级的分析》《怎样分析农村阶级》,对解放区开展农村调查,写出了《兴国调查》《长冈乡调查》《才溪乡调查》。陈翰笙在国统区开展的农村调查,以及于光远等人在解放区开展的农村调查等,都揭露了中国半殖民地半封建社会的弊病与危机,指出解决这一时期中国社会问题的唯一途径是进行革命,同时证明了中国共产党领导的土地斗争的正确性。

(三)社会学的中断

新中国成立后,社会科学和文化教育事业处于改造的复杂环境中。1951 年 11 月至 1953 年,政府对高等教育及其体制进行改革,在院系调整中,20 个社会学系先后被取消,社会学教授改行,高等院校的社会学教学和研究从此中断。究其原因主要如下:一是学习苏联模式和学科设置,苏联没有社会学系,中国也不要;二是有了历史唯物主义,就不要社会学这一资产阶级的"伪科学"了;三是中国的社会主义不存在问题,不需要进行社会学研究。1953 年,一些教授建议恢复社会学,却未引起重视,此后的很长时间再没有人提社会学学科的问题了。尽管社会学领域的一些问题仍然在其他学科的名义下继续被研究,但整个学科已不存在了。中国社会学遭到无法挽回的巨大损失。

(四)社会学的恢复、重建与发展

1978 年年底,党的十一届三中全会召开,把中国社会推向了一个新的时代,也迎来了社会科学的繁荣春天。1979 年 3 月,全国哲学社会科学规划会议筹备处主持召开"社会学座谈会",会议为社会学恢复名誉,并成立了"中国社会学会",这标志着中国社会学正式恢复重建。与此同时,1979 年 3 月 30 日,邓小平在《坚持四项基本原则》的重要讲话中指出:"政治学、法学、社会学以及世界政治的研究,我们过去多年忽视了,现在也需要赶快补课。"有党中央的支持,有实际部门的得力措施,有老一辈社会学家和学术界的共同努力,中国社会学恢复重建,并走上了健康发展的道路,取得了可喜的成果,并逐渐形成了有中国特色的马克思主义社会学。1992 年以后,社会学进入快速发展阶段,社会学系和社会学专业又迅速扩大。1994 年,开设社会工作课程的学校成立了中国社会工作者协会。截至 2010 年,依据中国社会工作教育协会公布的信息,全国大约有 253 所高校科研院所开设了社会工作专业,每年在校的社会工作专业学生为 1 万到 1.2 万人。同时,2011 年 11 月 8 日,由中央组织部、中央政法委、民政部等 18 个部门和组织联合发布《关于加强社会工作专业人才队伍建设的意见》(以下简称《意见》)。该《意见》是中央关于社会工作专业人才的第一个专门文件,是当时和之后一个时期全国社会工作专业人才队伍建设的指导性纲领,在我国社会工作事业发展史上具有里程碑意义,使得社会工作的发展具有国家制度的保障。《意见》的发布,预示着社会工作春天的真正来临,使中国的社会工作事业步入健康快速发展的轨道。再次,社会学、社会工作相关研究成果不断涌现。社会学研究成果主要体现在社会学理论、社会学应用和社会学调查研究方法三大领域。到 2015 年,社会工作专业人才总量达到 200 万人。到 2020 年,社会工作专业人才总量达到 300 万人。

当前,中国社会学学科体系正在走向成熟,学科基础研究、理论社会学研究、应用社会学研究取得长足发展,一些研究成果在国家和社会生活中发挥的作用越来越大。因契合中国社会的现实发展,一些社会学家的研究成果受到重视,如郑杭生的马克思主义社会学研究,李培林、孙立平的社会结构变迁研究,陆学艺、李强的社会分层研究,李汉林、李路的单位制研究,马戎的民族社会学研究,周晓红的社会心理学研究,刘世定的经济社会学研究等,这些成果在我国的社会运行和发展过程中都发挥着积极的作用。

第三节　社会学的研究内容与方法

社会学的研究领域极其广泛,凡是人们生活中的各种社会现象,都是社会学研究的对象。例如,文化与社会、人的社会化、社会角色、社会互动、社会群体、家庭、婚姻、社会组织、社会分层与社会流动、社会制度、社区、城市化、社会变迁与社会现代化、社会问题、社会控制、社会政策等,都属于社会学研究的范畴。本节将主要对社会学的研究内容与研究方法进行概述,对于学习医学社会学相关内容有着较好的指导与辅助作用。

一、社会学的研究内容

(一)社会

1. 社会的含义

在中国古代典籍里,"社"和"会"最初是分开使用的两个概念,"社"原指祭神的地方;"会"为聚集之意。后来,"社"被引申为志同道合者进行某种集体活动的场所,如"文社""诗社",或指中国古代的地区单位,如"二十五家为社";"会"即聚会、集会。"社会"一词最早出现于《旧唐书》:"礼部奏请千秋节休假三日,及村闾社会。"这里的"社会"是个动名词,意为村民集会之意,指的是一定数量、规模的人群在一定空间范围内聚集。这里,社会已经包含许多现代社会概念中的内涵和规定,体现了古代中国人对社会的一种简单、朴素的认识。

马克思主义经典作家曾对社会做过多方面的论述,他们的基本观点包括两个方面。第一,社会不是单个个人的堆积或简单相加,它是人们的联系或关系,是人们相互交往的产物,是全部社会关系的总和。第二,人们的交往首先是在生产、分配、交换、消费中发生的经济交往,因此,人们之间的最基本的、决定其他一切的关系是生产关系。生产关系是社会的基础和本质,是不以人们的意志为转移的客观物质关系。

综上所述,我们认为,社会是人类生活的共同体,是以共同的物质生产活动为基础而相互联系的人们的有机整体。社会通常具有以下特点。

(1)社会是由人组成的。

社会与自然最重要的区别就在于社会是由人类活动的参与而形成的。人是构成社会最基本的元素,没有人也就没有社会。在整个社会的形成、发展、变迁中,人不仅创造了赖以生存的物质财富,也创造了多样的生活方式、价值观念、思想体系,并以自身积极的参与推动着社会不断地向前发展。这里的人是个集合名词,是指许许多多的人。

(2)社会以人与人之间的交往为纽带。

社会的存在和发展还源于人与人之间的多方面联系。这些联系概括起来有横向与纵向两个方面,横向联系是指生活在同一时代的人们之间的联系,随着生产力的发展,社会分工越来越细,人们横向联系的范围就越广泛;纵向联系是指生活在不同时代的人们之间的联系,也称为历史联系,具体表现为人类对文化的继承和发展的过程。

(3)社会建立在物质生产基础之上。

生存是人类的第一需要。为了生存,人类必须进行物质资料的生产,生产关系是人类社会最基础和最本质的社会关系。马克思主义认为,人类社会的联系尽管复杂,但却是有规律可循的。物质资料的生产活动是社会最基本的活动,因此在这一活动中人们结成的生产关系就是社会系统的基础和本质。

(4)社会是有文化、有组织的系统。

人类社会与动物结群不同,人类可以按照自己的思想、意志创造出自然界中没有的文化,而文化一经形成,又成为凝聚、团结社会成员的最主要的因素。从某种意义上说,社会是按照一定的文化模式组织起来的。有什么样的社会就形成什么样的文化,社会与文化同生共存。

(5)社会系统是具有主动性、创造性和改造能力的有机体。

作为社会的主体,人所具有的主观能动性,使之能够主动地发现社会自身存在的问题,以及社会与自然之间的不平衡,并主动地进行调整,使之实现平衡。社会还具有自我创造的能力,不断创造着维持自身生存和发展的物质条件。在这种创造性活动中,社会自身也得到不断发展。除社会以外,其他系统都只能适应自然,而社会却具有改造自然、改造自身的能力。

2. 社会的功能

人类社会一经形成就要发挥作用,这种作用称为社会功能。社会的基本功能有以下几个方面。

(1)整合功能。

整合(integration)或社会整合(social integration),是指社会将无数单个个人组织起来形成社会合力,化解社会矛盾,缓解社会冲突,消除社会对立,并将其控制在一定范围内,使社会处于稳定和安全的状态中。整合功能是社会最基本的功能,在任何社会中都存在和发挥作用。当前,我国进入了新时代,存在各种社会矛盾和社会问题,发挥整合功能对于维护社会的稳定尤其重要。在思想观念方面,要注意解决多元价值观的整合问题;在社会规范方面,要注意解决多种规范相互冲突的问题;在功能方面,要注意解决社会管理和社会建设过程中多种功能不相配合的问题。而这些问题的解决都集中于各种"民生"问题之中,因此加快解决民生问题成为化解社会矛盾、缓解社会冲突的当务之急。

(2)导向功能。

任何社会都需要一定的行为规范和制度体系,用以维持正常的社会秩序,调整人们之间的关系,规定和指导人们思想和行为的方向。导向包括有形的和无形的,有形的导向通过法律、法规等强制手段或新闻、舆论等非强制手段进行的;无形的导向通过道德、习俗等潜移默化地进行。一个社会倡导什么,社会成员就追求什么。改革开放前,我国社会倡导政治追求,入团、入党、参军成为社会大多数人追求的目标;改革开放后,我国社会倡导经济目标,大多数社会成员越来越热衷于追逐金钱和财富上的成功。由此可见,社会导向功能对于影响人们的思想和行为具有重要作用。

(3)交流功能。

社会为人与人之间的交往和沟通提供了交流工具、交流场所和交流规范,使人类的交流成为可能。

①社会创造了各种语言、文字、符号等人类交往的工具,使个人之间、家庭之间、群体之间、国家之间的相互交往成为可能。

②社会为人类的交往提供了多种多样的场所和平台,为人类实现交流提供良好条件和载体。

③社会还为人类交往提供了特定的行为规范,使人类交流能够适时、合理、得体、顺利地完成。

(4)传承和发展功能。

人是社会生活的主体,人的实践活动推动着社会不断向前发展。但人的生命是有限的、短暂的,社会却需要不断延续下去,这就需要一代又一代人来传承人类创造的物质文化和精神文化,这种传承是通过作为社会主体的人来完成的。同时,在传承的基础上,人类又不断地创造出更加新的丰富多彩的文化,进一步促进社会的延续和发展。

3. 社会结构

社会结构是指社会系统基本组成部分之间的有机联系。从系统论的观点来看,社会是由各个要素或部分相互联系构成的一个整体,这些要素或部分相互联系、相互作用,构成人类社会的基本框架,其中较为重要的构成要素是地位、角色、群体和制度。社会结构就是通过对社会系统内部各组成部分相对静止状态的描述和分析,找到促进社会发展和变迁的动因。

(1)社会地位(social status)。

每个人在社会上都占有一个或多个具有社会意义的位置,如女儿与父亲、经理与员工、领导与下属等,这些位置都称为社会地位。从社会学意义上说,社会地位是指任何具有从社会角度规定了权利和义务的社会位置,通常是根据财富、声望、权力和受教育程度的高低和多少做出的社会排列。一个人的地位决定了他(她)在社会上"适合生存"的地点以及与他人发生联系的方式。在社会生活中,一个人可能同时占有多个地位,但其中只有一个地位最为重要,就是通常所说的职业地位,社会学把它作为一个人的"主要地位"(master status)。

当然,"地位"一词有时还用来专指较高的社会地位,如最高法院法官的地位就比看门人的地位要高得多,也就享有更多的权力、财富和威望。我们常说某人有社会地位也正是在这个意义上而言的。社会中地位大致相同的人通常属于同一阶级或阶层。

社会地位可以分为先赋地位和自致地位。先赋地位,又称既得地位(assigned or ascribed status),包括性别、年龄、种族等。这些地位是与生俱来的,是先天赋予我们的,不管我们的先天差异或个人能力如何,我们自己通常不能控制或改变。自致地位,又称获得地位(achieved or acquired status),如使自己成为大学生、演艺明星、律师、科学家等。这些地位,我们自己可以进行一定的控制,也就是可以通过个人的努力获得,如通过不断地接受教育获得一份较好的职业。

(2)社会角色(social role)。

社会角色是指社会所期待和要求的、与每种社会地位相一致的一套权利、义务和行为模式。它是对处在特定地位上的人们的行为期待,也是社会群体和组织的基础。人们总是根据自己所处的社会地位,决定自己应该如何从事社会行动。因此,人们通常根据所占据的社会地位,扮演合适的社会角色。

(3)社会群体(social group)。

人类生活是以群体形式进行的,群体性是人类生活的一个本质特征。社会群体是指人们通过一定的社会关系连接起来进行共同活动和情感交流的集体。它既不同于个人与社会,又介于个人与社会之间,成为联系个人与社会的中介。群体一旦形成,就会对群体成员形成一定的认同和约束,是比个人更有力的社会行动单位。社会群体是人们生存与生活的基本单位,也是人类社会的基本结构,在个人与社会之间发挥着重要的桥梁作用。

(4)社会制度(social institution)。

社会学意义上的社会制度,是指一定历史条件下形成的约束人们的社会关系和社会行为的相对稳定的规范体系,是社会结构中稳定而重要的组成部分。社会制度是建立在既定的经济基础之上的社会力量交互作用的产物,反映了社会生活各个领域的基本需要和相对持久的社会关系。社会制度一经确立,就规定着社会关系网络中每个人特定的权利、义务和行为方式。

4. 中国社会结构变迁的基本历程

中国社会自鸦片战争以来发生了剧烈而深刻的变化,这种变化集中地表现为中国的社会结构在内外环境共同作用下的变革、转型和发展。

鸦片战争是中国社会结构演变的第一个转折点。鸦片战争以后,中国封闭的、自给的小农经济体系开始缓慢解体,原有的经济基础从根本上被逐渐打破,同时也带来了社会阶级的重组、社会关系的调整,以及思想体系、教育制度的变化。封建统治阶级也开始向西方学习,"师夷长技以制夷",因而分裂出倡导洋务运动和变法图强的一派,并开始寻找国家和民族的出路。鸦片战争虽然动摇了以士农工商排序高度稳定的传统中国的社会结构,但新的社会结构并未建立起来。

辛亥革命是中国社会结构演变的第二个转折点。辛亥革命不仅推翻了清王朝,更重要的是它至少在形式上埋葬了数千年的封建专制统治。经济基础的动摇和封建政治制度的被埋葬,使传统社会的整合机制不能再继续发挥作用,中国社会结构迅速分化、瓦解,陷入了地方割据、军阀混战、新旧交替、内外冲突的混乱状态中,演变为半殖民地半封建社会。

中华人民共和国成立是近现代中国社会结构发展的第三个转折点,标志着新民主主义社会向社会主义社会过渡的开始和社会结构的重组。通过对农业、手工业和资本主义工商业的社会主义改造,我国初步建立起了较为完整的社会主义经济体系,并在社会主义建设的各个领域中取得了举世瞩目的伟大成就。但不容否认,在社会结构特别是经济结构的重组过程中,我们过多地集中在生产关系和上层建筑上,而忽视了生产力本身,导致社会经济的发展长期停留在小农经济的生产方式和生产水平上。在中华人民共和国成立后的三十年中,中国社会结构重组的道路曲折坎坷。

1978年开始实行的改革开放是中国近现代社会结构发展的第四个转折点。改革开放以来,农村实行家庭联产承包责任制和多种经营,农民生产的农副产品可以直接或间接地进入市场流通,交换和交易对农民具有了真实的意义,长期封闭的、自给自足的小农经济体系被彻底打破,城乡与工农之间的联系变得更加紧密。乡镇企业的发展和其他非农产业的兴起带来了农村经济的发展和农民生活水平的提高,农村的生产活动与社会化大生产越来越紧密。计划经济体制下城乡分割的二元社会结构开始被打破,城乡之间可以自由地流动,整个社会结构由于改革而悄然转型。但是,随着我国改革开放的不断深入,结构性冲突也变得越加明显和激烈,人们越来越感受到了中国社会结构发生的深刻变化。这种变化直接表现为两个社会变迁同时进行和相互推动的过程,一是从传统、封闭的农业社会向现代、开放的工业社会的转变,二是从高度集中的计划经济体制向社会主义市场经济体制的转变。

2012年至今,这个阶段是中国特色社会主义进入新时代的阶段,在社会结构上的突出特征是城乡结构进入融合发展的新阶段。在"创新、协调、绿色、开放、共享"新发展理念的指引下,中国社会建设和社会治理呈现新局面;户籍制度改革取消了城市户口和农村户口之分,统一称为城乡居民,这是身份体制上的重要突破;基本公共服务均等化广泛实施和深入推进;城乡居民医保制度实现统筹并轨,机关事业单位养老金并轨改革进入突破攻坚阶段;在社会总体福利状况进一步改善的基础上,着力推进脱贫攻坚战,使得社会边缘贫困群体状况获得显著改观,最终在2020年实现了全面脱贫。在打造共建共治共享的社会治理新格局下,共享型社会建设取得新进展,人民群众的获得感、幸福感和安全感普遍提升。

(二)人的社会化

1. 社会化的概念

"社会化"这个概念在不同的学科和语境中具有不同的含义,在社会学中有其特定的内涵,而且"社会化"概念的内涵也在不断变化发展。根据其内涵的不同,我们可以将"社会化"概念区分为狭义的社会化与广义的社会化。

狭义的社会化是指个体从"生物人"转化为"社会人"的过程。人刚一出生,只具有生物属性而不具备社会属性。生物属性是指人与生俱来的特性,它主要表现在两个方面:首先,人是一个生物有机体,具有各种生命现象,如生老病死;其次,人有各种生理需要和本能,这些生理需要和本能成为人行动的重要支配力量。而社会属性是指人后天习得的特性,集中表现为对社会生活的适应性。具体而言,人的社会属性主要表现在以下几个方面。

第一,具有社会属性的人掌握着一定的生活知识和生活技能。

第二,具有社会属性的人接受价值观的引导和社会规范的制约。

第三,具有社会属性的人能参与群体生活和社会生活。

因此,我们所说的"社会人"具有生物属性和社会属性两重属性,并非只具备社会属性而不再具有生物属性。而一个人从出生到青少年阶段基本完成了从"生物人"到"社会人"的转变过程,因此从狭义的社会化概念出发的社会化研究往往以少年儿童为研究对象,当一个人到了成年,他(她)的社会化任务也就基本完成了。

广义的社会化是指社会成员不断内化社会价值标准、学习角色技能、适应社会生活的过程。可见,从广义的社会化概念出发,社会化不仅仅是青少年时期才会面临的问题,而是一个贯穿人生始终的过程。贯穿人的一生的社会化过程是连续的,但也呈现出相对的阶段性。因为在人生的每个阶段,人的身心发展状况有很大的差别,社会化也有不同的任务和特点。具体而言,儿童期是社会化过程的开端,在这一阶段,家庭环境在社会化过程中起到了非常重要的作用。青年期是一个特殊时期,个体在这一阶段会遇到很多生理和心理上的困扰,美国心理学家认为青年期社会化的主要问题是"自我认同"问题。在成年期,尽管个体在这一阶段生理完全成熟,但要面临许多重大的生命事件,仍然会面临社会化的问题。在老年期,个体要面对身体机能、社会地位和声望的下降以及疾病和死亡等问题,因此同样存在社会化的问题。

2. 社会化的类型

发生在不同年龄阶段的社会化往往在目标、内容、主体等方面存在差异。根据这些差异,我们把社会化划分为初始社会化、预期社会化、发展社会化、逆向社会化和再社会化五种类型。

(1)初始社会化。

初始社会化是发生在生命早期(从出生到青年前期)的社会化,是整个社会化过程的基础。初始社会化的内容包括个体对语言的掌握、学习生活常识和掌握基本的生活技能、内化价值观念和社会规范,以及理解社会关于各种角色的期望和要求。

(2)预期社会化。

预期社会化一般是在完成初始社会化的基础上,社会成员学习将来所要扮演角色所需要的知识和技能的社会化阶段。如大学生的专业学习即是为将来所要承担的职业角色所做的准备。预期社会化在整个社会化过程中都在进行,但在青年期表现得最为明显。

(3)发展社会化。

发展社会化又叫继续社会化,是社会成员在原有社会化的基础上,为适应已发生变化的社会生活而进行的学习过程。比如失业职工的再就业培训、一些家长为更好地承担教育子女的职责而通过家长学校等途径进行的学习等,都属于发展社会化。

(4)逆向社会化。

逆向社会化又被称为文化反哺,指的是晚辈传授知识和技能给长辈。在传统社会中社会化过程主要是一个单向的过程,即长辈向晚辈传授知识和技能的过程。但在现代社会中,社会的迅速发展,使年轻一代对新知识的接受能力更强,而年长的一代在接受新知识和新事物上可能需要年轻一代的指导和帮助,因此在现代社会中社会化过程呈现出双向的过程。

(5)再社会化。

再社会化又叫重新社会化,是在原有社会化被证明是失败的或在面对完全不同的社会环境时原有的社会化已失效的情况下,社会成员需要重新学习全新的价值标准和行为规范的过程。如对罪犯的改造,要求罪犯放弃其在原有社会化过程中内化的越轨亚文化而接受符合社会要求的价值观念和社会规范;另外,一个人移民到一个文化迥异的国家之后需要学习全新的价值标准和社会规范也属于再社会化。

3. 社会化的内容

如上所述,不同类型的社会化在其内容上有各自的侧重点,但归结起来,贯穿人的一生的社会化包括以下内容。

(1)学习生活常识、掌握生活技能。

人类个体出生后由于生理、心理、意识和行为能力尚未发展健全,不能独立生活,衣食住行都要靠别人的帮助才能完成。一个生活上不能自理的人,离开了他人的照顾就不能生存,更谈不上对社会生活的参与。除了要在生活上能自理之外,个体还需要自食其力,即养活自己。从社会层面而言,社会成员谋生的过程也是参与社会生活、推动社会发展的过程;对社会成员而言,谋生不仅仅是解决生存的问题,更是获得社会认可的重要途径。因此对个体而言,社会化的首要任务就是学习基本的生活常识,掌握基本的生活技能。

(2)学习和内化价值观念与社会规范。

一个社会为了保证其稳定运行,都需要通过一套价值观念和社会规范来引导和规范社会成员的行为,即为社会成员确定一套行为模式。社会化是个体接受与内化价值观念和社会规范的过程。每个社会成员都应该有自己的生活目标,既包括对人生目的与意义的看法,也包括通过自己的努力争取可以实现的具体目标。价值观念对社会成员如何确立生活目标以及确立什么样的生活目标具有引导和指导作用。因此,学习和内化价值观是社会化的重要内容。社会规范,包括法律法规、规章制度、道德伦理、宗教信仰、风俗习惯等,直接约束社会成员的行为,使具有不同需要和利益的社会成员在行为上具有某种一致性,从而维持社会的正常秩序。要使社会成员的言行举止符合社会的要求,就需要通过社会化过程把它们内化为人们的信念、行为方式和行为习惯。

(3)促进个性形成和发展。

社会化是人的个性或人格形成和发展的过程,社会人就是通过社会化而形成的有个性的人。个性是个人稳定的心理特征的总和,主要表现在兴趣、气质、性格等方面。个性是人们行为的基础,也是个体行为差异的基础,对个体的行为具有某些导向作用。个性以遗传素质为基础,但社会实践活动和社会化过程对个性的形成和发展起着重要的作用。个性的核心内容及标志是自我。自我是个体对自己存在状况的觉察,是自己对属于自己的生理、心理状态的认识。而这个自我也就是一个经过社会规范训练和文化熏陶出来的社会的人。

(4)学习社会角色的扮演。

社会结构理论认为,社会是由许多位置构成的,不同的位置之间的关系是比较稳定的、持久的。占据不同的社会位置的人即扮演不同的社会角色,不同的社会角色有不同的角色规范(权利和义务),社会对不同的社会角色有不同的期待,扮演不同社会角色的人要具备不同的角色知识和角色技能。不同角色之间的关系稳定,社会成员遵守角色规范,才能保证社会的稳定运行。任何一个社会成员在其一生中都会扮演几种不同的社会角色,比如性别角色、家庭角色、职业角色、政治角色等,人们只有根据特定的社会角色才能与他人进行正常的交往活动。然而,不同的角色有不同的权利和义务,需要具备不同的知识和技能才能顺利扮演。由于承担角色的本领不是与生俱来的,因此,学习所要扮演角色要求的知识和技能,就成为社会化的重要内容。

4.社会化的意义

(1)从个人角度看。

首先,人的社会化是个人满足需要、获得生存与发展的必要条件。一个脱离社会的人是不可能生存下去的,更谈不上获得发展,因为单凭个人的力量是不可能满足其需要的,只有参与社会生活才能获得物质产品和精神支持,以满足生存和发展的需求。而要参与社会生活,就要具备生活的基本常识,学会根据社会角色与他人进行交往,用价值观念与社会规范来指导与调节自身的行为,而这一切需要通过社会化过程才能得以实现。其次,社会化有利于个人适应不断变化的社会。社会总是处在不断变迁和发展之中,不断变化的社会生活对人们的知识结构、价值观念、职业技能等方面不断提出新的要求,人们要适应社会生活,就需要不断地进行社会化。

(2)从社会角度看。

社会的稳定和发展需要两个基本前提条件:一是合格的社会成员,二是文化的统一和延续,而这两个基本条件都需要通过社会化机制才能得以实现。合格的社会成员是指认同社会的主导价值、遵循社会行为规范的社会成员。美国社会学家帕森斯指出,新的社会成员因为不具备承担社会角色的本领,有可能使社会结构发生偏离,因此社会化机制对于社会的稳定和发展是不可缺少的,它负责向新的社会成员传授和灌输社会价值观念和道德规范,使他们掌握承担角色的本领,成为符合社会要求的合格的社会成员。文化是一个社会的符号系统,其核心内容是价值观念和社会规范,它具有社会的整合功能。社会成员在文化上的一致性以及由此而产生的社会认同感,是保证社会稳定和良性运行的重要条件。文化在人际之间、族群之间和地域之间的传递、交流与融合,是一个社会成员学习文化也即社会化的过程。文化的延续同样是社会稳定和发展的必要条件。文化是人类智慧的结晶,通过文化的代际传承和积累,人们能够更好地认识和改造世界,推动社会的发展和进步。而文化的代际传递也是通过社会成员对文化的学习和内化,即社会化过程得以实现的。

(三)社会角色

1. 社会角色的含义

"角色"一词最先是戏剧中的一个专有名词,指戏剧舞台上所扮演的剧中人物及其行为模式。后来,社会学家们在分析社会互动的过程中发现,社会舞台与戏剧舞台具有某些相似之处,于是把戏剧中的"角色"概念借用到社会学和社会心理学中来,产生了"社会角色"概念。所谓社会角色,是指与人们的某种社会地位、身份相一致的一系列权利、义务的规范与行为模式,它是人们对具有特定身份的人的行为期望,它构成社会群体或组织的基础。具体来说,它包括以下四个方面的含义。

第一,社会角色是社会地位的外在表现。社会地位是人们在社会关系体系中所处的位置,即个人在社会里所占据的社会空间。人的社会地位是多方面的,可以因性别、年龄、民族背景、婚姻状况、受教育程度、宗教信仰和职业的不同而不同,人们在生活中所担任的角色取决于他们在一定时期的社会地位。地位与角色不可分割地联系在一起,没有无角色的地位,也没有无地位的角色。社会地位一经社会承认,就会产生与之相适应的社会角色,产生社会对该角色的行为期望。社会地位决定社会角色活动舞台的大小和角色的行为规范,也决定了与这个地位有关的一系列角色。

第二,社会角色是人们的一系列权利、义务的规范和行为模式。任何一种社会角色总是与一系列的行为模式相联系,具体体现为一系列的权利和义务,即这种角色有权要求别人如何行动,别人也有权要求这种角色进行某些活动,表现出某种行为。所有角色都具有其特殊的权利与义务,长期的社会生活使各种角色形成了一系列各具特色的行为模式,这就要求承担特定角色的人学会特定的待人处世的方法,否则人们就认为他(她)没有很好地完成这一社会角色。

第三,社会角色是人们对于处在特定地位上的人们的行为的期待。由于社会角色总是与一定的行为模式相联系,如教师要为人师表,医生要救死扶伤,干部要办事公正、不谋私利等,这样,当人们知道某人处在某种地位上时,便期望他具备与此地位相一致的行为模式。社会角色的这一特点具有重要意义,它可以使我们通过对某些角色的想象,从而对社会上纷繁复杂的人群有大致的了解。

第四,社会角色是社会群体或社会组织的基础。社会学认为,社会群体或社会组织是人与人之间形成的一种特定的社会关系,而组成这种社会关系网络的就是各种各样的角色。举例来说,由夫、妻、父、母、子、女等角色构成的群体,我们称为家庭;而由学生、教师、教学管理人员、后勤管理人员等角色互相联系所构成的社会组织,我们通常称为学校。如果失去了一个个角色,这些社会群体和组织也就不存在了。

在社会中,角色不是孤立存在的,而总是与其他角色联系在一起的。每个人所承担的多种角色又总是与更多的社会角色相联系,这样一组相互联系、相互依存、相互补充的角色就形成了所谓的角色集。角色集包括两种情况:一种是多种角色集于一人身上,这主要强调一个人内部的关系,如一名女医生身上就可能汇集了包括女儿、母亲、妻子、医生、同事、朋友等十几种乃至几十种角色。多种社会角色同时对一个人提出时间和精力上的要求容易导致角色紧张和冲突的产生。另一种情况是一组相互依存的角色,这主要强调的是人与人之间的关系。如这名女医生在医院里要同患者、患者家属、护士、化验员、药剂师、医院领导、医院行政人员等多种角色打交道,由此形成了一个角色集。

2. 社会角色的类型

(1)先赋角色与自致角色。

角色与一个人在社会中的地位相关,获得社会地位的方式不同,其角色类型也不同。

先赋角色,是指建立在血缘、遗传等先天或生理因素基础上的由先赋地位所规定的角色。先赋角色又可分为两种类型,一是先天性的先赋角色,一个人的性别、出生次序和种族是自己无法选择的,当其面对其他人时,自然就获得了某种角色,如男人或女人、儿子或女儿、姐姐或妹妹、哥哥或弟弟、黄种人或白种人等,而个体只有按照这种角色要求去扮演才是正常的;二是制度性的先赋角色,如在以世袭为主要传承方式的奴隶制度和封建制度下,许多阶级角色和职业角色往往是先赋的。

自致角色是指人们通过后天自身的努力而获得某种社会地位时,与此相应,也就获得了某种社会角色,如科学家、发明家和革命者等。中国自古就有"寒门出贵子",就是说出身贫苦的年轻人因为不息奋斗而终成一番事业,由此获得的地位和与之相关的角色是自致性的。在当代,一个大学生毕业后或从政,或经商,或从事学术研究等达到某种社会地位,获得的这种社会角色也是自致性的。

社会学认为,自致地位和自致角色的获得既是个人努力与个人选择的结果,同时也受到客观社会环境、社会制度的制约和影响。

(2)自觉角色和不自觉角色。

自觉角色,指人们在承担某种角色时,明确意识到了自己正担负着一定的角色权利和角色义务,并努力遵循角色规范去扮演角色。一般来说,自觉角色的出现常与以下因素有关。①一个人在最初充当某一角色时往往容易表现为自觉角色;②在他人在场或他人对此角色提出了明确希望的条件下,容易出现自觉角色;③特定的环境和任务常容易使人表现出自觉角色;④经常的自我提醒也是实现自觉角色的重要条件。

不自觉角色,指人们在承担某一角色时,并没有意识到自己正充当这一角色,而只是按习惯去行动。一般来说,当前述的形成自觉角色的那些原因不存在时,人们就容易形成不自觉角色。这里所说的自觉角色与不自觉角色并没有褒义和贬义之分,也无所谓哪一种角色更好或更坏。

(3)规定性角色和开放性角色。

规定性角色,是指对其行为、行为规范和标准有比较严格和明确规定的角色。它具体指出了角色承担者的权利和义务,应该做什么和不能做什么,甚至指出应该做到什么程度,即对承担这类角色的人的行为进行了严格限制。在现代社会中,各种组织中的角色规范要求都比较明确,对某些重要职位的要求更加具体和严格,比如政府公务员要勤政为民,医生要治病救人,教师要教书育人。

所谓开放性角色,是指对其行为、行为规范和标准没有严格而明确规定的角色。它并没有明确而具体地规定其角色承担者的权利和义务,也没有规定应该做什么和不能做什么,这类角色的承担者可以根据自己对角色的理解和社会对角色的期望而具体地扮演该角色。人们在扮演这类角色时有很大的选择余地。当然,开放性角色也有非强制性的约束制约,主要受习俗、道德等社会规范的制约。

(4)功利性角色和表现性角色。

功利性角色,指那些以追求效果和实际利益为目标的社会角色,这种角色的行为计算成本、讲究报酬、注重效益,其行为的价值在于完成特定的工作任务,获得实际的成效和利益。一般来说,从事生产性、服务性活动的社会角色,如商人、企业家等都是功利性角色。任何一个社会要发展,就需要追求经济增长和实际的物质利益,必须要完成一些必要的生产性、服务性活动,因此就存在许多功利性角色。当然,对经济利益的追求有可能在社会道德、社会公平原则上存在一定争议。一个人扮演功利性角色,并不一定排斥其他角色。

表现性角色,是指以维持社会秩序与行为规范、价值观念与伦理道德等为目的的社会角色,是不以获得经济上的报酬为直接目的,而以个人表现为满足的社会角色,如警察、法官、学者、艺术家等。表现性角色在社会中所起的作用主要是表现社会公平、社会正义。这些角色的行为维护着社会的道德和社会的稳定。表现性角色的扮演者往往是理想主义者,对自己的事业抱有理想,怀有浓厚的兴趣、爱好,有强烈的自我实现需求。他们之所以履行角色的要求,主要是出于一种责任感和义务感,而不是着眼于报酬。

3. 社会角色的扮演、失调与调适

(1)社会角色的扮演。

只要是社会成员,都要承担某种社会角色。当一个人具备了充当某种角色的条件,去担任这一角色,并按这一角色所要求的行为规范去活动时,这就是社会角色的扮演。

在社会舞台上,人们并不能随心所欲地扮演任何角色。这与戏剧中一位演员要担当某个角色,首先需经导演及有关人员认可和确定一样。一个人在社会舞台上担任角色也先要有一个确定的过程,或称"认同",即证明一个人的实际地位、身份、能力及其他条件与其所承担的角色是一致的、等同的。对于每个人来说,社会角色的确定也就是回答"我是谁"的问题。在回答"我是谁"的过程中,确定自己的实际地位、与别人的关系,从而充当起某种角色。

人们在确定了所要担当的角色后,直接面临的一个问题就是怎样把这个角色表现出来。首先,与舞台上的表演需要装饰一样,社会角色的表现也需要布景与道具,所不同的是社会舞台上所需要的是真正的实物。一般来说,布景或道具的作用有二:一是象征性的,二是实用性的。其次,一个角色更为直接的表现是他的仪表、风度。一般来说,一个人的衣着、打扮、仪容、外表往往会给人们留下深刻印象,并能引起人们对其内在品质的联想。最后,在角色的表现上,应注意"台前"与"台后"之分:所谓台前的表现,指人们正在充当这些角色时的表现;所谓台后的表现,指在表演某种角色以前的准备活动。在人们的生活中,这两种行为是有区别的。

角色扮演不仅表现在上述静态的几个方面,而且表现为一个动态的过程。在这个过程中,角色的扮演通常要经历三个阶段:角色期待、角色领悟和角色实践。

①角色期待,这是指社会对某一角色的期望和要求。如承担父母、子女、干部、工人等角色,都会感到社会对这些角色的限制和要求。为了扮演某种角色,人们首先得努力了解社会对这一角色的期望和要求。角色期待是一种外在力量,制约着角色扮演者的角色行为。

②角色领悟,这是指个体在特定的社会关系中对自己所扮演角色的认识、态度和情感的总和。相对于角色期待来说,角色领悟是一种内在力量。由于人们的价值观念、道德修养、认识能力不同,人们对角色的认识、理解或领悟的结果常常有很大的区别,甚至迥然不同,也正是由于这些差异才导致了千差万别的角色扮演。一般来说,对角色的期望反映的是社会上多数人的看法,个人在这一阶段需要努力缩小自己的理解和社会期望之间的差距。

③角色实践,这是角色领悟的进一步发展,是在个人实际行动中表现出来的角色。在很多情况下,对角色的领悟与实践是一致的,但是也有领悟与实践并不完全一致的情况。因为角色实践除了受领悟的指导外,还受到当时主客观等多方面条件的限制,这使得一个人不可能完全按照自己领悟的那样去做,即社会赋予某种社会角色的规范与角色扮演者的实际表现之间存在着差距。原因之一可能是人们尚未完全领会他们的角色,也可能因为个人的原因而拒绝按照他人对角色的期待去扮演。原因之二则有可能是对角色的期待不清晰,尤其是对待那些新出现的角色。

(2)社会角色的失调。

人们对社会角色的扮演从来都不是一帆风顺的。正像社会的运行常会产生不协调因素一样,人们在社会角色的扮演中也常会产生矛盾,遇到障碍,甚至遭到失败,这就是角色的失调。常见的角色失调有以下几种情况。

①角色冲突。所谓角色冲突,指在社会角色的扮演中,角色之间或角色内部发生了矛盾、对立和抵触,妨碍了角色扮演的顺利进行。前面在讲到角色集时,曾提到角色集的两种情况,即一组由不同人承担的角色和多种角色集于一人之身,在这两种情况下就产生了两种不同类型的角色冲突:一种是角色间的冲突,即不同角色承担者之间的冲突,它常常是由于角色利益上的对立、角色期望的差别以及人们没有按角色规范行事等原因引起的,如领导与群众、服务员与顾客、婆媳之间、父母与子女之间等;另一种是角色内的冲突,即由于多种社会地位和多种社会角色集于一人身上,而在他自身内部产生的冲突。

②角色不清。所谓角色不清指社会大众或角色的扮演者对于某一角色的行为标准不清楚,不知道这一角色不应该做什么、应该做什么和怎样去做。社会的急剧变迁,常常是造成社会角色不清的最主要原因。在社会与文化的迅速变迁时期,很多社会角色都在发生变化。人们会感到,很多角色的行为规范都超出了

他们过去习以为常的范围。这样发展的结果是很多人对这些角色的行为规范究竟应是什么样子,感到"不得而知"。

③角色中断。所谓角色中断,指在一个人在前后相继所承担的两种角色之间出现了矛盾的现象。人们在一生中随着年龄和多方面条件的变化,总会依次承担多种角色。在一般情况下,人们在承担一种角色时常为承担后来的角色做某些物质与精神上的准备,因而不会发生角色中断。角色中断的发生是由于人们在承担前一种角色时并没有为后一阶段所要承担的角色做好准备,或前一种角色所具有的一套行为规范与后来的新角色所要求的行为直接冲突。例如,一位一心渴望能上大学的青年学生,因高考分数不够,没有考上理想的大学,这是他过去万万没有料到的。

④角色失败。所谓角色失败是角色扮演过程中发生的一种极为严重的失调现象。它是指由于多种原因角色扮演者无法进行成功的表演,最后,不得不半途终止表演,或者虽然还没有退出角色,但已经困难重重,每前进一步都将遇到更多的矛盾。角色失败的结果,通常可分为两种情况:一种是角色的承担者不得不半途退出角色;另一种是虽然还处在某种角色的位置上,但其表现已被实践证明失败了。

(3)社会角色的调适。

社会角色的调适就是引导和消除角色扮演过程中出现的矛盾、冲突。从角色承担者的角度来看,角色的失调通常会引起他们内心的冲突、紧张,造成心理上的负担,多多少少地妨碍了正常的生活秩序。因此,我们协调角色首先要从消除这种心理紧张入手。通常可以采取以下几种方式。

①协商与合作。当出现角色冲突时,采取合作的态度和行为,调整相互之间的关系,遵守角色规范,这样可以避免矛盾的升级与激化,使角色承担者减轻心理上的负担。如当公司经理要求加班,而员工嫌报酬少不愿接受时,可以通过协商合作的办法来解决,如经理适当提高加班工资,员工牺牲一点休息时间来工作。

②顺应与接受。它是指改变对角色的观念,采取宽容的态度,正确面对与接受既定的事实。例如,"铁饭碗"被打破后,许多企业职工下岗了,有的不能接受这样的打击,一味地焦虑、埋怨,这是角色中断的表现。而还有一些下岗职工,接受了失业的事实,很快地适应了新的角色,并积极寻求工作机会,又重新振作了起来。

(四)社会互动

1. 社会互动的含义

互动是日常生活中最基本、最普遍的现象。日常生活中个人的大部分行为都与他人发生联系,如上班工作、遇到熟人打招呼、与朋友交谈等,这些行为都指向他人,行动者也希望别人做出相应的反应。这种社会交往过程就是社会互动,又称为社会相互作用。

一般来说,社会互动是指社会上个人与个人、个人与群体、群体与群体之间通过信息的传播而发生的相互依赖性的社会交往活动。社会互动是人类存在的重要方式。与其他动物间的互动不同,人类互动是有意义的。我们可以从以下几个方面来理解社会互动的含义。

第一,社会互动必须发生在两个或两个以上的人之间,一个离群索居的人不能互动。

第二,个人之间、群体之间只有发生了相互依赖性的行为才存在互动,并不是任何两个人的接近都能形成社会互动。

第三,社会互动以信息传播为基础。如果没有信息的交流,互动双方不理解,互动就无法进行。人们在交往互动过程中不仅交流信息,而且还交流思想和情感。

第四,社会互动总是在特定的情境下进行,同一行为在不同的时间、不同的场合具有不同的意义。

第五,社会互动并不是一定要在面对面的场合下才能发生。有时人们虽然远隔万水千山,却可以通过信件、电话等方式进行信息交流,也能形成社会互动。尤其是随着计算机和网络技术的飞速发展,互联网作为一种便捷的工具,已经渗透到现代人生活的方方面面,真正成为现代社会人与人交流和互动的主要方式。

第六,社会互动还会带来一定的效果,对互动双方及他们之间的关系产生一定的影响,并有可能对社会环境造成一定的影响。例如,在一个家庭中,如果夫妻二人有较好的互动,那么彼此之间的感情一定会升温,反之,他们的感情就会出现裂痕。另外,人际层次上的种种互动会影响到宏观层次上的社会状况。例如,夫妻之间的互动好坏会影响离婚率,甚至影响青少年犯罪率。

第七,人们的互动往往遵循一定的行为模式,具有一定的互动结构。如人们之间的相互问候,一般来说有一个问候程序:双方相互看到后,都面露笑容,这是远距离致意,然后再走近,打招呼、握手、拥抱等,这是近距离致意。

2. 社会互动的维度与类型

(1)社会互动的维度。

对互动本身的构成进行分析,即要找到一些具体的指标来描述特定互动的状态,这就是互动的维度分析。一般来说,互动有以下五种维度。

①向度。向度反映社会互动的方向,表明互动双方关系的性质,主要包括:a.情感关系,是亲和还是排斥,是融洽还是对立;b.利益关系,是一致还是冲突,冲突程度多大;c.地位关系,是平等还是不平等,权力分配的格局如何。不同方向的互动在模式上、结果上都大不相同,在一定条件下,互动方向也可能发生变化。

②深度。深度反映社会互动的程度,表明互动双方相互依赖程度的大小。一般从互动双方利益关联的多少、情感投入的多少、互动延续的时间长短和互动规范的程度等方面来分析社会互动的程度。

③广度。广度反映社会互动的范围,表明互动双方交往领域的大小。有些互动局限于特定的领域,有明确的行为规范。有些互动涉及很多方面,互动方式较为灵活。

④频度。频度反映一定时间内发生社会互动的多少。互动频度的差别往往影响到人际关系的远近和好坏。

⑤强度。强度反映存在情感投入的社会互动的强弱,表明互动双方交往时情感的强烈程度。有时人们心平气和地交往,有时人们会情绪冲动地行动。情绪控制力的大小与互动参与者的个性有关。

(2)社会互动的类型。

在社会学的先驱齐美尔研究的基础上,人们已经区分出并且分析了许多种社会互动的主要形式。在人类社会生活中较为突出的互动形式有交换、合作、竞争、冲突、强制、顺从与顺应。这些互动形式并不是单独发生的,它们常常以不同的方式结合在一起。

①交换。个人或群体在与其他的个人或群体互动的过程中希望获得报酬或回报,这样形成的关系就是交换关系。这种交换不同于利他行为,有交换而形成交换关系,如雇主和受雇者,双方都要求有有形的或无形的回报。许多社会交换关系提供情感回报、感谢或感激、荣誉、认可、赞同、关心等。

②合作。合作是互动双方相互配合以达到共同目标的社会互动形式,这些目标通常无法通过单方面的努力实现。广义来说,所有的社会组织的存在都是以一定社会成员之间的相互合作为基础的,社会本身也一样,它依赖于各社会组织的相互合作。具体来说,合作是指人们在某项具体事物中联合行动。

③竞争。竞争是合作的反向互动形式,是指社会上人与人、群体与群体之间为了争夺双方都希望获得的同一目标而展开的超越对方的行动过程。竞争具有以下四个特点:第一,竞争的双方必须有一个共同的目标。第二,这个被争夺的目标必须比较少和比较难得,这就意味着竞争的结果只能是一方或一部分人获胜。第三,竞争的目的在于实现自己的目标。第四,竞争双方必须遵守一定的规则。这样才能保证竞争的顺利进行。

④冲突。冲突是合作的对立面,指的是为了某种有价值的珍惜物品或价值观念而产生相互排斥、伤害、剥夺甚至毁灭的互动方式。冲突的主要目的是打败对方,使对方的力量受到损害,从而剥夺对方的机会。冲突双方通常在价值观念和利益上相差甚远,有时可能表现为严重的对立,带有明显的敌对情绪甚至是深刻的仇恨。冲突在形式上比竞争要激烈得多,往往突破规则甚至法律的限制。

⑤强制。强制是指互动的一方强迫另一方按照自己的意愿行动的互动方式。强制的核心是一种力量对另一种力量的统治或制约,这也意味着互动双方的力量是不平衡的,一方力量明显高于另一方,而且,力

量较弱的一方明显感觉到来自对方的压力,迫使其不得不按照对方的意愿行动。强制是一种普遍的互动方式,它存在于多种社会关系中。从父母为教育子女而采取的方式,到各种规章制度对人们的限制,再到具有国家法律意义的强制,都属于此类互动。

⑥顺从与顺应。顺从与顺应是与强制相反的互动形式。不像强制中一方被迫按照另一方的要求行事,在顺从中,一方自愿或主动调整自己的行为,按另一方的要求行事,顺应比顺从的范围更广,除顺从外,它还指双方或各方都调整自己的行为,以实现相互适应。

3. 社会网络

网络指的是各种关联,而社会网络(social network)即可简单地称为基于社会关系所结成的人际网。在马克思看来,社会就是一个由各种不同性质的社会关系结成的网络,每个人都处于这张网络的某一个网结之上,占据某种社会地位,表现某种社会身份;人们正是依靠这种关系才使单独的个体结成为不同的群体,组成了社会的整体,使人表现出类属性;依靠这种关系,才使人与人之间发生相互交往,推动了社会发展。故从这一方面来说,社会网络代表着一种结构关系,它可反映行动者之间的社会关系。社会网络差不多可以涵盖所有的活动,从分享求职信息到交换新闻、八卦,甚至性行为。

构成社会网络的主要要素:①行动者:这里的行动者不仅指具体的个人,还可以指一个群体、公司或其他集体性的社会单位。每个行动者在网络中的位置被称为"结点"。②关系纽带:行动者之间相互的关联即称关系纽带。③二人组:由两个行动者构成的关系,这是社会网络最简单或最基本的形式。它是我们分析各种关系纽带的基础。④三人组:由三个行动者构成的关系。⑤子群:行动者之间任何形式关系的子集。⑥群体:所有行动者的集合。

许多网络是我们在一生中自然组成的。在我们步入成年时,我们成为各种网络的成员,如亲属网络、邻居网络、校友网络、朋友网络、同事网络以及我们父母的朋友和同事网络。社会网络的特征如下。

第一,弥漫性。社会网络存在于人与人之间,不能离开个人而独立存在,却不完全依附于个人。如果我们把每个人作为一个网络中的结来看的话,那么一个人的网络除了自身的网络关系外,还有一些网络的外延,例如亲属网络的外延,有父辈的网络、妻子(丈夫)的网络和子女的网络。从理论上讲,通过社会网络,可以到达世界任何一个地方。

第二,多重性。社会网络在本质上就是复杂的多重社会关系在一个人身上的体现。这种多重性具体表现如下:一个人生活在多重群体或组织中,一个人在社会中具有多重地位因而扮演多种角色。只要行动者需要,社会网络内的关系线可以在短时间内串联起来,形成几种初级人际关系网络的交叉、重叠。

第三,隐蔽性。社会网络是无形的,我们无法对社会网络做出精确的定量分析,也无法准确地描述网络的规模或内幕,而只能感觉到社会网络的力量存在。

(五)社会群体

1. 社会群体的定义

社会群体是社会赖以运行的基本结构要素,它的内涵有广义和狭义之分。广义的社会群体泛指一切通过持续的社会互动或社会关系结合起来进行共同活动,并有着共同利益的人类集合体;狭义的社会群体指由持续的直接的交往联系起来的具有共同利益的人群。在这里,狭义的社会群体等同于初级社会群体。社会群体具有以下特征。

(1)有明确的成员关系。

特定群体中的人称他们自己为该群体的成员并且期望本群体成员做出某种行为,而这种行为又是他们不期望由非本群体的外界的人做出的。

(2)有持续的相互交往。

群体成员之间的关系不是临时性的,他们保持比较长久的交往。一个群体内部人与人之间的交往可以是面对面的、非常亲密的,就像在一个家庭里一样;也可以是间接的、比较疏远的,如大型公司的董事会成员与雇员之间的交往就是一个典型例子。

(3)有一致的群体意识和规范。

因为共同生活于某个群体中,群体成员彼此结合在一起,相互依赖,在交往过程中通过心理与行为的相互影响或学习会产生一些共同的观念、信仰、价值观和态度,对群体目标具有认同感。群体成员有共同的兴趣和利害关系,并遵循一些模糊的或者明确规定的行为规范。在群体面临外部压力或者内部少数成员的反叛时,群体意识和群体规范将更为清晰,其作用也更为明显。

(4)有共同的活动。

这些活动将一部分人与另一部分人区别开来,形成不同的群体。例如,每天早上,不同的群体进入不同的工作场所,并且在群体意识和群体规范的作用下,社会群体随时可以产生共同一致的行动。社会群体与一般人群的根本区别就在于前者一致行动,后者各怀目的,各行其道。

(5)有一定的分工协作。

尽管在不同的群体中,内部分工协作的程度不一样,但是群体内部的分工协作是普遍存在的。当然,在一些小型的初级群体中,内部成员的分工不是很严格。例如,在家庭中,对家务劳动的承担就没有明确的划分,不同的角色承担了不同的任务。而在一些大规模的次级群体中,内部成员的分工协作是明确的、严格的、制度化的,日常工作就是基于这种分工而开展的,可谓"各司其职"。

2. 社会群体的典型——家庭

(1)家庭的定义。

家庭是建立在婚姻、血缘或收养关系之上的成员间亲密合作、共同生活的小型群体。家庭是社会的细胞,是人们社会生活的基本单位。其中婚姻关系是一个家庭形成最主要的纽带,而血缘关系则是维持家庭存在的最稳定的纽带。大部分人出生、成长、生活于家庭之中,对于自己的家庭,人们总是怀有某种深厚的感情。不管人们在什么地方,家庭都像一条无形的纽带把自己与家人联系起来。

(2)家庭的功能。

家庭的功能亦称家庭的职能,即家庭在人类生活和社会发展方面所起的作用。其内容受社会性质的制约,不同的社会形态背景下的家庭职能不同,有些职能是共同的,是任何社会都具有的,有些职能是派生的。一般而言,中国的家庭功能主要如下:①经济功能。包括家庭中的生产、分配、交换、消费。它是家庭其他功能的物质基础。②生物功能。家庭的生物功能包括性生活功能与生育功能。性行为是家庭中婚姻关系的生物学基础。性生活和生育等行为密切相关,社会通过一定的法律与道德使之规范化,使家庭成为满足两性生活需求的基本单位。③教育功能。包括父母教育子女和家庭成员之间相互教育两个方面,其中父母教育子女在家庭教育中占有重要的地位。④抚养与赡养功能。具体表现为家庭代际关系中双向义务与责任。抚养是上一代对下一代的抚育培养;赡养是下一代对上一代的供养帮助,这种功能是实现社会继替必不可少的保障。⑤感情交流功能。它是家庭精神生活的组成部分,是家庭生活幸福的基础。感情交流的密切程度是家庭生活幸福与否的标志。⑥休息与娱乐功能。休息与娱乐是家庭闲暇时间的表现,随着人们生活条件的改善,人们的休息和娱乐逐渐从单一型向多向型发展,日渐丰富多彩,家庭在这方面的功能也将日益增强。

(六)社会组织

1. 社会组织的含义

社会组织是为了执行一定的社会职能,完成特定的社会目标,具有明确规章制度的一个独立单位,是正式化的社会群体。从社会学的角度看社会组织,特别要注意以下三点。

(1)社会组织有别于初级社会群体。

(2)组织中形成了分工体系。

(3)组织制造了制度化的支配关系。

2. 社会组织的特征

第一，有特定的组织目标。组织目标一般是指组织的领导者与组织成员通过组织活动希望达到的预期结果。任何社会组织都有特定的组织目标，这是社会组织最为重要的特征。例如，政党通过公共权力代表和实现特定社会集团的利益，学校是为社会培养各类人才，医院要救死扶伤等。组织目标揭示了社会组织的性质和功能，提供了社会组织作为社会组成部分存在的合理性和必然性，决定了社会组织的宗旨和纲领，引导、调控、规范着社会组织成员的心理和行为。明确的、特定的组织目标是各个社会组织相互区别的重要标志。

第二，有稳定的组织成员。人是社会组织的主体，一定数量的、稳定的组织成员，是社会组织建立和发展的基本条件。同时，不同类型的社会组织的性质、目标、功能不同，对于组织成员的生理、心理、智能、技术的要求存在一定的差异，这就使得各类社会组织对于各自组织成员的选择标准、要求条件与其他社会组织相区别，并具有自身的相对稳定性。因此，各类社会组织都拥有经过组织选择、符合组织标准要求、适合组织特定目标与功能的稳定的组织成员，以此构成社会组织存在和发展的基础。

第三，有明确的管理体制。社会组织目标的实现，需要具有相应的组织资源。组织资源除了作为社会组织主体因素的人力资源外，还需要相关的物力资源，这就使得社会组织成为一个社会结构与物质结构的综合系统。因此，社会组织必然要依据组织目标与功能，通过一定的管理体制，形成制度化的权力关系和周密的分工协作体系，明确各类资源、结构、要素，明确组织成员的地位、关系、权利、职责。明确而科学的社会组织管理体制，有利于社会组织领导有序、结构紧密、责权分明、分工协作，高效实现社会组织的特定目标。

第四，有严格的规章制度。严格的规章制度是社会组织完成组织目标、实现管理体制效能的保障。规章制度调整、规范社会组织内部物与物、人与物、人与人的关系，也调整、规范某一社会组织与其他社会组织之间的关系，但主要是调整、规范组织成员及其关系。社会组织的规章制度一般以书面的形式公布，它不仅严格规定社会组织的性质、目标、任务、行为规范、活动程序、管理方式及组织成员的资格、权利与义务，同时也严格规定组织成员的分工合作关系、行为准则以及相应的奖励与惩戒。

3. 社会组织的功能

(1) 整合功能。

所谓整合，是指调整对象中不同构成要素之间的关系，使之达到有序化、统一化、整体化的过程。具体表现为组织的各种规章制度（包括有形的、无形的）对组织成员的约束，从而使组织成员的活动互相配合、步调一致。通过组织整合，一方面可以使组织成员的活动由无序状态变为有序状态，另一方面，可以把分散的个体黏合为一个新的强大的集体，把有限的个体力量变为强大的集体合力。这种合力不是 $1+1=2$，而是 $1+1>2$。显然，组织整合功能的有效发挥有利于组织目标的实现。

(2) 协调功能。

组织内部各职能部门、各组织成员尽管都要服从组织的统一要求，但是，由于他们各自的目标、需要、利益等方面得以实现或满足的程度和方式存在着事实上的差异性，因此，组织成员之间或组织内部各职能部门之间必然存在一些矛盾和冲突。这就需要组织充分发挥协调功能，调节和化解各种冲突和矛盾以保持组织成员的密切合作，这是组织目标得以实现的必要条件。

(3) 维护利益的功能。

社会组织是基于一定的利益需要而产生的，不同的组织是人们利益分化的结果。组织利益与个人利益息息相关，正所谓"一荣俱荣，一损俱损"。维护利益功能的有效发挥能充分调动组织成员的积极性、主动性和创造性，提高组织的凝聚力，增强组织成员的向心力，从而顺利高效地实现组织目标。

(4) 实现目标的功能。

组织目标的实现要依靠组织成员的统一力量，而这种统一力量的形成，需要组织整合和协调功能的有效发挥作为基础，以利益功能为动力，才能使组织实现目标的功能得以充分发挥。各种社会组织都是社会大系统的一份子，因此，实现目标既包括实现组织自身目标，同时包括实现社会大目标这两个任务。

当然,以上述及的四种功能并不是相互割裂的,而是作为一个系统发挥其作用。值得注意的是,组织功能的正常发挥,要以健全的组织构成要素为基础。因此,加强组织自身建设,是充分发挥组织功能的基本前提。

4. 社会组织的类型

(1)按照组织规模的大小,可分为小型、中型、大型和巨型等不同类型,例如联合国就是一个巨型的社会组织。

(2)按照组织成员之间关系的性质,可划分为正式组织和非正式组织。正式组织中组织成员之间的关系由正式的规章制度做出详细和具体的规定,如军队、政府机关;而非正式组织中组织成员之间的关系则无这种规定,比较自由、松散,如业余活动团体。

(3)按照组织的功能和目标,可分为经济组织、政治组织、整合组织和模式维持组织,这是美国社会学家帕森斯的分类法。经济组织是指从事物质生产的企业和具有经济功能的服务性、福利性组织。政治组织是指为保证社会实现整体目标而进行权力配置和运用的组织,主要指政府机构。整合组织是指用来调整社会的内部关系,调整社会冲突与矛盾的组织,如政党、法院等。模式维持组织是指那些具有文化、教育和价值承载功能的组织,如学校和教会等。

5. 社会组织的结构

社会组织结构是指组织内部各个构成要素之间的构成方式。任何社会组织都是由其各种要素组成的系统,各组成要素之间相互作用和相互关联,有着不同的排列组合方式,由此形成各自不同的组织结构。

组织可以分为正式组织与非正式组织,因而,组织结构也就可以分为正式结构与非正式结构。组织的正式结构指的是组织内部各个职位、各个部门之间的正式确定的、比较稳定的相互关系形式。组织能否适应环境,能否稳定、高效地达到目标以及能否在规模上和系统层次上获得发展,在很大程度上取决于它的正式结构。组织内部的非正式结构指的是由组织成员从外部带进组织的和在组织成员主动的基础上,自发产生的各种初级关系的总和,这种关系依附于具体个人,其特点是易变性、感情性和非定型性。正式结构与非正式结构共同影响着组织活动的成效。两种结构在各自发挥不同功能时,都具有正反两个方面的影响作用。正式结构能够通过专业化和制度化协调方式开展组织活动,以谋求组织的最高效率,即以最低代价通过合理的转换来实现组织目标;但忽视成员的需要则是其不足之处。非正式结构能够创造一种团体气氛和吸引力以获得成员的忠诚感,保护个人情感、志趣和利益,在一定条件下有助于提高工作效率,弥补正式结构的不足;但是不加干预地任其发展,则有可能妨碍效率和目标的实现,破坏组织系统的正常运行。

组织结构关系表现为两个方面:一是纵向结构,即组织中各层级的关系,由于权力分层而产生的领导与被领导的关系;二是横向结构,即由于职能分工而产生的分工协作关系。

从组织管理学的角度来看,社会组织的正式结构大致可划分为直线型、职能型、网络型三种。一般来说,组织结构的复杂程度与组织规模的大小成正比。即当一个组织的规模较小时,内部分工就很少,往往只有简单的纵向结构的分化,而没有明显的横向结构的分化。如一个由几个人组成的学会,理事长既是秘书长,又是组织部长;秘书既是一般工作人员,又是理事长助理。社会学和管理学将这种简单的组织结构称为"直线型"组织结构。这种组织结构是古代社会组织的一种普遍的结构方式。职能型组织结构是在较大的组织内,把相关的职位集中起来,建立一个职能部门,把整个管理内容划分给若干个职能部门,由这些职能部门对组织进行具体管理的一种组织结构。这一模式的主要特点在于分工负责。由于各个职能部门的设置,相关的职位和部门得以科学组合,使最高权力分散下放到各职能部门,形成了分工负责的局面,提高了组织决策的科学化、民主化程度。网络型组织结构是为了避免直线型和职能型结构的缺陷而建立起来的,它力图避免直线型结构和职能型结构在信息沟通和组织指挥上的局限性,在组织中建立一种纵横交错立体沟通的组织结构。这一模式的主要特点在于系统协调,以统一的组织总目标为参照,制定各相对独立的分目标,并开展活动,以确保整个组织能够围绕总目标协调有效地运行。

(七)社会制度

1.社会制度的含义

社会制度古已有之。我国古代就曾将社会制度视为一种行为规范,提出以"礼"来规范和调节人们的各种社会关系和行为模式,并将"礼"作为社会制度的中心。在现代,众多社会学者主要把社会制度作为社会管理和社会控制的一种有效方式和规范体系来进行研究和探讨。而从本质上来说,社会制度是人们社会关系的体现,是行为及其社会关系的规范体系,是为了满足人类活动的需要而产生的,它在规范人的行为和协调社会关系方面起着核心的作用。在各个社会中,社会制度具有相当的普遍性和稳定性,能够在促进人类社会向前发展的同时,又对人们的社会关系和社会行为起到一定的制约作用,使其能合理而有序地运行。

2.社会制度的构成要素

社会制度通常由观念原则、规范体系、组织系统和设备系统四个基本要素构成。

(1)观念原则。

观念原则是社会制度的核心。观念原则的内容是社会制度的目的、宗旨,是一项社会制度所确立的根据和人们应当接受的理由。具体表现为一些抽象的社会学说、社会理论和社会思想。一种社会制度可以从观念原则出发,建立起整套的规范体系,并设立与之相适应的机构和设施,从而日臻完善和发展。同样地,当人们抛弃这些观念原则时,这一社会制度也会随之逐渐消亡,新的观念原则代之而起,从而确立起新的社会制度。总之,不同的社会制度有与之相对应的观念原则。

(2)规范体系。

社会制度的规范体系是指社会制度中包含的一整套行为规则,用以规范社会成员之间的相互关系。例如,家庭制度中规定了结婚的条件和夫妻双方的权利和义务;教育制度中规定了教育方针和教育过程的各种学制、考试、升级、毕业等规则。所有这些都以一定的行为模式来规定和限制人们的社会行为。社会制度的规范体系既包括一些不成文的社会约定,如社会的风俗习惯、传统惯例、道德伦理等,还包括一些成文的规则、规定,如准则、章程、条例、法律,等等。社会制度的一整套规范体系不是一成不变的,当社会制度不再能够满足社会生活不断发展的需要而逐步变化的时候,其赖以存在的一套规范系统也就相应地或迟或早地发生改变,大到国家的法律条文,小到每个单位的组织章程都是随实际情况的变化而不断修改的。

(3)组织系统。

只有观念原则和规范体系,社会制度还仅仅是一个空架子,社会制度的实际作用是通过组织活动来实现的。社会组织把一定数量的社会成员集中在一个被赋予特定目标和职能的组织中,通过对成员的行为进行规范来体现社会制度的协调和规范功能,维持特定的秩序,提高行政效率,从而满足人们的社会需要。正因为组织系统是保证制度运行并发挥作用不可缺少的因素,所以,组织机构的结构和效能对制度功能的发挥影响极大。一种社会制度能否顺利运行并发挥应有的功能,除了必须有一套明确的观念原则和规则体系外,还必须有一套与一定的制度相适应的高效率的组织系统。当原有的组织结构已不能适应制度变革的要求时,当组织的工作效率低下时,对组织系统的改革就成为制度改革的重要环节。

(4)设备系统。

社会制度的运转离不开一定的物质手段即设备系统。如果没有一套物质系统,制度就发挥不了它的作用。社会制度的设备系统包括实用的设备和象征的标志两种。实用的设备指工厂的厂房、机器,学校的教室、教具,教会的教堂,等等。象征的标志如国家的国旗、国徽,政党的党旗,企业的商标,等等。制度的实用设备固然重要,没有它们制度就不能运转,但也不能忽视制度的象征标志的重要作用。它代表着一个社会组织、一种制度的威严和力量,起到树立组织形象、团结成员、激励成员的作用,而这些作用往往是实用的设备所不具有的。

社会制度的这四个基本的构成要素是相互联系、相互影响、缺一不可的。任何一个健全的社会制度都必须有观念原则的指导,都必须有明确的规范体系、完善的组织系统和相应的设备系统。所以,我们对制度的建设应该包括这四个方面的共同建设。此外,社会制度的四个构成要素的发展有时是不平衡的,任何一种构成要素的僵化和落后都会影响到整个制度功能的发挥。在现实社会中,社会制度的概念与规则系统应该适应不断发展的组织变化和物资设备的更新,各种社会组织也只有不断适应制度的变革才能有效地完成任务。

(八)社区

1. 社区的定义

社区是若干社会群体或社会组织聚集在某一个领域里所形成的一个生活上相互关联的大集体,是社会有机体最基本的内容,是宏观社会的缩影。社会学家们给社区先后下的定义有140多种。尽管如此,他们在构成社区的基本要素上认识还是基本一致的,普遍认为一个社区应该包括一定数量的人口、一定范围的地域、一定规模的设施、一定特征的文化、一定类型的组织与规范。社区就是这样一个"聚居在一定地域范围内的人们所组成的社会生活共同体"。

2. 社区的构成要素

社区作为一个社会生活实体,是构成社会整体的一个复杂的子系统。它主要由一系列要素构成,包括一定数量的人口、一定范围的空间、一定规模的设施、一定类型的组织与规范、一定特征的文化,这些构成要素之间相互联系、相互影响,形成一个有机整体。

(1)一定数量的人口。

任何一个社区总是由一定数量的人口所构成的。一定规模的人口是社区存在的前提,而人则是社区的第一要素。

(2)一定范围的空间。

从事着社会活动的人们必须占据一定的地域空间,因此社区是地域性的社会。

(3)一定规模的设施。

社区设施是社区成员生活、生产必需的物质条件,是人们长期进行社区建设的物质成果,其完善程度往往是衡量一个社区发达程度的标尺。

(4)一定类型的组织与规范。

作为地域性的社会生活实体,社区中的成员为了维系各种持续稳定的社会关系,实现利益诉求,往往在互动中形成了一定的组织形式并形成了相应的制度和规范。

(5)一定特征的文化。

社区文化是一个社区得以存在和发展的内在要素。一个社区在长期形成的过程中,受特定社会、经济、历史、宗教、种族或民族等因素的影响,会形成特有的文化。

(九)城市化

1. 城市化的内涵

城市化(urbanization),又称城镇化或都市化,是由农业为主的传统乡村社会向以工业和服务业为主的现代城市社会逐渐转变的历史过程,具体包括人口职业的转变、产业结构的转变、土地及地域空间的变化等。

2. 我国城市化的历史进程

(1)1949—1960年,城市发展属于初始阶段。

1949—1952年,国民经济处于解放战争后的逐步恢复过程。1953—1957年的"一五"期间,国家进行了大规模的工业化和城市化建设,城市发展逐渐步入正轨。1958—1960年的"大跃进"期间通过一大批工业项目建设,农村人口涌入城市就业,三年内城市人口净增2352万。在中华人民共和国成立后的十一年,我国城市化率由10.64%上升到19.75%,提高了9.11个百分点。

(2)1961—1977 年,城市发展属于停滞阶段。

受到 1959—1961 年严重经济困难和"文化大革命"的影响,农业大幅减产,工业陷入停滞,大量知识青年下乡和干部下放,城市发展停滞不前。1961—1963 年,我国城市人口的绝对数量甚至出现下降的情况。受此影响,1961—1977 年,我国城市化率在 16.84% 到 19.29% 之间窄幅波动。

(3)1978—1995 年,城市发展属于起步阶段。

改革开放激发了我国经济发展前所未有的活力,城市工业发展迅速,特别是乡镇工业广泛兴起,服务业也开始起步,城市吸纳就业人员的能力显著增强,中小城市和小城镇数量迅速增加。在这个阶段,城市人口平均每年净增 1028 万,城市化率由 17.92% 上升到 29.04%,提高了 11.12 个百分点。

(4)1996 年至今,城市发展属于加速阶段。

得益于分税制和市场化改革,地方政府开始了大规模造城运动,迅速兴起一批大城市,城市化进入了加速发展的阶段。一方面,大城市的平面扩张越来越大,表现为城市规模的扩大;另一方面,大城市的经济影响力快速提升,表现为围绕大城市形成的城市群迅速崛起。1996—2018 年,城市化率由 30.48% 上升到 59.58%,平均每年提高 1.32 个百分点,城市人口平均每年净增达 2083 万。

(十)社会分层与社会流动

1. 社会分层的含义

社会分层是指依据一定具有社会意义的社会属性,一个社会的成员被区分为高低有序的不同等级、层次的过程与现象。社会分层是社会分化的一种,即垂直分化,它体现了社会的不平等。社会分层具有普遍性,没有一个社会不存在社会分层。在原始社会,社会分层比较简单,主要是基于性别和年龄的分层。随着技术进步和社会的发展,社会机制越来越复杂,分层标准多样化,收入、职业、教育等对社会分层的影响越来越大,导致社会分层不断复杂化、细致化。

社会分层的实质是社会不平等。社会不平等是指不同层次的地位群体(阶级或阶层)对相对稀缺的社会价值物在占有量、获取机会和满足需求的程度上存在着差异(社会成员对于有价值的社会资源、服务和社会地位的不平等的获得机会)。社会分层通过对社会成员在社会层次中的分布以及不同社会层次之间关系的研究来关注社会结构中的不平等问题,主要关注各种社会资源、生活机会在不同人群中分配方式的差异造成的不平等问题。

2. 阶级与阶层

阶级与阶层是社会分层研究的基本范畴,它们一般是指社会垂直分化产生的各个社会地位层次以及分别处于这些地位层次上的人群。阶级与阶层概念表明,垂直分化所造成的社会差别绝不仅仅是社会成员个人之间的差别,更主要是一种集体性差别。

社会阶层指的是由于收入水平、职业种类、受教育程度、生活方式、社会声望等社会资源的不均匀分布而形成的社会团体。阶层是随着阶级的产生和发展而出现的,不同阶级及其在不同发展阶段而形成不同的社会阶层。阶层与阶级是一般与特殊的关系,阶级概念从属于阶层概念,阶级是阶层的一种特殊形式,因为阶级反映的是人们对生产资料的占有的不同,而生产资料是一种特殊的社会资源。

3. 社会流动的含义

所谓社会流动,是指人们在社会关系空间中从一个地位向另一个地位的移动。人们都生活在一定的社会结构中,这是一个由关系网形成的结构。人们在这个网络中占有的一定位置就代表了他的社会地位,在这个社会结构中人们位置的变化就是社会流动。社会分层现象关注社会资源占有量和获取机会在不同社会阶层之间的差异性分配,社会流动关注的是人们获得社会资源的机会的变化,社会流动所导致的社会地位的变化,使得社会成员获取社会资源的机会增加或减少。

社会流动不等同于物理空间上的位移。社会现实中大量的社会流动是非地理性的,如一个人在同一社会结构中地位的上升或下降。某些地理空间中的移动也可能引起社会结构空间中地位的变化。随着城市化进程的加快,许多农民进入城市,经济状况有一定程度的改善。判断某种变动是否属于社会流动,关键是看社会成员在社会结构中对社会资源的占有量和获取机会是否产生了变化。

社会流动现象发生的前提条件:第一,个人与社会位置的非固定化。只有在一个社会成员可以替代的社会结构中才会有社会流动现象的发生。第二,一定的社会位差的存在。所谓社会位差是指不同社会位置之间获得社会资源的能力和机会不同,或者说社会资源在不同社会位置中的分配不同。第三,社会结构的开放性,即每个社会阶层的成员替换都是面向整个社会,而不是面向阶层内部。

4.社会流动的类型

根据社会流动的方向、参照基点和原因,社会流动可相应地划分为如下类型。

(1)根据方向,可分为垂直流动和水平流动。

垂直流动也叫纵向流动,是指人们在同一社会分层结构中的不同社会阶层之间地位的变动;水平流动也叫横向流动,是指人们在同一社会阶层内部社会地位的变动。

(2)根据范围,可分为代际流动和代内流动。

代际流动是子代与父辈相比较而产生的社会阶层地位的变动。代内流动是指个人在一生中的受教育程度、职业、收入、权力、声望等方面的变动。

(3)根据规模,可分为个体社会流动和团体社会流动。

个体社会流动是指个人因为各种原因导致的地位、职业等产生的社会阶层地位的变动;团体社会流动是相对于个体社会流动而言的,指团体成员因产业结构调整、自然环境变迁、人口迁移、教育普及等产生的集体性社会阶层地位的变动。

(4)根据原因,可分为自由流动和结构性流动。

自由流动是指个别发生的流动,是由个人原因造成的地位、职业的变化或地区的移动。自由流动不会对社会结构和人口的分布产生重大的影响。结构性流动是相对于自由流动而言的。凡是由于自然环境和社会环境的突变,或由于某项社会发明与创造而引起的相当多的人的流动,包括有组织的和无组织的流动,都是结构性流动。结构性流动会在短期内影响社会结构和人口分布的变化。

5.社会分层与社会流动的联系

社会流动与社会分层的关系非常密切。它们是对同一种社会现象所做的两种不同角度的分析。社会分层是从静态的角度来描述社会垂直结构的性质、状态、内容和形式,以及社会各层次之间的互动关系和基本秩序;社会流动则是从动态角度描述社会分层结构分化的时空范围、方向和速度,即社会分化的量化过程。

(十一)社会问题

1.社会问题的含义

人类社会是一个庞大的社会有机体,当各种复杂的社会矛盾发展到一定程度,成为一种明显而又普遍的现象时,社会问题便应运而生。所以,社会问题是一种普遍存在的社会现象。当社会问题大量存在时,不仅会侵蚀社会有机体,妨碍其良性运行,还有可能导致社会的动荡和解体,使整个社会陷入恶性运行状态。因此,社会学的任务之一,就是对各种社会问题进行准确的诊断,找出问题的根源,进而提出解决和治疗的建议。

国内外对社会问题的解释和看法很多,有从社会变迁和文化失调的角度来理解的;有从引起社会多数人注意,并且需要全社会集体采取行动来调整和补救的角度来认识的;还有人认为社会问题就是社会全体或一部分成员的共同生活或社会进步发生障碍而形成的问题。

一般认为,社会问题有广义和狭义之分。广义的社会问题泛指一切与社会生活有关的问题,狭义的社会问题特指社会的病态或失调现象。我们可以将其表述如下:社会问题是指社会有机体运行过程中,由于社会结构或社会关系失调,导致社会全体或部分成员的正常生活和社会进步发生障碍,需要依靠社会力量加以解决的公共问题。正确理解社会问题,需要从以下四个方面把握这一定义。

第一,社会问题是一种"客观事实",它是不以人们的意志为转移的客观现象,客观地存在于包括社会主义社会在内的一切社会,没有不存在问题的社会,也没有社会不存在问题。

第二,社会问题是一种"公共问题",社会问题与社会公众的生活密切相关,涉及大多数人和较为广泛的社会关系,直接或间接地影响了社会成员的正常生活和利益。

第三,社会问题是一种"公众认定","客观事实"是社会问题成立的先决条件,"公众认定"才是社会问题的本质条件。越来越多的社会成员关注社会问题的现状、成因、危害和解决途径。

第四,社会问题的解决需要"社会行动",社会问题的起因是社会性的,后果也是社会性的,全社会通力合作才有可能消除和解决社会问题。

2. 社会问题的一般特征

第一,普遍性与特殊性。社会问题的普遍性是指社会问题在空间上无所不在,在时间上无时不有的特性。社会问题,实际上就是社会矛盾在未得到解决的冲突过程中所表现出来的一种差异或失调。矛盾存在于一切事物,人类社会就是在社会矛盾的不断产生、冲突、转化与解决的无限循环中得以发展的。因此,社会问题在任何社会、任何民族、任何国家或地区都是普遍存在的,伴随着人类社会运行与发展的全过程。普遍性是社会问题最基本的特征。社会问题的普遍性又以其特殊性体现出来。特殊性是指在不同地区、不同民族和不同时间里,社会问题分别具有不同的特点的属性。在不同的时空条件下,即使是相同的社会问题,其表现形式和性质也会各不相同。

第二,复杂性与周期性。社会问题的复杂性是指社会问题的产生原因、表现形式、社会后果等方面的复合多重性。所有社会问题几乎都表现为形成的多因性、内容的多样性、表现的多态性和后果的多重性,这就使得社会问题显得非常复杂。同时,社会问题也表现出比较有规律的周期性。周期性是指社会问题在一定时期内周而复始的属性,即使是性质较为单纯的社会问题,也必然有一个由孕育、发展到激化、解决的生长周期。而性质较为复杂的社会问题,持续时间长,其周期性就会再现为阶段性,以几个阶段性的周期循环构成社会问题发生、发展的全过程。

第三,破坏性与联动性。社会问题的破坏性是指社会问题对社会运行和人们社会生活的威胁、损害的属性。社会问题属于公共性的社会"病态现象",一般会给社会运行与社会生活造成破坏性作用,即社会问题会因为社会消极面的存在,导致社会矛盾激化。社会问题的破坏性在很大程度上会危害社会运行的安全,危害社会成员的正常生活。联动性是指社会问题往往不是孤立存在的,而是成群成串地出现,一个问题连带着或衍生着其他社会问题。

3. 当代中国主要的社会问题

社会问题在各个时代反映的内容各不相同,在当代中国,最突出的社会问题是人口问题、生态环境问题、劳动就业问题等。

4. 解决社会问题的一般原则

不同类型的社会问题的解决途径和办法自然会有一些差异,但总会遵循一些共同的规律。解决社会问题的一般原则有以下几个方面。

(1)探究社会问题的成因。

解决社会问题,首先必须区分其性质和类型,通过深入的调查研究,掌握第一手材料,探究社会问题形成的原因。然后运用社会学的基本原理,具体问题具体分析,做到正确诊断"社会病灶",以便对症下药,制订切实可行的解决方案。

(2)坚持历史与发展相结合原则看待普遍性的社会问题。

社会问题的普遍性与特殊性要求我们既要尊重历史发展的一般规律和惯性,也要结合新的时代和区域以及对象的特点有针对性地解决社会问题,坚持历史与社会发展相统一的原则,在传统与现代、本土化与全球化、渐进性与实效性之间找到一条正确的解决途径。

（3）在保持社会稳定的前提下采取综合治理的办法解决。

社会问题的解决是一项复杂的社会系统工程，需要全体社会成员的共同参与和努力，有组织、有主次、有计划地逐步进行。最根本的出发点是在保持社会稳定的大前提下解决各类问题，而不是为了解决某一些社会问题而引发新的社会矛盾，引发其他的、更为严重的社会问题。尤其是处在社会转型时期的国家和地区，各种社会问题会因为社会矛盾的集中暴发而呈现"井喷"的表现态势。解决这一特殊历史时期的社会问题，必须遵循社会稳定压倒一切的原则，在保持社会稳定的前提下采取综合治理的办法解决日渐复杂的社会问题。

（十二）社会越轨与社会控制

1. 社会越轨的含义

社会越轨，是指社会成员偏离或违反现存社会规范的行为。社会越轨常常具有以下特点。

第一，社会越轨是人们根据社会规范界定的结果。社会越轨的标准是由社会所制定的，社会制定了规范，才能界定社会越轨，任何违反社会规范的行为都属于社会越轨。

第二，不同时代与文化对社会越轨的阐释存在着差异，即对社会越轨的界定具有主观性和相对性。一种行为，在某一时代或某一文化背景下可能是正常的行为，而换一个文化背景则可能是社会越轨。

第三，社会越轨有不同的程度和不同的类型，对社会越轨要做出具体区分。社会越轨的确定不仅取决于是谁的规范受到违反，而且还取决于是哪些规范受到威胁。而对于不同程度和不同类型的社会越轨，社会的反应是不同的。

2. 社会越轨的类型

社会越轨的类型主要如下。

（1）不适当行为：违反特定场合的特定管理规则，但对社会并无重要损害的行为。此种行为虽会引起众人的不满，但通常不会受到正式惩罚。

（2）异常行为：多指因精神疾病、心理变态导致的违反社会规范的行为。

（3）自毁行为：违反社会规范的自我毁坏或自我毁灭的行为，诸如吸毒、酗酒、自杀等。

（4）不道德行为：违反人们共同生活及其行为准则的行为，此种行为通常会受到舆论的谴责。

（5）反社会行为：对他人与社会造成损害以至造成严重破坏的行为。

（6）犯罪行为：违反刑事法规而应受刑事处罚的行为，它与反社会行为同属非常严重的社会越轨，但并不是所有的反社会行为都构成犯罪行为，只有那些触犯刑法的反社会行为才是犯罪。

3. 社会越轨的影响

（1）社会越轨的负影响。

就负影响而言，社会越轨可能减低社会效率和扰乱社会秩序，具体表现在以下方面。

第一，社会越轨会伤害他人和社会的利益。越轨者之所以越轨，往往是为了实现自己的利益和兴趣而不愿意遵守社会规范的约束。其行为结果常是越轨者满足了自身的需求和获得了自身的利益，却伤害了他人乃至社会的利益。

第二，越轨的广泛存在弱化人们的遵从动机。对于一个学生来说，如果他的同学中存在大量的社会越轨，如上课迟到、睡觉、旷课等，那么他遵守学校纪律的信念就可能动摇。尤其是社会越轨能得到与遵从行为同等甚至更多的回报时，那些遵从社会规范的人就会感到极大的不公平，从而大大削弱其遵从社会规范的动机。

第三，越轨会破坏人们对互动模式的预期。在现实生活中，人们总是按照自己的角色及其相应的规范与人交往，并且在交往中也期待他人这样做，从而保证了人与人之间交往的顺利进行，正常的社会秩序得到维持。简言之，人们在交往过程中能够根据角色之间的关系及其相应的规范对对方的行为方式做出预期。而社会越轨却破坏了人们的这种预期，使生活变得不可预知，甚至充满风险。

第四,长期的、广泛的社会越轨会引起社会解组。所谓社会解组是指"由于丧失了社会联系,社会整体蜕变为一个个体相互分裂的原子式堆集的状态"。当社会越轨在一个社会日益严重,并无法得到阻止时,社会成员就会失去对社会的基本结构和社会价值观的信任,这个社会就很难维持正常的活动和运行。

(2)社会越轨的正影响。

社会越轨存在着诸多负影响,也存在着一些潜在的正影响,有助于社会系统更好地发挥作用。具体表现在以下方面。

第一,社会越轨有助于澄清并定义社会规范。许多社会规范开始并不是清晰的,有时在破坏的时候还是模糊不清的。当有社会越轨产生,并要用社会规范对其进行约束或处罚时,这时的群体反应才会使规范有确切的定义。

第二,社会越轨有助于增强群体团结。对破坏社会规范的人的共同敌对态度具有使全体社区成员在感情上团结起来的独特作用。社会越轨所激起的群体成员的共同感情和共同行动,会提高群体成员的群体意识和凝聚力。

第三,越轨行为能带来某些规范与制度的变迁。某些越轨者的行为结果让其他群体成员意识到了某条规则的不合理,或者是与其他更重要的规则相冲突,这一规则就有可能被改变或者取消。因此,在某种程度上,社会越轨能够促使社会对不合理的规范和制度进行改革。

4. 社会控制的含义

社会控制有广义与狭义之分。广义的社会控制是指运用社会力量对社会成员(个人、群体与组织)的价值观念和行为进行指导和约束,使之与社会规范保持一致的过程。社会控制建立在既定的社会规范的基础之上,并主要表现为外在力量的施加,但它并不排除个人内在约束力的发挥。狭义的社会控制是指对社会越轨者施以社会惩罚和重新教育的过程。广义的社会控制是面向全体社会成员的,狭义的社会控制只针对那些违反社会规范的社会成员。社会学更重视研究广义的社会控制。

社会控制的目的是使社会成员遵从社会规范,从而维护社会的秩序,其控制的对象是全体社会成员。对社会成员的控制包括以下三个方面:一是对社会成员的思想观念的引导和控制,使社会成员接受和认同社会主流的价值观念与社会规范;二是对社会成员的社会行为的约束,要求社会成员的行为符合社会规范,按规范行事,对违背社会规范的行为进行各种形式的惩罚;三是对社会成员的社会关系的协调与控制,通过规定它们各自的社会地位、社会权利和义务,限制它们之间利益竞争的范围,调整它们之间的利益关系。概而言之,社会控制的基本功能就是保证社会成员在价值观和行为方式上具有某种程度的一致性,维护社会秩序。

5. 社会越轨的社会控制

社会越轨是对重要的社会规范的违犯。这种违犯常常导致社会努力去惩罚冒犯者并试图减少甚至消除进一步的不良行为。旨在防止社会越轨并鼓励遵从的努力就是社会控制(social controls)。社会控制主要有两种类型:内在社会控制和外在社会控制。

(1)社会越轨的内在社会控制。

内在社会控制是指那些引导人们自我激励并按遵从的方式行动的过程。内在社会控制的途径是对社会主流价值观念和社会规范的内化(社会化过程的一个方面)。社会规范一旦内化成功,一个人通常会自觉遵守它,即使在无人监视的情况下也是如此。内化是对社会越轨进行社会控制的最有效途径。虽然每个人都可能曾有过一些越轨冲动,但社会规范的内化趋向于将这些冲动控制在"不逾矩"的范围内。人们可能对他们的父母、老师或者朋友撒过谎;他们可能从商店偷过一支铅笔、一本书;他们可能欺骗雇主请了一天假。但在大多数情况下,内化的社会规范导致自责、负罪感并使自尊意识减弱。结果,社会越轨很可能被放弃。

(2)越轨的外在社会控制。

外在社会控制是通过运用各种正式和非正式的社会约束来促使人们遵从的各种外在压力。外在社会控制是指运用社会惩罚来实现对社会成员的控制。其中,有些社会惩罚的方式是正式的,具有较高的强制性,并通过专门的社会机构实现,而有些社会惩罚是非正式的,通过日常生活中人们之间的互动实现。因此,外在社会控制还可以进一步划分为正式社会控制和非正式社会控制。

非正式社会控制机制是指通过感情、风俗、习惯、伦理道德、舆论等形式来实现对社会成员的控制。它对于社会成员可以做什么与不可以做什么没有成文的规定,通过日常生活中人们的互动以及风俗习惯对社会成员的言行产生约束与控制。非正式社会控制主要是通过初级群体来发挥其作用的。

正式社会控制机制是指由于非正式社会控制机制的局限性而产生的专司社会控制之责的组织和职位(如警官、法官、监狱看守和律师等)。社会工作者、教师、神职人员、精神疾病医生也将社会控制作为其职责的一部分。在现代社会,这样的正式社会职位网络变得越来越重要,因此,一般来说,社会控制变得更加客观。

二、社会学的研究方法

社会学的研究方法主要有社会调查、实验法、个案研究、间接研究。

①社会调查:通过调查搜集资料来考察社会现象的科学活动。调查可分为普查、抽样调查和典型调查,其中抽样调查是社会学研究中运用较广泛的调查方法。

②实验法:通过人为地控制环境、情景和影响因素,然后操纵原因变量,考察变量之间的因果关系。在社会研究中,实验法主要应用于社会心理学研究和小群体研究。

③个案研究:对少量社会单位如个人、团体、社区等,做长期、深入的考察,了解其详细状况和发展过程的方法。它包括对个人、群体的生活史或发展史的考察,对行为动机和社会文化背景的理解以及对社会单位与整个社会环境之间的复杂联系的分析。个案研究常与长期的参与观察相结合。

④间接研究:利用第二手资料考察历史事件和社会现象的研究方式,也有人称之为文献研究。它包括历史文献的考据,社会历史发展过程的比较,统计文献的整理与分析,理论文献的阐释,以及对文字资料中的信息内容进行数量化分析等。间接研究方法常用于理论研究和社会变迁研究。

社会学研究的具体方法与技术包括搜集资料与分析资料的方法,以及在各研究阶段使用的技术、手段和工具。

资料的主要来源是观察记录、询问记录和文献。搜集资料的方法主要如下。

①观察法:搜集第一手资料的最初步的方法,被各学科广泛采用。观察可分为直接观察和间接观察两类,直接观察又可分为参与观察与非参与观察。

②访谈法:通过交谈、询问来搜集被访者的意见和看法,所获得的资料内容一般都较丰富、深入。

③问卷法:搜集定量资料的主要手段。操作步骤:通过事先设计好的问题表格,请被访者回答,然后将这种回答定量化,用以量度或评定被访者的有关特征。通过量表与测验获得的资料也是一种定量化的测量记录,该方法尤其适用于精确测量个人特征。近几十年来,问卷法在社会研究中得到越来越广泛的应用。

④文献法:文献资料是间接的、第二手资料,它在研究中是不可缺少的,研究者一般通过查阅公开出版物和有关组织或个人的档案来获取。

资料可分为数据资料和文字资料两大类。分析数据资料的主要方法是统计方法、数理方法和模拟法。分析文字资料的一般方法是比较法和构造类型法。所谓构造类型是指依据经验或思辨从资料中抽象出理论概念,然后利用这种概念将所研究的社会现象划分为各种类型,如权威类型、角色类型等。

社会研究还使用各种特殊的定性分析方法,如结构分析、功能分析、社区分析、阶级分析、角色分析等。任何研究都离不开定性分析,但具体采用哪些分析方法是由研究目的和理论假设决定的。研究的技术手段包括测量技术、调查技术、资料整理与加工技术,以及研究所需的工具、设备等。例如,问卷和测验表格的制作技术,间接测量个人心理的投射技术,观测记录仪器,实验设备,录音、录像设备,电子计算机和统计技术等。

【本章小结】

　　社会学是对人类社会进行整体性综合研究的社会科学,具体说就是把社会作为整体,研究社会的各个组成部分及其相互关系,探讨社会的发生、发展规律的一门综合性的具体的社会科学。

　　社会学主要具有整体性、综合性、具体性、动态性、开放性、应用性等特点。社会学的主要奠基人为奥古斯特·孔德、赫伯特·斯宾塞、卡尔·马克思、埃米尔·迪尔凯姆、马克斯·韦伯,主要理论流派包括结构功能主义、社会冲突理论、社会交换理论、符号互动论、批判理论、结构化理论等。

　　社会学的研究领域极其广泛,凡是人们生活中的各种社会现象,都是社会学研究的对象。例如,文化与社会、人的社会化、社会角色、社会互动、社会群体、家庭、婚姻、社会组织、社会分层与社会流动、社会制度、社区、城市化、社会变迁与社会现代化、社会问题、社会控制、社会政策等,都属于社会学研究的范畴。

　　社会学的研究方法主要有社会调查、实验法、个案研究、间接研究。社会学研究具体方法与技术包括搜集资料与分析资料的方法,以及在各研究阶段使用的技术、手段和工具。资料的主要来源是观察记录、询问记录和文献。搜集资料的方法主要有观察法、访谈法、问卷法、文献法。资料可分为数据资料和文字资料两大类。分析数据资料的主要方法是统计方法、数理方法和模拟法。分析文字资料的一般方法是比较法和构造类型法。

【关键术语】

社会学 socioligy　社会 society　整合 integration　社会整合 social integration　社会地位 social status
主要地位 master status　既得地位 assigned or ascribed status　获得地位 achieved or acquired status
社会角色 social role　社会群体 social group　社会制度 social institution　社会网络 social network
城市化 urbanization

【讨论题】

结合现实,谈谈如何应用社会学相关知识来认识和理解社会现象和社会问题。

【思考题】

1.什么是社会学? 社会学研究有什么实际功能和意义?

2.社会的含义和特征是什么? 如何理解社会的功能?

3.什么是社会化? 社会化的基本内容有哪些?

4.如何理解社会问题的含义? 当前我国主要的社会问题有哪些?

5.请阐述社会学的主要研究方法。

第三章　健康、疾病的社会文化观

【学习目标】

掌握　健康与疾病的基本概念，健康与疾病的社会性表现及二者之间多元化的关系。

熟悉　健康态的认知与判定；疾病的认知和判定标准。

了解　社会文化、社会保健行为对健康、疾病的影响；社会文化与病因的关系。

【情景导入】

2018 年《中国国民健康与营养大数据报告》显示，中国人健康大数据不容乐观，其中有 70％的中国人存在过劳死危险，76％的白领处在亚健康状态，20％的人群患慢性病，慢性病导致的死亡占人群总死亡的 86％。中国人的健康状态存在着以下的特点。

①疾病年轻化。中国社会科学院《人才发展报告》中指出中国的知识分子中七成人存在着过劳死的危险，如果不注意调整亚健康状态，不久将会死于心脑血管疾病。我国主流城市的白领亚健康状态比例高达 76％，处于过劳状态的白领接近六成，真正意义上的健康人比例不足 3％。

②慢性病成主要疾病。2020 年我国老龄化进入严重阶段，全国 60 岁及以上人口占比为 16.6％，伴随而来的即是慢性非传染性疾病总体呈现出发病率、病死率、致残率高，而知晓率、治疗率、控制率低的"三高三低"现象。2019 年，我国高血压患者数已达 2.7 亿人，慢性病患病率已达 23％，慢性病导致的死亡占总死亡的 86％。

而随着科技发展和社会进步，生活节奏变快，生活压力逐渐增大，人们的身体健康受到损害的同时，心理健康也受到影响。我国第一部心理健康蓝皮书《中国国民心理健康发展报告（2017～2018）》中显示，我国国民的心理健康问题呈现出比单纯的躯体健康问题更突出的态势，有 11％～15％的人心理健康状况较差，可能具有轻度到中度心理问题；2％～3％的人心理健康状况差，可能具有中度到重度的心理问题。

在此基础上，对健康和疾病建立正确的认知，了解健康和疾病的产生、发展，判定健康态和疾病态，熟知健康、疾病的社会影响因素，才能得以改变人们的健康状态。

人都具有两种属性：自然属性和社会属性。随着社会经济的发展和社会文化的进步，人们对于健康和疾病的观念不断深化，不再仅仅把它看作一种生物现象，而更看作一种社会现象。只有从这两方面进行研究，才能正确认识健康和疾病的本质，推动现代医疗卫生保健事业的发展，增强人们自我保健的意识，提高全民族的健康水平。

第一节　健康、疾病的概念

健康、疾病是医学中较为基本的两个概念，人们时时刻刻关心自身是处于健康状态，还是处于疾病状态。现代关于健康和疾病的概念，已经超越了单纯机体生物学的范畴，扩展到对人的精神和社会状态的思考。医学研究和医学服务也都是围绕着健康和疾病的问题而进行的。因此,有必要多方位地探讨一下健康和疾病的概念。

一、健康的概念

健康(health)一词在古代英语中有强壮、结实和完整的意思。人们最早提出并延续至今,仍有广泛影响的一种健康概念如下:"健康就是没有患病。"但对健康状态的判断是一个需要多角度、多视野讨论的问题,不仅仅取决于疾病的表现形式。人类对健康的认识主要从微观及宏观两个方面来考虑。

1.微观角度

(1)健康就是没有疾病。

这是一种传统的生物个体健康观。此概念是对健康的消极定义,因为它没有真正回答健康的实质,而是简单地将健康与疾病视为"非此即彼"的关系。这对人们认识健康、研究健康、谋求健康都没有实际意义。

(2)健康是人体的功能活动处于正常状态。

此定义虽然古老,但它抓住了健康的重要特征,即人通过各种功能的发挥,从而达到与环境的和谐或平衡而生存。但这一定义忽视了人体心理的作用与影响。

(3)健康是人休正常的生理、心理活动。

与上述定义相比,此定义涵盖了人的精神、心理层面,认为人的健康不仅是躯体的健康,也包括心理健康。这个健康定义比前者进了一步,但是它仍欠全面,只是从微观的角度分析健康,而没有把健康置于人类生活的广阔背景中,忽视了人的社会适应性。

2.宏观角度

宏观角度主要考虑了人在整个社会大环境中的功能,提供了一种理想的、可以追求的状态。世界卫生组织(WHO)在1948年给健康下了一个定义:"健康不仅仅是没有疾病或虚弱现象,而且是身体上、心理上、社会上的完好状态。"这反映了健康涉及人的生命活动的生物、心理、社会三个方面。1978年,WHO在《阿拉木图宣言》中重申"健康不仅是疾病与羸弱的匿迹,而且是身心健康和社会幸福的完美状态",并再次提出了"健康是基本人权,达到尽可能的健康水平是世界范围内的一项重要的社会性目标"。1989年,WHO又提出了有关健康的新概念,即"健康不仅是没有疾病,而且包括躯体健康、心理健康、社会适应良好和道德健康"。由于这一概念体现了整体论的思维方法,将健康看作动态的变化过程,从过去局限于生物学范围,扩大到生物、心理、社会及经济等方面,使人们对健康的思考向多维的方向发展,有助于增进人们在身体、心理和精神上的协调和一致。

随着大卫生、大健康、"将健康融入所有政策"观念的提出,以及从"以治病为中心"到"以健康为中心"理念的转变,人们越来越强调自己是健康的第一责任人。每个人对自己身体状况心中有底,是进行自我管理的基础。当每个人真正成为自己身体的主人时,才能变被动医疗为主动管理,落实大卫生、大健康观念。这种健康理念要求人们积极地进行心理调适和体育锻炼,摄取结构合理的营养,培养应对外来刺激和压力的能力,具有自我保健的能力。健康的实质是要求每个人能主动地设计自己的生活方式,自己把握自己的健康,以便能愉快地生活和工作,使人的生理和精神、身体和情感成为一个完整的统一体。它要求人们能动地改造环境,有效地控制自己的精神和心理,按有益于健康的生活方式去做,以获得一种高度地保持完好状态的可能性。

二、疾病的概念

在生产活动中,人类要不断地和大自然做斗争,还要抵御各种因素对机体的伤害。因此,当人类初具思维能力时,就开始了对疾病这一现象的思索。如同对待洪水猛兽等自然灾害一样,疾病也被认为是一种异己的力量,是一种独立于人体而存在的实体,可得也可除。"得"表示从自身以外获得一种异己的东西。在文化、科学技术落后的年代和地区,巫医的所谓祛邪、驱魔等正是把患病视为异己力量导致的。

随着古代自然哲学的发展以及人们在实践中的观察和经验的积累,自然哲学的疾病概念逐渐形成。它借助于当时流行的哲学范畴和哲学理论来解释疾病的发生、发展和转归。中医学提出了阴阳五行学说来解释疾病,认为疾病是阴阳五行平衡失调所致。西方医学的代表人物之一——古希腊的希波克拉底则提出了四体液学说。他认为,疾病就是四体液的比例、作用和数量在体内的平衡遭到破坏的结果。自然哲学的疾病概念把疾病归为一个平衡问题,是用哲学的范畴和学说将观察到的疾病现象或事实系统化、理论化并给予评价。随着自然科学和生物科学的建立与发展,自然科学的疾病概念形成,在一定意义上它是以螺旋式发展的形式再现并加强了的新本体论的疾病概念。它认为疾病是以一定的症状、体征、形态改变和病因为基础的实体。以该实体的特征为基础,也就构成了在现代医学中指导医生诊断、治疗的疾病分类学。现代医学对疾病的认识可以归纳为以下四个方面:一是疾病是发生在一定部位、一定层次的整体反应过程,是生命现象中与健康相对立的一种特殊征象;二是疾病是人体正常活动的偏离或破坏,表现为机能、代谢、形态结构及其相互关系超出正常范围,以及由此而产生的机体内部各系统之间和机体与外界环境之间的协调发生障碍;三是疾病是内外环境适应的失调;四是疾病不仅是躯体上的疾病,也包括精神、心理方面的疾病。

综上所述,疾病比较科学的定义如下:疾病是机体身心在一定内外环境因素作用下所引起的一定部位机能、代谢和形态结构的变化,表现为损伤与抗损伤的整体病理过程。从护理的角度讲,疾病是一个人的生理、心理、社会、精神、感情受损的综合表现。通过以上讨论,我们认为应从两方面理解健康和疾病的概念:一是健康与疾病是相对的概念,二者构成了一个连续的统一体,一端是高水平的健康,另一端是死亡。人从生命开始到结束,始终处于一种内部生理环境与外部社会生态环境的动态平衡过程之中,所以,每个人的生命活动在统一体内都会处于某一种状态,呈现出健康或疾病的现象。由于人们生活经历的改变或时间的不断向前推移,这种状态也会不断发生变化。二是健康或疾病状态是根据个人的生活经历、文化教育和社会背景所做出的判断和界定。这种判断和界定必然受当时社会文化认知水平的影响。因此,这种主观对客观现象做出的判断和界定也只有相对的意义,它会随社会认知水平的发展而变化。

第二节　健康与疾病的社会性

一、健康的社会性

人的社会属性决定着健康的社会性。人的社会属性包括人类共生中的相互依存性、人际关系中的社会交往性、人在伦理关系中表现出来的道德性以及生产关系中的劳动合作性等基本内涵。人与人、人与社会、人与环境之间的统一协调是保证人类健康的基本条件,破坏这种和谐关系会打破人们的健康平衡。健康的社会性主要体现在如下几个方面。

1. 健康是社会发展的根本资源

人类社会的发展归根到底取决于社会生产力的发展,生产力包括劳动资料、劳动对象和劳动者三个要素,其中物质因素是生产力中的基础因素,而人的因素则是推动生产力发展的决定性因素。健康是劳动者发展个人技能的基础,因此是社会发展的根本资源。

2. 健康是社会发展的重要标志

美国社会卫生协会(ASHA)曾经指出:一个国家国民生产率的高低与健康水平密切相关,其中有三个指标涉及健康方面,即出生率、婴儿死亡率和平均期望寿命。社会可持续发展的核心是人的全面发展,强调满足人的基本需要,这既包括满足人们对各种物质生活和精神生活的需要,又包括满足人们对劳动环境、生活环境和生态环境等的需要;既包括不断提高全体人民的物质生活水平,又包括逐步提高人的生存质量,使人、社会与自然保持和谐并形成良性循环,从而使社会发展达到人与自然和谐统一,生态与经济共同繁荣。

3. 健康是社会经济发展的目的

人类的健康状况在一定程度上反映了一个社会的经济发展水平。因此,从健康投资入手,既是促进社会经济发展的手段,也是缩短国家之间以及国家内部社会经济发展贫富差距的重要途径。正因为如此,1978 年世界卫生日的主题确定为"投资健康,构建一个安全的未来",强调只有加大对卫生事业的投资,才能为人类构建安全的未来,确保子孙后代能够生活在安全、发展、繁荣的和谐社会中。

二、疾病的社会性

疾病本身是一种生物学现象,但又与人的社会地位、社会关系和社会活动密切相关。因此,疾病也是一种社会现象。主要表现如下。

1. 疾病病因的社会性

现代病因学认为,慢性病等疾病的发生、发展与社会经济条件、行为和生活方式等多种危险因素密切相关。美国对于前十位死因的研究结果表明,社会因素占死亡影响因素的 77%。因此,只有从社会角度来分析疾病产生的原因及其发展的规律性,才能制定科学有效的防治措施,达到促进人类健康的目的。

2. 疾病结果的社会性

疾病的结果是劳动力的健康受到损害,给患者本人家庭及社会带来经济负担。一方面降低了劳动生产能力,减少了物质的生产;另一方面,疾病造成的早死也缩短了劳动力的工作时间。同时,治疗疾病需要消耗大量的卫生资源。以 2001 年为例,我国卫生资源消耗为 6140 亿元人民币,占当年 GDP 的 6.4%,因疾病、伤残、过早死亡造成国民经济损失达 7800 亿元,占 GDP 的 8.2%。此外,某些严重疾病的流行和健康问题还会破坏社会的稳定,如吸毒、艾滋病等,其影响远远超出了生物医学的范畴。

3. 疾病防治策略的社会性

实践证明,疾病防治工作中,医疗卫生机构和医务人员的核心作用固然重要,但如果忽视社会各部门以及人民群众的作用,卫生工作也将难以取得理想的效果。疾病防治是一项社会性很强的工作,必须树立大卫生观、大健康观,动员全社会的力量,使卫生工作成为社会发展的一个重要组成部分。

三、健康与疾病的多元性

健康与疾病是共存的,每个人的一生都要经历生、老、病、死的全过程。健康和疾病又是相对的,绝对的健康是不存在的。每个人时刻处于健康和疾病连续统一体的某个位置,并且在动态变化着,可以说,健康和疾病是机体在特定时期内的一种状态。无论是健康还是疾病,都是多种因素综合作用的结果,即健康与疾病的多元性。这里我们可以用多因多果的观点加以解释。首先,疾病发生是多因的。现代病因学认为,疾病是生物学、环境、行为与生活方式和卫生服务四大类因素协同作用的结果,并且,这些因素共同作用可以导致多种疾病结果,如高血压、吸烟、高胆固醇和 A 型性格是公认的可以使个体患心血管疾病概率增加的因素。同时,这些因素还会使个体患脑血管疾病和糖尿病的概率增加。其次,健康状况的形成也是多因素的。良好的健康状况除需良好的遗传因素和健康生活方式外,还需要拥有良好的社会环境因素。社会环境因素在个体健康和社会健康状况中起主导性作用。

第三节　健康、疾病的文化诠释

一、文化及文化要素

文化(culture)是一个十分广泛的概念,关于文化的定义众说纷纭,一般认为文化是人类创造的不同形态的特质所构成的复合体。这就是说,文化不是天生的,它是人类创造活动的产物。所谓特质,有两种含义:一是指文化的最小独立单位,即独立存在、含有一定文化意义的单位;二是指人类创造物具有的新的内容和独特形式。人类创造的特质所构成的复合体就是人类文化。

文化的内容包括三个部分,即物质、规范和认知。物质文化是文化的有形部分,具有物质的特征,包括由人类劳动所创造的一切物质财富。规范文化是指导人们行动的准则,它是人们创造的一切行为规范,如法律、制度、宗教、道德、习俗等。认知文化是人们观察和认识现实的立场、观点和方法,它由思想观念、信仰、态度和价值等要素构成。规范文化和认知文化也称为"精神文化"。从狭义上解释,社会文化一般指规范文化和认知文化,它从两个不同的侧面决定和影响人们的行为。认知文化往往影响着人们行为动机的产生,而规范文化常常约束着人们行为的具体实施。

文化是人类在社会实践中创造的,它的产生和延续必然对社会产生重要的影响:文化影响了人们认识和改造自然的能力,影响了人们的生活方式,影响了社会发展的速度。总之,人类创造了文化,也离不开文化,文化从各方面影响和制约着人们的行为,推动着社会向前发展。

二、社会文化对健康、疾病认识的影响

健康和疾病一方面是生物学现象,另一方面是一种社会文化现象。实际上,它们是一种随社会文化的发展而不断发展着的社会观念。这是因为医学科学的发展在各个不同的历史时期,受当时不同的思想观念、文化科学水平的影响和制约,自然会产生适合于当时历史条件下的医学观。由远古朴素的健康与疾病观念演化到认为健康与疾病是神的恩赐与惩罚的观念,与人们的社会文化认知水平低下、长期的神权思想渗透到当时社会的各个领域分不开。随着文明向前发展和人们生产与生活经验的积累,哲学观念开始形成,也就形成了自然哲学的疾病观。17世纪机械唯物主义兴起,机械论的观点在社会认知文化中占据了主导地位。在医学研究中也渗透进了机械论的观点,它把人比喻为机器,而疾病是机器失灵或出现故障,健康是机器的结构和运行正常。这种机械论促进了近代实验医学的建立与发展,如哈维发现血液循环并创立循环学说、鲁道夫·魏尔啸发现了细胞并创立细胞病理学等,从而确定了认识健康和疾病的生物学基础。由于生物科学的长足进步,生物医学成为了现代医学的核心和标志。健康就是机体生物学正常,疾病就是机体生物学异常。在现代社会,整体论、系统论为多层次的模式分析提供了有力的工具,而且社会学、心理学近几十年深入医学领域取得了显著的研究成果。健康和疾病概念不再仅由机体的生物学情况所决定,而扩展到人们的精神和社会方面。世界卫生组织对于健康的定义是迄今为止对健康比较完整的概括,这种健康观念也正逐渐为人们所接受。可见在人类社会发展的不同阶段,人们关于健康和疾病的概念受着当时社会认知文化的影响。

实际上,即使在社会发展的某一相同阶段或相同时期,由于社会文化背景的不同,人们对健康和疾病的定义也是有差别的。比如,从生理或生物学观点来看,健康是身体的良好状态,而疾病则表明身体的某一部分、生理过程、系统在功能或结构上的异常;从流行病学观点来看,健康是宿主对环境中的致病因素具有抵抗力的状态,而疾病则是宿主对环境中的致病因素易感而形成的状态;从生态学观点来看,健康是人和生态

之间关系协调的产物,而疾病则是人和生态之间关系不适应和不协调的结果;从社会学观点来看,健康是人在一个特殊社会团体中,其身体或行为被认为是正常的状态,而疾病则是人在一个特殊社会团体中,其身体或行为被认为偏离了正常的状态;从消费者的观点来看,健康如同一种商品或一种投资,在某种程度上能够买到,而疾病则是通过保健服务可以治疗、控制或治愈的一种不正常情况。

可见,健康和疾病受社会文化背景的影响和制约,从不同角度出发,健康和疾病的定义不同。

三、社会保健与社会文化

社会保健行为与人们对健康和疾病的认知密切相关。它既是一种生物学现象,又是一种社会文化现象。

在对常态人群或社会保健的正常值范围的判定方面,生物学和医学上常常以人群的 95％ 所在范围来确定某项指标的正常与否,即医学参考值范围。但由于不同的社会文化背景,人们对社会保健的认知存在着差异,同时,自我认知和社会认知也会有很大的差别。如肥胖现象,在医学中,肥胖显而易见对健康有影响,它与高血压、冠心病等都有关联。在欧美社会中,人们把肥胖看作一种不健康的现象。但在另外的某些社会中,如太平洋的岛国汤加,则认为肥胖是美和健康的标志。此外,由于经济、卫生医疗条件、文化教育水平的限制,也有把偏离生物学正常标准的异常状态当作社会常态的现象。如美国西南部的奇卡诺人把腹泻等类似情况看成是正常的。在中国民间,也有认为夏天的腹泻有益于健康的观念。由此可见,判断人们的健康观念,既要考虑生物学标准,又要考虑社会文化标准。

在防治疾病方面,直到 20 世纪上半叶,传染病仍是对人类健康最大的威胁。由于人们采用了预防接种、杀菌灭虫和使用抗菌药物等措施,以及社会生产和文化科学技术不断发展,人们的工作、居住等环境条件和医疗卫生条件得到改善,人们改变了不良的卫生观念和卫生习惯。20 世纪 60 年代以来,传染病已基本得到控制,而恶性肿瘤和心脑血管疾病等慢性病却成了现代社会危害人类生命健康的主要杀手。这些疾病找不到病原体,但许多看上去健康的人在普查时会发现生理生化指标异常。研究资料表明,这些疾病与环境污染、心理紧张、不良行为和生活方式等有着密切的关系。至于公害病、交通事故、自杀、酗酒、饮食过度以及其他种种心因性疾病的广泛发生,则主要与心理、社会因素有关。国外研究资料表明,心脑血管疾病、恶性肿瘤等前 10 位慢性病的死因 50％ 以上是不良的生活方式和行为以及环境因素。我国部分地区的调查也表明,心脑血管疾病及恶性肿瘤等前 10 位慢性病死因的比重与美国的资料接近。对于这种“现代文明病”,只有用社会措施如减少吸烟、酗酒和设计合理的饮食结构、改善环境污染、减少紧张刺激等才能预防与控制。世界卫生组织在总结心脑血管疾病的防治经验时提出,对付心脑血管疾病,与其用传统的医疗技术,不如用政治行动。由此可见,生物的、化学的和物理的病因是疾病发生的必要条件,但导致发病和引起流行的重要环节和因素却是社会环境条件,生物病因一般要通过社会中介才对人起作用。因此,应客观地认识和评价当前人群健康的概念,通过卫生立法、开展健康教育以及社会行政协调等措施,对人们的保健行为进行正确引导,以提高人们的健康观念与健康水平。

第四节　健康态的社会认知与判定

健康和疾病是一个受社会文化背景影响和制约的社会认知和判定的过程。在不同的社会文化背景下,人们的健康观念可能不相同,对健康的认知过程和判定标准也会有明显的差异,就健康来说,以精神状态和社会状态的认知和判定差异最大。即使是躯体状态,其生物学标准也存在着和社会文化标准整合的过程。

一、躯体健康态

所谓躯体健康态,是指机体各部分结构和功能的正常状态,可依据一系列生物学标准来判定。人体的许多生物学特性，一般可通过统计学的方法来确定其常态人群范围。比如身高、体重等人体发育状况，红细胞、血红蛋白等血液构成情况，以及血压、脉搏等生理数据都服从正态分布。医学上常将 95％ 人群所在范围作为常态，也即健康态。对人体结构形态学和功能上的情况还可借助不断发展的科学仪器和测试手段而获得越来越清晰的了解，使反映其状态的生物学标准日益定量化和精确化。

尽管生物学标准是判定躯体健康的主要依据，但由于不同社会文化背景下认知的差异，生物学标准只有和社会文化标准整合后，才具有实际作用。例如，生物学标准可以判定某些先天性遗传情况为异常，但个体却可能没有任何功能异常，并不影响其社会角色的扮演，这样的个体往往不能被判为不健康。比如，有的人耳朵长有小耳垂，这是一种由显性遗传基因所引起的异常遗传，但在任何社会文化背景下都不会认为长有小耳垂的人是不健康的。有些携带隐性遗传基因的个体，其本身并无任何生物学异常，但可能生出不健康的后代。如携带先天聋哑基因的人自己并不聋哑，但可能生出聋哑的后代。在一个具有较强优生观念的社会中，这样的个体可能被视为不健康，其婚配生育行为将受到社会的限制。又比如一种常见的生物学状况——肥胖，或称体重过重，其对躯体健康有潜在影响。但各种不同的社会文化对肥胖的认识和态度并不一致。欧美人由于人种特点及饮食习惯等原因，容易出现体重过重。卫生宣传又过多地将肥胖与高血压、冠心病等现代疾病相联系，使得欧美人因体重过重而烦恼，进而对肥胖产生厌恶情绪并视为丑和不健康，欧美国家部分人甚至出现"恐肥症"。然而，中国的传统文化并不如此，反而往往以体态丰腴为美和健康。小孩子以长得"白白胖胖"为健康，中年人体重增加为"发福"。但近年来，随着慢性非传染性疾病的增多，肥胖逐渐与高血压、冠心病等慢性病息息相关，所以中国人对肥胖也失去了往日的"好感"，并逐渐持排斥的态度。尤其是年轻一代，正在仿效欧美的时尚，兴起减肥热。而在非洲的某些地方，人们极端地认为肥胖是美的主要标志，只有肥胖的人才会被认为是很美的婚恋对象。在这种文化背景中，体重过重自然不会被当作不健康了。

不同的民族、不同的地区和不同的阶层的健康观念往往也会大相径庭。如在一些文化发展较为滞后的地区，由于缺乏科学知识，人们往往把机体患病后出现的一些症状和反应视为健康的表现。腹泻是胃肠受到病理性激惹后产生的一种症状，虽然具有清除、排泄毒性物质的保护性意义，但首先应被看作疾病状态。在许多国家的下层社会中，劳动妇女把腰酸背痛看作必然发生的情况。由于经济、卫生和医疗条件的限制，许多明显偏离了生物学正常标准的状态已成了一种社会常态，社会对健康的判定也就主要建立在这种常态的基础上了。

从社会保健行为来看，社会并不一定依据生物学的要求来行为处事，有时甚至反其道而行之。比如，抽烟是一种明确的有害健康的行为，社会一方面宣传禁烟，另一方面又从发展经济的立场出发不断发展烟草工业。许多人从享受、消遣或交际的需要出发而保持着抽烟的习惯。饮酒的情况也是如此。其他如环境污染、生活方式现代化、人口爆炸等，都是社会不顾生物学健康的要求而自行其是的例子。

注意到社会文化背景对躯体健康的认知和判定过程的影响和作用，就能客观地认识本地区的社会人群所拥有的健康观念，从而有效地通过制定卫生政策、开展健康教育及进行社会协调等社会手段对社会保健行为进行导向和强化，以逐步改变健康观念，提高健康水平。

二、精神健康态

所谓精神健康态，是指人的情感过程，即精神、心理过程的正常状态。尽管脑科学、精神医学和心理学力图搞清情感过程的生物学本质，但与对机体的生理结构和功能的了解相比，这方面的进展是很微小的。人的精神状态是情感过程的反映，情感过程建立在一定的心理结构的框架上，因而具有生物学属性；情感过程又是一种社会适应过程，即个人与社会、个性与社会性的协调过程，情感过程是社会互动的产物，依附于社会才能存在，因而又具有强烈的社会文化属性。所以，对精神健康态的认知和判定，目前主要还是用社会科学的一些手段和方法，比如用调查量表的方法进行自我及社会评估，以确定人群精神常态和变态的界限。

这种评估并无一致的标准,不同的社会文化背景有不同的标准。由于评估所用的调查量表是自我报告式和测验式的,所以也不能完全客观、公正地适用于所有的对象。

对社会行为的评估是对精神状态进行评估的重要手段之一,因为社会行为正常与否反映了精神状态。人类学家 J. 吉灵(J. Gilizn)和 J. J. 哈尼·士曼(J. J. Honi Sman)提出了人类行为的"社会文化性异常"和"精神医学性异常"的概念。所谓"社会文化性异常",是指违反了一定的社会文化规范的行为异常和由社会文化因素所引起的情感反应过程的异常。在现代社会中普遍存在的轻度精神心理症情况,即在此范围。所谓"精神医学性异常",是指那些与所处社会文化背景关系不大的精神生物性的异常,如人格异常、感觉分裂、知性能力错乱等,严重者即为精神疾病症状。在判定社会行为的过程中,应该注意这两类异常可能单独存在,也可能交叉出现,前一类情况反映了生物学标准和社会文化标准的不一致性。

不同的社会文化背景对社会行为有不同的判定标准。在一种社会中被认为是正常的行为,在另一种社会可能被视为异常行为。最早注意到关于行为的判定标准与社会文化有密切关系的是美国人类学家露丝·本尼迪克特(Ruth Benedict)。她在 1934 年出版的《文化模式》一书中指出,人的行为正常与否是相对的,它由所在社会的社会文化所决定,不同的社会文化确定正常人的范围是不相同的,有些甚至很少有重合一致的地方。

社会对异常行为的认识还随文化的变化而变化。一般来说,有悖于社会规范的行为是异常行为,但文化是不断变化着的,随着时间的推移,习俗、道德风尚等社会规范也会变化,人们对异常行为的判断也随之变化。马斯洛曾经写道,他在上大学时,妇女部主任批评女学生穿宽松的裤子和在公共场合握手。而几年后情况就改变了,这一切都成了正常行为,那位妇女部主任被解雇。中国传统文化中也有所谓"男女授受不亲""男女七岁不同席"等许多规定。但在现代中国社会,人际交往中的这种态度、行为就行不通了。

不同的社会对精神变态或行为异常的态度有很大差异,进而影响到精神健康与否的判定。大多数社会对精神变态持否定态度,没有一个社会成员愿意被贴上精神疾病患者的标签,因而这样的标签就经常出现在骂人和取笑人的口头语中。有的社会甚至对精神疾病患者采取处死等极端措施。例如,中国的一些少数民族过去也有将精神疾病患者逐出村庄或视为不详的风俗;18 世纪,国外的一些人把那些行为失常的女人视为女巫而处死。然而,社会对精神变态的态度并非都是否定的。如有些部落至今仍把精神疾病患者当作"通神"的人而奉为"祭司"。不仅如此,有些社会对那些代表本地文化类型极端发展形式的行为异常者,在相当程度上是宽容的,甚至是推崇的。比如,据说文学和艺术上的成就与人的某些气质有关。有人调查得出,不少有名的作家都是有点"神经质"的或是行为怪僻者。于是,这类人性格和行为上的放荡不羁、穿着上的不修边幅等似乎成了不但可以容忍而且是值得赞许的东西了。

从以上对精神健康态的分析中可以看出,其认知过程包括生物学认知和社会文化认知,但大量的是社会文化的认知。其判定的方法及标准也主要是社会科学和社会文化性的。判定过程中,必须考虑不同社会文化背景所造成的差异。

三、社会健康态

所谓社会健康态,是指人的社会存在的完满状态。社会存在状态,是对社会成员在社会活动过程中的行为及其结果的总评价,即对需要满足过程和满足程度的评价。

人的社会存在状态之所以成为健康的三大组成部分之一,是因为它对躯体健康和精神健康的根本影响和作用。很明显,躯体健康建立在对衣、食、住、行等最基本生存需要满足的基础上,精神健康则还包括一些较高层次需要的满足。马斯洛曾经提出"满足健康"的概念,他认为:在社会活动中满足了归属、安全和生理需要的人是健康的;满足了自尊、归属、安全和生理的需要的人更健康些;满足了自我实现这一需要的人则比一般人都要健康些。一般说来,低级需要是基本的、比较容易得到的,对躯体健康和精神健康的影响也更为直接。越是高级的需要越不易得到，它们对健康也具有更深远的价值和意义。马斯洛说："高级需要的满足能引起更合意的主观效果，即更深刻的幸福感、安详感以及内心生活的丰富感。"

社会健康态的判定，首先是对低层次或者说物质性需要满足程度的判定。一些社会指标，如人均收入、住房面积、食品消耗量等许多物质指标都可作为评价指标。一般来说，在均数附近的人群总是多数，是一种常态。在常态范围就是健康态。较高层次也即精神性需要满足程度的判定过程是较不容易的，没有确定的标准。马斯洛对自我实现状态做过如下界定："自我实现意味着充分地、活跃地、忘我地、集中全力地、全神贯注地体验生活。""一位音乐家必须作曲，一位画家必须绘画，一位诗人必须写诗，否则他就无法安静，人们都需要尽其所能，这一需要就称为'自我实现需要'。"他还说："自我实现也许可以大致被描述为充分利用和开发天资、能力、潜力等，这样的人似乎在竭尽所能，使自己趋于完美。"从这些论述中可以看出，他认为在较高层次中，需要的满足，不在于满足的结果，在于为满足而进行的努力过程。真正能满足高层次需要的人是极少数的，有高层次需要并为之努力的人是大多数，这就是社会存在完满状态的常态范围。社会存在完满状态的判定，小部分是根据成功与否的社会评判，但主要是社会成员依据价值观念和自我内心感受而进行的自我判定。凡在社会活动过程中，自己认为能为自我实现的目标积极追求、努力工作的人，或者被社会公认做出突出贡献的人，都已处于社会存在的完满状态。

除了躯体健康态、精神健康态、社会健康态外，道德健康也是一个重要问题。这已经引起越来越多的学者的关注。道德健康是平衡健康的第一要素，健康应"以道德为本"。"道"，既是指人在自然界及社会生活中待人处世应当遵循的一定规律、规则、规范等，也是指社会政治生活和做人的最高准则。"德"是指个人的品德和思想情操。可以说，道德是人类应当遵守的自然、社会、家庭、人生所有规律的统称。违反了这些规律，人们的身心健康就会受到伤害。

第五节　疾病的社会认知与判定

疾病是与健康相对应的概念，如果把健康当作医学和卫生事业的目的，那么疾病就可以说是医学和卫生事业更为直接的研究对象和工作对象，同时也是社会文化更为直接、具体的互动对象。从疾病的发生和发展、认知判定直到诊疗康复的过程，既是疾病的生物学过程，也是疾病现象与社会文化互相影响、相互作用的复杂过程。社会文化对这一过程的影响是显而易见的。以下对社会文化与病因、疾病认知过程和判定标准的关系展开论述。

一、病因与社会文化

人类疾病的病因可分为生物学性和社会文化性两大类。生物学性病因指外部生物致病因子、理化致病因子及个体内部由遗传等决定的致病倾向性。社会文化性病因则指致病的社会环境因素和行为因素。人类只有极少数仅由单纯生物学性病因引起的疾病，大多数疾病是由生物学性和社会文化性复合病因引起，甚至有些疾病仅仅是由社会文化性病因引起的。如果把疾病粗分成遗传性、传染性和现代非传染性三大类，分析其病因，可以看出生物学性病因的比重在逐渐下降，而社会文化因素呈逐渐上升的趋势。

遗传性疾病表面看来似乎仅仅是个体的生物学性状异常所引起，但实际上也受到社会文化的重要影响。例如，社会的婚配观念和生育行为能促进或阻止某些遗传性疾病的发生。遗传学认为：对于一些隐性遗传病，只有当父母都是疾病基因的携带者时，才会在子代表现出疾病。近亲结婚者，双亲同时带有某种疾病的隐性基因的可能性比非近亲结婚者大得多，其子代发病的可能性也大得多。一个对近亲婚配不加限制的社会，就会有较高的遗传性疾病的发病率。事实上，禁止直系血亲婚配，是世界许多民族自古就采取的一项优生措施。现代,许多国家还制定了优生法律,禁止患有某些疾病的个体结婚或生育。这些社会措施对遗传性疾病的发生有重要的作用。生育行为对遗传性疾病有重要影响的例子,可参看先天愚型的发生情况。这是一种由先天染色体畸变而造成的遗传病,约占全部精神发育迟滞的10%。该病的发生明显与产妇年龄过大有关,产妇年龄越大,生出该种患儿的可能性越大。此外,生育期间诸如环境污染、滥用药物、抽烟、酗酒等也是导致遗传性疾病发生的因素。

传染病是人类最古老的疾病,直到20世纪上半叶,仍是对人类健康威胁最大的疾病。20世纪以来,经过100多年的努力,细菌性传染病已基本得到控制。这一方面是预防接种、杀菌灭虫和抗菌药物等生物学手段的控制的巨大成功,另一方面是社会文化的发展改善了人类工作、居住、饮食的卫生条件和医疗保健条件,提高了人们的卫生观念和改进了人们的卫生习惯的结果。显而易见,离开了社会文化措施,单纯生物学手段对传染病的防治是不能奏效的。特别是迄今为止,由病毒引起的传染病尚无特效药物,比如病毒性肝炎,乃至引起世界严重不安的艾滋病,社会文化措施是更为实际而有效的手段。由此可以看出,传染病虽然是由细菌、病毒等致病微生物引起的一类疾病,但社会环境却是造成其发病和流行的重要环节和因素。其中生物因素是直接的却是表面的因素,而社会文化因素,虽是间接的,却是更为深刻、更起作用的因素。

恶性肿瘤和心脑血管疾病等非传染性疾病已取代传染病成为现代社会的主要疾病。这一类疾病没有明显的生物性致病因子,它们的发生与现代社会文化的关系更为密切。对于恶性肿瘤的病因,有一种细胞突变说认为,肿瘤是由体细胞增殖过程中发生突变导致。许多研究表明,体细胞的这种突变大多是受环境污染因素的影响而诱变所致。社会工业化造成了严重的化学和物理的污染,除了致癌外,还促发了一些变态反应性和自体免疫性疾病。近年来,人们还注意到了行为因素对癌变的影响,吸烟和肺癌、习惯吃腌制食品和胃癌等因果关系已得到社会广泛认可。社会文化因素还通过精神心理的中介,影响着癌症的发生和发展。调查发现,胃癌患者往往有生闷气、心情压抑等癌前精神心理状态。心脑血管疾病由于与社会文化因素联系密切而被称为"现代文明病"。社会的高度发展一方面造成了社会的高度紧张,使人们处于精神心理的持续兴奋、紧张状态,干扰了机体神经体液的正常调节过程;另一方面过分优越的社会条件使人们养成营养过度、体力活动减少等现代生活方式,而导致了体重超标、血管变性以及亢奋的精神状态无法松弛。对待心脑血管疾病等现代文明病,生物学手段(如药物和手术)只是对症治疗,不能从根本上解决问题。这类疾病主要是由社会文化因素引起的,其根本的对付办法必然需要从社会文化方面去寻找。于是,"生命在于运动"这类名言及"向自然复归"的呼声又成了现代人类保健的信条和口号。

二、疾病的认知与社会文化

疾病的认知过程,既是生物学认知过程,即对生物学异常性的认知或称医学感知,又是社会文化的认知过程,表现为对疾病的自我感知和社会感知。

(一)疾病的医学感知性

疾病的医学感知性,指对于机体在生物学上的改变,可通过临床体检、化验等手段测出。在躯体性疾病中,医学已有相当的能力弄清楚症状体征和病理改变的因果关系,并且正沿着从器官到组织、细胞乃至分子水平方向不断深入研究。对于精神心理疾病,通过对大脑、激素及神经体液调节系统等方面的研究,其发病机制也开始被揭示。比如,目前已探明,躁狂性精神症患者的大脑乙酰胆碱水平较高,抑郁症患者的多巴胺水平较高。无论是躯体性疾病或是精神心理疾病都是以生物学改变为基础,且能用各种医学手段探知,这是几百年来实验医学所坚持的观点,也是今后坚持的发展方向。尽管目前还有许多病症的生物学机制尚未清楚,但随着科学的发展,医学手段会不断提高,人类对疾病生物学本质的认识也会不断深化。

（二）疾病的自我感知性

疾病的自我感知性,指患病的个体对疾病状态的主观体验。一般来说,疾病状态总是伴随一些症状和体征,使患者有疼痛、乏力及其他明显可见的不适性感觉,这些不适性感觉使患病的个体成为处于疾病状态的最早、最直接的判断者。患者有了对疾病状态的感知,才会去寻找医疗帮助,并且通过提供主诉和病史帮助医生做出诊断。患者的主观体验具有真切、直接、明确的指向性及动态(按时间序列)等特点,这是单纯生物学检查手段所不能做到的。因而忽视患者的主观体验而只重视先进的科学仪器设备进行诊断,不利于对疾病做出正确的判断。现代社会强调个人对生命负责,这种个人的主观体验就更应受到重视,患者对自己是否处于病态的主观判断也应受到尊重。疾病的自我感知性同样会受到社会文化的影响。比如,受教育程度较高的人,对症状和体征较为敏感;经济发达地区的人们较不发达地区的人们敏感,等等。此外,人种和人格特征也表现出对疾病感知的差异。如意大利人和犹太人对疼痛较为敏感;享乐型的人比艰苦创业的人对身上的痛苦较不容易耐受;多疑者、性格内向者对身体情况往往过分关注,对某些不适有较强烈的主观感受。

（三）疾病的社会感知性

疾病的社会感知性,指社会对其成员处于疾病状态的知晓、承认和判定。一般说来,疾病状态造成个体某些社会功能的丧失(如劳动能力的丧失等),影响其原先社会角色功能的正常履行,从而引起家庭、学校、社团、工作单位等社会组织的关注。另外,由于社会成员的患病对社会有不利的影响,社会对患病的成员必须进行权利、义务和责任方面的重新考虑,因而社会对疾病的感知是必然的和敏感的。社会感知性建立在社会文化的基础上,受社会文化的制约。比如,经济高度发达地区扩大了对疾病状态的认可范围,某些轻微的病变或者是对正常态的微小偏离,也可被看成病态而受到关注。然而,在不发达的贫困地区,大量营养不良的儿童并不被当作营养不良患儿对待。社会的发展还大大拓宽了精神心理疾病的社会认可范围。几十年前,只有相当严重的异常行为才被社会判定为精神心理疾病,而现代社会则把酗酒、吸毒成瘾、智力迟钝、焦虑症等情况都视为精神心理方面的严重问题。社会文化背景对疾病状态的反应也有差异。比如在欧美等国,社会成员有责任让其他人知晓自己生病的事实,并且自己应该积极就医;而在巴布亚新几内亚的某些地区,患者则是躲在家里,请医生是家庭成员的责任。有些国家、地区还把正常分娩也当作疾病。除了社会文化影响社会感知性,患病这一事实对于个人的社会意义也是不可忽视的因素。一般当处于疾病状态而对己不利时,人们便不愿让社会知晓自己患病的事实。

三、疾病的判定与社会文化

疾病的医学感知性、自我感知性和社会感知性,是疾病认知过程的三种特征,并由此引出判定疾病的三种标准。它们既可能单独出现和起作用,也可能一起表现和起作用,既各自独立又互相联系,造成对疾病判定过程的复杂性。当存在明显的生物学异常并伴随明显的主观体验不适和社会功能丧失时,则疾病状态的判定是确定无疑的。在疾病的三种特征表现不一致时,情况就比较复杂。而疾病的生物学异常表现并不明显,个体却有十分强烈的不适体验,并明显影响其社会功能时,就是一类被称为心身症的病态情况。自20世纪30年代以来,这类疾病与日俱增。有人调查,在经济发展、就医方便的地区,大约50%的人自认为有病,但对于其中大部分都无法用现有的医学手段查出相应的生物学改变。临床上,当患者对症状的主观体验不符合医生的经验和现有疾病的概念时,医生往往冠以带功能色彩、带情绪色彩或一些等模棱两可的描述。这样的判定显然是不负责任的,因为它忽视了患者的自我感知性这个疾病状态的判定标准。

有一种被称为前临床疾病的情况,是指机体的生物学变化还处于初始、轻微的阶段,有可能逐步发展成某种疾病的病前状态,如癌症的前期病变、疾病的潜伏期等情况。处于这种状态的个体往往没有明显不适的主观体验和社会功能障碍,只是因常规或偶尔的体检才被发现。随着 B 超、CT、磁共振甚至 PET 等高功能诊断技术的普遍使用,大量的前临床疾病被发现,对维护人类健康起了重大作用。因此,重视发现前临床疾病,无疑是预防医学的重要发展方向。

在疾病的判定过程中,社会感知较为突出的情况也是很常见的。社会一般对烈性传染病有强烈的、敏锐的感知性,从历史上对待鼠疫、天花乃至现今对待传染性肝炎、艾滋病、SARS 以及新冠肺炎等,社会判定的作用都是十分明显的。对于从疫区返回的相关人员,尽管其并无任何病理性改变,仅表现为咳嗽、发热等症状,但我们往往更通过考虑其传染性和社会危害程度来判断他是否为病态,并对其采取一定的隔离措施,以求有效杜绝潜在传播的可能性。在黄种人群中,乙肝表面抗原阳性率已达 10%～20%,尽管有些用人单位对这类人群在就业等问题上仍然有某些限制,但在实际生活中,社会往往对其病态并无十分强烈的感知性。不过对于对社会有极大危害的慢性传染病,如艾滋病等,社会也不会掉以轻心,绝不会忽视对任何一个免疫缺陷病毒阳性但无症状者的管理。

疾病的社会感知性还受患者个人行为的干扰。所谓诈病和隐病行为的情况就是如此。当确认患病状态对个人有利时,如为逃避责任、逃避服兵役、脱离某种工作岗位等,个体在无任何生物学异常和不适的主观体验的情况下,会故意表现出失去社会功能的疾病状态。相反,当患病对个人不利时,如面临升学、就业、出国时的体检等情况,则可能会故意隐瞒病情而避免被社会感知和判定为病态。

【本章小结】

健康不仅仅是没有疾病或者虚弱现象,而且是身体上、心理上、社会上的完好状态。而疾病则是机体身心在一定内外环境因素作用下所引起的一定部位机能、代谢和形态结构的变化,也是一个人的生理、心理、社会、精神、感情受损的综合表现。健康与疾病是相对的,二者构成了一个连续的统一体。

健康和疾病一方面是生物学现象,另一方面也是社会文化现象。它们是一种随社会文化的发展而不断发展着的社会观念。健康或疾病的状态是根据个人的生活经历、文化教育和社会背景所做出的判断和界定。即使在社会发展的某一相同阶段或相同时期,由于社会文化背景的不同,对健康和疾病的定义也是有差别的。

健康态包括躯体健康态、精神健康态和社会健康态。躯体健康态是指机体各部分结构和功能的正常状态;精神健康态是指人的情感过程即精神心理过程的正常状态;社会健康态是指人的社会存在的完满状态,是对社会成员在社会活动过程中的行为及其结果的总评价,即对需要满足过程和满足程度的评价。除了以上三种健康状态,道德健康也是一个重要的问题。健康态的认知和判定也受着社会文化背景的影响。不同的民族、地区和不同阶层的健康观念往往大相径庭。

疾病的认知过程既是生物学认知过程,即医学感知,也是社会文化的认知过程,表现为对疾病的自我感知和社会感知。疾病的医学、自我和社会感知,是疾病认知过程的三种特征。医学感知是指机体在生物学上的改变;自我感知是指患病的个体对疾病状态的主观体验;社会感知是指社会对其成员处于疾病状态的知晓、承认和判定。

【关键术语】

健康 health　疾病 disease　健康社会性 healthy sociality　疾病社会性 disease sociality　文化 culture

【讨论题】

什么是健康与疾病？如何理解健康与疾病之间的关系？

【思考题】

1.如何理解健康和疾病的社会性？具体表现在哪些方面？

2.何为健康态和疾病态？如何判定健康态或疾病态？

第二篇

医疗角色行为篇

第四章　医务人员角色

【学习目标】

　　掌握　医生、护士工作的职业特点,医生职业的义务和权利,护士工作的意义,医护角色社会化的特殊性。

　　熟悉　医生、护士的概念,医护角色社会化的含义,医学教育的含义及目标,医护角色继续社会化和再社会化的含义及内容。

　　了解　医护职业的起源、形成和发展,医学教育结构,中国医学教育的特点与改革。

【情景导入】

　　在新冠肺炎疫情防控的人民战争、总体战、阻击战中,广大医务人员和防疫工作者迎难而上,奋不顾身,担当作为,讴歌了"敬佑生命、救死扶伤、甘于奉献、大爱无疆"的崇高精神,获得了党中央的高度肯定,受到了全社会的一致赞誉。《抗击新冠肺炎疫情的中国行动》白皮书指出,1月24日开始,从各地和军队调集346支国家医疗队、4.26万名医务人员和965名公共卫生人员驰援湖北省。无数医务工作者不计报酬,冒着被感染的风险,奋战在一线救治患者。除此之外,医务人员还积极将科研成果用于临床实践,开展科技攻关及相关临床研究,不断优化临床诊疗方案。调查显示:疫情期间有39.4%的医务人员1天都没有休息,64.9%的医务人员工作量有不同程度的增加。

　　基层的医务人员在疫情防控中默默地发挥了非常重要而独特、积极的作用。防控工作开始以来,我国400万基层医疗卫生机构的医务人员,基本上做到了全出动、齐上阵。疫情防控期间,基层医务人员不仅要做好预检分诊,及时发现发热患者和疑似患者并进行隔离和转诊,还要开展接种疫苗、慢性病管理等正常的诊疗活动,此外,他们还需要和社区工作者一起做好疫情的地毯式排查和网格式管理,并协助做好流行病学的调查和分析。

　　任何个人在社会中都扮演着一定的社会角色。社会角色是一整套权利、义务和行为规范的总和。在医疗领域中,医务人员是指受过专业训练的、从事医疗实践活动并拥有相应行为模式的医生、护士及其他医务人员。医生、护士要扮演好自己的角色,譬如期待成为"名医生"或"好护士",在与社会人群尤其是与患者的交往中,必然要表现出自己的特殊身份,显示出自己的特殊职能,并在一定范围内履行自己的义务,行使自己的权利。同时,社会和他人对医生、护士的技术标准和道德行为也有严格的要求和规定。为了认识医生、护士角色的内涵,有必要对医护职业的历史、医生和护士的概念、医护职业的特点以及医护角色的社会化问题进行认真的考察和探讨,以促使医护工作者自觉地、能动地解决好个人与患者、社会的关系,积极地促进社会主义医疗卫生事业的健康发展。

第一节　医护职业的历史沿革

　　研究医护职业的历史沿革,对于我们了解医护职业的起源、形成和发展,以及医护职业在医疗卫生系统和社会大系统中的特征、地位和作用有着重要的意义。

一、医护职业的历史起源

(一)医生职业的历史起源

医生是一个很古老的职业,有着悠久的历史。它是伴随着人类社会实践活动而出现的职业。不过,在原始社会,无论是东方或是西方,由于生产力水平低下,人类自身的认识能力十分有限,医疗实践活动虽已开始萌芽,但仍处于医巫不分的阶段,有不少人兼做医疗活动,但尚未出现现代意义上独立的医生职业。

在奴隶社会,由于生产力的发展和社会财富的增加,脑力劳动和体力劳动的分工开始出现,医生职业随之产生。此时,东、西方社会的经济发展、政治制度、地域环境以及教育方式、宗教艺术、民族习俗等传统文化的差异,导致以古代中医学为代表的东方医学与西方医学走上了不完全相同的发展道路。

1. 中国医生职业的起源

我国大约在公元前 14 世纪,便有了医生用药物治疗疾病的记录。《周礼》记载,周代已经出现了专职医生,并建立了我国最早的医事制度。战国时期,我国产生了第一部医学经典著作《黄帝内经》,从此医生有了医学理论的指导和行为道德规范的要求。《黄帝内经》的问世,不仅确立了我国古代医学理论体系的雏形,而且标志着我国传统医业的初步形成,出现了以治病为职业的医生,医巫开始分家。最典型的代表是古代名医扁鹊把"信巫不信医"者列为不治对象,对神论进行了有力的抨击。随后,在注重礼乐道德的早期封建社会,中医对医德有了更高要求。东汉时期的名医张仲景便在其著作《伤寒杂病论》的序言中将医术和医德相结合,强调了医德的地位。东汉末年的华佗更是医术精湛、品德高尚、不慕名利、不攀权贵,其医术和医德一直为后世所称颂。但在奴隶社会和早期封建社会,专业从事医生职业的人只占少数,医生大都散居民间,且相互之间缺乏联系,尚未形成独立的职业群体。

2. 西方医生职业的起源

医生职业在西方社会起源较早。据文字记载,古埃及在公元前 16 世纪便有了专门治病的医生。公元前 9 世纪,古希腊人就提倡医生应由精通技艺的人来担任,并提出医生应该是"大众的公仆"的名言。其中,古希腊医学家希波克拉底被称为"西方医学之父",《希波克拉底誓言》至今仍在世界流传,是各国医学生的医德学习经典。古罗马医学家盖伦则在希波克拉底四体液学说的基础上,发展了机体的解剖结构和器官生理学概念,为西方医业中的解剖学、生理学、病理学和诊断学的发展奠定了基础。他的学说在中世纪医学中占绝对统治地位,从公元 2 世纪到 16 世纪,在长达一千多年的时间内被奉为信条。但在中世纪的欧洲,医学的发展受到神学的压制,不少医生与僧侣、神灵融为一体,把僧院弄成所谓的"医术中心"。医学科学与神学迷信混杂,使医生职业蒙上一层神秘主义色彩。直到 16 世纪文艺复兴时期,欧洲医学才摆脱了中世纪宗教、经院哲学的羁绊,由传统医学走上了实验医学的道路,一大批近代医学家的涌现,使医生职业队伍逐步现代化、科学化。但是,这期间医生仍然是以个体活动的方式给患者看病、治病,未形成群体模式。

(二)护士职业的历史起源

护士职业比医生职业起源要晚得多。但自从人类开始认识疾病并进行医疗实践活动起,护理活动也开始萌芽。只是在古代没有专职的护理人员,护理活动主要发生在家庭当中,由妇女或奴隶承担。随着专职医生的出现,医生在行医过程中兼做护理工作,医生既对患者进行治疗,又对患者进行护理,并把护理看成是医生应该具有的职业道德。如我国古代医典《黄帝内经》中有"告之以其败,语之以其善,导之以其所便,开之以其所苦"的记载,告诫医生要善于引导患者重视调养、配合治疗,以便取得疗效。古希腊名医希波克拉底也曾教导医生要"在患者入睡前和睡眠时,以及各种情况下,去观察患者",这都充分说明古代医护是不分家的。国际上,英国护理员弗洛伦斯·南丁格尔(Florence Nightingale,1820—1910 年)于 1860 年在英国创立护士学校,是护士职业起源和独立发展的真正标志。

二、医护职业的历史发展

(一)医生职业的历史发展

1.我国医生职业的发展

隋唐时期,由于我国生产力的发展,社会经济生活、科学文化艺术空前繁荣,医学科学也随之蓬勃发展。唐代的孙思邈,积50余年临床经验,总结唐代以前医学成就,编著成《备急千金要方》。孙思邈对医生的专业技术和职业道德提出了较为系统的要求,被誉为我国历史上的"精诚"大医。宋元时期,战乱频繁,疾病流行,在人们同疾病进行斗争的过程中,涌现出许多著名医家。如被称为"金元四大家"的刘完素、张从正、李杲、朱震亨等。明清时期,受西方近代自然科学的影响,我国医学家产生了一些新见解,如清代叶天士开创的"卫气营血辨证"和吴鞠通提出的"三焦辨证",都进一步发展了温病学说。医生职业逐渐成为防病、治病的重要社会职业。但在民国时期,国民党政府实行民族虚无主义,采取消灭中医的荒唐政策。尽管这种愚昧的做法在国民的义愤和抵制中宣告失败,但仍使得中医的发展陷入长久停滞状态。直到中华人民共和国成立后,党和政府开始对祖国医学采取"保护"和"扶持"的政策,才使得中医、西医、中西医结合三支医学力量齐头并进,形成了我国庞大的医生职业队伍。十一届三中全会以后,随着改革开放的发展,医生职业队伍的发展出现了个体(如私人诊所)、集体(如乡镇卫生院、社区卫生服务中心)、国家(如各级政府的人民医院、各系统的职工医院以及教学医院等)三种形式。《2020中国卫生健康统计年鉴》显示,我国2019年每千人口执业医师数为2.3,注册护士为3.2,社会医疗卫生事业整体呈欣欣向荣的姿态。

2.西方医生职业的发展

在文艺复兴运动的影响下,西方医学自16世纪以来进行了一系列的实验研究,提出了三项有代表性的医学理论,即血液的肺循环理论、人体构造理论和人体的血液循环理论,从而离开了经验医学阶段,进入了近代实验医学的新时期。17世纪后,西方医院组织的广泛出现,使得医疗职业活动开始成为一种群众性的集体活动,医生和患者之间的个人关系也开始扩大为一种社会关系。18世纪中叶以后,物理学、化学、生物学等自然学科冲破形而上学的束缚,先后创立了系统的理论,并由搜集材料的经验科学阶段进入了整理材料的理论科学阶段。这一时期,医学也随之有了显著进步,出现了许多分支科学,如预防医学、神经病学的形成和发展。19世纪是人类自然科学发展的黄金时代,西方医学也在这个阶段有了重要发展,尤其在医学基础理论和临床诊断方法方面,有了划时代的进步。如德国的鲁道夫·魏尔啸(Rudolph Virchow,1821—1902年)创立的细胞病理学,法国的路易斯·巴斯德(Louis Pasteur,1822—1895年)开创的微生物生理学,美国的威廉·T.G.莫顿(William T. G. Morton,1819—1868年)发明的麻醉法,英国的约瑟夫·李斯特(Joseph Lister,1827—1912年)独创的消毒法等,使西方医学真正走上以现代科学为基础的道路。医学理论和方法的大踏步前进,必然引起医生职业的兴旺与发展。1847年,美国医学会组织的成立,是美国医生职业化过程的里程碑;1863年,国际红十字会的建立,标志着医生职业在全世界范围内受到认可,国家、国际规模形式的医疗职业团体开始出现。20世纪以来,医学科学继续向微观领域深入。20世纪30年代,美国生理学家坎农提出的稳态学说和加拿大内分泌学家塞里提出的应激学说,将人类对疾病原因的认识深入到细胞层次。20世纪50年代,分子生物学向医学领域的渗透使人类对疾病原因的认识进入分子水平。与此同时,系统论的建立推动了现代医学由分化到综合的系统认识。几乎可以说,现代医学在20世纪获得的诸多发现与成就,在帮助人们抵御疾病方面起到了关键性作用。据估计,仅在20世纪的上半叶,医生们所挽救的生命就比之前所有历史时期所挽救的生命数量总和还要多。因此,医生职业在当代西方开始成为一种高声望兼具高收入的职业。

(二)护士职业的历史发展

护士职业的发展基础是由英国杰出护理工作者南丁格尔奠定的。1850年前后,南丁格尔坚持自己的理想,不顾家人的反对,毅然前往德国学习护理。随后,她回到英国伦敦的慈善医院工作。1853 年,南丁格尔成为伦敦慈善医院的护士长。在 1854—1856 年克里米亚战争期间,她自愿组织 38 名护士上前线参加战地救护,为士兵提供医疗护理,使伤病员死亡率迅速下降,获得了"提灯女士"称号,也提高了护士职业的关注度和社会地位。1860 年,她在英国圣托马斯医院创建了世界上第一所正规护士学校,从此推动欧洲乃至世界各国的护理工作和护理教育发展。1953 年,国际护士会议制定了《护士伦理学国际法》,对护士的权利、义务、行为准则都做了明确的规定和阐述,进一步确立了护士职业在医疗卫生系统中的重要地位。

在我国,护士职业的发展始于 19 世纪末期。1884 年,美国传教护士麦克奇尼来到上海倡行南丁格尔式护理,是我国当代护理工作的起源。1888 年,美国人约翰逊在福州创办了中国第一所护士学校,标志着我国正规护理教育的起步。随后,在 1900 年前后,英美等国的许多护士受各国教会组织的派遣,纷至沓来,在中国各地从事护理教学。从此,护士开始成为中国社会的一个正式职业。1904 年中国红十字会的成立,和1909 年中华护士会的诞生,进一步推动了护士职业在我国的发展。抗日战争时期,毛泽东同志曾对护理工作给予高度评价,先后两次为护理工作题词写道:"护士工作有很大的政治重要性",指出要"尊重护士,爱护护士"。中华人民共和国成立后,邓颖超同志担任中华护理学会名誉理事长,亲自为《护士之歌》《家庭护士》两书题写了书名。她在给全国首届护理工作会议致函中讲道:"护理职业是崇高的职业,护士工作岗位是光荣的岗位。"这些题词、讲话不仅表明中国共产党和政府对护理工作的关注和重视,也表明护士工作早已成为我国医疗实践中不可缺少的重要组成部分,它将随着医疗卫生事业的发展而不断进步。

第二节 社会中的医生角色

所谓"角色",本指戏剧舞台上演员所扮演的剧中人物。但以美国学者乔治·赫伯特·米德(George Herbert Mead,1863—1931 年)为代表的社会学家们发现,现实社会和戏剧舞台之间是有内在联系的,舞台上上演的戏剧是人类现实社会的缩影,因此,"角色"这个概念被正式引入社会心理学的研究。社会角色理论认为,个人是各种社会角色的总和,社会角色是指在社会系统中与一定社会地位相关联的、符合社会要求的一套个人行为模式。每个社会角色都代表着一系列有关行为的社会标准,这些标准意味着社会、他人对占有这个位置的人所持有的期望。医生角色(the doctor role)则是指在医患关系中占据主导地位,并遵循着与诊断和治疗相关的职业规范,通过一定的行为模式对患者负责的群体。医生角色是医疗卫生队伍的主体,是一个重要的社会角色,也是医学社会学研究中的一个重要内容。

一、医生的概念

狭义的医生是指掌握一定医学知识和医疗技能,以检查、诊断和治疗患者为主要工作内容的相关从业人员。广义的医生则是指按照医疗卫生管理条例,预防出生缺陷,提高人口素质、开展治病救人,履行如实告知、合理检查、合理开药、正确诊断、积极治疗的义务,承担医患沟通、学术讨论、新技术推广、预后分析、公众教育、护理示教、康复培训、出院教育、卫生防疫、计生教育以及大病早期识别干预等法律责任,从事部分课题研究工作的相关从业人员。《中华人民共和国医师法》第二条规定,我国医师是指"依法取得医师资格,经注册在医疗卫生机构中执业的专业医务人员,包括执业医师和执业助理医师"。在现代社会,医生是临床诊疗工作的主导者。赋予医生地位和声望是对其专业性的认可,这种专业性关系到其最核心的功能——对健康问题的定义和治疗。按专业划分,可将医生分为全科医生和内科、外科、儿科、妇产科、公共卫生等专科医生。按职务划分,也可将医生分为住院医师、主治医师、副主任医师和主任医师。

二、医生工作的职业特点

在发达资本主义国家,职业类型是个人声望的重要影响因素。美国的一项社会调查研究显示,医生是最受人们尊崇的职业之一。在所纳入的 81 个职业中,医生的社会地位高居前十,超过了大学教授、法官和律师等传统优势行业。在我国,医生同样也被看作技术要求高、收入水平高以及社会地位高的职业。这种职业声望主要是由医生工作以下几个方面的职业特点所引起的。

(一)作用的特殊性

医生不同于一般的职业,其所掌握并运用的科学技术手段关系到人的身体健康,影响着人的生命安危。对于任何一个人来说,生老病死、求医治病都是在所难免的过程。特别是在人民群众卫生健康需要日益增长的现代社会,医生职业的受重视程度大大提高。

(二)技术的复杂性

现代医学日新月异的发展,催生了许多效果显著但操作复杂的临床应用技术,如心脏移植、心脏搭桥等复杂手术,以及干细胞治疗技术,都是临床医生必须掌握的技能。

(三)修业的长期性

医生职业的人命相关性要求医生必须集精湛的医术与高尚的医德于一身。面对复杂多样的现代医学知识技术体系,医生不仅需要掌握生物科学知识,而且需要掌握众多医学分支的细分领域知识,这对医生的有效学习时长提出了更高要求。与其他专业教育相比,医学教育的学习年限通常会更长,即使是在学制较短的中国,医学生的学习年限也是 5 年、6 年甚至是 8 年。而在美国,想要取得医学博士学位,至少需要 8 年的时间。并且,医生职业是需要终身学习的职业。在取得了执业资格证书后,医生仍要保持学习,才能跟上现代医学日新月异的发展。医生职业培训的时间长、投资多,也是医学知识技术复杂性和重要性的有力证明。

(四)诊断的独立性

医学科学的专业性决定了医疗诊断的独立性。这体现在诊疗过程中的各种行为规则和医学决策都由医生独立决定。随着现代医学知识技术的发展,医生的诊断独立性也会愈加明显。具体来讲,医生一般具有独立的诊断权和处方权,他们可以不受外界干扰行使自己的权利。

(五)情感的中立性

不带任何情感偏见地、一视同仁地对待患者,是对医生最基本的医学伦理道德要求。医生在诊疗过程中,需保持自身感情的中立性,避免情感泛滥,否则会影响治疗的有效性和正常的医患关系。如有的医生因与患者有亲属关系,而无法准确、客观地做出诊疗判断和决策,譬如,有的外科医生不敢替自己的孩子做手术,有的妇产科医生不相信自己女儿的产前检查结果等。

(六)责任的重大性

医生职业为人服务的性质决定了其责任的重大性。增进患者健康工作的周期长、负荷大,不仅要求医生有高超的医术、高尚的品德,还要求医生有健全的体魄和顽强的毅力。同时,医生既是人道主义的体现者,又是医学科学的探索者。这样的多重使命对医生的知识、能力、品德、身心素质都提出了很高的要求。特别是在我国,刑法规定的"医疗责任事故罪"更是加重了医生所肩负的法律责任要求。因此,医生工作的职业特点既是医生角色的社会规范,又是社会和他人对医生角色的期待,也是医生角色所背负的重要责任。

(七)风险的不定性

医生的职业风险体现在以下几个方面:①医生工作在和疾病斗争的第一线,感染各类疾病的风险极高,自身的健康处在高风险状态。②医学的发展存在局限性,面对千差万别、情况各异的患者,医生的每次诊疗过程都存在发生医疗事故的风险。③患者是特殊的客户群体,他们容易处于负面情绪爆发的边缘,医生受到来自服务对象的身心伤害的概率高于其他行业。

三、医生的义务和权利

(一)医生的义务

医生作为一种重要的社会角色,具有特殊的责任和义务。传统医学认为,医生的义务是无条件地忠实于患者的利益,在力所能及的范围内去做每件事来增进患者的健康。随着现代医学知识技术体系的发展,医生义务的内涵已经得到了扩展,其在强调医生对患者的义务的同时,也强调了医生对社会的责任。但不管是传统医学还是现代医学,均把有利于患者和不伤害患者作为医生的基本义务,强调医生要尽可能地对患者进行及时、正确、全面、有效的治疗。医生的具体义务可以归纳为如下几点。

1.诊断治疗的义务

医生必须根据自己所掌握的医学知识和治疗技术,尽最大努力为患者服务。任何人只要选择了医生这门职业,就需要承担起任何理由都无法推脱的、为患者治病的义务。任何政治的、社会的、非医疗性质的理由,都不应限制或中断医生对患者的治疗。

2.解除痛苦的义务

患者的痛苦既有躯体性的,也有精神性的。对于前者,一般可通过药物治疗等医疗手段加以控制;对于后者,则需要专业的心理医生耐心地进行安抚和疏导。特别是在心理疾病患者日益增多的现代社会,医生尤其要注意患者的心理健康状态,解除患者精神上的痛苦和负担。

3.解释说明的义务

医生有向患者如实告知病情并说明诊断、治疗和预后等医疗相关信息的义务。这不仅仅是为了获取患者信任,争取患者的合作治疗,更是为了尊重患者自主选择的权利。特别是在诊疗措施可能存在不利后果时,医生更应如实告知患者,给予患者恰当的说明。医生的解释说明应以患者理解为主要目标,语言尽可能通俗、易懂、简短、准确。必要时,为了避免给患者带来精神上的负担,解释说明可以有所保留。

4.善于保密的义务

医生有为患者保密的义务。这里的保密有两重含义:一是指医生有必要保护患者的隐私信息(包括患者的个人信息和病情信息),非紧急情况下即使是患者的亲朋好友也不能告知;二是指医生为了避免给患者带来焦虑情绪,在家属同意的情况下,有所保留地告知患者病情信息,以促进患者积极合作治疗。

(二)医生的权利

医生在从事医疗活动的过程中,既有其义务,也有其权利。医生所获得的特殊权利是医生实施义务的保证,归纳起来有以下两点。

1.独立诊断的权利

在整个医疗过程中,医生拥有独立自主的诊断权和处方权,即不受外界干扰地自主判断一个人是否有疾病、自主决定患者的治疗方案的权利,除此之外,医生还有决定患者是否需要住院或者隔离、判断患者是否死亡、拒绝患者及其家属不合理要求的权利。医生职业的特点决定医生在诊疗过程中拥有广泛的独立自主权,该权利受到国家立法和行业规定的保护,也应受到患者及其家属的尊重。当然,医生职业权利的运用也需要受到外界的监督,因为医生一旦滥用职业权利,必将给患者带来极其恶劣的影响。如在证据不足的情况下随意给患者戴上患严重疾病(如癌症、冠心病等)或有严重社会影响疾病(如艾滋病、精神疾病等)的帽子,以及为了获取不当利益给患者开具不必要的、贵重的或短缺的药品,都是违反医生职业道德和社会公德的行为,必将受到人们的谴责和抵制,情节严重者还会受到法律的制裁。

2.干涉性质的权利

医生享有干涉性质的权利是指医生在一些特定情况下,可以限制患者的自主权利,以达到最大限度增进患者健康的目的。因此,医生通常是为了患者的利益限制患者的自主权利,如限制疼痛患者使用过量的吗啡是为了防止患者药物成瘾;隔离麻风病患者和对发作期间的精神失常患者采取合理的、有效的、暂时的控制措施,是为了避免患者对自己、对他人以及对社会造成伤害。

第三节　社会中的护士角色

在现代医疗卫生事业中,护士群体是不可缺少的医疗卫生技术队伍,为维护人类身心健康做出了不可磨灭的重要贡献。因此,护士角色(the nurse role)也同医生角色一样,是推动现代医学发展的重要社会角色,也是医学社会学研究的重点关注对象。

一、护士的概念

护士一词最早提出于1914年,原中华护士会副会长钟茂芳在第一次全国护士代表大会上提出将英文单词"nurse"译为"护士",大会审议通过后一直沿用至今。关于"护士"的概念,《辞海》中将其定义为:"受过中等护理专业教育,掌握护理、病房管理的知识和技能,并具有一般医疗预防工作能力的中级护理人员。主要在医院、门诊部和其他医疗预防机构担任各种护理工作。掌握营养、保健、儿童保育等专门知识和技术的护士,在医疗预防机构、保健机构、托幼机构内担任营养、保健和婴幼儿卫生保健、教养等工作,分别称"营养护士"、"保健护士"和"保育护士"。从法律角度来讲,《中华人民共和国护士条例》第二条规定:"护士是指经执业注册取得护士执业证书,依照本条例规定从事护理活动,履行保护生命、减轻痛苦、增进健康职责的卫生技术人员。"综上所述,"护士"是指经过专业教育,有较高的职业意识,经批准注册并在医疗机构从事护理服务的专业技术人员。现如今,随着医学科学的发展和医学模式的转变,护士工作早已不再是简单的打针、发药等技能性操作,而是包括心理护理在内的更为复杂的创造性活动。护士不仅要帮助患者恢复健康,还要帮助和指导人们维护健康。除了按服务对象划分以外,护士职业还可按照职务等级,分为护师、护师主管护师、副主任护师和主任护师。

二、护士工作的职业特点

医学科学的发展和医学模式的转变对护理工作的技术性和科学性提出了更高的要求,护理工作由以往的单纯护理疾病转向以患者为中心的全面护理,护理工作任务不再仅仅是帮助患者解除病痛,还包括帮助人们增进和维护健康。护理学的地位也已不只属于治疗学的一部分,而是从健康学的要求出发,对人的生命过程中不同阶段的健康问题给予护理学方面的关怀和照顾。护士的社会义务同样已不局限于以"慈母""亲人"般的态度照料患者,而是对整个社会人群的健康提供有效的护理保健服务。总之,纵观当今护士职业的发展,护士已不再是"医生的辅助"般的角色。护理工作的日趋完善促进了护理职业的专业化和护理教育的高层次化。在现代护理学中,护理工作的职业特点可以归纳为以下几个方面。

(一)严密细致观察病情

护士是观察病情的"哨兵",对患者病情的变化要觉察得比医生早。护士1天3班24小时巡回在患者身边,最了解患者,最先掌握第一手资料,可早期发现患者的某些危象或并发症,及时向主管医生反应,以减少或避免医疗事故的发生。尤其是对夜班护士来说,责任更为重大。因为在夜深人静的时候,有些情况不易发觉,有些工作又无人监督。这时,护士的职业道德观念起着重要作用,完全靠主动的、自觉的主人翁精神去尽自己的义务。

(二)严格遵守操作规则

审慎是护士工作的重要职业特点之一。护士工作必须认真负责,一丝不苟,谨慎查对,不得有误,以保证护理工作的质量。质量意识是护士角色取得患者信任的关键因素。如果工作稍有不慎,同样也会引起医疗事故。如有的护士由于查对不严,错把亚硝酸钠当作氯化钠使用;有的护士由于弄错床号而引起患者青霉素过敏;有的护士把10%的氯化钠当成50%的葡萄糖给患者注射;还有的护士错把碘伏当止咳剂给肺心病患者服用;也有护士因给患者错误注射吗啡而导致患者死亡。这些都是因为没有严格遵守操作规则造成的。因此,护士工作操作程序的科学化、规范化已成为保证医疗质量的重要环节。

(三)熟练掌握护理技术

护理学是医学科学中的一门独立学科,有着自己完整的理论体系,是护士职业专业化的科学根据。如果一个护士缺乏护理学的专业知识和技术,纵然有良好的愿望,也是不能胜任护理工作的。例如,对于呼吸困难患者的给氧吸入,对肾功能有严重损害患者的饮食管理和躯体保暖,对昏迷患者的体位调节等,都必须要精通有关的护理知识。同时,还必须掌握一定的生理、病理、生化、物理等知识,懂得疾病特点、疗程及病情变化的规律,了解药物的主要适应证、剂量、副作用及药物医疗实践的发展。显微外科的开展,心血管疾病的监护,器官移植等许多新技术及专科护理技术的发展等,都需要经过专门训练的高水平的护士承担。20世纪80年代以来,我国已经试办了一些高级护理班,培养了一批高级护理人才。护士工作知识化、技术化的职业特点较之以往有较大发展。

(四)善于进行心理安慰

一个人生病后,往往在情绪上会有所变化,心理上也有新的需求。因此,护士工作的职业特点之一,就是要讲究护理艺术,善于进行心理安慰。心理安慰是护士获得患者信任的重要途径,其主要的方式是言谈。俗话说"良言一句三冬暖,恶语伤人六月寒",语言交往在心理治疗中的重要性不言而喻。护士的工作内容要求护士语言要有情感性和治疗性。情感性要求护士语言温和,态度和蔼,还要配合手势与面部表情,这样可以显示出护士的端庄文雅和对患者的关怀与体贴。治疗性语言包括解释性语言、鼓励性语言和暗示性语言三种。为了发挥语言的重要作用,护士必须要重视语言交往的技巧。第一,对患者的诉说要耐心听完,以示尊重;第二,要善于引导患者讨论与诊疗护理有关的问题;第三,针对不同的患者善于进行不同内容的谈话;第四,中断谈话要恰到好处。总之,借助合适的语言,进行心理治疗,是护士职业特点的重要表现之一。

综上所述,护士的职业特点实质上是对护士角色的一种职业规定。这种规定既是护士的基本行为准则,同时也是社会对护士角色期望的主要内容。

三、护士的权利和义务

根据国务院颁布的《中华人民共和国护士条例》,护士享有的权利和义务如下。

(一)护士的权利

(1)护士执业,有按照国家有关规定获取工资报酬、享受福利待遇、参加社会保险的权利。任何单位或者个人不得克扣护士工资,降低或者取消护士福利等待遇。

(2)护士执业,有获得与其所从事的护理工作相适应的卫生防护、医疗保健服务的权利。从事直接接触有毒有害物质、有感染传染病危险工作的护士,有依照有关法律、行政法规的规定接受职业健康监护的权利;患职业病的,有依照有关法律、行政法规的规定获得赔偿的权利。

(3)护士有按照国家有关规定获得与本人业务能力和学术水平相应的专业技术职务、职称的权利;有参加专业培训、从事学术研究和交流、参加行业协会和专业学术团体的权利。

(4)护士有获得疾病诊疗、护理相关信息的权利和其他与履行护理职责相关的权利,可以对医疗卫生机构和卫生主管部门的工作提出意见和建议。

(二)护士的义务

(1)护士执业,应当遵守法律、法规、规章和诊疗技术规范的规定。

(2)护士在执业活动中,发现患者病情危急,应当立即通知医师;在紧急情况下为抢救垂危患者生命,应当先行实施必要的紧急救护。

(3)护士发现医嘱违反法律、法规、规章或者诊疗技术规范规定的,应当及时向开具医嘱的医师提出;必要时,应当向该医师所在科室的负责人或者医疗卫生机构负责医疗服务管理的人员报告。

(4)护士应当尊重、关心、爱护患者,保护患者的隐私。

(5)护士有义务参与公共卫生和疾病预防控制工作。若发生自然灾害、公共卫生事件等严重威胁公众生命健康的突发事件,护士应当服从县级以上人民政府卫生主管部门或者所在医疗卫生机构的安排,参加医疗救护。

四、护士工作的意义

(一)护士工作是医疗活动的重要组成部分

在医疗过程中,人们越来越认识到"三分治疗,七分护理"的道理。护士既是医嘱的执行者,又是医生的合作者。只有正确的诊断和治疗与优质的护理相结合,才能取得最佳的医疗效果。例如,日常体温、脉搏、呼吸和血压的检测,是判断病情转归的可靠资料,在危重患者抢救时,是提供生命体征动态变化的重要信息。护士为医生提供这些信息资料,同时采取护理措施,可以使患者处于接受治疗的最佳生理状态。又如,恰当的体位对许多疾病有着重要的治疗意义,当护士发现心源性哮喘患者哮喘发作的先兆时,只要立即帮助患者采取端坐位就可以增加肺活量,使哮喘缓解,避免引起缺氧或减轻缺氧的程度。这样,通过一个体位的改变,就可以改善患者的生理状态。反之,如果对患者漠不关心,缺乏责任感,工作马虎,作风不好,护理质量就会下降,势必影响医疗效果,甚至出现差错和发生事故。如某医院给一位14岁的学生做小手术,当用可卡因止痛时,因护士疏忽大意,以20%的溶液注射(为常用2%溶液浓度的10倍),孩子当即中毒死亡。这种不负责任的行为对自己、对患者都造成了严重的后果,在社会上也产生了十分恶劣的影响。因此,在整个医疗实践活动中,医疗和护理两者的关系密不可分。即医疗中必须有护理,护理中又包含着医疗。尤其是在一些发达国家,如美国,大约有75%的护士在小型私立医院或公立医院工作,在这些医院里,已经有越来越多的护士取得了管理者的地位,她们安排体检,安排实验室化验,安排治疗的训练,并且能够承担一些由医生完成的日常任务,被人们称为"护士医生"。这充分说明护士工作的范围扩大了,护理工作的深度增加了,护士已经是医疗主体的一部分。

(二)护士工作是实现医学模式转变的重要条件

医学模式的转变要求医学科学从系统思想的高度来看待疾病的产生和治疗问题。人作为自然、社会和思维的统一体。在考察疾病发生原因的过程中必须如实地把问题放到自然、社会、思维的统一体中,才能取得全面、正确的认识。当代医学科学已由生物医学模式向生物-心理-社会医学模式转变,十分重视对社会因素、精神心理因素的探讨。医学知识已经揭示出社会的、精神的、心理的因素对人的健康的影响极大。社会因素主要是指经济条件、劳动条件、居住条件、风俗习惯、文化水平、生活方式等;精神因素主要是指心理紧张、情绪波动等。当人体承受不了社会因素、精神因素的某些方面时,疾病便会发生。它不仅会引起原发性高血压、溃疡病、甲状腺功能亢进、神经性头痛等疾病,还会导致某些免疫性疾病和恶性肿瘤的产生,甚至引起负性精神反应,造成吞噬细胞的吞噬作用减弱、抗体和干扰素的生成减少、免疫识别功能的降低等。因此,必须充分重视社会、精神因素的作用,把心理治疗放在和药物治疗同等重要的位置。护士是精神治疗的重要力量,她们与患者接触多、交谈多,对患者心理有较多的了解,每位护士在进行躯体护理的同时也要自觉地、积极地、主动地开展心理护理,这是促进医学模式转变的基本条件和重要前提。

(三)护士是一支重要的医疗卫生技术队伍

在我国,护士角色除了照顾、护理以及参与检查、诊断、治疗等医疗活动外,还必须参与各种卫生防疫工作和社会保健工作,参与优生优育计划生育工作,参与医疗卫生系统内部的各种管理工作,如进行卫生宣传教育、普及卫生知识等。可以预计,随着医学科学的发展,护士将在医疗、卫生、保健等各个方面发挥越来越重要的作用。

第四节 医护角色的社会化

医生、护士等都是社会所需要的特定的社会职业角色。他们是医疗实践的主体,担负着治病救人、预防保健等重要职责。一个普通人想要成为一名具有优良职业道德、精湛专业技能、良好职业心态和高超服务技巧的医护人员,必须经过系统、严格的医护角色社会化的过程。研究医护角色社会化的特殊性和主要途径,以及医护角色的继续社会化、再社会化等问题,能够帮助我们寻找到培养社会满意的医护人员的途径与规律。

一、角色社会化概述

(一)角色社会化的含义

社会是人们生活的共同体,要使它存在并且发展下去,就要求在社会各种角色出现缺位时有新一代个体顺利接替。作为新一代的个体,想要在社会活动和社会关系中占据特定的角色位置,就必须进行角色社会化。

所谓角色社会化(role socialization),是指个人按社会需要选择职业,掌握从事某种职业的知识和技能,获得与职业有关的知识、技能、规范和价值观,在发展自己的同时与社会期望达成一致,从而取得扮演社会角色资格的过程。从社会的角度看,角色社会化是指社会要求个人通过学习、训练,由一个普通人转化为一个能够适应一定的社会群体文化、参与一定的社会生活、担任特定社会角色的人的过程。

(二)医护角色社会化的特殊性

医护角色的社会化,是指一名普通人经过职业教育和培训,掌握医学知识和技能,成为一名合格医护人员的过程。和其他社会角色的社会化过程一样,它遵从角色社会化的一般规律,但又有其自身的特点。

1. 医学教育是医护角色社会化的主要途径

医学教育的历史源远流长。在古代,医学教育是以师徒制的形式开展的;进入现代,随着知识量的扩大和分工的精细化,以医学院校为主体的医学教育取代了传统的师徒制教育。特别是 20 世纪以来,医学已发展成为一个生命科学、保健科学和医学人文社会科学等的相互联系的学科群。医学科学内部的专业细分程度越来越高,越来越多的高新技术开始应用于疾病的预防与治疗,用严格的、系统的、科学的方法培养医护人员,已经成为现代医护角色社会化的主要途径。

2.继续社会化是医护角色自我完善的必要环节

经过正规的、系统的专业学习和临床实习,医护角色的素质结构虽说已初步形成,但缺乏稳定性。或者说,刚走上岗位的医学院校毕业生还不是一个完全合格的、符合社会期望的医护角色,面对医学科学、医学技术日新月异的发展,要想扮演好医护角色,就必须通过不断的角色实践进行医护角色的继续社会化。

3.医护角色社会化需要精湛的专业知识技能与优良的职业道德品质的高度统一

由于医护人员所承担的工作与人的生命健康息息相关,因此,在医护角色社会化的过程中,既要接受医学知识的教育与医疗技术的训练,也要接受医护职业道德的教育,从而懂得如何遵循职业道德,维护职业价值,扮演一个社会满意的医护人员。精湛的医术和优良的医德都是一个合格的医护角色不可缺少的,一个能把手术做得很好的医生,并不一定就能很好地为患者服务;一个对患者服务态度很好的医生,也不一定能用药得当、手术成功。所以在医护角色社会化的过程中,必须将二者高度统一起来。

4.医护角色社会化要不断适应医学模式的转变

在传统的生物医学模式下,医护角色社会化往往只注重医学的自然科学特征,而忽视医学的人文属性特征;只强调专业理论的学习,轻视了人文科学的教学。这使得过往的部分医护人员出现了"人文科学缺乏症",这种畸形的、残缺的知识结构,无法满足患者在社会和心理方面多层次的要求,也难以适应现代医学的发展和医学模式的转变。

新的医学模式要求把人看作一个整体,并且看作自然、社会和思维属性的统一体。只有从生物的、心理的和社会的角度加以综合考察,才能更深入地了解人类健康与疾病的变化规律,才能提供更好的医疗服务。一个好的、受患者认同的医护人员不仅要有精湛的医术、高尚的医德,还要有高超的为患者服务的技巧,掌握与患者沟通的艺术。医学模式的这种人文化转变,要求对传统的医护角色社会化方法进行改革。因此,世界上许多国家的医学院校将社会学、心理学等人文科学课程作为医学生的必修课,以完善现代医护角色的知识结构。我国的大部分医学院校也纷纷开设了与医学相关的人文科学课程,以适应新的医学模式需求。

5.中国国情对医护角色社会化的要求

在新的医学模式基础上,我国的《"健康中国2030"规划纲要》提出要以"全方位、全周期维护和保障人民健康"的目标,为人民群众提供全生命周期的卫生与健康服务。全生命周期健康管理是指对个体或群体从胚胎到死亡全生命周期的健康进行全面监测、分析评估,并提供咨询指导和危险因素干预的全过程。通过这种方式,可以将居民的健康管理关口前移,精准降低健康损害的发生概率,力求实现"少得病、少得大病、健康长寿"的目标。在全方位、生命周期管理的背景下,全科医生、公共卫生医生、家庭医生、基层医护人员的作用发挥得到了重点关注。医护角色趋于多元化,更多地强调医护角色在健康管理中发挥的连续性作用,因为医护人员不仅仅是疾病的救治者,还是疾病的预防者、发现者和监测者。

二、医护角色社会化的主要途径——医学教育

(一)医学教育的含义及目标

医学教育(medical education)是一种建立在普通教育基础上的以培养医药卫生技术人才为目标的专业教育系统。它按照社会的期望来指导和培养医生、护士以及其他医疗卫生服务人员。医学教育的过程,要求医学教育必须按照社会的期望来安排课程、训练学生,使培养出来的医护人员能够确实满足社会对这些医疗卫生服务角色的要求。

中国的医学教育始于南北朝。19世纪以后,西方新医学传入中国,外国教会开始在内陆各地开办医学

院校和医院。中华人民共和国成立后，基本上确立了包含初等、中等、高等、研究生和进修教育在内的医学教育结构，形成了一套完整的多层次的医学教育体系。在发展现代医学教育的同时，也奠定了中医药教育的基础。目前，东西方取得的广泛共识是，医学教育是一个终身的过程，医学生在医学院校首先接受基础的医学教育，为将来的实际行医打下基础。基础医学的内容包括解剖学、生物化学、病理学、生理学、药理学、微生物学课程。然后是临床课程的学习，包括理论知识的学习和实习轮转，课程包括内科、外科、妇产科、儿科、皮肤科等，医学生要学会运用所学的基本知识来解决临床问题，并在上级医师的指导下学习如何与患者合作沟通。从医学院校毕业后，医师还要在实际的工作学习中学习运用所学知识和技能，并接受进一步的专业化培训，以此朝着某一专业方向深入研究。同时，医学是一门发展迅速的学科，为了跟上学科的发展，使自己学习的知识不断更新，满足社会对医疗工作不断提出的新要求，医护人员需要始终不断地学习。

医学教育以培养专门人才为目的，具有明确的角色培养目标。但在实际运作中，教学过程与培养目标相互脱节的现象也并不鲜见。例如，有许多发展中国家，采用发达国家的医学教育模式，将发达国家的医学教育经验原封不动地运用到本国的医学教育中，结果培养出来的人才往往不能为本国所用。同时，有些国家过于重视考试筛选机制，导致许多医学院校偏离了人才培养的本质，从综合的素质教育转变为了机械的应试教育，结果培养出来的学生也不能为社会所用。因此，怎样使医护角色的社会化更加契合时代和社会发展的需求，也需要不断地探索。2020 年 9 月 23 日，《国务院办公厅关于加快医学教育创新发展的指导意见》指出，要以习近平新时代中国特色社会主义思想为指导，全面贯彻党的十九大和十九届二中、三中、四中全会精神，按照党中央、国务院决策部署，落实立德树人根本任务，把医学教育摆在关系教育和卫生健康事业优先发展的重要地位，全面提高人才培养质量，为推进健康中国建设、保障人民健康提供强有力的人才保障。与此同时，医学教育是为现实生活中的医疗卫生事业服务的，医学教育的成果必须满足社会医疗卫生服务的真实需要。显然，这种需要在不同的国家中不尽相同，即使是同一国家，在不同的发展阶段也有着不同的发展需要。这就决定了不同国家、不同地区必须建立起符合自身培养目标的、不同的医学教育体制。不过，在坚持医学教育目标与社会及人民群众需求相一致这点上，各个国家是相同的。基于这一点，每所医学院校都必须认真研究社会需求，关心社会上的各种医疗卫生问题，了解本国、本地区的常见病和多发病以及社会各方面对医疗卫生保健服务的意见。比如，我国农村的医疗卫生事业是在初级保健的基础上发展起来的，为了促进农村地区的卫生事业发展，必须着重培养初级保健相关人才。

此外，为提升医学教育的整体质量，医学院校还应全面了解卫生系统各类技术人员所承担的任务；全面考虑本校毕业生在本地区及其他地区的就业服务情况，以免产生学用分离的现象，比如，过早地对学生进行专业细分，造成学生就业面较窄、适应性较差，难以进行工作调整；除此之外，还应注意到社会经济发展的不平衡给卫生事业和卫生人力部署造成的影响，比如，医学生们更愿意前往经济发达、人口集中的东南沿海地区，导致这些地区的卫生人力资源规划紧张，竞争极其激烈。

（二）医学教育结构

医学教育结构是指医学教育系统的构成要素及要素之间的相互关系。由于各个国家的社会发展程度和社会制度不同，其医学教育结构也大相径庭。在一些医学教育门类齐全、医疗卫生人员具有较高教育水平的发达国家，医学教育已经形成了一套完整的、科学的、复杂的结构体系；而在一些医学教育水平低下的发展中国家，医学教育系统的发展还处在稚嫩的发展时期，还未建立起成规模的、完整的医学教育结构；甚至有些落后国家的医学教育基本上还处于以初、中级医疗卫生人员的培训为主的职业教育阶段，医学教育水平的发展极其不完善。

从我国医学教育结构的现状来看，各种类型的医疗卫生人员的角色培养是在不同水平上分级进行的。从结构的横向层次上看，医学教育结构呈现出初级卫生人员培训、中等医学教育和高等医学教育三个层次；从结构的纵向过程来看，医学教育结构又呈现出在校教育、毕业后教育和在职进修教育三个阶段。这种层次与过程的纵横交织，构成了整个医学教育的总体结构。下面对其中的中等医学教育、高等医学教育及进修医学教育进行简要论述。

1. 中等医学教育

中等医学教育主要由中等卫生学校或同等机构承担,目标在于培养中级医疗卫生人员,使他们能识别最常见的疾病,能处理较简单的常见病,能把比较复杂的医疗问题和病例转到邻近的医院,能贯彻预防措施和推进本地区卫生状况的改善。在我国医疗卫生事业中,中级卫生人员很长一段时间内是医疗卫生服务的主力军,中等医学教育已成为医学教育中结构较完整的一个系统。我国的医士教育及其他同等水平的卫生人员的培养都属于这一范围。但是,2021年8月20日第十三届全国人民代表大会常务委员会第三十次会议通过的《中华人民共和国医师法》第九条修改了执业医师资格考试的参加条件,明确规定为:"(一)具有高等学校相关医学专业本科以上学历,在执业医师指导下,在医疗卫生机构中参加医学专业工作实践满一年;(二)具有高等学校相关医学专业专科学历,取得执业助理医师执业证书后,在医疗卫生机构中执业满二年。"因此,2022年3月1日该法施行后,医士已经成为了历史。当前的中等医学教育主要指助产士、护士等专业卫生技术人员的培养。

2. 高等医学教育

高等医学教育主要由高等医药院校或医学科学研究机关承担,目标在于培养高级医药卫生人才。从一般职能上讲,高等医药院校同时负有医学教育、医学科研和向社会提供高水准医疗卫生服务三重任务。从教学任务方面来讲,高等医药院校除提供大学生时期的本科教育外,还负有毕业后教育和进修教育的任务。大学生毕业后教育主要是按专业定向的专门化训练或研究生教育;进修教育则是进一步提高从事实际工作的卫生人员的能力。

高等医学教育的办学体制随着各国的教育结构不同而有所区别,从我国及多数国家的办学体制来看,主要有以下几种形式。

(1)隶属于大学的医学教育。

世界上多数国家采用这种方式。主要目的在于集中使用医学教育的各种资源,以大学医学中心或大学卫生中心的形式开展综合性的医学教育活动,以提高医学教育的培养水平。我国1952年7月进行院系调整前的武汉大学医学院、复旦大学医学院、圣约翰大学医学院(现上海交通大学医学院)以及岭南大学医学院等都属于这一类型。直至20世纪末,我国仅个别综合性大学设有医学院,绝大多数医学院校均不隶属于大学。但到了21世纪,我国高校之间又掀起了院校合并的热潮,一些独立的高等医药院校纷纷合并进入综合性大学。

(2)独立的高等医药院校。

这种独立建制的医药院校在20世纪30年代前并不多。我国从1952年院系调整以后,把一些原本隶属于大学的医学院分离出来,使其成为独立的高等医学教育机构。这种方式有利于培养大量社会急需的专业医护人才,有利于医疗、教学和科研的统一协调。但这种方式使医药院校难以获得大学的支持,特别是在现代科学技术高度发展的今天,对建立多学科协作尤为不利。

(3)附属于医院的医学院。

这种方式发端于英国,目前,医院办的医学院仍是英国培养医生的重要途径之一。美国形式上虽没有医院办的医学院,但因为临床教学遵照英国模式,医学生需要在医院中进行轮转见习,一定程度上可以说采取的也是医院办学模式。我国也有类似的教学医院。

(4)高等医药专科学校。

这种医学教育模式在我国20世纪40年代出现,自20世纪50年代开始发展壮大,目前已成为我国高等医学教育的一支重要力量。第二次世界大战后,迫于高等医药人才的需求剧增,许多发达国家,如法国、美国、加拿大、日本和英国等也纷纷建立了高等医药专科学校,以便更快地培养大批从事实际工作的医药专业人才。

此外,许多国家还从本国实际情况出发,充分利用本国的教育卫生资源,进行了各种形式的医学教育。

在我国,利用电视广播,成功地举办了电视大学医学专业班。同时,还通过业余大学、夜大、函授教育、网络教育等方式,推动了我国高等医学教育的多维化发展。

3.进修医学教育

进修医学教育是医学教育系统中的一个专门领域,主要是为那些已经完成基础医学教育,并正在从事实际工作的医生、药师、卫生技术管理干部、护士、医助及其他在职卫生人员提供继续教育(继续社会化)。这种医护角色的继续社会化可以使各类医疗卫生服务人员跟上科学技术飞速发展的脚步,并满足社会对医护角色不断提出的新期望。具体来说,进修医学教育的主要任务包括以下两个方面。第一,对进修人员进行基本知识、基本理论和基本技能的再教育,主要根据实际工作中的真实需要进行基础医学教育的加强和完善。第二,医学科学和医疗技术日新月异的发展,加速了知识的更新,知识的"有效期"越来越短。要保证医疗卫生服务人员能跟上新的科学技术的发展,满足社会不断提出的新期望,就必须对在职人员不断实施进修医学教育,使他们能够掌握新的知识与技术。这种方式是对基础医学教育的必要补充,对于医护角色的社会化过程来说,这是个人持续终身的继续社会化阶段。

(三)中国医学教育的特点与改革

我国的医学教育,是在比较薄弱的基础上发展起来的,尽管经历了种种困难,但仍根据中国的实际情况,走出了一条中国特色医学教育道路,建立起了自己的具有相当规模的医学教育体系。

1.教育需求

2017年,国务院办公厅印发了《国务院办公厅关于深化医教协同进一步推进医学教育改革与发展的意见》(国办发〔2017〕63号),开启了新一轮医学教育改革。这一轮改革,根据我国的医疗卫生实际需求,提出了以下具体措施:针对高质量人才缺失问题,提出逐步实现本科临床医学类专业一本招生;强化医学生质量短板的医德素养和临床能力培养,完善并加强对高校附属医院教学工作的评价要求;加快建立起中国特色、国际实质等效的院校医学教育专业认证制度;建立对高校专业和培训基地的预警和退出机制。针对毕业后教育不完善问题,提出落实并加快完善住院医师规范化培训制度,稳妥推进专科医师规范化培训制度试点;积极探索与完善取得临床医学、口腔医学、中医硕士和博士专业学位的办法,逐步建立统一规范的毕业后医学教育制度。针对区域发展差异大和专业结构不合理问题,提出部委省共建一批医学院校,加强中西部薄弱院校和基地建设;实施住院医师规范化培训西部支援行动和专科医师规培中西部支持计划;制定健康事业和健康产业引导性人才培养专业目录。针对全科医师下不去、用不上问题,完善订单定向培养政策,实行"县管乡用";医学本科以上学历毕业生经住院医师规范化培训合格,到基层医疗卫生机构执业的,可直接参加中级职称考试,通过者直接聘任中级职称。

2.从教育内容上看

国家非常重视卫生防疫工作,强调以预防为主,推进健康中国建设。因此,预防医学教育在整个医学教育中的地位日渐上升。新中国成立以来,我国基本上消灭了天花、霍乱、鼠疫等烈性传染病,疟疾、白喉、麻疹、流行性乙型脑炎和脊髓灰质炎等乙类传染病也得到了控制,预防医学教育取得了相当大的进展。但仍存在少许不足,比如,新冠疫情的暴发凸显了我国公共卫生服务人员数量不足的短板,培养一批服务于国家公共卫生应急管理体系的复合型、应急型、实用型公共卫生人才,已成为我国预防医学教育的当务之急。同时,除了传染病的预防之外,非传染性疾病如恶性肿瘤、心脑血管疾病、慢性病等的预防也十分重要,必须加强在职医药卫生人员和在校医学生的预防医学教育。

3.从教育体系上看

中医学是我国医学教育体系中的核心特色,中医教育事业受到党和政府的高度重视,发展迅速。到目前为止,全国有独立建制的中医药院校25所,开设中医学类专业的非中医药院校51所,开设中西医结合类专业的院校38所,开设中药学类(含民族药学)专业的院校130所。中医教育事业为国家培养了大量的中医高级人才,其中有不少已成为医疗、教学、科研的骨干力量,中医院校的教师队伍不断壮大,教育水平也在不断提高。但在中医教育的培养目标上，长期以来我国各个中医院校比较重视中医全科人才的培养，忽视了中医专科人才的重要性，导致中医专科人才严重缺乏，人才比例结构性失调。因此，有必要注意专业设置的调整，加强专科人才的培养。

4. 从教育对象上看

我国医学教育普遍注意对少数民族医药卫生人员的培养。1980 年 5 月，卫生部、中华人民共和国国家民族事务委员会、教育部联合发出的《关于加强少数民族地区医学教育工作的意见》指出，要改变少数民族地区的医疗卫生面貌，其根本措施是培养一支少数民族医药卫生技术队伍。卫生部指定一些高等医药院校自 1984 年起，每年定向从广西、宁夏、新疆、西藏以及内蒙古五个自治区各招收一定数量的少数民族学生。十一届三中全会以来，我国民族医学教育（如蒙医、藏医、维医教育）的发展获得了较大成就，内蒙古民族大学医学院、西藏大学医学院、新疆维吾尔医学专科学校等都相继挂牌成立。

医学教育是医疗卫生事业蓬勃发展的重要基石。党的十八大以来，我国医学教育为医疗卫生事业输送了大批高素质医学人才。在新冠肺炎疫情防控阻击战中，我国医学教育培养的医务工作者发挥了至关重要的作用。但同时，面对疫情时代提出的新挑战、健康中国战略提出的新任务、世界医学发展提出的新要求，我国医学教育的人才培养结构还亟需优化、人才培养质量还亟待提高、医药创新能力也有待提升。目前，我国社会的政治、经济结构正在发生深刻的变化，面对百年未有之大变局，我们要以习近平新时代中国特色社会主义思想为指导，加快医学教育创新和发展的步伐，立足基本国情，以服务需求为导向，以新医科建设为抓手，着力创新体制机制，分类培养研究型、复合型和应用型人才，全面提高医疗卫生人员培养质量，为推进健康中国建设、保障人民健康提供强有力的人才保障。

三、医护角色的继续社会化和再社会化

（一）医护角色的继续社会化

个体医护角色基本社会化的完成，并不意味着整个医护角色社会化过程的终结。为了使医护角色扮演日臻完善，个体必须进行医护角色的继续社会化（continuing socialization），以满足社会及他人在卫生健康事业不断发展的进程中提出的新的期望。这个过程也是个体与角色期望规范不断调适的过程，它包括心理调适、规范和价值观的调适以及知识和技能的调适。具体来讲，医护角色的继续社会化有如下三个方面的内容。

（1）尽快适应新的学习、工作和生活环境，更好地履行角色的权利和义务。

从医学生到医疗卫生工作人员的角色转变，使得每个医护人员都需要面临一个全新的角色行为模式、角色关系网络以及角色环境，他们必须参与新的角色互动，以适应新的角色环境。首先，通过与其他医务人员、患者及患者家属的不断接触交往，可使新角色与周边关系网络建立起感情和工作上的联系，形成良好的医际关系和医患关系；其次，新角色可以在交流互动中进一步学习医疗卫生部门的规章制度和工作风格，了解其他医务人员的行为模式，努力使新角色的行为与整个医疗卫生系统的运行保持协调一致；再者，在这种适应过程中，医护角色可以更深刻地体验到社会的角色期望，认识到医护角色的地位和作用，从而使领悟角色和实践角色不断接近社会的期望角色。

（2）将学到的理论知识与医疗实践相结合，在临床上加以灵活运用，从而培养和提高实际的角色能力。

这是医护角色继续社会化中的关键一环，它可以使医护人员全面掌握和应用已学的理论知识，并加以创造性的发挥。它的具体措施包括以下三个方面：第一，将在学校里学到的医学专业知识和其他医学人文科学知识应用于医疗实践，指导医疗实践；第二，在医疗实践中检查并丰富已有的理论，积极向他人学习，吸取他人的临床经验来充实自己；第三，在医疗实践中，努力发现新问题，并在理论与实践的结合中不断解决新问题，使自己的角色能力随继续社会化的进程逐步得到提高。

（3）知识的不断更新也是医护角色继续社会化的重要内容。

社会在不断发展，医学也在飞速前进，新的医学模式、新的医学理论、新的治疗技术和手段、新的药物、新的医疗器械层出不穷。学校教育远远跟不上知识的更新和发展，社会也在持续不断地对各类角色提出新的期望。这就要求医护角色基本社会化成功的人，也必须时刻保持学习的积极性，吸收学科新的知识，了解学科前沿动态，这样才有可能使自己的实践角色与社会的期望角色趋向动态一致。

总而言之，继续社会化是医护角色社会化过程的一个重要阶段，它可以充分体现人的主观能动性的个体差异性。大部分人可以适应继续社会化的进程，保持自己的竞争力，站牢医护角色的位置。但少数人可能会出现角色失调的现象，失去扮演医护角色的能力，这时就需要对其进行再社会化。

（二）医护角色的再社会化

医护角色的再社会化（resocialization）是指失去医护角色扮演资格的个体重新进行医护角色社会化的过程，它的目的在于对角色失调进行调整。当所扮演的医护角色发生严重失调时，必须中断角色扮演，进行再社会化。主要有以下三种情况。

1. 医护规范失调的调整

医护规范的失调一般是指医护角色扮演者做出的医疗违规行为，例如，利用职业之便进行人身报复，伪造出生证、疾病诊断书、死亡诊断书，工作不负责，误诊、漏诊等。其主要原因包括以下两个方面：一是在校期间医护规范教育的缺失；二是医护角色继续社会化阶段理论与实践的冲突。而对于医护规范失调者的再社会化，一般采用强制再社会化的方式，通过医护规范的再教育和矫正违规行为手段对其进行再社会化。通常来说，被再社会化的对象的消极情绪是突出的，强制其再社会化有着心理和精神层面的困难，任务艰巨。

2. 医学知识技能教育失调的调整

这种失调也有两个方面的原因：一是学校医学教育本身存在的缺陷，即因为种种原因，存在少数基本社会化未完成的个体进入了社会角色正式扮演的阶段；二是医学教育与医疗实践的不适应，如专业不对口或不完全对口等。一般来说，这种知识技能方面的再社会化不必强制，因为人们知识技能方面的失调，严重影响着自身的生存和发展，为了自身前途，人们会主动地、自觉地、积极地进行医学知识和技能的再学习。

3. 社会和医学新发展带来的角色失调的调整

在现代社会中，科学技术发展日新月异，使得人们无论在基本社会化的过程中获得了多少知识和技能，都不能完全克服社会和医学科学飞速发展带来的医护角色的失调。这要求医护角色必须适时地、有计划地暂停角色行为，主动进行再社会化，补充新的知识，汲取新的养料，以适应社会和卫生事业发展的需要。

【本章小结】

本章主要介绍了医护职业的历史沿革、医护职业的概念、医护工作的职业特点、医学角色社会化的特殊性和主要途径以及医护角色的继续社会化和再社会化。

狭义的医生是指掌握一定医学知识和医疗技能，以检查、诊断和治疗患者为主要工作内容的相关从业人员。广义的医生则是指按照医疗卫生管理条例，预防出生缺陷，提高人口素质、开展治病救人，履行如实告知、合理检查、合理开药、正确诊断、积极治疗的义务，承担医患沟通、学术讨论、新技术推广、预后分析、公众教育、护理示教、康复培训、出院教育、卫生防疫、计生教育以及大病早期识别干预等法律责任，从事部分课题研究工作的相关从业人员。医生作为一种社会职业和社会角色，具有诊断治疗、解除患者痛苦、解释说明、善于保密的义务和独立诊断以及干涉的权利。

护士是指经过专业教育，有较高的职业意识，经批准注册并在医疗机构从事护理服务的专业技术人员。护士工作的职业特点是严密细致观察病情、严格遵守操作规则、熟练掌握护理技术和善于进行心理安慰。护士是一支重要的医疗卫生技术队伍,护士工作是医疗活动的重要组成部分,也是实现医学模式转变的基础和条件。

角色社会化,是指个人按社会需要选择职业,掌握从事某种职业的知识和技能,获得与职业有关的知识、技能、规范和价值观,在发展自己的同时与社会期望达成一致,从而取得扮演社会角色资格的过程。医护角色的社会化则是指一名普通人经过职业教育和培训,掌握医学知识和技能,成为一名合格医护人员的过程。和其他社会角色的社会化过程一样,它遵从角色社会化的一般规律,但又有其自身的特点:医学教育是医护角色社会化的主要途径,继续社会化是医护角色自我完善的必要环节,医护角色社会化需要精湛的专业知识技能与优良的职业道德品质的高度统一,医护角色社会化要不断适应医学模式的转变。

继续社会化是医护角色社会化过程的一个重要阶段,它充分反映了人的主观能动性和个体差异性。医护人员要尽快适应新的学习、工作和生活环境,才能更好地履行角色的权利和义务;必须将学到的理论知识与医疗实践相结合,在临床上加以灵活运用,才能培养和提高实际的角色能力;知识的不断更新也是医护角色继续社会化的重要内容。

【关键术语】

医生角色 doctor role   护士角色 nurse role   角色社会化 role socialization   医学教育 medical education
继续社会化 continuing socialization   再社会化 resocialization

【讨论题】

1.结合健康中国背景,谈谈你对医生角色及职责的认识。

2.如何从医学教育的角度使医护角色的社会化更符合时代和社会的需求呢?

【思考题】

1.医生、护士工作的职业特点分别是什么?

2.医护角色社会化的特殊性是什么?

3.医护角色继续社会化包括哪些方面的内容?

第五章　病　人　角　色

【学习目标】

　　掌握　病人角色的权利和义务、病人角色失调和调适的类型。

　　熟悉　病人角色认同和扮演经历的四个阶段,影响病人角色认同和扮演过程的因素。

　　了解　不同社会学者对病人角色的不同界定,病人角色的自我确认和社会确认过程,病人角色利益的失与得。

【情景导入】

　　新型冠状病毒肺炎(corona virus disease 2019,COVID-19)的暴发被定义为国际突发公共卫生事件,我国各省(市、自治区)相继启动了突发重大公共卫生事件一级响应,疫情防控成为整个社会的核心任务。流行病蔓延的过程中,其污名化现象伴随始终。流行病引发的污名化并非单一的生物医学问题,还涉及社会、心理等学科,尤其容易引发突发事件中社会排斥和群体性抗议,复杂多元的污名化形态给社区、医疗卫生机构的疫情防控带来了挑战。

　　COVID-19引发的污名化现象主要体现:针对来自疫区群体的标签、歧视;对疑似和密切接触者的诋毁和排斥;确诊病人病耻感的内化等。在重大突发流行病背景下,这种污名化被高度泛化,使个体规避与失能,进而造成疫情信息失真和社会排斥与隔离,对疫情的社区防控、医疗卫生服务产生了消极影响。

　　COVID-19的污名进程是一种针对流行病的道德评判,得出相关地域、群体的负向否认的价值取向。如来自疫区的人群被贴上"潜在病毒携带者""自私""嫌疑人""素质低"等标签,成为病毒扩散的原罪,遭受到被视为"病原体"的异样的眼光。面对道德上的指责和谩骂,这些人便产生了自我概念上的病耻感。这种道德评判的泛化与内化也反映了公众对疫情恐惧、失望的情绪,导致这些人成为负向情感的发泄口,这是防控机制中不能忽略的一点。

　　病人是医疗卫生活动的主要对象,病人角色是医疗卫生领域中特殊的重要角色,医生、护士角色与病人角色处于相互依存的特定的统一体中,他们之间的关系是密不可分的。一般的社会成员一旦进入病人角色,其情感、需要、社会关系和社会行为等心理或社会方面都会发生相应的变化。医学社会学要把病人作为特定的社会角色进行研究。

第一节　社会学视野中的病人角色

一、病人角色含义的社会学讨论

　　病人角色(sick role)是一种特殊的社会角色,病人由于患病事件的出现,其心理过程、社会关系和社会行为都会发生变化,所扮演的社会角色也必然发生变化。

（一）帕森斯对病人角色概念的界定

把病人作为一种社会角色，最早是美国著名社会学家帕森斯(1902—1979年)1951年在他的著作《社会制度》中提出的，是指处于疾病状态，有求医行为和治疗行为的社会角色。帕森斯建立了病人角色的理论框架，自此，关于病人角色的研究成为医学、心理学、社会学等学科的研究议题。帕森斯的病人角色概念指出，病人可以免除正常的社会责任，并获得社会给予病人的特权，生病被视为人类正常生理和社会状况的失调，病人的社会特性决定了病人在社会中处于弱势群体地位，需要接受治疗并受到照顾。他认为病人角色的概念包括四个要点，也就是从这四个方面来界定病人角色。

(1)病人可将其从常态时的社会角色中解脱出来。

一个人如果患病，可以免于执行其平时的角色行为，免于承担其平时要承担的社会义务。这种解脱，与所患疾病的种类以及疾病的严重程度相关。越是严重的疾病，越是可以更多地解除原有的角色行为和社会责任。如一个职员如果感冒，可以请假暂时不去上班；如果是癌症晚期、长期卧床，则需要办理"病休"或者"病退"手续。

(2)病人对其呈疾病状态没有责任。

一个人得病通常是自己不能控制的，社会不能因此责怪病人患病。如，一个人因天气酷热而中暑，对于这种疾病状态的出现，病人是无法负责的。社会所能够要求病人的，是尽可能快地设法从疾病状态中恢复。

(3)病人应努力使自己痊愈。

这是说病人应该认识到生病是不符合社会对个人的期望的。社会希望它的成员健康，能承担社会角色、社会责任。至于从常态的社会角色和社会责任中解脱出来，只是暂时的。作为病人，应该力图重新恢复健康。换句话说，病人有努力恢复健康的义务。

(4)病人应寻求技术方面的可靠帮助，应找医生诊治且应与医生合作。

总之，帕森斯的病人角色概念，既强调了病人有从常态社会角色中解脱出来的权利，又认为病人有寻求医疗，早日康复，从而恢复其社会职责的义务。

帕森斯是第一次用社会学的眼光来审视普通的常见的病人和病人角色，这对病人角色的认识是非常有意义的。但他对病人角色这种较为简单化的提法又使人们从不同方面对此提出了批评和补充。比如，患病较轻或患慢性病等的病人就不一定能够并且也不一定应该解除其常态的社会角色和社会责任。又比如，一个故意违反交通规则或者故意违反操作规程而导致自己受伤的病人就不能不对其自己导致伤残的行为负责。另外，一个病人想治病、想康复，但在客观上未必能办得到，因为这一点往往要受到社会经济条件、医疗技术水平等多种社会因素的制约。

（二）登顿关于病人角色的讨论

美国社会学家 J. A. 登顿(J. A. Denton)也曾归纳出能对病人角色的期望产生影响并使之发生变化的八种原因，这种讨论对从社会视角观察病人角色很有帮助。

(1)因人而异，因病而异。

同样的症状出现在母亲身上，这位母亲可能觉得不太要紧，但是，她的孩子出现同样的症状，母亲就会十分重视。另外，对于一种可以治好的疾病和不治之症的期望是完全不一样的，甚至对同一种疾病在其不同严重程度、不同发展阶段的期望也是不一样的。

(2)因治疗某疾病的可能性而异。

比如，一个人患了重感冒，一般情况下，可能被要求去医院就医诊治，但是，如果在流行性感冒大流行时，医院人满为患，对于同样的感冒状况，医生可能更希望病人在家休息。

(3)因对某种社会人口状态的看法不同而异。

比如，社会上经常存在着一种看法：老人总是有病的，常常不论老人是否真的有病，总把他们当成病人看待。

（4）因期望者与被期望者之间的关系不同而异。

比如，同一个病人，他的配偶就常常强调该病人应减少其他社会角色义务；他的雇主则常常强调该病人应尽量减少对工作能力的影响；而医院的医生则是强调该病人要听从医务人员的劝告等。

（5）有关人员对某种疾病的信念不同导致态度不同。

比如，怀孕、分娩、酗酒等，社会有人将此看成是病人，有人则不将此看成是病人。

（6）患病个体的社会价值不同，人们的看法也就不同。

比如，下列情况可能会出现社会价值下降：老人、穷人、酗酒者、自杀未遂者等。

（7）根据病程的长短和与有关人员的利弊关系，有关人员的期望也就不同。

（8）有关人员离病人所在地的远近不同，期望也不一样。

比如，陪病人住在医院的有关人员和在外地的有关人员，他们对病人的期望是不一样的。

（三）社会学视野中的病人角色

随着医学模式的转变和医学社会学的发展，人们对病人角色的社会层面的意义越来越关注，学者们也提出了一些不同的界定。一种观点认为，病人一词指的是一个求医的人或正在被医治的人。病人实质上是一个社会性的概念，病人是需要用求医行为来加以定义的，因此可把病人角色定义为"有求医行为或正处在医疗护理中的人"。这个定义的特点：病人角色必须以医生承认为前提；病人并不一定都要患病，只要医生认定需要医疗服务，就可以称为医学上的"病人"；即使患病，但没有受到医疗服务，也不能算病人。显然，这种界定强调了求医行为这一社会现象，然而却脱离了患病这一客观事实，最终，也很难对病人角色的概念自圆其说。它既不能区分出那些有求医行为的"病人"中哪些是"诈病者"，也很可能会漏掉一批因种种原因没有求医的患病者（包括"隐病者"）。

我们认为，看起来似乎简单的病人角色概念，实际上有它的较为复杂的内涵和外延。对它既要从医学、生物学的角度，又要从社会学的角度进行考察；既要对社会上各类病人求医状况进行横向的分析，又要对病人角色的自我认知、医学认知、社会认知的发展过程进行纵向的考量。首先，病人角色的内涵应包括：生理或心理异常，出现医学意义上的阳性体征者，患病这一客观事实规定着病人角色的本质；以医学标准为前提，病人得到社会和其他社会成员的承认，病人因此享有特定的权利和履行相应的义务；病人应该有相应的行为模式。其次，从病人求医状况进行横向的分析，病人有预防求医行为、门诊求医行为、住院求医行为和康复求医行为四类，与此相对应，就有预防病人、门诊病人、住院病人和康复病人等角色分类外延的规定。再次，从对病人角色的自我认知、医学认知、社会认知的发展过程进行纵向的考量，病人的认知经过非病人、潜在病人、知晓病人、行为病人（也可称为角色病人或求医病人）的过程，所以，在这个意义上，病人应包括潜在病人（talent patient）、知晓病人（aware patient）、行为病人（active patient）和假病人（foules patient）（如"诈病者"）。

综上所述，病人角色的含义不可能简单地从生物医学模式中进行归纳，而应该根据医学、心理学、伦理学、社会学等学科给予综合定义。因此，我们认为"病人角色"的含义包括以下 3 个方面：①机体生理或心理方面出现功能异常。②必须具有明确的判断标准，也可以称之为诊断标准。这就要求医师根据病人的体征做出最合理准确的诊断，并尽一切方法对其治疗。③会引起特定社会关系的改变。一旦"病人角色"得以确认，病人所享有的权利与所承担的社会义务或多或少有所改变。

二、病人角色的确认

综上所述，患有疾病是确认病人角色的前提和客观基础，至于是否求医或得到医疗服务，则会受到种种社会因素的影响和制约。因此，仅仅以求医行为作为确认病人角色的标准是不够的，也是不准确的。作为一种事实判断,病人角色的概念需要一个客观标准支撑,但是,作为一种判断,又必然伴有人们的认知过程,受主观因素的影响。这种复杂的社会心理过程也就是病人角色的自我确认或社会确认的过程。

(一)病人角色的自我确认

病人角色的自我确认(self-identity)是一种病人对自身患有疾病的自我发现、感觉或认定的社会心理过程,常见的表现形式有三种:①病人发现或感觉到自己患有疾病,并且承认患病,愿意放弃原有社会角色的权利和责任、义务,进入病人角色、接受医疗照顾,对于住院病人而言,尤其如此;②尽管病人发现或感觉到自己患有疾病,但不承认患病(如"隐病者")或承认患病但不愿放弃当前社会角色的权利和责任、义务;③由于怀疑或担心自己患有疾病,或由于某种原因诈病,主动要求解除当前社会角色的责任,享受病人角色的待遇。

(二)病人角色的社会确认

病人角色的社会确认(social validation)是指社会认定某个人已经患有疾病,应当得到医疗服务或相应的社会照顾。它主要以医疗服务部门根据医学理论、方法或技术手段作出的诊断为依据,具有较大的权威性。另有一种情形常见于就医不方便的地区,社会成员根据已有的医学常识或患病体验来进行确认,其中医疗部门的确认意义更为重要,对病人角色的确认起着决定性的作用。当然,医疗部门也可以根据医学理论、方法或技术手段作出的诊断,确认某人没有患病或者已经痊愈,即已经从病人角色中脱离出来,可以重新履行原来的社会角色的权利和责任、义务。

可见,自我确认与社会确认都以事实判断为依据,它也反映了社会对人的生命价值的看法和对健康与疾病的认识。总之,患病是确认的前提,求医行为提供了确认的可能性,而医疗部门的确认起决定性的作用。如果自我确认与社会确认结论一致,病人可以享受这一特殊角色的一定权利,受到社会照顾和医疗护理。如果两者结论不一致,当社会确认而自我不确认时,就有可能出现被动求医或强制性求医而解除或部分解除原有社会角色的权利和责任、义务的情况;反之,自我确认而社会不确认时,就可能被当作"诈病者"或多疑者而难以得到社会照顾和医疗支持。

第二节　病人角色的权利和义务

作为一种特定的社会角色,病人角色也与其他社会角色一样,有相应的权利和义务。

一、病人角色的权利

以前,病人角色的权利很少被考虑到,似乎病人只是听命于医生、护士的求助者。在传统的生物医学模式下,医疗活动所重视的对象是疾病而不是病人,重视人的生物特征而不是社会、心理特征。在这种模式的影响下,医患之间容易形成支配与被支配的关系,病人的权利不仅有限,而且也难以保障。尊重和维护病人的权利是社会进步的产物,它不仅取决于医务人员自身的道德水准,还受到政治、经济、文化等多种因素的影响。

19世纪以来,一些国家、国际组织及学术机构开始致力于争取和维护病人权利的工作,有些国家还通过法规的形式对病人的权利作了规定。特别是近几十年来,争取病人权利的运动有了很大发展,对病人权利有了较明确的规定。1980年召开的第一届全美病人权利会议提出:病人作为人要受到尊重,有权享受足够的相应医疗和护理;有权保守个人秘密;有权了解诊断、处理、治疗、预后等确切的内容和结果并能得到通俗易懂的说明;在治疗处理之前,有权要求对其内容和选择进行说明并决定同意与否;尤其作为临床实验研究时,强调病人有权了解其副作用;有权拒绝非诊断治疗活动;有权拒绝医疗处理并有权知道由此所引起的后果;没有正当的医学理由,医院方面无权中止医疗活动,等等。

我国学者对病人的权利也进行了广泛的讨论,邓国祥将病人的权利概括为"三权":医疗享有权、病人认知权和自由选择权。他指出任何病人都有平等享有必要合理的医疗照顾的权利,有知道诊断及治疗内容的权利,有选择治疗方案和服务措施的权利等。邱仁宗认为,首先要尊重病人的自主权,即尊重病人选择是否同意医生所建议的治疗方案的权利。同时,病人应享有认真的、受到尊重的医疗护理权利、知情同意的权利、隐私保密的权利,提出有关医护意见并得到答复以及要求医院解释医疗费用的权利等。可见,维护病人的权利,首先是要打破在传统生物医学模式下医患之间常易形成的支配与被支配的关系,保证病人享有平等医疗照顾的权利和人格受到尊重的权利。这是一个有特殊意义的社会问题,不仅仅需要医疗领域内部,更需要整个社会的共同努力。综合国内外学者的研究,总结病人角色的权利如下。

1. 平等享有治疗的权利

任何人的生命健康权是平等的,因此,任何病人都平等地享有必要且合理的诊断治疗的权利。医务人员不得以各种理由推诿。

2. 知情同意权

病人有权知道自己所患疾病的严重程度等情况,医师在不影响诊疗的前提下应该提供该疾病的相关信息给病人。病人有权知道实施的和替代的治疗方案、治疗的风险及预案,并决定是否同意。病人有权选择与自己最相适应的治疗措施。

3. 隐私保护权

在诊疗活动中涉及病人的姓名、所患疾病、预后等隐私情况,医师必须保密,在涉及科研活动时,应特别注意隐藏病人的一些敏感信息,以防泄露。

二、病人角色的义务

病人角色也和其他社会角色一样,不仅有角色权利的规定,还有角色义务的规定。权利和义务是相辅相成的,没有无权利的义务,也没有无义务的权利。病人的义务必须以必要的权利为前提和保障,但是,如果只讲权利,不讲义务,那么这种权利也就得不到社会的认可。

病人应尽的义务:尽可能及时就医,积极配合治疗,促进疾病康复;遵守医嘱,遵守医院的有关规章制度;在医疗过程中尊重医务人员及其他人的劳动,如诊断、治疗、家庭随访等;所患疾病具有传染性或未确诊但可能具有传染性时主动自我隔离,保护他人及周围环境,防止疾病传播,如发热病人隔离检查,密切接触者隔离检查等;不提出超过实际情况的要求,避免转嫁经济和精神负担等。

总之,就医院、医务人员和医疗卫生管理人员来说,需要认真研究和贯彻关于病人的权利的各项要求;就病人、病人家属来说,需要认真研究和贯彻关于病人的义务的各项要求。

第三节 病人角色的扮演

人的一生扮演着各种各样的社会角色,包括病人角色。承担病人角色,就意味着要放弃或部分放弃原有角色的行为模式,如权利、义务及社会地位等,同时还要学习和掌握病人角色的行为模式。这就需要一个角色认同和扮演、失调的过程。

一、病人角色的认同和扮演

(一)病人角色的认同和扮演经历的四个阶段

我们将病人对病人角色的认识和接受过程称为病人角色的认同和扮演过程。这一过程的实现一般经历四个阶段。

1. 感受与怀疑阶段

病人常常感到身体不适或发现有异常,但不愿承认或无法确认患病这一事实。

2. 求医与不安阶段

面对患病事实,病人开始自己用药和求医,希望早日恢复健康但又不知疾病预后而惶恐不安,心烦意乱。

3. 治疗与认同阶段

病人完全投入病人角色,一方面接受正规治疗,另一方面安于接受社会、家人各方面的照护。

4. 康复与解脱阶段

经过积极的治疗、护理,病愈康复,从病人角色中解脱,恢复原有社会角色。

(二)影响病人角色的认同和扮演的因素

影响病人角色认同和扮演过程的因素很多,主要有以下三个方面。

1. 个人情况

个人情况包括病人的年龄、性别、文化程度、职业、医学常识水平等。

2. 疾病情况

疾病情况包括所患疾病的性质、严重程度、病程发展、疗效等。

3. 医疗机构情况

医疗机构情况包括医务人员的水平、态度和医疗环境等。

了解影响角色认同和扮演过程的因素,有助于缩短病人角色的认同过程,有助于个人以积极的心理状态和行为方式配合治疗,有助于医疗服务部门顺利地开展医疗卫生保健服务,控制和减少疾病对社会的影响。

二、病人角色的失调

由于个体和环境的差异,病人实际进入病人角色的状态与社会期望的病人角色的状态并非完全吻合,从而出现角色认同和扮演的失调,主要表现为以下几种类型。

(一)角色行为缺无

角色行为缺无是指病人未能进入角色。虽然医学或社会认同,但病人本人不承认或没有意识到或不愿意识到自己是病人,故不愿对病人角色进行认同。这种情况较复杂,一种情况是在某些社会环境下,患病意味着入学、就业、婚姻等会受影响,使人不愿承担病人角色;另一种情况是由于医学卫生常识缺乏,对疾病的严重性认识不足;还有一种情况是由于社会文化的原因,某些病人如性病病人、传染病病人等不愿承认自己患病,不愿按病人角色的规范行事。

(二)角色行为冲突

角色行为冲突是指病人角色与其他角色发生冲突,这是由于在角色认同过程中病人对某种需要的迫切要求或强烈程度超过了求医治病的动机,故不愿放弃原有的角色行为。因为一个人在不同的社会环境条件下担负着不同的社会角色,次要角色从属于主要角色,如在单位可能是教师或医生,在家中可能是父母或子女。一个人在长期的社会生活中已经形成与所扮演角色相适应的思维方式、行为模式及情感和追求等。当患病时,需要从原有的社会角色转化为病人角色,这样就使病人产生了某种失落感而焦虑不安,无所适从。

（三）角色行为减退

角色行为减退是指进入病人角色的病人在患病期间，由于突发事件或更强烈的情感需要，引出新的角色行为，使病人角色行为受到冲击而减退。如家属突发更重的疾病或出现意外，这时病人会放弃休息或治疗去照顾家属。

（四）角色行为强化

角色行为强化是指已经认同病人角色的病人，由于依赖性增强和自信心减弱，对疾病的自我感觉过强，从而安于患病现状，对疾病治愈后重新承担原社会角色感到恐惧不安，希望继续获得病人角色的利益。常见于疾病治疗的后期，家庭关系不和、人际关系紧张等不良社会因素均可能造成病人角色的强化。

（五）角色行为异常

角色行为异常是指受不良环境影响或受疾病折磨，使病人感到悲观失望，导致病人行为异常。如病态固执，对医务人员的攻击性行为，抑郁，厌世甚至自杀等。

三、病人角色利益的失与得

扮演病人角色，必然解除或部分解除常态社会角色的权利和义务。由于不能进行正常的社会生活和社会工作，也就意味着要失去一部分作为正常人的利益和享受，家庭的欢乐或多或少也要受到影响。比如，扣发奖金、津贴甚至工资；承担全部或部分医疗费用等等。当然，病人也不会因此而失去全部的利益。有一部分病人会因为患病而获得原有社会角色所不可能获得的利益，即病人角色利益（patient role benefit）。这些包括：得到一定的困难补助，得到同事、亲友在精神上和经济上的照顾和支持，得到社会的资助等等。病人因为患病而获得角色利益，从积极方面看，可以减轻病人在患病治疗期间经济、社会、心理上的负担，顺利进入病人角色的认同与扮演，积极配合治疗，争取早日康复。从消极方面看，这种病人角色利益也可能使病人利用患病这一事实，提出不合理的要求。少数病人还可能利用休息的权利，从事第二职业，这就与病人角色的行为模式相违背，也不利于治疗和康复，应该予以制止。

第四节　疾病污名化

一、污名与污名化的概念

"污名"一词源于古希腊，指刻在或烙在身体上的一种符号或标记，表明此人具有道德或行为缺陷，人们会因此拒绝或回避他们。1963年戈夫曼首次对"污名"（stigma）这一概念进行了学术性定义和解说，认为"污名"是指由于个体或群体具有某种社会不期望或不名誉的特征，而降低了其在社会中的地位。

污名化（stigmatization）：著名社会学家埃利亚斯指出，一个群体把人性的低劣强行施加于另一个群体的身上并加以维持，在此过程中这两个群体之间存在着一种单向"命名"的权力关系，这种权力关系不断发展直至最后成为凝固现实的过程就是污名化。

时至今日，污名研究在西方已经经历了半个多世纪的发展。研究对象不仅包括因患有特定躯体、精神残障被污名化的人群，而且涵盖由于特定社会身份（比如性别、种族、民族、宗教和社会阶层等）被污名化的人群。同时，污名概念及其理论不仅进入心理学、社会学、人类学、医学、公共卫生等学科，而且在世界范围内的反污名运动实践中也发挥着不容忽视的指导作用。

二、疾病污名化的概念及其分类

疾病污名化(stigmatization of diseases)的产生源于疾病的致病性、传染性和社会文化的建构,具体是指某人在患上某种疾病的时候,社会或者个人把该人"打上"某个特定的标签,进而对于该人疾病的延续以及治疗,社会功能的发挥产生重要的影响。在医疗话语中针对疾病的污名以流行病、传染病、精神类疾病最为常见。疾病的污名化不仅使病人遭受超出疾病和治疗本身带来的痛苦,而且严重阻碍了医疗机构和社会机构向这些病人提供服务,进一步限制了相关病人群体的生存和发展机会。

疾病的污名化主要分为两个类型。

1. 社会污名化(social stigmazation)

社会污名化指的是社会群众对于某个患有某种疾病的病人进行标签化,使得社会群众对于该人具有某种标签化的印象,进而影响到病人的正常社会功能的实现。

2. 自我污名化(self-stigmazation)

自我污名化指的是一个人深信自己缺乏价值,并确信他人对自身的负面认知与行为因循如此信念而生,加以合理化,并内化这样的信念从而产生病耻感。以心理疾病病人为例,社会化给其贴的标签大多数是"心理疾病病人具有攻击性,需多加提防","心理疾病病人很天真、幼稚","病人需要为他们的心理疾病负起责任"。然而,在大众极力描绘、刻画之际,这些病人也开始相信自己是懦弱、暴力以及自作自受的。至今,许多研究致力于深入探讨自我标签化的相关概念。心理疾病病人起初从外在世界意识到充斥于生活中的刻板印象(stereotype)、偏见(prejudice)、歧视(discrimination),逐渐的认知失调使得心理疾病病人开始接受这些标签,甚至会阻碍他们寻求协助。

三、疾病污名化的一般社会化过程

疾病污名化一般是由 5 个相互关联的系列过程构件所联合导致的结果。

(一)识别和标记与疾病相关的人类差异

不同疾病的社会意义是不同的,在这一过程中,关键是存在一个社会选择过程,确定哪些人类差异是重要的。1963 年,戈夫曼曾以精神疾病为例解析这一过程。他在其论述中指出,在大众看来,精神病的症状实质上是一种情景失当,属于社会越轨行为,是对规范互动行为的社会规则的违背和冒犯。所以,精神疾病之所以成为一种污名,是因为精神病病人的行为构成了对公共秩序的挑战和威胁。因而,在戈夫曼看来,污名是社会建构的越轨标签,不名誉的特征是由社会规则和公共秩序生产出来的。

(二)关联被标记的人与不良特征,形成刻板印象

记号并非污名,被标记也不一定意味着被污名化,从标记到污名、从被标记到被污名化的转变是经由"印象吞没"这一过程实现的。在社会互动过程中,人们以记号为基础形成了对记号背负者的整体的刻板印象。这一刻板印象逐渐淹没了记号背负者本身,从而实现了从记号到污名的转化。于大众的刻板印象中,疾病容易被视为一种特定的象征。比如说,艾滋病常常被社会视为放纵的特征,心理疾病常常被视为懦弱的象征等。

(三)标签化的主体与被标签化的群体的分离

正是由于这些社会角落中不被大众所了解的"弱势",被社会以各种"假定"为名义,张贴着各种恼人、使

人厌烦的标签,于是大众得以利用这些"标记",区隔出他们与一般人的不同。

(四)被标签化群体被歧视,丧失社会地位

越轨标签会改变人们对特定个体的感知和角色定义。当人们被贴上疾病标签、被分离并与不良特征相关联时,会受到社会其他个体的贬低、拒绝和排斥。由于不名誉特征的影响,该个体被认为不能扮演既定的社会角色,也不能发挥既定的社会功能。自由、不受束缚地参与社会互动并从中获益的渠道被堵塞。社会歧视会进一步加剧病人的自我标签化过程,导致被贴标签者的社会退缩和社会拒斥,从而进一步固化自身的"越轨者"角色,强化自身的越轨行为倾向,导致无法恢复正常的社会角色,恶化自身的生存处境。

(五)权力的行使

在实际研究中,污名化主体常常被默认为是与越轨者相对应的所谓"正常人",或者被简单或模糊地处理为一般意义上的抽象的社会大众。权力概念的引入,使污名化主体这一抽象概念被注入了实质性内容。权力在污名化过程中会发挥重要的作用。在低权力群体试图反向污名化的情况下,权力的基本作用是显而易见的。污名是权力差异的产物,表现为权力的优势阶层与弱势人群之间的关系。简言之,只有在社会、文化、经济和政治上处于优势地位的阶层才能污名化相应的弱势人群,而绝不可能是相反,且污名也不再只是越轨状态与社会规则、公共秩序之间差异的标记,而是权力结构下不同权力阶层之间的冲突表达形式之一。

疾病污名化的过程始自人们对疾病导致的偏离规范的越轨状态的感知和标记,并在此基础上形成对越轨者的整体印象,最终完成于通过责任归因在记号与越轨者之间建立了直接的关联,进而损坏了越轨者人格和身份的完整性。

四、疾病污名化的具体表现及其应对

疾病污名化现象普遍存在。历史上,麻风病人一直背负着"大降罪罚""道德败坏"的污名,广受歧视。现在,肺结核、乙肝、艾滋病、抑郁症、精神分裂症等疾病病人被污名化现象仍然普遍存在。其实,疾病污名化的根源是人们对于疾病的深层恐惧和不安,是在恐惧下的一种自我防御的表现。除此之外,认知上的偏差也是造成疾病污名化的原因之一。

污名化是一个复杂的过程,它涉及个人、家庭、社会诸多方面。因此,帮助疾病去污名化也需要多方共同努力。从个人层面来说,病人自身要积极配合治疗,主动向家人、朋友或者医生表达内心的真实感受,缓解疾病污名化带来的消极情绪。普通民众可以用一些中性词来替代消极的词汇,拒绝给疾病贴标签。从家庭层面来说,家庭宽容、温暖的环境氛围是病人良好康复的重要因素。从社会层面来说,政府决策机构和公共医疗卫生系统应采取相应的配套措施来改善被污名者的生存状况。同时,政府要提高信息透明度,使民众及时准确地了解疫情,以消除不实信息传播造成的恐慌。媒体要正确发挥议程设置及宣传作用,传播真实、准确的信息,并帮助消除那些可能导致污名化的谣言和错误信息,安抚公众恐慌心理。

当病人们的病耻感得到缓解,当没有人再去对疾病进行污名化时,人类与疾病的战斗会离胜利更进一步。

【本章小结】

病人是医疗卫生活动的主要对象,病人角色是一种特殊的社会角色,病人由于患病事件的出现,其心理过程、社会关系和社会行为都会发生变化,所扮演的社会角色也必然发生变化。

病人应享有认真的、受到尊重的医疗护理权利、知情同意的权利、隐私保密的权利,提出有关医护意见并得到答复以及要求医院解释医疗费用等权利。病人应尽的义务:尽可能及时

就医,积极配合治疗,促进疾病康复;遵守医嘱,遵守医院的有关规章制度;在医疗过程中尊重医务人员及其他人的劳动,如诊断、治疗、家庭随访等;所患疾病具有传染性或未确诊但可能具有传染性时主动自我隔离,保护他人及周围环境,防止疾病传播,如发热病人隔离检查,密切接触者隔离检查等;不提出超过实际情况的要求,避免转嫁经济和精神负担。

由于个体和环境的差异,病人实际进入角色状态与社会期望角色并非完全吻合,从而出现角色认同和扮演的失调,主要表现为角色行为缺无、角色行为冲突、角色行为减退、角色行为强化、角色行为异常。

疾病污名化是指某人在患上某种疾病的时候,社会或者个人把该人"打上"某个特定的标签,进而对于该人疾病的延续以及治疗,社会功能的发挥产生重要的影响。疾病的污名化主要分为两个类型:社会污名化和自我污名化。

疾病污名化的社会化过程包括:识别和标记与疾病相关的人类差异;关联被标记的人与不良特征,形成刻板印象;标签化的主体与被标签化的群体的分离;被标签化群体被歧视,丧失社会地位以及权力的行使。

疾病污名化涉及个人、家庭、社会等诸多方面。因此,帮助疾病去污名化也需要多方共同努力。

【关键术语】

病人角色 sick role   自我确认 self-identity   社会确认 social validation   角色认同 role identity
角色失调 role of disorder   病人角色利益 patient role benefit   污名化 stigmazation
社会污名化 social stigmazation   自我污名化 self-stigmazation   污名 stigma

【讨论题】

1.当病人出现角色失调时应如何调适?
2.谈谈你对病人权利与义务的看法。

【思考题】

1.病人角色的认同和扮演经历的阶段有哪些?
2.影响病人角色的认同和扮演的因素有哪些?
3.病人角色失调的表现类型有哪些?
4.谈谈疾病标签化和污名化的影响,以及如何控制不良影响。

第六章　病人角色行为

【情景导入】

　　2019 年,一场突如其来的新冠肺炎疫情给整个国家、社会和个人带来了重大的影响。

　　2021 年 7 月,我国的江苏省扬州市又出现新冠肺炎病例,并迅速扩展到几十例。2021 年 7 月 21 日,一名确诊病例来到扬州,居住在其姐姐家中。到达扬州后,其出现咳嗽、发热等身体不适症状,于 7 月 27 日到扬州友好医院就诊时被确诊。7 月 28 日,被诊断为新冠肺炎确诊病例。经调查发现,7 月 21 日上午,该名确诊病例擅自离开已采取封控管理措施的南京居住地来扬州,居住在其位于扬州市的姐姐家中。7 月 21 日至 27 日期间,未按照新冠肺炎疫情防控指挥部发布的文件要求向所在社区报告,隐瞒行程,而且频繁活动于扬州市多处人员高度密集的饭店、商店、棋牌室、农贸市场等地,致使新冠肺炎疫情在扬州市区扩散蔓延,造成了极其严重的后果。

　　社会行为也就是社会角色的动态表现,是指人为了维持个体的生存和发展,在适应不断变化的复杂环境时所做出的反应的动态表现。病人角色行为则是指病人在求诊、治疗、休息、康复期间,对自身疾病和外在环境所做出反应的动态表现。在通常情况下,病人角色行为主要表现为疾病行为、求医行为(包括求巫行为、求神行为及其他特异行为)和遵医行为等。病人角色行为根据其表现方式又可分为内隐与外显两种。内隐行为是指思维、想象、记忆等心理过程。外显行为是指一些可被直接观察到的动作过程。研究病人角色行为对于提高临床诊断、治疗以及医疗服务的质量和效果有着重要意义。

第一节　疾病行为

一、疾病行为的概念和类型

　　所谓疾病行为(disease behavior)是指当一个人自觉疼痛、不适或出现由于器质性病变及其他原因引起的功能障碍时,会产生病感体验,这种体验往往会引起具有特定社会意义的行为反应,这种行为反应称为疾病行为。

　　行为主义认为,行为是生命有机体对内、外环境刺激的反应。从这个意义上讲,疾病行为是人对自身内部不良刺激或外部不良刺激的反应。①对内部不良刺激的行为反应:主要指由于疾病引起的不适和行为反应,如恐慌、痛苦、抑郁、焦虑等。这种行为反应的强烈程度、表达方式、持续时间与病人的心理素质、年龄、文化程度、社会地位等因素有关,而起决定性作用的是不良刺激的性质与强度。②对外部不良刺激的行为反应:如住院期间,由于不适应新的环境和新的交流对象而产生的行为反应,主要有焦虑不安、孤独感、烦躁等。

疾病行为根据其表达的临床意义和性质的不同,通常可以分为以下三类。

(一)病理行为(pathological behavior)

这种行为本身直接表达了病人躯体生物学改变所呈现的某种病理状态。如震颤麻痹者所特有的四肢震颤,脑出血病人所特有的对侧肢体的交叉性偏瘫,小儿麻痹症病人的跛行,肩周炎病人的肩部运动障碍等,这些特定行为都是病人对躯体内部不良刺激的一种比较单一的、直接的行为反应,其意义也是比较明确的。临床上常常被视为具有病理意义和诊断价值的阳性体征。

(二)病患行为(illness behavior)

这种行为以认知、情感、过去的经验等心理过程为中介,用于表达一定的躯体或心理疾病。这类行为主要发生在诊治前、诊治过程中以及康复时,是一种以主观感受为中介的行为反应,主要表现有痛苦、焦虑、恐怖等情绪体验和相应的语言、行为表达。比如依赖性增强,自尊心增强,猜疑心加重,情绪不稳定,孤独感加重,主观感受异常,适应性降低,等等。由于存在着心理活动这一中介机制,这类行为反应的方式比较复杂,一般易受主观意念、认知结构、性格、气质和角色地位等多种因素的影响。有调查表明,在患病过程中,女性比男性有更多的心理行为反应。

(三)病态行为(sickness behavior)

这一类行为本身就是病态的、偏离正常行为模式或社会标准的,其后果对本人或社会都是不适宜的。如洁癖者的反复洗手,性变态病人的异常性行为,癔症病人的歇斯底里等。产生这类行为的原因,可能是病人原有的疾病,也可能是一种继发的心理功能紊乱。对这类行为的判定受社会文化等多种因素的影响。

疾病行为具有医学和社会学双重含义,医学社会学更关心那些与医学有关的社会行为,关心疾病行为所产生的特定社会意义。

二、疾病行为的确认

疾病和疾病行为是两个既密切相关又完全不同的概念。疾病行为的确认有时很容易,有时却很难,这里提出两条确认的依据:第一是要确认是否患病,其目的是了解有无异常的刺激源存在;第二是要确认与疾病(刺激)相关的异常行为(疾病行为)的存在,并且要确认异常行为(疾病行为)与某种疾病的特定关系或联系的存在。在实际生活中,人们可能先发现异常行为(疾病行为),然后才进一步发现或确诊其疾病;也可能先确诊其疾病,然后进一步发现其行为的异常。因此,刺激(疾病)与行为反应的因果关系并不总是非常清晰明白地展示给我们的,需要运用一定的手段和方法才能真正地了解。

(一)确认行为者是否患病

确认疾病行为的首要依据就是确认引起疾病行为的那种刺激是否存在。疾病在发生、发展、变化过程中,作为一种特定的信息,必然对病人的大脑中枢神经系统和周围神经系统产生各种刺激,从而引起不同的行为反应。但是对于体内不良刺激的信息,并不是人人都能感受到或者意识到它所具有的意义。对于这种信息的觉察和认识受病人认知水平、经验、卫生保健知识以及健康价值观等多种因素的影响。一般来说,人们在出现某些症状时,是否意识到这是疾病信号而采取就诊行为,对各社会阶层来说是不一样的。如出现腹部肿块,社会地位高的人就诊率偏高;而社会地位低的人就诊率偏低。美国学者 D. R. 麦肯尼克(D. R. Mechnic)认为人们判断自己是否有病,与下列因素有关:①症状的数量和持续时间的长短;②个体认知症状的能力;③能感受到的症状的严重程度;④此种症状所导致的社会能力和体力的丧失程度;⑤文化背景,如某人、某群体、某社会机构对于耐受病痛的强烈程度等;⑥可以得到的信息和医学知识。当然,确诊疾病的最重要途径是临床体检和运用特殊仪器设备的检查等。另外,外部的不良刺激又同时可能引起身心两方面的变化,既损害了人体的生物学特性,又引起异常的行为反应,如车祸、溺水等意外事故,对受害者身心两方面的影响都是严重的,而且,身心的变化还可能进入一种新的互为因果的不良循环之中,因此,对始发刺激因素的确认格外重要。

(二)确认与疾病相关的疾病行为的存在

确认疾病行为的第二个依据是确认行为本身是否具有临床意义,即确认疾病行为与某种疾病的特定关系或联系的存在。这可以通过以下三个途径来实现。

1. 观察

大部分疾病行为都是可以被直接观察到的,如行动迟缓、怪癖、呼吸急促、表情痛苦、烦躁不安、焦虑等,这些行为与一般健康人的社会行为是不一样的。

2. 通过检查而获得

这些检查包括一般的体检、问询和行为测量等。有些行为异常,如肢体运动障碍、思维障碍、语言障碍、情感异常等,只有通过特定的检查才能被确定。

3. 病人的陈述

患病时的孤独、恐惧、焦虑、绝望、痛苦并非都能直接被观察到,这类属于隐性行为的异常情况往往需要通过病人的陈述才能被全面了解。当然,这种陈述常常受制于病人的自我感受、心理卫生常识等因素。

疾病行为的确认还必须注意以下两点。第一,社会文化标准在一定程度上影响着人们对疾病行为的判断和关注。有些国家把病人住院期间的行为反应(异常)视为"正常"而不加关注,但在另一些国家,这种行为反应则会受到经治医生、护士的重视,甚至可能得到心理医生或精神疾病专家的会诊和治疗。第二,病人的主诉也有真假之分,在确定疾病行为时必须加以鉴别。

第二节 求 医 行 为

按正常情况来说,求医行为(health-seeking behavior)是指发现自己正处于疾病状态的人去医院就诊,寻求治疗的行为。一般认为,求医行为属于一种医学性求助行为,它可以使病人得到医务人员的帮助。非医学性求助行为,主要是指病人寻找各种非医学专业人员,如亲属、朋友、同事等,获得某种帮助或劝导,这种行为常常构成求医行为的中间阶段,最终可能导致病人与医生的直接接触。因种种原因有病而不求医和被迫求医者及诈病者的求医行为更是有着复杂的个人和社会的各种原因,需要通过医学社会学的研究来加以甄别与区分。

一、求医动机与求医行为的类型

所谓动机是心理学家对个体行为的原因及其表现形式的一种推理性的解释,是指引起个体活动、维持已引起的活动并促使该活动朝某一目标进行的一种内在感受过程。如饥饿就会引起个体求食的活动。人在患病后,病人通过自我感觉、过去患病的经验、对疾病发展的预后及安全的需要而产生求医动机,进而产生求医行为。一般情况下,患病并有自我体验是产生求医动机的基础,求医动机是求医行为的始发因素。

但并不是所有有求医行为的人都具有求医动机,有一部分是被迫或出于其他动机求医的。因此,根据求医行为是否源于病人自身的求医动机,可以把求医行为分为两大类。

(一)主动求医行为

这是正常情况下的求医方式。病人由于觉察到了自身躯体或心理上的不良刺激信息,在权衡轻重及考虑有关条件后,产生求医动机,最后转化为相应的求医行为。主动求医的行为基础是病人的求医动机,而求医动机则是病人的病感、过去的经验、安全的需求、对健康与疾病关系的认识以及对疾病发展的预见等诸因素综合作用的产物。

有求医动机是主动求医的前提。但是,有求医动机并不一定就有求医行为,因为在由动机转化为行为的过程中还受到很多因素的影响,如个人的经济条件(对医药费用的支付能力)、社会医疗卫生福利状况等,这些均有可能制约病人求医行为的产生。

(二)被动求医行为

被动求医行为可分为两种情况,一种是病人本人没有求医动机,但在他人的劝说、要求或督促甚至强制下去求医,其中配偶或父母的建议有着重要的影响作用。这类病人的求医行为是不稳定的,在求医过程中如遇到某种不便,很可能会存在放弃求医或出现不遵医嘱的情况。另一种是病人由于处于休克、昏迷或严重精神异常之中,自主意识丧失,是在家属或他人的帮助下去求医的。

病人的求医动机的内部构成是相当复杂的,在很多情况下,求医行为直接取决于几种与动机构成有关的因素,不同的病人求医动机也不同,如同其他社会行为一样,其背后往往存在着许多与动机构成有关的复杂因素。我们把这些与动机产生和动机构成有关的因素,称为动力因素或始动因素,它主要包括以下几种。

1. 自我感觉不良或经他人提示发现自身机能异常而求医

其目的是对疾病进行检查、诊断、治疗和恢复健康,身体不适、疼痛、活动障碍以致难以忍受是促使病人就诊的直接动因。

2. 出于预防、保健需要而求医

如接种疫苗、健康检查、流行病普查等,目的是预防疾病和全面了解身体的健康状况。

3. 为非医疗目的求医

如为了请"病"假,为了调换工作,或逃避某些社会责任、义务等而诈病求医。

4. 法律原因的求医

如为了法律纠纷而求助于医疗部门进行裁定等。

在上述四种动因中,既有个人原因,也有社会性原因,求医行为主要取决于上述动因作用的大小。有人对肝炎病人求医行为的动因做过调查,其结果如下:求医的肝炎病人中,为彻底治疗的占42.35%,为减轻症状的占30.16%,为防止传染的占12.94%,因家属或单位要求的占9.94%,为进一步确诊的占2.35%,因医生要求而求医的占1.18%,其他动因占1.08%。调查表明,约半数以上的病人求医动因都是从治疗疾病、消除症状的角度来考虑的。

二、影响求医行为的因素

影响求医行为的因素很多,大致可分为两个方面:影响构成求医动机的因素和影响动机向行为转变的因素。前者有的如自我感觉不良,为了对疾病进行检查、诊断、治疗;有的是自我保健需要,全面了解身体状况;有的是为了逃避工作和现实,达到请假目的等,这些都是与动机的产生和构成有关的因素。这些始动因素的强弱对于是否有求医行为有很大影响。后者虽然不能决定或构成求医动机和求医行为,但对动机向行为的转变起着重要的作用,常见的有以下几种因素。

（一）经济因素

个人及家庭的经济状况决定着人们对医疗费用的支付能力。目前,世界各国的医疗保健福利制度有所不同,有不少国家,病人完全靠自己来支付医院的各项费用,因此,经济是影响病人的就诊率的主要因素。在中国,国家工作人员和企事业单位的职工都享受免费医疗保健(公费医疗),个人经济收入一般对求医行为影响不大。但在农村,由于农民不享受公费医疗,医疗费用主要靠自己支付,因此,经济收入状况就有可能影响就诊情况。多项调查结果都表明,就诊率与经济状况呈正相关关系。

（二）认知因素

对健康与疾病认知水平高的人,患病时求医的可能性大,这是因为掌握一定的卫生保健知识有助于人们较早地觉察到疾病的某些症状,并且对疾病的发展变化有一定的预见性,对疾病的严重性和危害性一般也比较重视,这就增加了就诊的可能性。反之,那些对卫生健康认识不足或缺少卫生常识的人对疾病的敏感性就差,有时即使感到不适或发现某些体征,也不一定及时就医。

（三）心理因素

病人对疾病过于恐惧或对医院、医务人员和某种诊疗手段有恐惧心理,或对某些疾病有耻辱感,都会使求医行为相应减少。有人调查儿童不愿就诊的原因,其中主要是对医院、医生或治疗的恐惧心理。又如,中国性病病人的就诊率非常低,主要原因就是病人因患病而产生了强烈耻辱感。

（四）文化价值观

人们对患病与否的判断和是否愿意接受医学手段常常受到社会文化因素的影响。如人类学家的调查发现,在某些原始部落,一些患有精神疾病的人被当作"通神"的人而请为祭司,而美国西南部的奇卡诺人把腹泻、发汗、咳嗽看成是正常的,这就使相当一部分病人在特定的文化环境中过着"正常人"的生活而不去求医。

（五）地理环境因素

就医地点的远近、交通是否方便都会影响病人的求医行为。有人曾调查农村病人的就医情况,从不同医疗点服务半径看,乡与村距离在 4 km 以上的,病人去卫生院就诊人数占诊疗总人数的 19.98%,乡与村距离在 2.5 km 以内的,病人去卫生院就诊人数占诊疗总人数的 30.6%,县与乡距离在 20 km 以上的病人到县医院就诊人数占诊疗总人数的 4.69%,县与乡距离在 20 km 以内的,病人到县医院就诊人数占诊疗总人数的 12.6%。可见,病人的求医行为与就医地点远近有一定关系。一般来说,就医地点越近,就诊率就越高。

（六）医疗服务条件

医疗服务条件好、质量高,病人就诊率就高。从一般意义上讲,病人更愿意到条件好的医院就诊。当然,病人关心的不只是医疗仪器设备如何,还关心医务人员的医德、医技、医风以及就诊方便与否等与医疗服务质量有关的问题。雷卡特(Reckart)和霍夫曼(Hofman)的研究发现,病人在诊所内候诊时间为 85 分钟,不就诊率为 27%,当候诊时间减少到 33 分钟时,不就诊率下降到 13%。有些病人不愿求医的原因之一就是看病不方便或嫌某些医院的服务质量太差。

（七）所患疾病的性质

这里涉及两个方面:一是疾病发展的情况,二是对疾病性质的认识。当疾病在短时间内加重时,往往能引起病人及家属的关注,但是否就诊还要看病人及家属所掌握的健康卫生常识是否足以认识到这一点。对疾病性质的认识包括理性和感性两个层面,理性层面是指对某一疾病发展变化的了解以及对结局的预测;而感性层面是指病人能否直接地感受到疾病带来的痛苦和不适。一般来说,能给人感官以强烈刺激的剧痛、大量出血、严重外伤等,都能促使病人前去就诊。班克斯(Banks)等人对头痛等6种症状的就医率做了统计,结果表明:头痛的就医率为0.54%,背痛的为1.92%,情绪问题的为2.17%,腹痛的为3.44%,咽喉痛的为5.5%,胸痛的为7.14%。显而易见,急性病病人的就医率远远高于慢性病病人。可见,病程的缓急、症状的不同都会影响人们的求医行为。

(八)其他因素

工作忙、没有时间、担心经济上的损失、怕麻烦、掉以轻心等都有可能成为一些人有病不去就医的原因。

病人的求医行为是一个复杂的心理准备过程,上述因素有时单独发生作用,有时通过相互整合产生综合影响。其实,要提高病人的就诊率,减少有病不求医的现象,仅考虑强化求医动机是不够的,应当从个人与社会两方面着手。个人方面主要包括:学习卫生保健常识,培养卫生观念,改善经济条件等。社会方面包括:建立和健全医疗卫生保健制度,改善医疗服务质量,广泛进行卫生健康与防病、治病的宣传教育,增加社会医疗卫生事业投入,增加社会成员的经济收入,为病人就医提供社会、经济、时间等方面的便利,妥善处理好病人就医后可能出现的社会、家庭、个人问题等。

三、病人与求医行为

病人是医疗活动的对象。过去认为病人就是患有疾病的人。但从医学上讲,几乎每个人身上都可以找到一种至几种医学上称为疾病的"毛病",例如近视、痔、疣、龋齿、扁平足、脚癣、口吃、失眠、肥胖等,这些"毛病"的拥有者以及其他体征指标偏离正常者,往往并没有被称为病人。而进行正常分娩的产妇虽被称为病人,但实际上她们并非患有疾病。现代对病人的定义是有求医行为或正接受医治的人。显然,患病通常使人主动去寻求医治,但从以上分析可见,并不是所有病人都可能去寻求医治而成为受到医疗照顾。同时,也不是所有寻求医疗服务的人都是有病的人。

在现实生活中,伪造发烧等诈病者以及仅仅为了开张病假条而来求医的无病者并不罕见,还有为了逃避各种现实而住进医院寻求医疗帮助的人,他们并非真正的病人,但他们却具有病人的身份。他们的求医行为多是出自社会的或心理的原因。

还有许多真正患有疾病甚至很严重的人,大多由于经济困难、交通不便、工作太忙,或者由于对疾病的严重性认识不足,或者由于其他各种心理及社会原因,对健康持冷淡、听之任之的态度,而未去求医导致病情加重,这种情况比较普遍,即使在享受公费医疗的人群中,也有的人因为医疗服务不便,看病时挂号、候诊、取药时间长,认为不如自行用药等而拒绝求医。

可见,在社会现实生活中的人并不一定都是健康人,而住院治疗的也并非都是有病的人。由于并不是所有的病人在患病后都会主动去寻求医疗帮助,因此,医疗卫生服务不仅要注意那些有求医行为或正在接受医治的人,还应关心那些由于种种原因而未去求医的人,现代的医学模式也要求医务人员应从生物、心理、社会三方面对这些人主动地开展医疗保健服务。

第三节 遵 医 行 为

一、遵医行为的概述

病人的遵医行为(treatment compliance)是指病人遵照医嘱预防、治疗疾病的行为。它体现病人在求医、治疗的过程中的行为和医嘱保持一致,反之则是不遵医行为。医生对病人的诊断、治疗原则,甚至具体方案,基本上要让病人及其家属做到心中有数。如医生在医嘱中要将治疗手段和药物及其剂量、次数、用法告诉病人及其家属。有时候,病人家属及单位也可参加协商,提出建议。如果医生对病人所患疾病的诊治及时、合理,而病人不遵照或不完全遵照医嘱配合治疗,医疗效果肯定不会满意或无效,并且会造成医药资源的浪费。为了提高医疗效果,减少医药资源的浪费,必须高度重视对病人遵医行为的研究。遵医行为可从以下两个角度进行分析。

(一)从医务人员和医疗组织的角度来看

如果医务人员缺乏医德修养,对病人服务态度不好,有冷、硬、顶、推行为,再加上医务人员业务水平低,工作不负责任,医疗上很容易发生差错或事故,必然使病人对医务人员和医院产生不好的印象,感到没有安全感、信任感、亲切感,就会丧失治疗的信心,或产生种种疑虑,这样就很难出现满意的遵医行为。如果医院环境条件差,到处加床,设备陈旧,规章制度脱离实际,管理不善,使病人治疗、生活很不方便,也很难使病人安心住院治疗,从而影响病人的遵医行为。

(二)从病人角度看

遵医行为的程度更取决于病人本身,病人本身是内因,是决定条件,外因只是次要条件。病人求医治疗的目的和态度,决定遵医行为的程度。一般而言,病人的求医行为、治疗行为、遵医行为应该是一致的。但是,在医疗过程中,常遇到不遵医或不完全遵医的行为。例如,在门诊病人中,有的病人在同一时间,同一个疗程,找了数个医生看病,开了许多药,而拿什么药和服什么药则由病人自己最后决定。尤其是实行公费医疗和劳保医疗的部分病人,由于自己看病、用药不花钱,就容易造成求医行为、治疗行为、遵医行为分离,既浪费医药资源,又影响治疗效果。还有一类假病人,求医的目的是索取"病假条"或其他有关证明,以达到自己的目的。这种人就更无从谈什么遵医行为了。

由此可见,端正病人的遵医行为,首先取决于病人的求医和治疗行为,其次,医务人员的技术水平、工作作风、服务态度、医德医风也是影响遵医行为的重要因素。研究病人的遵医行为,不仅有助于提高病人的遵医率,改善治疗效果,而且有助于推动医疗保健制度的改革,减少不必要的浪费。

二、影响病人遵医行为的因素

影响病人遵医行为的因素有哪些?为什么有些病人会出现不遵医行为?这是医学社会学一直在研究的课题。研究发现,下列因素都有可能影响病人的遵医行为:医疗机构的形象,医疗服务条件,疾病因素,治疗措施,治疗时间的长短,治疗方案的复杂程度,治疗成本的高低,病人的个性特征,病人对疾病与治疗的信念,病人家庭是否支持治疗,病人与医生的关系,等等。

从临床治疗的角度看,人们更关心对病人不遵医行为原因的研究,以便找出问题,对症下"药",提高病人的遵医率。一般认为临床病人产生不遵医行为的原因:①病人对自身疾病的看法与医生不同;②治疗措施要求病人改变工作习惯、生活习惯等;③慢性病病人服用过多种药物,且疗效欠佳;④医生对服药方法的指导语不明确,或病人未能正确理解;⑤老年病人健忘,年轻病人不重视,等等。

病人的行为能否与医嘱保持一致,有一个复杂的心理过程,在病人意识清醒的情况下,无论内部因素还是外部因素都必须通过病人心理活动这一中介机制,才能对病人行为产生影响。根据病人行为的后果,可以把影响病人心理活动、行为动机、行为方式的因素分成正向因素与负向因素。

(一)正向因素

正向因素主要指那些有助于病人产生遵医行为的因素,包括:①病人对医生的信任和满意;②病人具有一定的医药卫生知识,对疾病的发展变化有一定的认识;③病人积极参与医疗活动,并取得与医务人员一致的意见;④病人对治疗疾病充满信心;⑤病人对医嘱有正确的理解和记忆;⑥医患间在治疗过程中都考虑到最优化原则;⑦家庭的积极支持和督促;⑧严格、科学的医嘱执行、监督系统;⑨治疗方案正确,有一定的疗效;⑩医生的医嘱明确、一致、易懂、易记。

(二)负向因素

负向因素主要指那些可能引起病人不遵医行为的因素,包括:①医患关系不良、病人对医生不信任;②病人对医嘱有不同意见或未正确理解医嘱(有调查表明,30%～60%的病人是由于对医生传递的信息不满意或对医嘱不满意而产生不遵医行为的);③病人与家庭成员不和;④医嘱不明确或过于复杂,使病人误解了药物标签上的文字说明;⑤病人理解力差或记忆力不佳;⑥治疗效果不好;⑦病人缺少医药卫生知识;⑧病人有意拒绝合作,具体原因很多,如对治疗已经绝望,或者为谋取病人角色利益等,造成病人对治疗方案做主动修改;⑨以往治疗的不良经验,如儿童因怕痛而拒绝打针。

一般来看,神经官能症病人、慢性病病人、轻症病人、门诊病人更容易出现不遵医嘱的情况,遵医率较低;而器质性疾病病人、急性病病人、重症病人、住院病人自行对医嘱做出改变的情况较少,遵医率较高。

判断病人的行为是否与医嘱保持一致,有时非常困难。医务人员通常用于判别病人是否遵医的方法主要有:①根据疗效或副作用进行判断,有一部分病人在服用药物后即会出现疗效或某些不良反应;②监视就诊情况,此法主要适用于门诊病人;③药片计数或测量血药水平,计算药片的方法简便易行,但一般只适用于临床或病人家属配合时,且不能告诉病人计数的目的,否则其可靠性就会下降;④临床观察,此法只适用于住院病人,而且要花费一定的人力和时间,有些医院采取病人服药时短期监视,有一定效果。

在医疗过程中,不遵医行为的原因是复杂的。不同疾病的病人,遵医行为不一样;求医的目的不同,遵医行为也有差别。比如,在2019年新冠肺炎疫情的应对中,许多欧美国家的民众受到民粹主义和个人主义的影响,反抗政府要求的戴口罩行为,为疫情的防控带来了重大阻碍。因此,医务人员不仅要正确地诊断疾病,准确、及时地治疗,还必须高度重视病人的遵医行为。充分调动病人配合治疗的积极性和主动性是提高遵医率的关键,是取得满意的医疗效果和社会效果的重要措施。

三、强化病人遵医行为的方法

提高遵医程度是取得良好的医疗效果和社会效果的关键。因而有必要采用一定的方法和措施,强化病人的遵医行为,以保证诊断、治疗的顺利进行。强化病人的遵医行为主要从以下几个方面着手。

(1)首先,要提高医生的业务能力、技术水平和服务质量,使病人信任、尊重医生。

如果病人觉得医务人员业务水平不高,服务态度不好,会直接影响其对医嘱的遵循,甚至完全拒绝医嘱内容。只有使病人对医务人员建立高度信任感,对其服务感到高度满意,才会产生较高的遵医率。同时,要加强医院的管理和服务,努力改善医患关系;医嘱应简明扼要清楚,在制订治疗方案时应尽可能让病人参与或取得病人的支持;对难懂的医嘱应做耐心细致的解释工作,最后还应对医嘱的执行情况进行检查、监督。

(2)其次,在病人方面,主要应通过适当的卫生教育和劝说、解释,促使病人提高对健康与疾病的认识,增强尊重医嘱、治疗疾病的责任感。

病人行为受不同的心理活动层次决定,浅层次的心理活动是行为的直接动因,往往容易受外部环境、情境及他人影响,如医务人员的服务态度,医嘱是否明确等。而心理活动的深层次,主要包括对人生的信念、对健康与疾病的基本认知与态度、对生与死的基本看法等,这些一般不易受到外部环境的影响,但对病人的行为起着稳定的、持续的决定作用。因此,通过卫生宣传教育和其他积极的社会教育,增强大众的卫生健康观,是强化病人遵医行为的根本性措施。有人应用"健康概念模型"研究健康信念与遵医行为的关系。健康信念的假设包括病人认为病情严重;病人自我感觉不遵从医嘱病情就会恶化;他们克服身体上、精神上和经济上的困难而坚持治疗。抱有以上信念的人就容易遵从医嘱,积极配合治疗。

（3）再次，在治疗过程中，要注意运用一些提高病人对医嘱的理解、记忆和执行程度的具体方法。

主要包括：①在与病人互动过程中，要突出强调有关诊断、治疗的关键内容，不要将这些关键内容夹杂在一般的谈话中，使病人难以理解，以致降低遵医率；②医嘱内容要具体，不能只是一些空泛无边的劝告。要考虑到不同对象的年龄、文化程度、语言等因素，尽可能使用病人易懂的词句；③重要内容、不易记忆的内容最好使用书面语言，并且要做到字迹清楚，容易识别；④关键地方要反复强调，特别对老年病人、文化程度低的病人，最好要他们将医嘱复述一遍，以保证他们听懂、记住。⑤医嘱内容要做到主次分明、突出重点，不能主次不分。

（4）最后，根据病人的具体情况（如文化程度、患病时间等），尽可能按照"共同参与型"和"指导合作型"（见下一章论述）的医患关系模式。

让病人与医生一起讨论治疗方案，使病人在讨论过程中，能逐渐理解并记住医嘱中的种种具体要求，并在医患双方相互沟通和理解中，调动病人的主动性和积极性，实现医患关系的最佳模式，从而提高遵医率，保证医疗全过程顺利进行，促使病人早日康复。

【本章小结】

疾病行为是指当一个人自觉疼痛、不舒服或出现由于器质性病变及其他原因引起的功能障碍时，会产生病感体验，这种体验往往会引起具有特定社会意义的行为反应，这种行为反应称为疾病行为。通常可以分为病理行为、病患行为和病态行为三种。

疾病行为确认的依据第一是要确认是否患病，其目的是了解有无异常的刺激源存在；第二是要确认与疾病（刺激）相关的异常行为（疾病行为）的存在，并且要确认异常行为（疾病行为）与某种疾病的特定关系或联系的存在。

求医行为是指发现自己正处于疾病状态的人去医院就诊，寻求治疗的行为。根据求医行为是否源于病人自身的求医动机，可以把求医行为分为主动求医行为、被动求医行为两类。常见的影响求医行为的因素有经济因素、认知因素、心理因素、文化价值观、地理环境因素、医疗服务条件、所患疾病的性质。

遵医行为是指病人遵照医嘱进行预防、治疗疾病的行为。它体现病人在求医、治疗的过程中和医嘱保持一致的行为。反之则是不遵医行为。根据病人行为的后果，可以把影响病人心理活动、行为动机、行为方式的因素分成正向因素与负向因素。

【关键术语】

疾病行为 disease behavior　病理行为 pathological behavior　病患行为 illness behavior
病态行为 sickness behavior　求医行为 health-seeking behavior　遵医行为 treatment compliance

【讨论题】

1. 你认为应该如何帮助不健康但因经济困难未去求医的人？如何帮助不健康但因对疾病严重性认识不足未去求医的人？

2. 结合在新冠肺炎疫情中有些人反对戴口罩、反对居家隔离的做法，你对遵医行为有什么思考？

【思考题】

1. 疾病行为的确认依据有哪些？
2. 影响病人求医行为的因素有哪些？
3. 影响病人遵医行为的因素有哪些？

第七章　医疗人际关系

【情景导入】

随着互联网技术的发展，远程医疗、虚拟现实、人工智能、5G等技术纷纷涌现，对人类的生产、生活及社会关系带来了深刻的变化，也给人类社会带来一系列的机遇与挑战。

医患关系作为医务人员与患者家属在医疗过程中产生的特定的医治关系，是一种重要的社会关系，其模式不可避免受到新技术的影响。医患关系互动的本质是医患双方在医疗服务中自然形成的相互作用的关系，其核心是服务。互联网技术的兴起和普及对医疗行业产生了巨大的影响，尤其表现在服务能力方面，因而必然会产生一种新型的医患互动关系模式。英国著名医学家格雷爵士认为，互联网技术改变了传统的医患互动模式，医生的主导地位正在被削弱，患者逐渐取代医生，成为医疗服务体系的中心。

在数字化时代，互联网技术对这种新型的医患互动模式的影响，既是机遇，也带来了挑战。应认清当下形势，理性思考，抓住机遇，采取有效对策，预防或减少新型医患模式中的不良事件，建立和谐的医患互动模式。

医疗人际关系是指人们在医疗活动过程中所形成的一种特殊的社会关系。它既包括医务人员与患者之间的关系（即医患关系），又包括医务人员个人与个人、个人与集体、集体与集体之间的关系，如医护关系、护际关系、医际关系、医护人员与医疗管理人员之间的关系，同时也包括患者与患者之间的关系，即患际关系，等等。古希腊哲学家赫拉克利特曾说过："如果没有健康，智慧就不能表现，文化无法施展，力量不能战斗，财富变成废物，知识无法利用。"也就是说，社会要发展，国家要富强，人民的健康是一个必要条件。在与疾病做斗争、维护人类健康的过程中，医务人员与社会人群及患者必然要发生种种联系，产生各种错综复杂的医疗人际关系。医疗人际关系以医疗实践活动为基础，同时又能对医疗实践本身产生重要的影响。因此，医疗人际关系是医学社会学研究的重要课题之一。

第一节　医　患　关　系

医患关系是医疗服务活动中客观形成的医患双方以及与双方利益有密切关联的社会群体和个体之间的互动关系。医患关系有广义和狭义之分：广义上的医患关系是指医方和患方的关系，"医"是指包括医生、护士、药检与管理等人员在内的医务人员群体，"患"是指包括患者、有直接或间接联系的患者亲属、监护人以及其所在的工作部门、单位等群体。狭义上的医患关系主要指医生和患者的关系。随着我国医疗卫生体制改革不断向纵深推进，医疗服务内容和范畴不断扩大，医患关系不再简单是医生和患者的关系、医方群体与患方群体的关系,而是整个社会关系在医患双方缔结关系过程中的一种典型的、集中的体现。如患者一进入医院,就要接触诸如负责咨询、预检、挂号、诊治、检验、药剂收费、放射、护理、功能检查等各种专业人员,在接触中就结成了一定的关系。医患关系不仅与医患之间的政治生活、经济生活和医疗活动有关,而且还受到社会政治、经济、文化(法律、知识、信仰、道德、风俗)、社会风气、民风、院风等多种因素的影响。

一、医患关系的历史演变

几千年来,医患关系一直作为一种特殊的人际关系存在着。由于社会发展阶段和医学发展水平的不同,不同时代、不同社会背景的医患关系具有不同的特征。这里主要从医学发展的不同阶段来看医患关系的发展。

中世纪以前,医学处于经验阶段。由于医院没有形成,医学分科不细,医疗器械简陋,医生从了解病情、体检、诊断到治疗,都是自己直接进行的,没有他人介入,患者把自己的生命和健康完全托付给医生,医生也主动接近、关心患者,这样,就建立了密切的、主动的医患关系。医患关系具有直接性、单纯性、主动性等特点。

中世纪晚期以后,实验医学诞生了。特别是近代以来,医学得到了迅速的发展。到今天,随着电子技术、纤维化学、超声、激光、核物理、电子计算机技术的应用,人们对人体和疾病的认识,在层次上已从整体、细胞水平深入分子和量子水平。不但做到定性、定量,还能定位。这就使医务人员对疾病的诊断治疗日益依赖于这些检查仪器的测定数据,使医务人员与患者直接接触的机会少了,医患关系在感情联系上变得淡薄了,医患关系具有物化的特征。另外,医学分科越来越细,医务人员分工也越来越专业化,一个医生只对某一种疾病或诊疗过程中的某一个环节负责。患者的生命与健康,不再是依赖某一个医生,而是依赖众多医务工作人员,而一个医生也要同时与多个患者产生联系,医患之间呈现出多线性的特征。同时,医患双方接触的时间有限,使医务人员或医学科研工作者容易忽略系统地、全面地诊治患者,而出现患者与疾病脱节的情况。再者,不少医务人员只是从生物学的观点去诊治患者,而忽略了影响健康和疾病的心理、社会因素,这也是医患双方感情联系减少的因素之一。随着现代医学突飞猛进地向前发展,生物-心理-社会医学模式要求医务人员不仅要使用药品和仪器诊治患者,还要求全面、系统地从心理因素和社会因素等各方面综合分析、治疗患者,以达到促进患者身心健康的目的。

二、医患关系的确定及医患关系模式

医患关系的确定是通过医疗活动来实现的。医患交往是人际交往的一种特殊形式,其目的在于医务人员对人们进行预防、保健服务和对患者进行诊断、治疗,使患者恢复健康。这种交往一般都是在门诊或病房进行的,交往的内容与医疗实践活动有关,交往中往往是医务人员占主导地位。

(一)医患关系的确定

医患关系的确定可分为三个阶段。

1.初步接触阶段

一般来说,患者的求医(包括主动求医与被动求医)是确定医患关系的开始。此时,医患双方都能察觉到对方的存在,双方都希望交往,如医生向患者询问病史,患者向医生介绍病情,医生给患者做体格检查,开出各种检查申请单、化验单等。

2.一般交往阶段

医患双方交往都与疾病的诊断、治疗有关,患者很少谈及内心深处的想法,医生则负责查房,了解病情变化,做体检,观察治疗效果,并做病程记录。

3. 深化关系阶段

医患双方交往较密切,内容不仅限于疾病本身,还涉及社会生活、心理活动等。患者很信任医务人员,希望常与医务人员接触谈心,能积极配合医生诊断、治疗疾病。医务人员主动关心、同情并积极地治疗患者。医患关系融洽、良好,多见于医生与住院时间长或反复住院的慢性病患者的交往。

以上医患关系确定的三个阶段并没有严格的界限和期限,需结合实际情况加以理解。

(二)医患交往的方式

1. 语词性交往

医患语词性交往主要围绕着疾病的发生、发展以及疾病的症状展开,医生需要将患者或家属述说的有关主诉、现病史、既往病史以及家族病史的非医学术语加以分析、整理,将其改为医学术语,并进行医学文件的书写。医务人员又需要用通俗易懂的语言向患者及家属进行解释、启发、劝慰、鼓励,并巧妙地对患者进行心理治疗、心理康复,使患者配合治疗,促进患者早日康复。

2. 非语词性交往

医患交往很多情况下是通过声调、面部表情、躯体动作和姿势、目光等非语词性交往来传递某种信息的。如急腹症患者常常时有呻吟,手捂着腹部,弯着腰,表情痛苦,焦虑,惊恐不安。有经验的医生从患者的非语词性表达中就可发现与疾病有关的各种信息,从而能及时地作出正确的诊断及治疗。而医生的体态、声调、表情等也会传递给患者各种信息。

在实际交往过程中,这两种方式是交互使用、紧密结合的。如对重危患者,医务人员只有通过勤查房,与患者密切交往,从患者的语词性与非语词性的表达状况,来观察、分析病情变化,从而全面、正确地掌握疾病的发生、发展、变化过程,以便及时、正确地诊断与治疗。当然,患者从医生查房时检查患者的部位、表情,开的各种检查申请单,治疗的方式和内容,谈话的语调、动作中能或多或少地猜到自己的病情。

(三)医患关系模式

医患关系模式(doctor-patient relationship model)是对医患间不同交往状况的概括性描述。它取决于医患双方在交往中相互的能动性和积极性。目前,国外常引用的是美国学者 T. S. 萨斯(T. S. Szasz)和 M. H. 荷伦德(M. H. Hollender)提出的"萨斯-荷伦德"模式。他们根据医患双方主动性的不同,提出了医患关系的三种基本模式,即主动-被动型、指导-合作型、共同参与型。这三种模式分别适用于不同的患者、不同的疾病、不同的病情发展阶段。我们不必照搬,可以作为参考和借鉴。现分述如下。

(1)主动-被动型。这是传统而又普遍的医患关系模式。在这种模式中,医生是主动的,患者是被动的,患者完全听从医生的安排。目前,这种模式的医患关系仍然相当普遍。古今中外,大多数医生都用这种观点来认识和对待医患关系,尤其是在对待危重患者、抢救患者、某些精神分裂症患者、痴呆患者及婴儿时更明显。这种模式可能会影响医疗质量的提高,也可能使许多可以避免的差错发生。因此,这也是引起医患矛盾、发生医疗纠纷的原因之一。当然,在特定的范围里,这种模式也是必需而有效的。比如,对一个昏迷的患者,不可能让其主动参与诊疗活动,只能采取这种模式。

(2)指导-合作型。在这种模式中,医生是主动的,有一定的权威性。同时,患者也有一定的主动性,他们求医心切,愿意主动与医务人员交往,提供病情,主动接受和配合医生诊治,提出一些与自己病情相关的问题,并希望得到耐心、满意的解释。这种指导-合作型医患关系,有利于提高治疗效果,有利于避免医疗中的某些差错与事故的发生,有利于建立正常、友好、融洽、和谐的医患关系。但就其实质来说,这种模式与前者没有根本区别。因为医生在这种关系中还是起决定作用的,患者的合作,都以执行医生的意志为前提。目前这种模式比较常见。

(3)共同参与型。在这种模式的医患关系中,医生和患者共同参与医疗活动,医生和患者都具有大致相等的主动性和权利。医生接受患者的意见,患者在治疗过程中,不只是合作,更不是被动地接受医生的安排,而是主动参与。医生尊重患者的意见,因为在医疗过程中,患者的意见有很高的参考价值。患者主动向医生提供在治疗过程中的体验和效果,并提出建议,医生针对患者的意见,结合体检、实验室功能检查进一步诊断和调整治疗方案。这种模式的医患关系可以调动医患双方的主动性和积极性。它常见于慢性病、反复住院的患者和有一定文化水平并对医学知识较熟悉的患者。这种模式的医患关系比较融洽、友好,对提高诊断的准确性和治疗效果是有利的,也有利于建立良好的医患心理、精神状态,有利于减少医患双方的某些矛盾,是一种理想的模式。

有的学者还将医患关系概括为:医生既是患者的老师,也是患者的学生;既是患者的亲人,又是患者的知音。医生是患者的老师,是指医务人员运用所学过的专业知识和临床经验指导患者同疾病作斗争。他们教给患者防病、治病、护理、保健等知识,并进行心理治疗和康复。医生是患者的学生,是指医务人员通过了解患者以及其对疾病诊断治疗的体验、效果,学习到更多的知识。医务人员在医疗活动中,把医学理论与临床实践紧密结合,才能不断积累丰富的临床经验。在这种"理论—实践""再理论—再实践"的过程中,患者起了"教学"的作用。没有不同的患者和病种,没有医学科学者的刻苦钻研,医学科学就难以发展。医生是患者的亲人,是指医务人员要无微不至地关心、体贴患者,把患者当亲人和朋友。医生是患者的知音,是指医务人员与患者有共同的目的,即早日使患者康复,医生做到想患者之所想,急患者之所急,设身处地地为患者着想,使患者精神、心理都得到安慰,更积极主动地配合治疗。以上这几个方面共同构成医患关系的一种新型的模式。

综上所述,每种模式都有其特殊的历史背景,并随着医学发展的不同阶段呈现出不同的特点。此外,政治、经济、技术、文化等因素对医患关系也有不同程度的影响。观察上述各种医患关系模式及其演变,可以发现各种模式之间没有非常清晰的分界线。因此,随着人类经济社会的不断发展,加之现实生活的复杂多变,没有一种医患关系模式是完全恰当和最合适的。现代医学正由生物医学模式向生物-心理-社会医学模式转变。医务人员在临床诊治过程中,与患者建立一种相互平等、相互合作和共同参与的新型医患关系,是实现这种转变的必由之路。

三、影响医患关系的因素

医患关系是服务与被服务的关系。使患者早日康复是医患双方的共同愿望和目的,良好的医患关系是实现这一愿望和目的的重要条件。但是,在实际交往过程中,医患之间也存在着一些矛盾、冲突。这是因为医患关系不是孤立存在的,它不仅与医疗活动本身有关,而且还受到社会中多种因素的影响。研究影响医患关系的因素,对于建立良好的医患关系,更好地为患者的健康利益服务,具有十分重要的意义。

(一)社会环境的影响

医患关系的变化虽有其相对的独立性,但是社会的客观环境,如社会制度的性质、社会的发展水平和趋势、社会物质生活条件、经济、政治、法律、道德、各种社会意识形态、科技和教育水平等都直接或间接地影响着医患关系。

(1)已出现过的负面事件的影响。有少数医院把经济效益放在首位,乱收费、高收费,增加了患者的负担。有的医务人员医德观念淡薄,财、权、利成了调节与患者关系的杠杆。有的医生把医疗、药品、病假条、医疗证明作为谋取私利的手段,向患者暗示、索要钱物。此类负面事件的发生严重影响了医院的形象和医患关系的正常发展。

(2)由于物质生活条件的改善,文化教育水平的提高,医疗卫生知识的普及,整个社会对健康也越来越重视,患者(或健康人)也越来越希望与医务人员建立密切联系,以便得到更好、更多的医疗咨询和服务。

(3)医疗制度的影响。由于历史的原因,我国医疗制度的某些弊端对医患关系带来消极影响。比如,享受公费医疗的患者和家属提出超过病情需要的要求,不合理地使用某些昂贵、滋补药物,或一人公费医疗,全家、亲朋好友吃"大锅药";患者为了达到某种目的,要求延长住院时间等,这种不合理的要求,必然直接或间接地影响医患关系。

(4)社会微观环境的影响,主要是指与患者的医疗活动、日常生活直接相关的客观环境,包括医院、科室、家庭、邻居、工作单位、公共场所等,这些都影响着医患关系。

(5)各种传统习俗以及现实中的各种社会风气(正面的或负面的)对医患关系都产生着影响,发挥着净化或污染医患关系的作用。

(二)现代医学发展及医学模式转变的影响

现代医学的发展使临床分科、专业划分越来越具体,医务人员分工也越来越细,诊治使用的仪器设备越来越多,高、精设备操作越来越复杂,出现了医患关系的物化趋势和疾病与患者分离的趋势,从而使医患间的联系减少,甚至有淡化的趋势。同时,随着医学科学的发展,生物-心理-社会医学模式逐渐被人们所接受,人们也逐渐认识到综合治疗的重要性,这对改善医患关系又必然产生良好的影响。

(三)医患双方的影响

患者住院,要离开他熟悉的家庭环境和工作环境,改变生活习惯,中断学习或工作,到一个陌生的环境,那里没有熟悉的朋友,还要受到病痛的折磨,甚至会面临死亡的威胁,因此,患者常常产生恐惧不安、焦虑、担心、孤独等种种心理感受。患者希望医务人员对此能理解和尊重;希望自己的疾病被重视,尽快地痊愈;希望知道各方面的与医疗有关的信息,如医院生活制度的信息,自己所患疾病的诊断、治疗、预后的信息,有关如何配合治疗的信息等;希望有个医术精湛,服务热情、周到、细致的好医生为自己治疗;希望有一个和谐的环境。但是,医务人员的社会经历不同,所受教育的程度不同,所形成的世界观、人生观也不尽相同,致使他们从事医疗工作所产生的效果也大不相同。医务人员绝大多数的态度是好的,但有少数医务人员在给患者看病时,抱有居高临下的恩赐心理、绝对权威的心理、探索和研究的心理等,不是把患者利益放在第一位,对患者漠不关心、态度生硬,甚至顶撞患者、讽刺挖苦患者、推诿患者,缺乏道德修养等。这些必然会给医患关系带来负面影响。

从患者角度来看,应重视医务人员的劳动,积极配合治疗。患者来自社会各个阶层,思想修养水平参差不齐。比如有个别患者,认为自己社会地位高,有"特权"思想;也有个别患者缺乏教养,不尊重医务人员"防病治病,救死扶伤"的崇高劳动,在医疗过程中,稍不如意,就大发雷霆,无理取闹,干扰正常医疗秩序,也严重影响了医患关系,需要通过社会舆论、道德、法律等手段进行教育。

建立良好的医患关系,医务人员负有主要责任。医务人员无论何时何地,遇到危重患者都应准确、及时地尽力抢救,以患者的生命和利益为中心。在工作中应严肃认真,一丝不苟,细致周到,不允许粗枝大叶而造成医疗事故。生物-心理-社会医学模式下的医患关系,要求医务人员不仅要有精益求精的医术,而且要有全心全意为患者服务、对工作认真负责、对患者满腔热情、一切从患者利益出发的好思想,同时,还要掌握高超的为患者服务的艺术和技巧。只有这样,医患关系才会健康、正常地发展。

(四)新技术对医患关系的影响

医患关系的另一个重要影响因素是网络技术的发展。计算机信息高速化将患者的家用计算机和医生、医院、制药公司、医疗供应商以及医疗保险商之间的计算机紧密连接起来。患者不需要去医院也可以通过计算机获得医疗信息。新的电子监控设备可以帮助患者追踪自己的生理及心理状态,同时数据可以上传至医疗数据库供医师查阅。患者没有必要直接面对医师,可以选择通过电子邮件、电话会议等方式远程咨询医师。计算机可以直接为患者诊断疾病,进而给出治疗方案。患者可以通过计算机预定处方药,并且还可以选择配送到家的服务。此外,医生可以通过最新的在线诊疗信息、新的药物疗程和新的医疗数据库改进患者服务,也可以通过计算机解答患者的问题。相应的,我们发现现代医学吸收了许多信息科学的技术特征,构建了大量关于卫生知识的电子图书馆。

因此,现代社会的医学实践越来越依赖于其他领域日益复杂的技术,如计算机科学和生物工程。对于许多非医学背景的人来说,互联网已经成为主要的医学信息来源。这改变了医患关系,因为患者通过互联网获得了以前仅限于通过与医师接触才能获得的信息。曾淑芬和张良铭的研究表明,那些亲自去看医师的患者更信任医师,并且更多地依赖医师的治疗。与此相反,在线用户显示出较少的对医师的信任,也较少遵从医嘱,而且更愿意使用其他备选药物。对他们来说,互联网常常作为"第二意见"发挥作用。

在生物医学模式指导下,医生在医患关系中处于中心地位,患者处于被动、依赖和服从的弱势地位,随着科技知识的普及和互联网技术的发展,以及医学模式的转变,医生在决策中的主导地位和权威逐渐降低,医患之间的权力格局将发生重大变化。同时,互联网技术的发展提供了更多医患沟通的平台,有利于增加医患沟通时间,改善沟通效果,并有助于提升医疗质量和医院管理水平。不过,互联网技术对医患关系的影响才初见端倪,有些影响还只是一种趋势,并未形成现实。

四、与患者交往的技巧

医务人员要改善医患关系,必须克服影响医患关系的各种不良因素,同时,也需要注意与患者交往的艺术和技巧。这样,才能达到高质量的服务水平。

(一)保持和谐的仪表

医务人员在与患者的交往中,和谐的仪表十分重要,它给患者留下的第一印象会对以后的交往产生较大的影响。这就要求医务人员注意仪表,举止端庄,服装整洁大方,谈吐文明礼貌,使患者感到朴实、稳重、安全、可敬、可信、可亲。这不仅能使医疗活动顺利进行,也能为建立良好的医患关系打下基础。反之,医患交往就很难有好的效果。

(二)提供优质的服务

提供优质的服务包括两个方面的内容,一是要求医务人员有良好的医德医风。医务人员要尊重患者,对患者要充满同情、爱护之心,细致入微、满腔热忱地为患者服务。同时,还要做到廉洁正直、文明行医、礼貌待人。二是要求医务人员具有精湛的医疗技术,能为患者提供高水平的医疗服务。也就是说,对患者的满腔热忱和对技术的精益求精是医务人员为患者提供优质服务,与患者成功交往的关键因素之一。

(三)具有与患者交往的语言技巧

语言是人类特有的、用来表达思想的、进行人际交往的主要方式。语言表达的内容、时机、形式、场合都可能直接影响人际关系。所以,要使医患关系良性运行、健康发展,作为医务人员应掌握与患者沟通的语言技巧。

1. 礼貌性语言

医患双方在人格上是平等的。因此,在与患者接触中,要用尊重患者人格的礼貌性语言,切忌用凶狠的、严厉的、带刺激的语言侮辱患者。对患者使用文明礼貌的语言,是对医务人员最基本的要求。

2. 保护性语言

保守"医密"是对医务人员道德的特殊要求。因为患者的精神状态对能否战胜疾病有很大关系。如何使患者,特别是某些危重患者在接受治疗时充满信心,这是生理、心理、精神综合治疗的重要措施。保守"医密"有两方面的内容:一是保守患者的秘密,二是对患者保密。另外,还包括医务人员不能把同行的差错、缺点及诊治的不当告诉患者,避免使患者产生不信任、不安全感,顾虑重重,从而影响治疗,甚至引起医疗上的纠纷。

3. 解释性语言

在医疗活动中,患者及其家属等会向医务人员提出一些与自身疾病有关的问题,希望得到耐心的解释。医务人员在不影响医疗保护制度的前提下,应向患者及其家属等做耐心的解释,并做到语言简洁明白,使人听起来确定无疑,并对医生的诊断治疗信服、满意,从而增强战胜疾病的信心。

4. 灵活性语言

在医患交往中,医务人员应是心理学家,时时刻刻能观察到患者的心理状态,从而用灵活、谨慎、积极的语言使患者振作精神,充满信心,消除顾虑,与疾病作斗争。

"良言一句三冬暖",医务人员用亲切、美好、温和的语言与患者交流,会给患者心理上以帮助和安慰,使患者早日康复。我们深信,只要正确、灵活地运用与患者交往的技巧,充分发挥医患双方在医疗活动中的积极性、主动性,理想和谐的医患关系就容易实现。

第二节 医际关系

医际关系(inter medical relations)是指医疗实践中医务人员之间的关系。医院中的医务人员主要是由多层次医疗卫生技术人员所组成的一个知识密集型群体。他们大多受过高等或中等教育,一般都有较高的道德修养和较高的认识问题的水平,处理问题也比较讲究方法。这些特点,有利于思想感情的交流、学术问题的讨论,使他们之间能互相学习、互相帮助、互相促进、互相支持。但是,旧的传统习俗以及社会其他诸多因素等,也影响他们之间关系的正常发展。如工作时间长短,技术水平高低,医德修养程度,科研成果的多少,以及每个人的经济地位、职务、职称等都会影响医务人员之间的关系。在医疗活动中,医际关系是最频繁、最密切的人际关系。现代医院分科越来越细、专业化越来越强,医务人员分工也越来越细,而医学是一门博大精深的学科群,仅靠一个人是不能完全掌握的。因此,医务人员之间要相互学习,取长补短,发扬集体主义精神才能共同完成医疗任务。

一、医生之间的关系

医生之间的关系,从年资来分,可以分为高年资医生与低年资医生之间的关系及同年资医生之间的关系;从工作联系上,可以分为科内(同科室)和科外(不同科室)医生之间的关系。正确认识和协调医生之间的关系,有利于医院各项医疗工作的开展。

(一)高年资医生和低年资医生的人际关系

高年资医生与低年资医生之间的人际关系不仅是同事关系,而且是一种师生关系,在临床工作中是逐级负责的关系。主任或副主任医师、主治医师、医师三级医师负责制是医疗质量的保证。为了对患者的诊断治疗负责,对上级医生的诊治意见,下级医生虽然可以提出不同的看法,但一般要严格执行。这种关系,有利于传授医学知识,把高年资医生长期临床实践中积累的丰富经验继承下来,使医学科学不断向前发展。但是,由于种种复杂原因,高年资老医生与低年资年轻医生之间的关系也常常出现不协调的现象。认识和研究双方交往的心理特点,对处理好他们之间的关系具有十分重要的意义。

1. 高年资医生交往中的心理特点

(1)希望受到尊重。高年资医生、专家、教授通常年纪较大,在长期医疗实践中,积累了丰富的临床经验,抢救治疗了许多患者,在医疗、教学、科研上有成就,从而受到人们的尊敬。他们的自尊心也比较强,希望受到同级或下级医生的尊敬。否则,便会影响他们的积极性。

(2)希望年轻医生青出于蓝而胜于蓝。高年资医生长期刻苦钻研业务,对医疗技术精益求精,对患者认真负责,在医疗工作中已经取得了成绩。他们出于责任感和事业心,对自己的学生、低年资医生要求严格,希望他们也认真学习和工作,多出成果,有所作为,一代比一代强,使医学科学不断发展。

(3)戒备的心理。有一些高年资医生既想把自己的临床经验、精湛的技术传授给低年资医生,又担心低年资医生比自己强,而影响到自己的地位和利益。因此,对低年资医生有保守、戒备的矛盾心理。

2.低年资医生交往中的心理特点

(1)希望把技术早日学到手。他们希望高年资医生早日把医学技术毫不保留地传给自己,有时甚至急于求成。

(2)希望高年资医生能和气相待,一视同仁。

3.高年资医生与低年资医生相处的要点

高年资医生要尊重低年资医生的人格,关心、爱护他们,在生活上关心体贴,在技术上认真传授;要敢于对下级医生负责,对工作负责;要为人师表,因材施教;要尊重和鼓励低年资医生创新。低年资医生要尊重高年资医生(老师),虚心向他们学习,也要关心体贴高年资医生。

(二)同年资医生之间的人际关系

由于同年资医生的年龄、学历、地位、生活经历基本相似,观察和思考问题的角度基本相近,所以,他们相互之间比较容易理解和沟通。同时,他们也因此而容易产生竞争心理、嫉妒心理、不甘落后的心理,相互间容易挑剔,希望自己比同事强,也希望获得同事的帮助。大多数同事是彼此信任、友好相处的,希望同事生活上幸福、事业上成功。

同年资医生之间交往应遵循与人为善、以诚相待、谦虚相让、克服嫉妒的原则。要相互信任、相互支持、相互帮助,及时消除误解隔阂,加强团队协作,促进彼此在临床业务上的进步。

(三)不同科室医生之间的人际关系

不同科室的医生因为不在一个小群体(科室)中,直接交往的机会和利益冲突较同科室医生少。但在医疗活动过程中,各科室又紧密相连,各科室医生往往要协同完成医疗任务,这就要求他们在工作中必须真诚相待,对工作认真负责,帮助对方解决实际问题,相互尊重,团结协作,发扬协作精神。

(四)教学过程中的人际关系

在教学医院中,主任、副主任、主治医师和规培、住院、实习医生之间除了同事关系之外,更重要的还存在着带教和学习的关系。因此,在职学习是进入临床工作的第一步,需要着重把课堂上的理论基础知识和临床实践相结合,向临床带教医生学习,加强理论知识和基本功的学习,踏实起步。临床带教老师也应该不断更新知识,在开展教学的同时,把患者的生命、健康和利益放在第一位,协调好带教和临床工作,把握好带教的尺度,保证医疗工作顺利进行。

二、护士之间的关系

一般的医院,护士的数量要占医务人员总数的二分之一。三级医院应达到每床至少配备 0.4 名护士,医生与护士比为 1∶2,护师以上职称者占护理人员总数大于等于 30％的标准。护士承担着繁重的护理工作任务。在工作中,护士之间存在着相互合作和工作衔接的问题。由于每个护士的职务、职称、年资、年龄不同,他们之间存在着领导与被领导的上下级关系、分工合作的同级关系、教与学的关系等多重关系。只有正确处理好这些关系,才能高质量地完成护理工作。

(一)上下级护际关系

护士间的上下级关系,也是领导与被领导的关系,比如,护理副院长、护理部主任与护士的关系,护士长与护士的关系等等。作为领导要以身作则,严于律己,关怀下级,对下级一视同仁,下级则要尊重上级。上下级之间要信息畅通,及时反馈,团结协调一致,使护理工作沿着科学化、制度化、规范化的轨道前进。

(二)同级护际关系

护理工作具有整体性、协调性、时间性强的特点。工作有白班、中班、夜班,有主班、治疗班、护理班、责护班等等。要完成繁忙的护理工作,必须使每个护士坚持以患者利益为重,以严肃、认真、诚恳、热情的态度,尽职尽责地完成自己所分担的工作。同时,也要求护士主动积极配合他人工作,使护理工作准确、及时、高质量地完成。

(三)教与学的护际关系

护士长、护士和实习护士之间,主任护师、副主任护师、主管护师、护师、护士之间除了同事关系之外,更重要的还存在教与学的关系。护理学已经发展成为一门独立的学科,任何护士都需要在职学习。年资高的护士需要不断地更新知识或外出参观学习,参加护理学术会议,学习新知识。年轻护士要着重于把学过的理论与实践相结合,向年资高的护士学习,加强护理的基础理论、基本知识、基本操作的学习和培训。

(四)护士与其他医务人员的人际关系

1. 护士与医技科室的人际关系

医技科室是医院的辅助科室,在患者的明确诊断上起着重要的作用,因此医技人员应尽职尽责,运用丰富的知识为临床诊断提供准确的参考报告。护士与医技人员都应本着患者利益至上的原则,相互理解、相互尊重,共同为患者提供优质的服务。

2. 护士与后勤部门的人际关系

后勤部门是医院的保障系统,对医疗工作的顺利开展起着坚强的后盾作用。因此护理人员要尊重后勤人员的劳动,友善共处;后勤人员也应对护理人员交代的工作,尽职尽责,不要敷衍了事,共同努力为患者提供优质的服务。

3. 护士与医院管理人员的关系

医院管理人员作为医护工作中的指挥和组织者,他们之间存在领导与被领导的关系。通常医院管理人员与护士之间的矛盾如下:①由于部分领导存在对护理工作不重视,导致护士进修需求得不到满足,而医生却得到很多进修学习的机会。②与医生相比,护士晋职提薪的可能性相对较低,在同等条件下,医生获得评聘的可能性会更大。这些矛盾削弱了护士的工作积极性,因此,医院管理人员应该充分认识护理工作的重要性,提高护士的待遇和地位,从而促进护理事业的发展。

护士同级之间或上下级之间都要互相学习、相互尊重,协调好相互间的各种关系,把患者的生命、健康和利益放在第一位。只有如此,护士之间的关系才会得到正常、健康的发展,才能保证医疗护理工作顺利进行。

三、医护之间的关系

在临床工作中,医疗和护理工作的关系是十分密切的,也是不可分割的。医护关系在医际关系中占有重要的地位,越来越引起人们的关注。

(一)医护关系概述

治疗和护理是医疗工作中不可缺少的两个重要组成部分。在古代,或是护理工作从属于医疗,或是医生对患者既进行治疗,又进行护理,医护合一,或是在医生指导下,由患者亲属进行护理。

在医疗实践活动中,由于护理知识不断积累,到19世纪中叶,护理知识已经发展成为护理科学。1860年,英国的南丁格尔在伦敦创办了世界上第一所护士学校,标志着护理学已从临床医学中分离出来,成为一门独立的学科。进入现代社会,护校的数量和质量已有很大的发展。从事护理工作的队伍迅速壮大,对提高医疗护理质量起到了积极的作用。

根据人际关系特点,医护关系可以分为主从型、合作型、竞争型、主从—竞争型、主从—合作型、竞争—合作型。在实际工作中医生倾向于主从型的医护关系,而护士倾向于合作型的医护关系。但比较合理的医护关系应是根据具体情况,营造灵活多变的医护关系。如在抢救等特殊情况时应建立主从型的医护关系,以便统一指令,确保患者安全。而在共同治疗护理患者时,医生护士间应充分发挥各自的专业特点和优势,协商合作,营造合作型的医护关系。

(二)医护关系的理想模式

根据现代护理工作在临床工作中的地位和作用,有学者认为,医护关系的基本模式应是"并列—互补"型。

"并列"指医疗和护理是两个并列的无主次之分的要素,医疗和护理贯穿于治疗疾病的全过程,并发挥着同等重要的作用,两者缺一不可。

"互补",即医护之间交流信息,互相协作,互为补充。在医疗过程中,医生的主要责任是及时作出正确的诊断和使用正确的治疗手段,护士的主要责任是能动地执行医嘱,提高躯体和心理护理质量。为了使患者早日恢复健康,在治疗疾病过程中,医护间都希望在工作中互相交流信息,互相补充,互相协作,医学社会学称之为医护间的"角色期望"。

"并列—互补"型的医护关系有助于医护工作的协调,共同完成医疗护理任务。

1. 保证医疗过程顺利完成

医疗过程(即患者从入院到出院的治疗护理全过程)是医护间不断交流信息的过程。患者入院时,首先由护士测量体温、血压、脉搏、呼吸等,了解患者的一般情况和心理状况,并将这些信息传递给医生;医生问病史、做检查、作出诊断、下医嘱,护士处理医嘱;患者对治疗、护理的反应以信息的方式反馈到医生、护士,医生再根据治疗效果考虑维持或调整医嘱,以不断提高治疗效果。医生、护士在治疗过程中密切联系,互通医疗、护理信息,保证医疗工作顺利完成。

2. 适应医疗过程的复杂性

由于患者所患疾病的病种不同、轻重不同、急缓程度不同、心理状况不同,治疗护理的方式、方法、程度必然有所不同。如抢救危重患者,医护必须主动积极配合,分秒必争,行动迅速,抢救治疗及时、准确、果断,对患者家属及单位同事解释的口径应一致,共同完成抢救工作。总之,医护关系是动态的,需要根据不同场合、不同情况进行调整和互补。

3. 保持医疗过程的"非偏性"

由于医生和护士业务水平和修养水平不同,在工作中可能出现"角色偏差"(如对患者不一视同仁,受患者职务、地位等影响而出现的偏向)。在这种"并列—互补"型模式下的医护人员之间可以互相监督、互相制约,保持医疗过程的"非偏性",减少出现角色偏差的可能。

第三节 患际关系

患际关系(patient-patient relationship)是患者与患者之间在医疗活动中形成的人际关系。在医疗人际关系中,患者与患者之间的关系,也会影响到医疗和康复过程。因此,也有必要加以关注。

一、医院内的患际关系

一个患者生病后,会受到亲属、同事、朋友的关心。关心他所住的医院和所住的科室、病房,尤其关心主管医生的业务水平、工作责任心、服务态度,还关心病房内其他患者的情况。其他患者与医生密切配合、积极与疾病作斗争、情绪乐观的精神状态,或者消极悲观、濒死、绝望等状态都会影响每个患者的情绪。因此,病房环境的影响可能是积极的,也可能是消极的。患者来自社会各行各业,他们到医院治疗的共同目的是治愈疾病,早日恢复健康。有些疾病限于医疗水平难以治愈,患者希望减少痛苦、延长寿命。尽管他们所患的疾病不同,年龄不同,社会地位、经济状况、生活习惯不同,但是他们住在同一病室,相互联系是密切的。研究患者与患者之间的关系,有利于正确认识和处理患际关系、医患关系,有利于加强医院管理,提高医疗质量。

(一)新、老患者之间的关系

新、老患者以住院时间长短而论。一般来说,老患者多半患的是慢性病和重病,他们患病时间较长,对医院和科室环境、医院有关规章制度、人际关系等情况比较熟悉,对自己的病情也比较了解,在诊治上也积累了一些经验。新患者则刚患病或患病时间较短,对医院情况、自己疾病的诊治方案不了解,这就促使他们主动询问和请教老患者,老患者也愿意主动介绍情况,提供一些建议。这样,他们之间很快形成了互相关心、互相帮助的关系。这种关系起到了协助医务人员工作的作用。

(二)重症患者与轻症患者之间的关系

一般情况下,轻、重症患者不住在同一病室内。但由于患者多、医院条件差或其他原因,也可能住在一起,使轻、重症患者接触密切,互相影响,特别是在疾病的转归上影响较大。如危重患者突然病情恶化、死亡,这对轻症患者无疑是一种较强的恶性刺激,甚至可以导致轻症患者或早期患者病情恶化。反之,轻症患者康复出院或危重患者抢救成活,大手术、尖端手术治疗成功,恢复较快,也会增强重症患者战胜疾病的信心。由于疾病,他们互相安慰、互相同情、互相关心、互相帮忙,增进了患者之间的友谊。重症患者需要静养,轻症患者要注意言语、行动不要影响重症患者,要主动照顾、关心重症患者。

(三)老年患者和青年患者之间的关系

老年患者由于社会阅历丰富,处理问题比较沉着,看问题比较全面,他们希望自己健康长寿,喜欢有安静的环境养病,能比较正确对待疾病。青年患者工作经验、生活经验、社会经验少,自制力差,对疾病的诊治急于求成。同一病房中的老、中、青年患者要互相关心,取长补短。青年患者要主动照顾老年患者,尊重老年患者;而老年患者则要爱护青年患者,鼓励、安慰青年患者。

二、社会上的患际关系

社会上的患际关系是指没有住院的患者之间的关系,他们交往的共同目的仍是希望早日恢复健康。交往的对象多半是亲戚、朋友、同事、熟人。也有的素不相识,但因患同样的病,往往会通过某种途径发生交往,互相交流治病经验。患际之间交往的内容一般是对疾病的诊断、治疗及其效果的看法和经验,互相询问,寻找医术高、态度好的医生以及疗效好的药物及其他治疗手段。他们谈论医院、科室、医生、护士情况,互相介绍偏方、祖传秘方;互相介绍卫生知识,介绍与疾病有关的生活起居;谈论关于医院的管理、医疗质量、护理质量、服务质量及其效果,并对医生护士的技术和品德进行评价等等。由于他们患难与共、同病相怜,相互关心、安慰、鼓励、帮助,共同与疾病作斗争,因此,他们之间是同情友爱的关系。研究他们之间的关系对于改善医疗人际关系,提高医院管理水平和医疗服务质量具有重要意义,应该受到更多关注。

【本章小结】

医患关系是医疗服务活动中客观形成的医患双方以及与双方利益有密切关联的社会群体和个体之间的互动关系。医患关系的确定可分为初步接触、一般交往、深化关系三个阶段。医患关系模式可以分为主动-被动型、指导-合作型、共同参与型三种类型。

影响医患关系的因素可以分社会环境的影响、现代医学发展及医学模式转变的影响、医患双方的影响三个方面。在与患者的交往中,医务人员必须克服影响医患关系的各种不良因素,注意与患者交往的艺术和技巧。

医际关系是指医疗实践中医务人员之间的关系。医生之间的关系,从年资来分,可以分为高年资医生与低年资医生之间的关系及同年资医生之间的关系;从工作联系上,可以分为科内(同科室)和科外(不同科室)医生之间的关系。护士之间的关系存在着领导与被领导的上下级关系、分工合作的同级关系、教与学的关系等多重关系。医护关系根据人际关系特点可以分为主从型、合作型、竞争型、主从-竞争型、主从-合作型、竞争-合作型。

患际关系是患者与患者之间在医疗活动中形成的人际关系。新患者与老患者之间的关系、重症患者与轻症患者之间的关系、老年患者和青年患者之间的关系各有其特点。

【关键术语】

医患关系 doctor-patient relationship 医患关系模式 doctor-patient relationship model
医际关系 inter medical relations 患际关系 patient-patient relationship

【讨论题】

1.影响医患关系最重要的因素是什么?为什么?

2.结合本章情景导入,谈谈远程医疗、人工智能等新技术为医患关系带来哪些机遇与挑战。

3.如果你是医院的管理者,你认为可以从哪些方面着手协调院内的医际关系。

4.你认为社会上的患际关系对于疾病的治疗是绝对有利,还是绝对有弊,还是两者皆有,原因是什么?

【思考题】

1.什么是医患关系?影响医患关系的因素有哪些?

2."萨斯-荷伦德"模式中提出的医患关系模式有哪三种类型?各有何特点?

3.想要与患者良好沟通,有哪些语言技巧?

4.医护关系的理想模式是怎样的?

第三篇

医疗组织制度篇

第八章　卫生组织机构与社会

【学习目标】

掌握　医院的属性、社会功能及社会责任；基层卫生服务机构的类别、功能与作用。

熟悉　卫生组织体系的概念、构成以及特点；公共卫生服务机构、基层卫生服务机构及其他卫生服务机构的社会功能；基层卫生服务机构、疾病预防控制机构的社会变革。

了解　卫生行政组织体系的构成；卫生服务组织体系的构成；社会卫生组织体系的构成；社会变革对卫生服务组织及卫生行政组织的影响。

【情景导入】

过去十年中，中国出台了一系列政策，力图基于基层医疗卫生体系打造慢性病和传染病防控管理的整合型的服务体系。其中，基层医疗卫生机构承担着覆盖全民的国家基本公共卫生服务项目，包括了高血压糖尿病患者健康管理、老年人健康管理等针对慢性病的内容和预防接种、传染病报告等针对传染病的内容。2019年，新冠肺炎（COVID-19）疫情的暴发也使得基层医疗卫生体系在筛查和管理COVID-19患者，并同时维持其他常规诊疗等方面的作用备受关注。

国家卫生健康委基层卫生健康司强调基层医疗卫生机构在疫情防控中应发挥重要作用，包括发热患者筛查、密切接触人员和康复患者管理，以及社区动员宣传等。2020年2月，中国医学科学院针对全国基层医疗卫生机构的运营与服务情况开展调查，覆盖了全国31个省335个地市的576家社区卫生服务中心和2986家乡镇卫生院。调查结果显示：92%的基层医疗卫生机构中医疗卫生服务正常开展，超过半数基层医疗卫生机构开设了发热门诊，超过八成基层医疗卫生机构开展了预检分诊服务。从基层医疗卫生机构在抗击新冠肺炎疫情中开展的实际工作来看，其作用体现了两方面特点。

一是多重任务。在抗击COVID-19的过程中，基层医疗卫生机构发挥疫情防控和患者救治的双重功能。以湖北省为例，据官方统计，全省基层医疗卫生机构每天出动医务人员8万余人次进行发热患者排查。在部分疫情较重的地方，乡镇卫生院和社区卫生服务中心全员上阵投身到疫情防控与救治中。在武汉市203家基层医疗卫生机构中，199家承担了疑似症状人群的预检分诊和分类筛查工作，201家承担了确诊病例密切接触者管理工作，173家承担隔离点医疗保障工作，147家承担对辖区内点位消杀工作，101家承担了居家死亡遗体处理工作。此外，3家社区卫生服务中心和乡镇卫生院整体作为新冠肺炎患者的定点收治医院，10家可收治疑似或确诊患者，70家被抽调人员到定点医院支援。

二是区块化管理。政府坚持把农村和社区作为疫情防控重点，采取了一系列措施，确保防控抓早期、抓源头。以浙江省为例，开化县三管齐下：①"家庭医生＋网格化"管理，根据风险级别将全县常驻人员36.15万人、外出人员进行分类。家庭医生摸排出843名湖北返乡人员，联系到位率达到99%以上。②"线上＋线下"巡诊，组织发动了406名村医和卫生院巡诊医生参加392个乡村道路卡点的工作，开展体温排查和健康宣教，并在各村组建了微信群，普及疫情防控知识，每天还对医学观察对象早晚各进行一次电话随访。③"总院＋分院"分诊，对村卫生室所有就诊患者询问接触史、外出史，并测量体温，一旦发现有发热患者，立即以最快的速度转到定点县医院。定点县医院对这些患者提前安排留观病房进行住院隔离，确保把接触控制在最小范围。

基层医疗卫生机构是卫生健康服务体系的网底，对于做好突发公共卫生事件的社区防控和关口前移具有重要基础作用。因此，要充分发挥基层医疗卫生机构在防控突发公共卫生事件中的作用。

第一节　卫生组织体系的构成

一、卫生组织体系概述

(一)卫生组织体系的概念

卫生组织体系是指在一定区域内,根据人群的健康需求,通过卫生规划、卫生立法等形式,以恢复和增进人群健康为目标的各种不同组织群构成的系统。我国卫生组织体系的目标不仅仅是健康恢复,同时还包括健康促进、健康维护以及健康筹资。从疾病治疗、疾病预防、健康促进以及疾病风险分担等多举措来保障我国居民健康目标的实现。

(二)卫生组织体系的构成

我国的卫生组织体系是基于我国行政区划搭建起来的多层级矩阵型组织体系。我国的卫生组织体系主要由三部分构成:卫生行政组织体系,卫生服务组织体系和社会卫生组织体系,随着时代的发展,进而延伸出了卫生服务支持体系和新型卫生组织体系。

1.卫生行政组织体系

卫生行政组织体系是由卫生行政组织构成的集合,以提供卫生服务为目标,对卫生服务组织发挥计划、组织、控制、领导和激励等管理职能。它包括卫生行政管理组织、卫生监督管理部门、疾病预防管理部门、中医药管理机构、医疗保障管理机构等。卫生行政组织作为卫生组织体系发展的重要的制度来源,是卫生组织体系中体现管理职能的部分,与卫生服务体系的发展有着极为紧密的联系。

2.卫生服务组织体系

卫生服务组织体系由不同层级和不同功能的卫生服务组织构成。在卫生服务的提供上,通过服务分工协作,由医疗服务机构提供医疗服务,公共卫生服务机构提供公共卫生服务,来促进、恢复和维护区域内居民的健康。卫生服务组织在接受卫生行政组织领导的同时,接受上级卫生服务组织的业务指导,并指导下级卫生服务组织,实现了卫生服务纵向的连续供给。卫生服务组织体系包括医疗服务体系、公共卫生服务体系、基层卫生服务体系和数字医疗服务体系等。

3.社会卫生组织体系

社会卫生组织体系是由各种社会卫生组织构成的集合。社会卫生组织(social health organization)指不以营利为目的,主要开展公益性或互益性活动、独立于党政体系之外正式的与卫生有关的社会实体。社会卫生组织体系包括卫生社会团体、卫生基金会、卫生社会服务机构、国际卫生组织等。

4.卫生服务支持体系

卫生服务支持体系包括医学教育机构、医学研究机构、卫生信息机构和药品检验机构等。

5.新型卫生组织体系

新型卫生组织体系包括卫生协作组织和应急卫生组织,如医疗联合体、全科医学协作平台(全科联盟)和健康联合体等。

(三)我国卫生组织体系的特点

1.部分与整体的关系

系统就是由相互关联、相互制约的各个部分所组成的整体,整体功能大于部分之和。

卫生组织体系就是指以恢复和增进人群健康为目标的各种卫生组织构成的集合。各个卫生组织之间是相互联系、相互制约的,不是孤立的,具备不同功能的各卫生组织构成卫生组织体系后形成合力,功能大于部分之和。

2.结构与功能的关系

系统的结构和功能是互相联系、互相制约的辩证关系。结构决定了功能,而功能又反作用于结构,系统的结构是系统功能的基础,系统的功能依赖于系统的结构。只有系统的结构合理,系统的功能才能得到好的发挥,才能具有良好的功能。系统的结构优化和功能优化总是密切联系在一起的。

卫生组织体系的结构决定了卫生组织体系的功能,例如医疗服务资源在层次布局上向高端服务集中,在地域布局上向高购买力地区集中,从而使医疗卫生服务的可及性大大降低。健康教育机构并不是独立存在,而是依附于其他部门而存在,严重影响了其功能的发挥。基层缺乏卫生监督机构,导致卫生监督功能发挥受到限制。各卫生组织机构功能的完整与否、合理与否决定了卫生绩效、健康产出。

3.具有开放性

系统的开放性原理指的是,系统具有不断地与外界环境进行物质、能量、信息交换的性质和功能,系统向环境开放是系统得以向上发展的前提,也是系统得以稳定存在的条件。卫生组织体系同样具备开放性特征,卫生组织体系需适应环境的变化而发生变革。对卫生组织体系的环境分析要分析影响组织战略的主要外部环境因素和内部环境因素。

二、卫生行政组织体系的构成

(一)卫生行政管理组织

卫生行政管理组织(health administration organization)是指那些通过制定和执行卫生政策、法规等来引导和调控卫生事业的发展,将组织和管理卫生相关事务作为主要职能的政府组织。

卫生行政管理组织是国家公共行政组织的一种,是卫生公共政策的具体执行机构,通过法律手段贯彻和执行国家的卫生与健康工作方针、政策和法规,是具有合法性、强制性、权威性的政府机构。卫生行政管理组织在内部结构上具有集中统一、系统化和层级分明的结构特征。

(二)卫生监督管理部门

卫生监督(health supervision)是国家卫生行政机构或行政性组织依据法律、法规对社会公共卫生事务进行监督管理的一种行政行为,是国家行政权力的重要组成部分。

政府授予地方各级卫生监督局(所)行使国家卫生监督的权力,从事卫生监督管理活动。其主要职能包括:负责卫生许可和执业许可的申请、受理、评审、上报和批准后证书发放的具体工作;负责公共卫生、健康相关产品、医疗卫生机构、个体诊所和采供血机构的卫生监督工作;组织卫生监督执法检查;协调卫生健康主管部门定期向社会通报监督结果;对卫生污染、中毒事故等重大、突发事件进行调查取证,采取必要的控制措施,提出处理意见;承担现场监督监测、采样工作;对新建、扩建、改建工程的选址、设计进行卫生审查和竣工验收;负责对卫生监督执法的投诉、举报的受理和查处工作;开展卫生法律、法规知识的宣传教育和咨询服务;参与对卫生监督技术支撑机构的资格认证等。

(三)疾病预防控制管理机构

疾病预防控制管理机构主要负责制订传染病防控及公共卫生监督的政策,指导疾病预防控制体系建设,规划指导疫情监测预警体系建设,指导疾控科研体系建设,公共卫生监督管理,以及传染病防治监督等。

2021年5月13日,国家疾病预防控制局正式挂牌,意味着疾控机构职能从单纯预防控制疾病向全面维护和促进全人群健康转变,不仅能更好地应对突发性公共卫生事件,组织并调动力量进行防控,还能顺应健康发展新趋势,积极应对人民健康发展新需求。

(四)中医药管理机构

中医药管理机构主要是指对中医药工作进行管理活动的各级国家行政机关,其基本职能是组织、规划、指导和协调各级中医药卫生服务机构、教育机构和科研机构,运用中医药进行防病治病,开展科学研究等活动。

中国的中医药管理机构是按照行政层次设置的,是隶属中央和地方各级政府领导的进行中医药管理的机构。国务院设立国家中医药管理局,各省、自治区、直辖市以及下属的各级政府均设立相应的中医药管理部门,形成了系统的中医药行政管理体系。

(五)医疗保障管理机构

医疗保障管理机构主要职责包括负责拟定医疗保险、生育保险、医疗救助等医疗保障制度;组织制定医疗保障基金监督管理办法,医疗保障筹资和待遇政策,贯彻执行城乡统一的药品、医用耗材、医疗服务项目、医疗服务设施等医保目录,制定合理的支付标准等;负责医疗保障经办管理、公共卫生服务体系和信息化建设等。

三、卫生服务组织体系的构成

(一)医疗服务体系

医疗服务体系是指由提供医疗服务的医疗机构组成的组织体系,是卫生服务组织体系的主体,承担所有医疗服务的供给任务。医疗服务体系包括医疗卫生机构和基层医疗卫生机构,而医疗卫生机构通常指的是医院。

(二)公共卫生服务体系

公共卫生服务体系由提供公共卫生服务的机构组成,包括疾病预防控制中心、专科疾病防治机构、健康教育机构、妇幼保健机构、急救中心(站)、采供血机构、卫生监督机构、计划生育技术服务机构等专门从事公共卫生服务的专业机构。除专业公共卫生机构外,根据我国卫生机构的职能界定,综合医院也要提供一定的公共卫生服务,如疾病预防、传染病报告、应急救治等。城市社区卫生服务中心(站)和农村乡镇卫生院、村卫生室等,承担着提供城乡居民的医疗、预防、保健、康复等综合性服务的任务,是我国公共卫生服务体系的重要组成部分,也是我国城乡居民基本公共卫生服务的主要提供者。

(三)基层卫生服务体系

基层卫生服务体系主要包括社区卫生服务中心、乡镇卫生院、社区卫生服务站、村卫生室、医务室、门诊部以及诊所。

基层卫生组织的作用在于融医疗、预防、保健工作为一体,为居民提供初级卫生保健服务。我国长期轻基层的卫生政策取向导致基层卫生服务机构建设薄弱,新医改提出"强基层、保基础",并将其作为卫生工作重点后,基层卫生得到迅猛发展,基层卫生服务机构建设得到较大改善。

(四)数字医疗服务体系

数字医疗是把现代计算机技术、信息技术应用于整个医疗过程的一种新型的现代化医疗方式,是公共医疗的发展方向和管理目标。数字医疗服务体系包括数字医院、互联网医院、移动医疗、电子医疗、远程医疗等。

四、社会卫生组织体系的构成

(一)卫生社会团体

卫生社会团体包括卫生学会和卫生协会。

学会是由科技工作者自愿组成的科学学术性团体,是科技发展的必然产物。比如中华医学会(Chinese Medical Association)是由全国医学科学技术工作者自愿组成并依法登记成立的学术性、公益性、非营利性法人社团,是党和国家联系医学科技工作者的桥梁和纽带,是发展中国医学科学技术事业的重要社会力量。中华预防医学会(Chinese Preventive Medicine Association)是由全国公共卫生预防医学领域的科技工作者自愿组成并依法在民政部登记注册的非营利性、公益性、学术性法人社团,是全国性学术团体,是发展我国预防医学科学技术和预防医学事业的重要社会力量。

协会是由某行业工作者、行业内组织为达到特定目标,通过签署协议自愿组成的团体或组织。卫生协会是由符合一定条件的卫生行业工作者组成的卫生行业组织,卫生协会弥补了政府行政组织的不足,促进了卫生行业的组织管理。

(二)卫生基金会

基金会是指国内外社会团体和其他组织以及个人为兴办、维持或发展某项事业而自愿捐赠的资金进行管理的机构。其宗旨是通过无偿资助,促进社会的科学、文化教育事业和社会福利救助等公益性事业的发展。卫生基金会包括红十字会等组织。中国红十字会(Red Cross Society of China)是中华人民共和国统一的红十字组织,是从事人道主义工作的社会救助团体,是国际红十字运动的成员。中国红十字会以发扬人道、博爱、奉献精神,保护人的生命和健康,促进人类和平进步事业为宗旨。中国红十字会于1904年成立,建会以后从事救助难民、救护伤兵和赈济灾民活动,为减轻遭受战乱和自然灾害侵袭的民众的痛苦积极工作,并参加国际人道主义救援活动。

(三)卫生社会服务机构

卫生社会服务机构包括残疾人联合会和社会福利机构。中国残疾人联合会(China Disabled Persons' Federation),简称中国残联,是由中国各类残疾人代表和残疾人工作者组成的全国性残疾人事业团体。社会福利机构包括社会福利院、养老院(敬老院)、残疾人康复中心等机构。

(四)国际卫生组织

国际卫生组织可分为运作型国际非政府组织和倡议型国际非政府组织。常见的运作型国际非政府组织有世界卫生组织、国际红十字会、联合国儿童基金会、联合国教科文组织等。

第二节 各类卫生服务机构的社会功能

一、卫生服务机构的社会功能概述

卫生服务机构(health service organization)是指以保障居民健康为主要目标,直接或间接地向居民提供预防服务、医疗服务、保健服务、康复服务、健康教育和健康促进等服务的机构。

二、医院的社会功能

(一)医院的基本功能

医院是运用当代医学技术和设备对广大群众或特定人群进行治病防病的场所,拥有一定数量的病床设施、必要的检测治疗设备和相当数量的医务人员。医院在对门诊和住院患者实施科学正确的诊疗的同时,也负有指导和参与社区保健工作的责任。

《全国医疗卫生服务体系规划纲要(2015—2020年)》对医院的功能定位做了如下界定:公立医院是我国医疗服务体系的主体,应当坚持维护公益性,充分发挥其在基本医疗服务提供、急危重症和疑难病症诊疗等方面的骨干作用,承担医疗卫生机构人才培养、医学科研、医疗教学等任务,承担法定和政府指定的公共卫生服务、突发事件紧急医疗救援、援外、国防卫生动员、支农、支边和支援社区等任务。县办医院主要承担县级区域内居民的常见病、多发病诊疗,急危重症抢救与疑难病转诊,培训和指导基层医疗卫生机构人员相应公共卫生服务职能以及突发事件紧急医疗救援等工作,是政府向县级区域内居民提供基本医疗卫生服务的重要载体。市办医院主要向地市级区域内居民提供代表本区域高水平的综合性或专科医疗服务,接受下级医院转诊,并承担人才培养和一定的科研任务以及相应公共卫生和突发事件紧急医疗救援任务。省办医院主要向省级区域内若干个地市提供急危重症、疑难病症诊疗和专科医疗服务,接受下级医院转诊,并承担人才培养、医学科研及相应公共卫生和突发事件紧急医疗救援任务。部门办医院主要向跨省份区域提供疑难危重症诊疗和专科医疗服务,接受下级医院转诊,并承担人才培养、医学科研及相应公共卫生和突发事件紧急医疗救援等任务和技术支撑,带动医疗服务的区域发展和整体水平提升。

(二)医院承担的社会功能

随着医学模式的转变和疾病谱的变化,医院的社会功能也在发生变化,许多潜在功能正在被逐渐发掘出来。现代医院已不再仅仅承担单纯的医疗治病任务,还包括了对人类生活进行全面的指导和监督,其功能正由医院内扩大到医院外,由个体扩大到群体,由单纯的生理扩大到生理-心理。《全国医院工作条例》指出,医院的任务是"以医疗工作为中心,在提高医疗质量的基础上,保证教学和科研任务的完成,并不断提高教学质量和科研水平,同时做好扩大预防、指导基层和计划生育的技术工作"。目前,我国医院的社会功能主要有以下几个方面。

1. 医疗卫生服务

医疗卫生服务是医院经常性的中心任务,也是医院最主要的功能。医院为患者提供全面而连续的治疗、护理、预防、保健和康复服务,具体包括以下内容。

(1)承担社区常见病、多发病的预防和治疗任务。

(2)开展日常院前急救,承担社会意外灾害事故的现场急救。

(3)开展社区预防、保健、康复等多种形式的健康教育服务,掌握社区人口卫生动态资料,如出生、死亡、疾病顺位等医学资料,开展社区慢性病的防治工作。

2. 开展教学、科研工作

不论是教学医院,还是其他医院和一般卫生院,都应根据医院的技术条件和业务能力,开展一定的教学工作。一方面是临床教学,主要包括医学院校不同层次、不同专业学生的临床教学和专业实习;另一方面是继续教育,即院内外医务人员的进修与培训。另外,医院不仅是医疗实践的场所,也是医学科研的重要阵地,医院科研以结合临床治疗的研究为主,县级以上医院应承担国家、省、市科研课题项目。医学科研是保证医院不断提高医疗质量和培养后继人才的重要手段,是实现医学技术现代化和医院管理现代化的必要措施。

3.对下级医院进行业务指导

上级医院应与下级医院建立双向转诊和经常性技术指导关系,帮助下级医院学习和掌握新技术,开展新项目,解决疑难问题,培训卫生技术和管理人才,提高下级医院的医疗管理水平和医疗服务能力。

全国医院种类众多,结构复杂。不同级别、不同规模、不同专业的医院,其功能和任务的侧重点也不尽相同。但医院的中心任务是医疗,其他工作都要服务和服从于这一中心任务。医院要正确处理主次关系,在保证医疗工作正常运转的前提下,同时完成好其他任务。

(三)医院与社会责任

近年来,越来越多的医院开始重视履行社会责任,然而却很少有医院深入研究社会责任活动对社会产生多大影响,社会责任活动与医院价值提升有多大关系,如何系统性地履行社会责任,如何制订活动的目标和计划等。

医疗是一个特殊的行业,从行业特征来看,医院是救死扶伤的场所,能最大限度地满足人民群众的医疗服务需求,参与重大灾害和事故的救援,处置突发公共卫生事件,应该说医院本身就履行着社会责任。从公众角度来看,公立医院作为社会资源,也应承担一些社会责任,缓解一些社会矛盾,改善一下医患关系。存在这种公众的视角和现象,除了缺乏沟通和理解之外,探究原因后发现,不少医院存在着将履行社会责任当作被迫的行动,或者把社会责任当作媒体的宣传题材,甚至将其作为医院营销的手段,往往忽略了医院的公益性特质,疏于系统的社会责任活动管理,没有将医院的社会责任作为提升竞争优势的手段。

在这个信息技术高度发达的时代,社会生活的信息化、网络化程度越来越高,特别是自媒体高度发达,医院与外界紧密相连,医院的各类活动信息能够被快速地传播。社会责任活动是促进社会和谐的有效手段,履行的优劣能够直接快速地对医院产生影响。因此必须将社会责任与医院发展战略相结合,进行系统和规范,加强监督和约束机制,以便积极有效地履行社会责任。

从医院的发展来看,传统的医院发展的途径是扩大规模、发展优势学科、提高服务质量,挖掘内在潜力、增加医院收入、降低运行成本。近年来,越来越多的医院开始转向更加注重医院的价值、文化与精神,提高口碑和知名度,培育患者的忠诚度,为患者提供更好的就医体验。为了推动这种发展观念的转变,很重要的就是必须以新时代的发展观为指导,顺应医疗健康需求的变化,积极拓展医院的社会责任。

传统的医院社会责任活动带有随机性,点多面少,不够系统,甚至一些医院的社会责任活动还存在与自身能力、业务不相关,更谈不上将履行社会责任作为医院竞争力提升的手段。从目前的发展趋势看,医院的社会责任活动具有以下几个特点:一是越来越结合医院的核心竞争力,重视社会责任活动与核心能力的结合,积极履行各类社会承诺;二是极大化提升医院社会影响力,改善供应链及利益关系人的参与,优化各类活动评量数据与决策;三是精细化社会责任活动的决策过程,不只是评估社会责任活动,更是系统地预测社会责任的价值提升,进行整体的社会责任策略制定。

从社会责任金字塔看,有四种不同的社会责任层次:最底层的是法律责任(遵循各种法律条款和精神),依次往上有伦理责任(做医院、行业或主办组织认为对的事情)、经济责任(维护医院的利益,同时对政府或主办组织经济利益承担责任)、慈善责任(回馈社区和社会)。

医院在其运营过程中应承担对国家、社会、公众及员工的责任,如公民医疗、保健、康复等责任,应将社会效益放在首位。在我国,公立医院的服务宗旨应该是在确保社区居民卫生服务质量,维护国家、人民的健康利益,维护好"医社关系"的基础上使其效用最大化。

从利益相关者角度分类,公立医院社会责任可以分为内部责任与外部责任两个部分。内部责任主要包括对员工及医院业绩的责任,外部责任包括四个方面:①患者方面:为患者提供优质服务,控制医疗质量,节省患者费用。②环境方面:医疗垃圾回收处理,节约资源,循环再利用,减少环境污染。③政府方面:应对突发公共卫生事件,公共健康指导和疾病预防,培训、指导基层医疗机构人员。④医保部门:严格审核医保患者的材料,提高资金使用效率,有效配置资源。

从医院履行社会责任的前瞻和适应等积极策略看,社会责任战略要融入医院的核心业务中,围绕医院的服务和核心竞争力,结合发展趋势和内外部环境,制订医院的社会责任策略和计划,一般包括以下内容。

1. 推动医院的可持续发展

对于企业来讲,履行好社会责任是核心,关系到企业的核心业务、健康福祉、加强生计和转型合作。对于医院来讲,履行好社会责任,保持医院的健康可持续发展是根本,通过发展来创造就业、提高医疗服务能力、增加收入和收益,提高员工的满意度,才有更大的能力来履行社会责任。特别是医院,要根据自身能力和区域定位,提升优势医疗技术和核心竞争力,最大限度地满足人民群众的医疗服务需求,获得群众的口碑和品牌效应。

2. 应急和突发公共卫生事件处置

公立医院是政府实现公共卫生服务职能、处置突发公共卫生事件的主力军,而应急处变能力也是反映一家医院医疗水平、服务水平的重要方面。医院履行好社会责任,很重要的是针对应急和突发公共卫生事件,制定处置的应急预案,加强医护人员日常的应急培训,举行各项演练,做好药品、设备、人员的储备,确保一旦遇有情况能够反应迅速、运转高效、处置及时。

3. 开展对口支援等帮扶计划

医院的发展如果背离自己的社会责任,不将帮扶传道作为自身的重要担当,就不会赢得良好的社会口碑,必然会影响医院的可持续发展。三级综合医院履行好社会责任,必须发挥自己的资源优势,结合卫生行业部门的对口支援计划、对外医疗援助和医联体建设等,从人才培养、制度建设、管理提升、双向转诊、远程会诊、资源共享等多个层面,帮扶和发展基层医疗机构。

4. 联合开展社会公益活动

公立医院在做好本职工作的同时,可利用技术知识优势,投入时间成本,主动投入到社会公益活动中,充分提高自身的社会效益,积极履行社会责任。包括开展志愿者服务活动,例如到周边社区或少数民族地区为患者进行免费身体检查;为收入较低的群体开展免费体检、减免经济困难患者的医疗费用等;积极主动地开展健康咨询和免费诊疗活动,为民众普及相关的健康知识;参与各类社会公益活动,募款资助,奉献爱心。随着社会的发展和进步,公益组织和项目也越来越多,医院可以联合公益机构,利用自身技术优势开展有针对性的公益活动。

5. 拓展养老康复服务内容

我国已加速步入老龄化社会,国家和地方均出台了相关政策来关心老年人的康养治疗,提高老年人生活质量。但是由于市场机制的不配套,养老和康复机构数量偏少,能力明显不足,公立医院应提前布局,重点发展医养结合,提升医院在康复和养老方面的能力,同时联合养老机构提供就医绿色通道和定期诊疗服务,服务于社会和广大群众。

三、公共卫生服务机构的社会功能

公共卫生服务(public health service)是指为保障社会公众健康,以政府为主导的有关机构、团体和个人有组织地向社会提供疾病预防与控制、妇幼保健、健康教育与健康促进、卫生监督、采供血、公共卫生应急、院前急救等公共服务的行为和措施。

《全国医疗卫生服务体系规划纲要(2015—2020 年)》对公共卫生服务机构的功能定位做了如下界定:公共卫生服务机构是向辖区内提供专业公共卫生服务,主要包括疾病预防控制、健康教育、妇幼保健、精神卫生、急救、采供血、综合监督执法、食品安全风险监测评估与标准管理、计划生育、出生缺陷防治等,并承担相应管理工作的机构。

1. 疾病监测、预防与控制

我国疾病预防控制机构通常开展包括疾病监测、疾病预防与控制、健康保护、应急处置等工作。

（1）监测人群健康相关状况。

连续地收集、整理与分析、利用、报告与反馈、交流与发布与人群健康相关的信息；建立并定期更新人群健康档案，编撰卫生年鉴。

（2）疾病或健康危害事件的预防和控制。

对正在发生的疾病流行或人群健康危害事件，如传染病流行，新发疾病的出现，慢性病流行，伤害事件的发生，环境污染，自然灾害的发生，化学、辐射和生物危险物暴露，以及突发公共卫生事件等，开展流行病学调查，采取预防和控制措施，对有公共卫生学意义的疾病开展病例发现、诊断和治疗；对可能发生的突发公共卫生事件做好应急准备，包括应急预案和常规储备；对有明确病因或危险因素，或具备特异预防手段的疾病实施健康保护措施，如免疫接种、饮水加氟、食盐加碘、职业防护、婚前和孕产期保健等。

2. 促使人们维护和改善自身的健康

国际上健康促进的理念，即加强个体的知识和技能，同时改变自然的、社会的、经济的环境，以减少环境对人群健康及其改善健康的行动的不良影响，促使人们维护和改善自身的健康。

（1）发展健康的公共政策和规划。

发展和适时更新健康的公共政策、法律、行政法规、部门规章、卫生标准等，指导公共卫生实践，支持个体和社区的健康行动，实现健康和公共卫生服务的公平性；发展和适时更新卫生规划，制订适宜的健康目标和可测量的指标，跟踪目标实现进程，实现连续的健康改善；多部门协调，保证公共政策的统一性；全面发展公共卫生领导力。

（2）执行公共政策、法律、行政法规、部门规章和卫生标准。

全面执行公共政策、法律、行政法规、部门规章、卫生标准等；依法开展卫生行政许可、资质认定和卫生监督；规范和监督执法行为；通过教育和适当的机制促进依从。

（3）开展健康教育和健康促进活动。

开发和制作适宜的健康传播材料；设计和实施健康教育活动，发展个体改善健康所需的知识技能和行为；针对不同场所设计和实施健康促进活动，如在学校、职业场所、居住社区、医院、公共场所等支持个体的健康行动。

（4）动员社会参与，多部门合作。

通过社区组织和社区建设，提高社区解决健康问题的能力，实现增权；开发伙伴关系和建立健康联盟，共享资源、责任、风险和收益，创造健康和安全的支持性环境，促进人群健康；组织合作伙伴承担部分公共卫生基本职能，并对其进行监督和管理。

这4项职能与1986年《渥太华宪章》中提出的健康促进行动的5项策略相吻合，即制定健康的公共政策、创造支持性的环境、加强社区行动、发展个人技能、重新调整卫生服务的方向和措施。

3. 对卫生服务的保证

对卫生服务的保证，即保证卫生服务的公平可及以及质量和安全性。

（1）保证卫生服务的公平可及。

保证个体和人群卫生服务的可及性和可用性；帮助弱势人群获取所需的卫生服务；通过多部门合作，实现卫生服务公平性。

（2）保证卫生服务的质量和安全性。

制定适当的公共卫生服务的质量标准，确定有效和可靠的测量工具；监督卫生服务的质量和安全性；持续地改善卫生服务质量，提高安全性。

4. 公共卫生体系基础结构建设

发展公共卫生人力资源队伍，包括开展多种形式的、有效的教育培训，实现终身学习，建立和完善执业资格、岗位准入、内部考核和分流机制,通过有效的维持和管理,保证人才队伍的稳定、高素质和高效率;发展公共卫生信息系统,包括建设公共卫生信息平台,管理公共卫生信息系统,多部门合作,整合信息系统;建设公共卫生实验室,发展实验室检测能力;加强和完善组织机构体系,健全公共卫生体系管理和运行机制。

公共卫生体系的基础结构是庞大的公共卫生体系的神经中枢,包括人力资源储备、信息系统、组织结构等。公共卫生体系的基础结构稳固,整个公共卫生体系才能统一、高效地行使其基本职能。

5. 研究、发展和实施革新性的公共卫生措施

全面地开展基础性和应用性科学研究,研究公共卫生问题的原因和对策,发展革新性的公共卫生措施,支持公共卫生决策和实践;传播和转化研究结果,并应用于公共卫生实践;与国内外其他研究机构和高等教育机构保持密切联系,开展合作。

四、基层卫生服务机构的社会功能

基层卫生服务以满足群众需求、保护人民健康为出发点,是融预防、医疗、保健、康复、健康教育和健康促进、计划生育技术服务等为一体的卫生服务。

《全国医疗卫生服务体系规划纲要(2015—2020)》对基层医疗卫生机构的功能做了如下界定:基层医疗卫生机构的主要功能定位是提供预防、保健、健康教育、计划生育等基本公共卫生服务和常见病、多发病的诊疗服务以及部分疾病的康复、护理服务,向医院转诊超出自身服务能力的常见病、多发病及危急和疑难重症患者。

乡镇卫生院和社区卫生服务中心负责提供基本公共卫生服务,以及常见病、多发病的诊疗、护理、康复等综合服务,并受县级卫生健康主管部门委托,承担辖区内的公共卫生管理工作,负责村卫生室、社区卫生服务站的综合管理、技术指导和乡村医生的培训等。

乡镇卫生院分为中心乡镇卫生院和一般乡镇卫生院,中心乡镇卫生院除具备一般乡镇卫生院的服务功能外,还应开展普通常见手术等,着重强化医疗服务能力并承担对周边区域内一般乡镇卫生院的技术指导工作。

村卫生室、社区卫生服务站在乡镇卫生院和社区卫生服务中心的统一管理和指导下,承担行政村、居委会范围内人群的基本公共卫生服务和普通常见病、多发病的初级诊治、康复等工作。

1. 医疗卫生服务

基层卫生服务机构的医疗是全科(乡村)医生向辖区内的居民及其家庭提供的基本医疗服务。内容包括:为社区居民诊治常见病、多发病以及慢性病,并根据需要,做好转诊和会诊等工作;为居民建立健康档案,掌握居民及家庭的健康背景资料;为临终患者及家庭提供周到的、人性化的服务。

基层医疗工作中,特别强调使用适宜技术、中医中药等,以适应群众需要,减轻人民负担。基层医疗提供的是以门诊和出诊为主要形式的基层医疗服务,不仅是基层卫生服务项目中为居民提供的主要服务内容,也是基层卫生服务其他工作的基础。

2. 健康教育

基层健康教育为基层卫生服务的灵魂,是初级卫生保健的重要任务之一。基层健康教育的根本精神是从以疾病为中心的服务模式转变为以健康为中心和以人类发展为中心的服务模式,以提高人的素质为总目标。基层健康教育运用健康教育的理论与方法,解决和改善基层居民中存在的有关健康、卫生问题。它的内容广泛,从大众媒体的运用到干预具体的健康问题与卫生问题,涉及群体身心健康、三级预防、医疗和康复,并贯穿卫生保健服务的诸多方面。

3. 基层预防服务

基层预防是基层卫生服务的重要组成部分,全科医疗对个人、家庭和社区健康的整体负责与全程管理,要求落实"预防为主"的思想,即在人健康时、由健康向疾病的转化过程中以及疾病发生早期(无症状时)就主动提供关注。其服务对象除了患病者外,还包括高危人群与健康人群。社区预防涉及预防、医疗、康复、心理、行为、社会等许多领域,需要多学科人员共同承担。全科医生作为个人和家庭的责任制保健医生,以在社区提供综合性、持续性、协调性服务见长,理应为社区、家庭和个人承担三级预防任务,成为三级预防措施的实际协调人。

4. 基层康复服务

基层康复的宗旨是充分利用基层资源,使患者或残疾者在社区或家庭通过康复训练使其疾病好转或痊愈,生理功能得到恢复,心理障碍得到解除;使残疾者能更多地获得生活和劳动能力,重新为社会做贡献,平等地享受社会权利和义务。

基层康复与医疗康复不同,它体现了融医疗和预防保健于一体,心身全面兼顾,连续、协调的全科医疗服务的基本原则,是基层医学的重要组成部分,是实现"人人享有卫生保健"战略目标的重要内容。

5. 基层保健服务

基层保健服务工作的服务对象广泛,从小到老,包括婴幼儿、青少年、成人和老年保健;特殊人群保健可分为婴幼儿保健、老年保健和妇女保健。

五、其他卫生服务机构的社会功能

(一)健康管理

健康管理(health management)概括来讲是指针对个体、群体生命全过程以及健康和疾病不同状态的多样化需求提供全方位服务,并对个体、群体健康影响因素进行干预和管理等系列活动的统称。在这一概念产生之初,健康管理的内容主要围绕个体健康危险因素的测量、评价和管理等活动展开。随着健康管理研究和实践活动的不断拓展,其管理对象、内容、范围和管理手段开始向多方面拓展。

现代健康管理重视和依靠卫生健康主管部门和专业医疗卫生机构在实施健康管理中的作用,并在此基础上,不断探索将健康目标和健康管理纳入所有部门的有效路径,期望通过跨部门协调一致的政策和策略行动,推动健康管理的有效开展。

(二)弱势人群卫生服务

20世纪90年代以来,随着社会变迁中的利益重新调整和分配,社会性弱势人群的规模和数量相对增大,已成为一个不容忽视的社会问题。此外,社会结构的转型,卫生服务体制的一些缺陷,医疗服务中高精尖仪器设备、昂贵药品利用的持续增加和物价变化等因素导致的卫生服务费用迅速增长,给居民尤其是弱势人群造成沉重的经济负担。社会改革发展的核心是公平与和谐,因此,深入研究当前我国弱势人群的健康与卫生服务问题具有重大现实意义。从根本上或者从长远来说,关注弱势人群的卫生保健,不仅有利于改变弱势人群在健康与卫生服务中的不利境遇,而且有利于社会的稳定和协调发展。

1. 妇幼卫生服务

中华人民共和国成立以来,我国确立了"预防为主"的妇幼卫生工作方针,突出了"以保健为中心"的工作特点,根据不同时期的经济发展水平,制定了相应的工作重点。随着信息化时代的到来,国家建立了妇幼卫生监测系统和妇幼保健网络,政府投入资金增加儿童医院、妇产科医院和妇幼保健院的基础设施和人员配置,医院数、床位数、医护人员数持续增加,医护比逐渐改善,从而保证了妇女儿童健康水平的提高。

2. 老年人保健服务

老年人保健与社会福利、服务事业有着广泛的联系,是一种综合性的卫生与社会服务,是一项社会服务的系统工程,需要医疗卫生部门和社会各个方面的密切合作。包括卫生保健、疾病防治与康复、养老服务等方面。老年人保健服务的基本内容:掌握老年人健康卫生与社会服务的要求;促进社会、家庭对老年人的关心照料;开展老年人健康教育;开展老年疾病防治;兴办老年人福利事业和提供社会服务;进行老年人保健研究等。

3. 残疾人卫生服务

残疾人卫生保健的目的是通过社会各方面的努力,积极预防残疾的发生,为残疾人提供综合的康复保健服务,促进残疾人群健康,实现残疾人"平等、参与、共享"的目标。

充分利用城乡基层卫生组织(一级医院、社区卫生服务机构、乡镇卫生院、村卫生室)、医务人员、志愿者和家属开展社会调查,帮助残疾人进行残疾疾病的预防和康复治疗。

4. 流动人口卫生服务

受现行的户籍管理制度、经济产权及其收益分配制度、传统的资源配置不平衡及流动人口群体自身文化层次低、卫生知识缺乏、自我保健意识差等非制度性因素的影响,流动人口在健康和卫生服务中居于弱势地位。受经济状况及医疗保障制度的制约,流动人口卫生服务可及性较差。

根据《中央编办关于国家卫生健康委所属事业单位机构编制的批复》(中央编办复字〔2018〕90号),设立国家卫生健康委流动人口服务中心,为国家卫生健康委直属事业单位。流动人口服务中心主要开展流动人口卫生健康政策研究和服务,承担以流动人口为重点的职业健康管理与促进、流动人口社会融合评估等;承担卫生健康技术推广服务体系的建设和管理,推动卫生健康技术推广应用相关政策的落实;承担流动人口享受家庭医生签约服务、基本医疗服务、基本公共卫生服务均等化的监测和评估工作等职责。

(三)急诊急救

急诊、急救在日常医疗实践中占有极其重要的地位,它不仅涉及医院内急救,还涉及院前急救,如何为事故现场的危重患者及时提供急救医疗措施,经过初步急救处理,再把患者安全地转送到医院内进一步救治。急诊医疗服务体系(emergency medical service system,EMSS)并非一个特定的机构,而是一个包括要求急救机构、医院急诊科(室)和急诊重症监护病房(EICU)或专科病房三个基本机构在内的、各部分有机联系起来的完整的现代化医疗系统,这三部分既各具独立职责和任务,又相互紧密联系,构成一个高效、严密的组织和统一指挥的急救网络。这是目前比较合理的救治急性病患者、伤员的组织系统,也是当今国际上很多国家在努力组建的新型的急诊医疗系统。

(四)突发公共卫生事件处置

突发公共卫生事件(public health emergency)是指突然发生,造成或者可能造成社会公众健康严重损害,需要采取应急处置措施的传染病疫情、群体性不明原因疾病、群体性急性中毒,以及其他由生物、化学、核辐射等自然或人为因素引发的严重影响公众健康的事件。

紧急医学救援组织体系一般由三部分构成,一是在各级卫生健康主管部门领导下,实施紧急医学救援的领导小组、专家组;二是紧急医学救援机构,由医疗急救中心(站)、综合性医院、专科医院、化学中毒和核辐射事故应急医疗专业机构、疾病预防控制机构和卫生监督等专业医疗机构组成;三是现场紧急医学救援指挥部,统一指挥、协调现场医疗卫生救援工作。

基层医疗卫生机构在防控突发公共卫生事件方面也发挥着重要作用。2003年,SARS全球性传染病疫情暴发,2020年初,新型冠状病毒肺炎疫情暴发,都对我国的医疗卫生服务系统的应急治理能力带来了巨大的挑战。而基层医疗卫生机构作为我国卫生健康服务体系的底网,是维护我国人民健康安全的"第一哨所",其在突发性公共卫生事件的应急治理中发挥着极为重要的作用。

第三节　社会变革对卫生组织体系的影响

一、社会变革对卫生服务组织的影响

(一)基层卫生服务机构的社会变革

基层卫生服务机构是实施公共卫生和基本医疗服务的重要载体,是我国医疗卫生服务体系的基础,直接面向广大人民群众提供公共卫生和基本医疗服务,对维护人民群众健康发挥着不可替代的作用。

几十年来,中国在卫生领域推行赤脚医生、合作医疗、县乡村三级公共卫生和医疗服务网络等创新措施,向世界展示提高数亿人的健康水平和大幅延长预期寿命是可能的。近几年,全国各地紧紧围绕"保基本、强基层、建机制"的总要求,以实施基本药物制度为切入点,大力推进了基层卫生机构综合配套改革,强化了基层卫生服务体系建设。

1. 医防融合健康管理模式

医防融合是以维护居民健康为中心,以家庭医生签约服务为切入点,切实履行基本医疗和公共卫生服务职能,为居民提供健康管理服务的医疗与预防相融合的一种模式。

医防融合的理念为首先要让老百姓少生病,生病后可以得到合理的诊治。加强医防合作,推进慢性病防、治、管整体融合发展,是《中国防治慢性病中长期规划(2017—2025年)》提出的重要措施,也是以健康为中心的具体体现。2018年国家下发的《关于做好2018年国家基本公共卫生服务项目工作的通知》也要求推动"医防融合"。

此外,国家卫生健康委办公厅《关于做好2019年家庭医生签约服务工作的通知》以及国家卫生健康委、财政部、国家中医药管理局下发的《关于做好2019年基本公共卫生服务项目工作的通知》中也提出稳妥推进基层高血压、糖尿病医防融合试点,要求各地重点在医防融合服务模式、激励机制、健康教育方式、信息化应用等方面积极探索,发挥家庭医生团队优势,明确团队中医生在开展医防融合管理中的主导作用;加强公共卫生和基本医疗"两手抓",探索促进医防融合的服务模式和激励机制。

2. 实行分级诊疗,建立联动机制

探索实行"基层首诊、双向转诊、急慢分治、上下联动"的分级诊疗服务模式,全面提升基层卫生服务机构诊疗服务能力。通过政府举办或购买服务等方式,科学布局基层医疗卫生机构,合理划分服务区域,加强标准化建设,实现城乡居民全覆盖。通过组建医疗联合体、对口支援、医师多点执业等方式,鼓励城市二级以上医院医师到基层医疗卫生机构多点执业,或者定期出诊、巡诊,提高基层服务能力。

(1)基层首诊。

坚持群众自愿、政策引导,鼓励并逐步规范常见病、多发病患者首先到基层医疗卫生机构就诊,对于超出基层医疗卫生机构功能定位和服务能力的疾病,由基层医疗卫生机构为患者提供转诊服务。

(2)双向转诊。

坚持科学就医、方便群众、提高效率,完善双向转诊程序,建立健全转诊指导目录,重点畅通慢性期、恢复期患者向下转诊渠道,逐步实现不同级别、不同类别医疗机构之间的有序转诊。

(3)急慢分治。

明确和落实各级各类医疗机构急性病、慢性病诊疗服务功能,完善治疗—康复的长期护理服务链,为患者提供科学、适宜、连续性的诊疗服务。急危重症患者可以直接到二级以上医院就诊。

（4）上下联动。

引导不同级别、不同类别医疗机构建立目标明确、权责清晰的分工协作机制，以促进优质医疗资源下沉，推动医疗资源合理配置和纵向流动。

3. 医疗联合体

2020 年 7 月 17 日，国家卫生健康委在其官网公开发布了与国家中医药管理局联合印发的《医疗联合体管理办法（试行）》，提出加快推进医联体建设，逐步实现医联体网格化布局管理。

医联体是以政府主导统筹规划为原则，按照网格化，根据不同医疗机构的功能、定位、级别，然后组建成的一个联合体。在联合体内，形成以人为本、以患者为中心的全链条的连续化的医疗服务，这就是医联体最重要的作用。同时，医联体是实现分级诊疗的重要路径。

医联体有四种形式：一是城市的医疗集团，二是县域内的医共体，三是跨区域的专科联盟，四是远程医疗协作网。

（1）医疗集团。

通过整合资源实现医院集团的一体化，整合医院资源，精简工作人员，引进高素质专科人才；对医保基金管理方式进行突破性改革，实行医保基金"总额管理，结余留用"，发挥医保支付经济杠杆的倒逼作用；做实做强社区预防保健和健康管理工作，引进高素质全科医生，提高基层首诊率；注重基层公共卫生的建设，通过基层医疗机构与疾病预防控制机构的联合，使预防保健和慢性病管理工作落到了实处。

（2）医共体。

"医共体"全称为医疗共同体，是指以区级医院为龙头，整合区乡两级医疗卫生资源，形成一个医疗体系，最大化发挥资源优势和技术优势，逐步提升县域医疗卫生服务质量，构建分级诊疗、合理诊治及有序就医新秩序，着力增强群众健康获得感、幸福感和安全感。

（3）专科联盟。

专科联盟指医疗机构之间以专科协作为纽带形成的联合体，以一家医疗机构特色专科为主，联合其他医疗机构相同专科技术力量，形成区域内若干特色专科中心，提升解决专科重大疾病的救治能力，形成补位发展模式。横向盘活现有医疗资源，突出专科特色。

（4）远程医疗协作网。

远程医疗协作网是指由牵头单位与基层、偏远和欠发达地区医疗机构建立的远程医疗服务网络。应大力推进面向基层、偏远和欠发达地区的远程医疗服务体系建设，鼓励二级、三级医院向基层医疗卫生机构提供远程医疗服务。

4. 推动医养结合服务

医养结合是指医疗资源与养老资源相结合，集医疗、康复、养生、养老为一体，实现社会资源利用的最大化。医，包括医疗诊治、健康咨询、健康检查、临终关怀等服务；养，包括生活照护、精神心理、文化活动等服务。医养结合的特点可归纳为"有病治病、无病疗养"，就是把医院和养老院合二为一。目前我国失能（半失能）老年人数量持续增加，老龄化进程进一步加速催生了对养老产业的巨大需求。因此应重点发展医养结合型养老机构，增加养护型、医护型养老床位，提高养老服务有效供给，强化养老机构的医疗卫生服务支撑，支持有条件的养老机构开展老年慢性病防治和康复护理服务，鼓励开通养老机构与医疗机构的预约就诊绿色通道；确保老年人在养老的同时，也能得到充分的医疗服务。

鼓励社区卫生服务机构与养老服务机构开展多种形式的合作，加强与相关部门配合，协同推进医养结合服务模式。充分依托社区各类服务和信息网络平台，实现基层医疗卫生机构与社区养老服务机构的无缝对接。推进社区卫生机构和医务人员参与社区、居家养老，为老年人提供连续性的健康管理服务和医疗服务。

（二）疾病预防控制机构的社会变革

1. 贯彻预防为主的卫生与健康工作方针

预防保健是中国卫生工作三大战略重点的第二个重点。预防为主是中华人民共和国成立初期所制定的卫生工作四大方针之一；新时期的卫生工作方针继续把预防确定为主要内容，不仅是新中国成立以来卫生工作宝贵经验的总结，也是世界卫生工作发展的潮流。预防是最经济最有效的健康策略。构建起强大的公共卫生体系，关键是坚持预防为主的卫生健康工作方针，改革完善疾病预防控制体系，坚持常备不懈，防患于未然。

1949 年，中国人均预期寿命仅 35 岁。国家建设百废待兴，同时也面临着多种疾病流行和肆虐的严峻考验。1950 年 9 月政务院第 49 次政务会议上的报告指出，这一时期"我国全人口的发病数累计每年约 14000 万人，死亡率在 30‰ 以上，其中半数以上是死于可以预防的传染病"。1953 年，全国先后成立了省、市、县卫生防疫站，属于全额拨款单位，兼有卫生执法监督和技术管理双重职能，形成了疾控系统的初期模型。

改革开放后，计划经济逐步向市场经济转变，疾控机构由财政全额拨款事业单位转变为差额管理，出现"财神跟着瘟神走"的被动卫生服务模式。由于缺乏对公共卫生的充分认识，对疾控系统部分职能的调整缺乏全面考虑，国家虽投入了更多经费和编制，但工作效率却无明显提高，严重影响了公共卫生的发展。职业卫生、卫生检疫、食品卫生等职能调整缺乏设计，传染病防控职能弱化，疾控系统存在漏洞。1983 年 12 月，根据科学技术要面向经济建设的方针和加强预防医学、卫生防疫工作的迫切需要，经国务院批准，将中国医学科学院现有的卫生研究所、流行病学与微生物学研究所、病毒学研究所、寄生虫病研究所、环境卫生监测站、食品卫生检验所及卫生部工业卫生实验所七个单位划出，组建中国预防医学中心，成为国家在预防医学方面的科学技术专业机构。1986 年 1 月，中国预防医学中心更名为中国预防医学科学院。

2002 年 1 月，为适应经济体制改革、政府职能转变、法制建设加快和社会经济发展的需要，卫生部进一步贯彻落实《中共中央国务院关于卫生改革与发展的决定》和有关文件精神。从提高国家疾病预防控制能力出发，经中央机构编制委员会办公室批准，按照国家关于深化科研机构管理体制改革的要求，以精简、效能为原则，充分利用部属科研院所的现有资源，组建中国疾病预防控制中心。

2009 年新医改拉开序幕，政府强调基本公共卫生服务的可及性建设，大力推行城乡均等化、公益化为宗旨的覆盖城乡居民的国家基本公共卫生服务项目，疾病预防控制机构的营利性项目逐步被取消，公益性色彩日益浓厚。2016 年《"健康中国 2030"规划纲要》正式将"健康中国"建设上升为国家战略。习近平指出，无论社会发展到什么程度，都要毫不动摇把公益性写在医疗卫生事业旗帜上，不能走全盘市场化、商业化的路子。此时，中国疾控系统面临公益性和市场化选择。

2018 年，根据《中央编办关于国家卫生健康委所属事业单位机构编制的批复》（中央编办复字〔2018〕90 号），设立中国疾病预防控制中心，为国家卫生健康委直属事业单位。中国疾病预防控制中心是由政府举办的实施疾病预防控制和公共卫生技术管理与服务的公益事业单位。其使命是通过对疾病、残疾和伤害的预防控制，创造健康环境，维护社会稳定，保障国家安全，促进人民健康；其宗旨是以科研为依托、以人才为根本、以疾控为中心。在卫生部领导下，中国疾病预防控制中心发挥技术管理及技术服务职能，围绕国家疾病预防控制重点任务，加强对疾病预防控制策略与措施的研究，做好各类疾病预防控制工作规划的组织、实施；开展食品安全、职业安全、健康相关产品安全、放射卫生、环境卫生、妇女儿童保健等各项公共卫生管理工作，大力开展应用性科学研究，加强对全国疾病预防控制和公共卫生服务的技术指导、培训和质量控制，在防病、应急、公共卫生信息能力的建设等方面发挥国家队的作用。

2. 疫情对疾病预防控制机构的影响

2003 年，严重急性呼吸道综合征（SARS）疫情暴发，暴露了我国疾控体系的弊端和不足。政府及公众对疾控的重视程度达到一次高峰，资金投入大幅度地增加，卫生应急机制开始逐步完善，机构的能力建设得到进一步加强。

为加强疾病预防控制体系建设，提高疾病预防控制和突发公共卫生事件应急处置能力，保障人民身体健康和生命安全，促进社会稳定与经济发展，我国于 2005 年 1 月 5 日施行《关于疾病预防控制体系建设的若干规定》（以下简称《规定》）。《规定》提出疾病预防控制机构分为国家级、省级、设区的市级和县级四级。疾病预防控制机构在同级卫生健康主管部门的领导下开展职能范围内的疾病预防控制工作，承担上级卫生健康主管部门和上级疾病预防控制机构下达的各项工作任务。《规定》同时提出疾病预防控制机构的职能是疾病预防与控制、突发公共卫生事件应急处置、疫情报告及健康相关因素信息管理、健康危害因素监测与干预、实验室检测分析与评价、健康教育与健康促进、技术管理与应用研究指导。

2019 年以来，面对新型冠状病毒肺炎（新冠肺炎）疫情的袭击，我国在疫情防控方面取得了重大的成绩。坚持党中央的统一领导，全民参与，多部门联防联控，吸取了 SARS 疫情防控教训，我国科技水平和能力及决断力显著提升，类军事化的公共卫生应急队伍特别能战斗，召之即来，来之能战，逆行驰援湖北等疫情重灾区。同时，新型冠状病毒肺炎疫情凸显了加强疾控体系建设的紧迫性，完善队伍和能力建设，使医疗卫生体系运行平稳顺畅，更好地释放整个经济社会发展的活力。

2021 年 5 月 13 日，国家疾病预防控制局正式成立，表明我国疾病预防控制体制改革迈出新的一步，标志着我们建立了一个系统、完整、有序、有力的疾病预防控制体系，标志着我们拥有了一个抗击当前和未来突发公共卫生应急事件的指挥中心，标志着我们实现了从单纯预防控制疾病向全面维护和促进全人群健康理念的转变。国家疾病预防控制局的成立是我国疾病预防控制体系的重大改革与调整，是建设健康中国的现实需要。

二、社会变革对卫生行政组织的影响

（一）卫生健康委员会的社会变革

1. 卫生部

中国人民政治协商会议第一届全体会议通过的《中华人民共和国中央人民政府组织法》第十八条规定，于 1949 年 10 月 1 日设置一个中央人民政府政务院部门，并于同年 11 月正式成立中央人民政府卫生部。1954 年 9 月，第一届全国人民代表大会第一次会议在北京召开，会议通过了《中华人民共和国宪法》和《中华人民共和国国务院组织法》，成立了中华人民共和国国务院。根据国务院《关于设立、调整中央和地方国家机关及有关事项的通知》，中央人民政府卫生部即告结束。国务院按照《中华人民共和国国务院组织法》的规定，将原中央人民政府卫生部改为中华人民共和国卫生部，接替相关工作，成为国务院组成部门。按照相关规定，中央人民政府卫生部在政务院文化教育委员会的指导下展开工作，作为国家行政机构，对全国范围内的卫生工作进行统一领导和管理。

2. 卫生和计划生育委员会

我国实行计划生育以来，计划生育事业取得历史性成就，有效缓解了人口对资源环境的压力。1982 年，计划生育被定为基本国策，为更好地坚持计划生育的基本国策，加强医疗卫生工作，深化医药卫生体制改革，优化配置医疗卫生和计划生育服务资源，提高出生人口素质和人民健康水平，第十二届全国人民代表大会第一次会议审议的《国务院关于提请审议国务院机构改革和职能转变方案》提出，将卫生部的职责、人口计生委的计划生育管理和服务职责整合，组建国家卫生和计划生育委员会。2013 年 3 月，正式整合组建中华人民共和国国家卫生和计划生育委员会。其主要职责：统筹规划医疗卫生和计划生育服务资源配置，组织制定国家基本药物制度，拟订计划生育政策，监督管理公共卫生和医疗服务，负责计划生育管理和服务工作等。同时，将人口计生委的研究拟订人口发展战略、规划及人口政策职责划入发展改革委。国家中医药管理局由国家卫生和计划生育委员会管理。同时不再保留卫生部、人口计生委。

3. 卫生健康委员会

中华人民共和国成立后，特别是改革开放以来，中国卫生健康事业获得了长足发展，居民主要健康指标总体优于中高收入国家平均水平。随着工业化、城镇化、人口老龄化进程加快，中国居民生产生活方式和疾病谱不断发生变化。居民健康知识知晓率偏低，吸烟、过量饮酒、缺乏锻炼、不合理膳食等不健康生活方式比较普遍，由此引起的疾病问题日益突出。基于此背景，2016 年，为推进"健康中国"建设，提高人民健康水平，中共中央、国务院印发并实施《"健康中国 2030"规划纲要》。2017 年，习近平总书记在十九大报告中指出，实施健康中国战略。

为推动实施健康中国战略,树立大卫生、大健康理念,把以治病为中心转变到以人民健康为中心,预防控制重大疾病,积极应对人口老龄化,加快老龄事业和产业发展,为人民群众提供全方位全周期健康服务,党的十九届三中全会审议通过的《中共中央关于深化党和国家机构改革的决定》《深化党和国家机构改革方案》和第十三届全国人民代表大会第一次会议批准的《国务院机构改革方案》提出,将国家卫生和计划生育委员会、国务院深化医药卫生体制改革领导小组办公室、全国老龄工作委员会办公室的职责,工业和信息化部的牵头《烟草控制框架公约》履约工作职责,国家安全生产监督管理总局的职业安全健康监督管理职责整合,组建国家卫生健康委员会(简称国家卫健委),作为国务院组成部门。2018年3月,新组建的国家卫健委正式挂牌。

从十八届五中全会明确提出建设健康中国,到《"健康中国2030"规划纲要》的发布,健康中国的战略涉及方方面面的问题,改革涉及医疗、老龄化、控烟多方面内容。通过机构调整,国家卫健委把多部门健康监督管理等职责进行整合,有利于今后卫生健康工作的推进。

《"健康中国2030"规划纲要》突出了健康这一核心目标导向,更加明确了卫生工作是手段,国民健康是目的,强调了这个行政主管部门在预防控制疾病、维护促进国民健康中的作用。从组织架构上改变了过去重治疗、轻预防的功能定位;从卫生健康主管部门所承担的主要职责来看,是对"健康中国"战略的一脉相承。国家会从完善国民健康政策,深化医药卫生体制改革,提升医疗卫生服务能力,鼓励预防为主、健康文明的生活方式等方面全面贯彻落实健康中国战略,从而满足人民日益增长、不同层次的医疗需求。"健康中国"理念凸显的同时,"计划生育"从原有机构名称中移除,可以淡化原国家卫生和计划生育委员会中的计划生育概念。我国已经实施了全面二孩政策,一直在改善人口数字与结构分布。

(二)医疗保障组织的社会变革

1. 计划经济时期中国医疗保障组织的情况

计划经济时期由于保障对象身份的不同,城乡居民医疗保障水平存在差异。这一时期医保制度的特点:第一,在政府的严格管控下,公费医疗和劳保医疗制度是政府的一种福利安排。"体制内"受保对象无需自付费用、享受免费医疗,政府直接补助医疗机构。第二,公费医疗由卫生部门管理,劳保医疗则按照行业不同,归属不同行业管理部门。劳保医疗和公费医疗就医体系内部遵从严格的转诊制度,体系之间相互独立、不能互转。同时,公费医疗和劳保医疗存在药品供给不足与浪费并存现象。第三,医疗、医保、医药统一归卫生行政部门管理,卫生系统内部不存在"三医"之间的协调问题。

2. 市场经济时期中国医疗保障组织的情况

自1998年城镇职工基本医保制度建立以来,医疗、医保、医药"三医"不再由卫生行政部门一家管理,而是分属不同行政部门管理。医保制度分属不同管理部门:城镇居民医疗保险制度和城镇职工医疗保险制度归人力资源和社会保障部门管理,新型农村合作医疗归卫生部门管理。医疗服务归卫生部门管理,医药归国家发展和改革委员会、国家食品药品监督管理总局管理。多部门之间行政关系隶属平行,按现行行政隶属关系,三者不可能联动,协同性较差。因此,医疗、医保和医药"三医"联动的思路被明确为今后中国医改的总体思路。所谓"三医"联动,就是指医疗卫生体制(医疗)、医疗保障制度(医保)、药品生产流通体制(医药)三者在相互的利益博弈过程中的联动改革。在此背景下,中国基本医保制度碎片化问题愈发严重,制度不公平问题凸显。

3. 新医改时期中国医疗保障组织的情况

新医改以来,医疗卫生事业改革稳步推进,主要实施了以下举措。

在医疗方面,加大对医疗卫生的财政投入,减轻个人医疗负担;公立医院管办分开,鼓励社会力量办医;健全基层卫生服务体系,保证医疗保障的公平性。在医保方面,改革和完善各项医疗保险制度,实现全覆盖;完善城镇职工基本医疗保险制度,整合城乡居民医疗保险制度,建立了城乡居民大病医疗保险制度;探索医疗保险支付方式改革,即结合基金收支预算管理加强总额控制,探索总额预付,结合门诊统筹的开展探索按人头付费,结合住院门诊大病的保障探索按病种付费。在医药方面,建立基本药物制度,增强医保用药的科学合理性,改革药品定价机制,促进医疗保障满足居民医疗需求。

医疗保险制度的改革和完善在新医改中发挥了基础性的作用,取得了积极成效,对减轻城乡居民医疗负担、保障人民群众的身体健康发挥了重要作用,但仍存在以下问题:基层医疗机构服务能力不足;医疗保险碎片化不利于医疗保险基金的管理,不利于医疗保险制度的公平发展与可持续发展;补偿机制不完善,基本药品和服务目录的补偿范围较为狭窄,补偿水平依然较低;"三医"不联动的问题依然存在。

4. 新时期中国医疗保障组织的情况——"三医"联动

2016 年 8 月 19 日至 20 日,全国卫生与健康大会在北京召开,是中华人民共和国成立以来首次以"卫生与健康"为主题的卫生工作大会。习近平总书记发表重要讲话,中央政治局常委全部出席会议,习近平总书记强调"健康是促进人的全面发展的必然要求,是经济社会发展的基础条件,是民族昌盛和国家富强的重要标志,也是广大人民群众的共同追求。没有全民健康,就没有全面小康。要把人民健康放在优先发展的战略地位,以普及健康生活、优化健康服务、完善健康保障、建设健康环境、发展健康产业为重点,加快推进健康中国建设,努力全方位、全周期保障人民健康,为实现两个一百年奋斗目标、实现中华民族伟大复兴的中国梦打下坚实健康基础"。2016 年 8 月 26 日,中共中央政治局审议通过《"健康中国 2030"规划纲要》,将健康中国概念从国家卫生计生委层面上升至国家战略层面,将健康的理念贯穿到政府的施政理念中,并成为中国梦的一部分。随着 2016 年全国卫生与健康大会的召开及《"健康中国 2030"规划纲要》的审议通过,新医改拉开攻坚序幕。建设健康中国,应以"三医"联动改革为助力,在医疗、医保、医药"三医"之间形成关联、匹配的有机衔接,创新体制机制,优化顶层设计。只有不断健全医保,创新医疗,规范医药,在实现"三医"联动上下工夫,才能更好地满足人民群众的医疗卫生需求,让人民群众共享医改红利。

(三)食品药品监督管理组织的社会变革

1. 食品药品监督局和食品安全委员会办公室

1997 年,全国卫生大会指出"要积极探索药品监管体制改革,逐步形成统一、权威、高效的管理体制",这是我国药品监管体制向统一、权威迈进的起点和政策基础。1998 年,组建国家药品监督管理局(SDA),这是中国政府第一次建立独立于药品生产管理体系的药品监督机构,意味着中国药品安全监管进入了政府专门部门监管模式。2003 年,在 SDA 的基础上,以美国食品药品监督管理局(FDA)为模板组建国家食品药品监督管理局(SFDA),整合对食品、保健品和化妆品的监管职能。从 2000 年开始,我国药品监管体系开始实行省级以下垂直管理,各级地方成立职能集中统一的药监机构。

1998—2007 年期间,药品监管法律法规建设取得长足进步,在修订《中华人民共和国药品管理法》的同时逐步建立了相对健全的、与国际成熟监管体系初步接轨、覆盖药品生命周期的法规体系,涵盖药品研究、生产、流通、使用和上市再评价全程,并逐步开始强制或半强制推行药品生产、经营质量管理规范。同期,由于在医药卫生体制不健全的背景下,药品法规仍未健全,药监行政权力缺乏有效制约,部分监管决策者道德失范、行为失控,以及规范认证体系建设的冒进、失当等原因,我国药品监管事业遭遇了重大挫折。药品行业供给侧治理严重失序,引发大量不良进入,进而引发药品全行业行为大规模失范,药价虚高严重,为后来的医药卫生体制改革带来了极高的改革成本和压力。

2008 年开始,食药监系统取消省以下垂直管理,改由地方分级管理,业务接受上级主管部门和统计卫生部门的监督领导。2009 年 7 月召开的全国食品药品监督管理工作座谈会上提出"科学监管"的口号,将监管工作提升到前所未有的高度。2010 年 2 月,《国务院关于设立关于国务院食品安全委员会的通知》提出,为进一步加强食品安全工作,设立国务院食品安全委员会办公室。

2. 食品药品监督管理总局

2013 年 3 月 10 日,根据第十二届全国人民代表大会第一次会议审议的《国务院机构改革和职能转变方案》,为克服原有分段监管的食品安全监管体制所存在的重复监管与监管盲点并存的缺陷,加强食品药品监督管理,提高食品药品安全质量水平,将国务院食品安全委员会办公室的职责、国家食品药品监督管理局的职责、国家质量监督检验检疫总局的生产环节食品安全监督管理职责、国家工商行政管理总局的流通环节食品安全监督管理职责整合,组建国家食品药品监督管理总局(CFDA)。将原来分散在工商行政管理、质量技术监督部门的食品药品监管职能及相应的监管队伍和检验检测机构统一划转到了食品药品监督管理部门,并对省各级食品药品监管体制改革提出了具体目标与时间要求,建立单列的食品药品监督管理局成为主要的政策导向,这对于建立集中统一的监管体系具有重大意义。不再保留国家食品药品监督管理局和单设的国务院食品安全委员会办公室。在中央政策的影响下,2014年底,全国范围内,95%左右的地级市、80%左右的县设置了独立的食品药品监督管理局。

3. 市场监督管理总局

2014年11月,党的十八届四中全会公报中提出要"深化行政执法体制改革",推进综合执法。一些省份在经历了长达一年的等待和观望之后,从2014年下半年开始放弃此前新采用的食品药品监督管理局模式,这些省份调整或者重新改变了市县层面食药监管机构的设置模式,决定采用合并工商、质监等部门组建大市场监管局的市场局模式。同时,一些省在编制控制、基层延伸和监管压力的综合作用下,最终在市乃至县一级选择了综合监管的市场局模式。到2016年5月,全国设置独立的食药监管机构的县市已经减少到40%。而到2017年底,全国70%左右的县(市、区)和20%左右的地级市都推行了市场监管综合执法改革。

在2018年3月,国务院机构改革方案公布后,将国家食品药品监督管理总局的职责,国家工商行政管理总局的职责,国家质量技术监督检验检疫总局的职责,国家发展和改革委员会的价格监督检查与反垄断执法职责,商务部的经营者集中反垄断执法以及国务院反垄断委员会办公室等职责整合,组建国家市场监督管理总局。同时,组建国家药品监督管理局,由国家市场监督管理总局管理。到2018年11月底,全国31个省级市场监管局(厅)已全部挂牌成立。

【本章小结】

卫生组织体系是指由在一定区域内,根据人群的健康需求,通过卫生规划、卫生立法等形式,以恢复和增进人群健康为目标的各种不同组织群构成的系统。我国卫生组织体系的目标不仅仅是健康恢复,同时还包括健康促进、健康维护以及健康筹资。以疾病治疗、疾病预防、健康促进以及疾病风险分担等多举措来保障我国居民健康目标的实现。我国的卫生组织体系主要由三部分构成:卫生行政组织体系、卫生服务组织体系和社会卫生组织体系,随着时代的发展,进而延伸出了卫生服务支持体系和新型卫生组织体系。

目前,我国医院的社会功能主要有以下方面:①医疗卫生服务。这是医院经常性的中心任务,也是医院最主要的功能。医院为患者提供全面而连续的治疗、护理、预防、保健和康复服务。②开展教学、科研工作。不论是教学医院,还是其他医院和一般卫生院,都应根据医院的技术条件和业务能力,承担一定的教学任务。③对下级基层医院进行业务指导。上级医院应与下级医院建立双向转诊和经常性技术指导关系,帮助他们学习和掌握新技术,开展新项目,解决疑难问题,培训卫生技术和管理人才,提高他们的医疗管理水平和医疗服务能力。

公共卫生服务机构的社会功能主要有以下方面:①疾病监测、预防与控制。我国疾病预防控制机构通常开展包括疾病监测、疾病预防与控制、健康保护、应急处置等工作。②促使人们维护和改善自身的健康。③对卫生服务的保证。即保证卫生服务的公平以及质量和安全性。④公共卫生体系基础结构建设。⑤研究、发展和实施革新性的公共卫生措施。

基层医疗卫生机构的社会功能主要有以下方面:①医疗卫生服务。②健康教育。③基层预防服务。④基层康复服务。⑤基层保健服务。

医防融合是以维护居民健康为中心,以家庭医生签约服务为切入点,切实履行基本医疗和公共卫生服务职能,为居民提供健康管理服务的医疗与预防相融合的一种模式。

　　医养结合是指医疗资源与养老资源相结合,集医疗、康复、养生、养老为一体,实现社会资源利用的最大化。医,包括医疗诊治、健康咨询、健康检查、临终关怀等服务;养,包括生活照护、精神心理、文化活动等服务。医养结合的特点可归纳为 8 个字:"有病治病、无病疗养",就是把医院和养老院合二为一。

　　建设健康中国,应以"三医"联动改革为助力,在医疗、医保、医药"三医"之间形成关联、匹配的有机衔接,创新体制机制,优化顶层设计。只有不断健全医保,创新医疗,规范医药,在实现"三医"联动上下工夫,才能更好地满足人民群众的医疗卫生需求,让人民群众共享医改红利。

【关键术语】

卫生组织体系 health organization system　社会卫生组织 social health organization
卫生行政管理组织 health administration organization　卫生监督 health supervision
卫生服务机构 health service organization　公共卫生服务 public health service
健康管理 health management　突发公共卫生事件 public health emergency
急诊医疗服务体系 emergency medical service system,EMSS

【讨论题】

　　1.为了实现强基层、保基本的发展战略,应该从哪些方面促进基层医疗卫生机构的发展,提高其医疗服务能力以满足居民的健康需求?

　　2.以 2019 年暴发的新冠肺炎疫情为例,谈谈如何发挥基层医疗卫生机构在防控突发公共卫生事件中的作用?

【思考题】

　　1.请简述我国卫生组织体系的构成以及特点。

　　2.分析医院、公共卫生服务机构以及基层卫生服务机构所承担的社会功能以及所承担的社会责任。

第九章 中国卫生方针与政策

【学习目标】

掌握 分级诊疗制度与医联体建设、现代医院管理制度、全民医保制度、药品供应保障制度、中医药制度、综合监管制度的概念,分级诊疗制度的基本原则,现代医院外部管理制度的基本原则与目标,全民医保制度的重要性。

熟悉 新形势下中国卫生工作方针内容、医联体发展模式,现阶段分级诊疗制度落实困境,现代医院管理制度的发展建议,现阶段我国药品供应保障体系存在的问题,中医药事业的发展方针和基本原则、医疗卫生行业综合监管的发展过程。

了解 中国卫生工作方针、卫生健康政策的发展沿革、新时代中国卫生健康政策发展方向、现代医院外部管理制度的重点与内部管理制度的核心,全民医保制度的现状及问题,新时代我国全民医保制度创新的思路,药品供应体系及中医药制度在我国的发展历史及其现状,我国医疗卫生行业综合监管的现状。

【情景导入】

"小病在社区,大病进医院,康复回社区"是国家为了更加合理地配置医疗资源,一直提倡的分级诊疗理念。但是,有不少人不愿意在基层医疗机构看病,虽然基层医疗机构药费便宜,报销比例高,但是他们觉得基层医疗机构医疗条件差,基层医疗机构不权威,对基层医疗机构的医疗水平不信任。他们宁可排长队,也要去大医院看病,以致许多大医院人满为患,而基层医疗机构却是冷冷清清。

然而,在北京西城区却有这么一家社区卫生服务中心,不但患者愿意来这儿看病,这里向上级医院转诊也十分通畅,那么,他们的分级诊疗是怎么实现的呢?

北京市西城区全面加强卫生资源与服务的整合、共享和利用,通过社区卫生服务中心与区属、驻区医院、公共卫生机构的紧密联合,实现了管理、基本医疗和公共卫生的"三个一体化"管理新机制,让居民在"家门口"就能享受到二、三级医院的医疗服务。具体举措如下。

(1)医院和社区卫生服务中心是同一法人,社区卫生服务中心主任为医院领导班子成员。比如月坛社区卫生服务中心的法人李东霞,也是复兴医院这家三级医院的院长。

(2)上级主管区属医院建立全科医学科,负责全科医学研究及与社区卫生服务机构的业务对接和统筹,诊疗和操作的统一,确保医疗质量和医疗安全。

(3)区属医院调配专家到社区出诊、开展带教,并参与全科团队工作和签约患者会诊。

(4)临床检验、医学影像等资源共享、统筹管理。

现在,北京西城区广泛采取的是月坛社区卫生服务中心和复兴医院的这种模式,并在此基础上融入生命全周期健康管理,强化公共卫生服务,创建了管理、基本医疗和公共卫生一体化的紧密型医联体。

通过家庭医生签约服务,结合老年人、孕产妇、儿童、残疾人等不同人群特点与健康状况,为居民量身设计健康服务包,使居民享受到个性化的健康指导与服务。

第一节 中国卫生工作方针

一、卫生工作方针概述

卫生工作方针是国家指导卫生事业发展的重要指导原则和基本思想,是卫生基本政策的总概括,是指导国家各项卫生工作和制定各项具体卫生政策的依据。

在中国,不同的历史时期有不同的卫生工作方针,卫生与健康事业的发展与卫生工作方针息息相关。确定卫生工作方针的原则主要有以下几点:明确建设社会主义的卫生事业、突出卫生事业在国民经济和社会发展中的地位、规范在社会主义市场经济体制下卫生改革的方向、突出卫生工作的重点。

二、中国卫生工作方针发展的历史沿革

根据不同历史阶段的基本国情和人民健康需求,中国政府结合基本国情、居民健康的需要和卫生事业发展的基本规律,及时制定和调整卫生工作方针。实践证明,这些卫生工作方针能够适应国家卫生工作的特定历史背景,指引了卫生工作的方向和道路,促进了中国卫生健康事业健康发展。

(一)中华人民共和国成立初期卫生工作的四大方针

中华人民共和国成立初期,为改变积贫积弱的社会面貌,为人民群众创造健康幸福的生活,中国政府开展卫生工作的思想是确保将紧缺的卫生资源最大限度地服务于百姓,改善人民群众的健康状况。在1950年第一届全国卫生工作会议上,"面向工农兵,预防为主,团结中西医"的卫生工作方针就被确立下来。1952年12月,第二届全国卫生工作会议接受周恩来的建议,在卫生工作方针中增加了"卫生工作与群众运动相结合"的内容,卫生工作方针变成了四句话,简称为"四大方针"。"四大方针"的提出对新中国卫生与健康事业具有奠基意义。

中国是一个农业大国,新中国成立时农村人口占全国总人口的80%以上,而医疗卫生机构和医务人员却主要集中在城市和沿海地区,乡村医疗卫生组织几乎是一片空白,只有零散的个体中医为农村群众提供极其有限的医疗服务。1965年6月26日,毛泽东从中国80%的人口在农村的国情出发,针对当时医疗卫生工作"重城市、轻农村"的倾向,提出"把医疗卫生工作的重点放到农村去"。这一指示是对卫生工作四大方针的补充,对医疗卫生工作起到了战略指导作用。自此,"把医疗卫生工作的重点放到农村去"成为卫生工作方针中一条重要内容。以此为指导,卫生部加大了对农村人力、物力和财力的投入。

(二)改革开放新时期背景下卫生工作方针

中共十一届三中全会后,我国开启了改革开放的历史新时期,各项建设事业围绕发展生产力、繁荣经济这一核心任务先后进行了工作方针和政策的调整,卫生事业是我国社会主义建设事业的重要组成部分,其工作方针也随之发生了变化。1991年召开的全国人大七届四次会议提出了新时期卫生工作方针的基本框架,将"面向工农兵"改成"为人民健康服务",并增加了"依靠科技进步"的内容。1996年,以中共中央国务院的名义召开的全国卫生工作会议进一步明确了新时期卫生工作的奋斗目标和工作方针。1997年,中共中央国务院发布《关于卫生改革与发展的决定》,将新时期卫生工作方针规定为"以农村为重点,预防为主,中西医并重,依靠科技与教育,动员全社会参与,为人民健康服务,为社会主义现代化建设服务"。这一方针在继承"四大方针"合理内核的基础上,强调了卫生与健康事业的"二为"方向,为步履维艰的医疗改革指明了

方向。

(三)新形势背景下卫生工作方针

2016年8月,全国卫生与健康大会在北京举行。习近平提出:"新形势下,我国卫生与健康工作方针是:以基层为重点,以改革创新为动力,预防为主,中西医并重,将健康融入所有政策,人民共建共享。"这是对我国卫生工作方针的新发展,突出了"大卫生"与"大健康"并重的新观念,符合我国经济社会发展的实际状况和卫生与健康事业发展的大趋势。其中把"以农村为重点"扩展到"以基层为重点",既涵盖农村又包含城镇基层社区。新增加的"以改革创新为动力""将健康融入所有政策,人民共建共享"内容,与我国经济社会发展的新理念相吻合,展现了实施健康中国战略的力度和决心。

回望历史,中华人民共和国成立以来卫生工作方针由"四大方针"到以农村为重点,由改革开放新时期卫生工作方针到新形势下的卫生与健康工作方针,尽管表述的繁简、强调的主次乃至具体词汇有所变化,但其思想精髓却始终没有变,即为人民健康服务、防患于未然、发挥中西医各自的优势、动员人民群众广泛参与、共建共享的核心要义没有变。究其根本,中华人民共和国成立以来的卫生工作方针是符合中国实际、与中国共产党的宗旨和目标相一致的方针,是经过实践反复证明的治国安邦的宝贵经验,也是未来中国发展必须坚持的重要策略。

三、新形势下的中国卫生健康方针的内容

"以基层为重点,以改革创新为动力,预防为主,中西医并重,将健康融入所有政策,人民共建共享"这一方针,体现了卫生健康工作要为人民健康服务的基本要求,把健康既视为发展手段又作为发展目标,标志着我国对卫生健康工作的认识发展到一个新高度,从根本上把保障人民健康同实现人的全面发展和中华民族伟大复兴统一起来。其基本内容可以划分为三个部分:第一部分是卫生工作的战略重点,包括以基层为重点、预防为主、中西医并重;第二部分是卫生工作的基本策略,以改革创新为动力、将健康融入所有政策;第三部分是卫生工作的根本宗旨,即人民共建共享。

(一)以基层为重点

"以基层为重点"比原来"以农村为重点"的提法更加全面,既涵盖农村又包含城镇基层社区,体现了习近平总书记一贯的全面思维。基层卫生工作是深化医改和卫生工作的重点,历来受到我们党和国家的高度重视。毛泽东早在20世纪60年代就提出"把医疗卫生工作的重点放到农村去"。党的十八大以来,党中央、国务院高度重视城乡基层医疗卫生工作,制定并实施了一系列政策措施,使农村卫生和城市社区卫生工作得到大力改善。一是基层医疗卫生服务体系进一步健全,实现了由"强筋健骨"向"能力提升"转变。基层医疗卫生服务网络基本建成,基层卫生人员学历结构和执业资质明显改善,医疗卫生服务公平性和可及性进一步提高。二是基层卫生运行新机制初步建立,实现了由"重点起步"向"综合改革"转变。绩效工资、人事分配、绩效考核等制度与基本药物制度紧密联动,基层运行新机制得到巩固。三是全面建立统一的城乡居民医保制度。提高城乡居民医保和大病保险筹资标准,稳步提升待遇保障水平,完善规范大病保险政策和管理。四是基本公共卫生服务项目水平显著提高,实现了由"建章立制"向"提质扩面"的转变。目前,基层卫生工作仍然有许多薄弱环节,因病致贫、因病返贫等问题仍然存在。因此,卫生和健康工作还必须坚持以基层为重点,不断提升基层卫生与健康工作质量。

(二)以改革创新为动力

"以改革创新为动力"。这是在贯彻落实创新、协调、绿色、开放、共享五大发展理念新形势下,习近平总书记提出的我国卫生和健康工作方针的新内容,也是新时代促进卫生与健康事业发展的必然选择。我国是

一个拥有十四多亿人口的国家，要满足全国人民多样多层多变的医疗卫生需求，不以改革的方式、不用创新的模式是无法实现的。只有不断改革、持续创新，才能破解当前医疗卫生领域中的诸多难题。党的十八大以来，以习近平总书记为领导的党中央做出全面深化改革的重大部署，着力解决制约医药卫生事业科学发展的体制机制和结构性问题，推动医改向深水区挺进。早在2013年8月，习近平就说："我们将迎难而上，进一步深化医药卫生体制改革，探索医改这一世界性难题的中国式解决办法，着力解决人民群众看病难、看病贵，基本医疗卫生资源均衡配置等问题，致力于实现到2020年人人享有基本医疗卫生服务的目标，不断推进全面建设小康社会进程。"8月19至20日的全国卫生与健康大会上，习近平又强调："当前，医药卫生体制改革已进入深水区，到了啃硬骨头的攻坚期。要加快把党的十八届三中全会确定的医药卫生体制改革任务落到实处。"推进健康中国建设，必须以改革创新为动力，提高改革行动能力，推进政策落实。

（三）预防为主

"预防为主"仍然继承了原来的内容，这也是党和国家一直坚持的内容。"预防为主"，主要是防治严重危害人民生命健康的传染病、地方病和慢性非传染病。预防为主是中华人民共和国成立初期所制定的卫生工作方针，要求全体医疗卫生工作者不但要勤勤恳恳地为人民治好病，而且要发动群众主动与疾病做斗争。预防为主是我国控制疾病形势的实际需要。中华人民共和国成立初期，我国以急性传染病、寄生虫病和地方病为主要防治对象的第一次卫生革命，取得了举世公认的成就。开展的秋季种痘、消灭性病，是第　次卫生革命胜利的典范。我们在世界卫生组织宣布消灭天花之前就已消灭了天花。在"动员起来，讲究卫生"的号召下，一举粉碎了敌人的细菌战争，有效地控制了多种烈性传染病和寄生虫病。通过第一次卫生革命，我国的疾病谱、死因谱已经发生了根本变化，因传染病死亡的人数已大大减少。新时期的卫生工作方针继续把预防确定为主要内容，不仅是我国卫生工作宝贵经验的总结和继承，也是世界卫生健康工作发展的潮流。现在传染病的挑战依然严峻，慢性非传染性疾病死亡率占总死亡率的比例还在上升，心脑血管疾病、恶性肿瘤和其他慢性退行性疾病成为我国城乡居民最主要的死亡原因。新时期疾病防控和健康促进工作，更加凸显了预防为主的重要性。习近平指出："要坚定不移贯彻预防为主方针，坚持防治结合、联防联控、群防群控，努力为人民群众提供全生命周期的卫生与健康服务。"

（四）中西医并重

"中西医并重"也是原有内容，也是我国卫生健康工作的独特之处。"中西医并重"作为我国卫生工作的一项基本方针，保证了中华瑰宝中医药的健康发展，促进了中西医优势互补、协调发展，推动了我国医学的快速发展，成为我国医药卫生事业的重要特征和显著优势。党和政府始终坚持中西医并重。20世纪50年代初，毛泽东就号召"西学中"，倡导中西医结合；1982年宪法明确"发展现代医药和我国传统医药"；1985年《关于卫生工作的决定》指出"把中医和西医摆在同等重要的地位"；1997年《中共中央、国务院关于卫生改革与发展的决定》明确将"中西医并重"作为我国卫生工作的方针之一。2015年12月22日，习近平在祝贺中国中医科学院成立60周年时指出，"中医药振兴发展迎来天时、地利、人和的大好时机"。屠呦呦研究员获得诺贝尔奖，标志着我国中医药科技创新登上了新高峰，中医药在国内外影响力得到进一步扩大。《中华人民共和国中医药法》自2017年7月1日起施行，《中药材保护和发展规划（2015—2020年）》《中医药健康服务发展规划（2015—2020年）》等长远发展战略相继出台，中医药事业发展已经上升为国家战略。习近平指出："要着力推动中医药振兴发展，坚持中西医并重，推动中医药和西医药相互补充、协调发展，努力实现中医药健康养生文化的创造性转化、创新性发展。"

（五）将健康融入所有政策

"将健康融入所有政策"是新增内容，是推进健康中国建设的新举措。目前，全球已经形成基本共识，健康与贫困、教育、环境、就业等多种社会因素相关，一个国家国民的总体健康水平与其医疗、药品管理、社会保障、就业、财政、教育、科技、环境保护和民政等多个部门的努力密不可分,只有将大健康理念纳入所有政策之中,进行综合管理,树立维护健康是政府各部门共同责任的观念,才能确保健康成果的可持续性。要从大健康的高度出发,将健康融入经济社会发展的各项政策,推动科学决策,促进形成共同支持的大健康宏观环境。

(六)人民共建共享

"人民共建共享"比原来"依靠科技与教育,动员全社会参与"的提法增加了"共享"理念,更加全面,更加科学,也是卫生工作与群众运动相结合方针的发展和完善。卫生与健康涉及社会方方面面,关系千家万户,是一项系统工程,需要社会各部门的积极配合与人民的广泛参与,做到人人参与、人人有责、人人享有;特别是各级党委和政府,更是责无旁贷。习近平指出:"推进健康中国建设,是我们党对人民的郑重承诺。各级党委和政府要把这项重大民心工程摆上重要日程,强化责任担当,狠抓推动落实。"必须坚持"大卫生、大健康"理念,在各级党委和政府的统一领导下,充分发动社会各有关部门协作配合,各尽其责,共同做好卫生与健康工作。

第二节　中国卫生健康政策

一、卫生政策的概念

政策(policy)是为达到一定目的,各种组织(包括国际组织、国家、政党、部门、社会团体等)在特定时期用以规范或指导人们行动的一系列法律、法规、规章、规划、决定、意见等的总称。公共政策(public policy)是指公共权力机关经由政治过程所选择和制定的,为解决公共问题、达成公共目标、实现公共利益的政策。

卫生政策(health policy)是政策制定者为解决特定时期的卫生问题、实现一定的卫生工作目标而制定的各种法令、法规、规章、规划、计划、制度等的总称,是各层次的决策组织,用以引导卫生事业发展方向,调节卫生资源配置,协调各相关群体利益,矛盾等,以最终改善健康状况、维护社会稳定、推动社会发展的手段或途径。归根到底,卫生政策是对健康相关领域的某种价值的调整和再分配。

卫生政策为卫生领域的活动提供指南,为相关群体的利益调节提供杠杆,实现执政者开办卫生事业、提高国民健康水平的内在使命。随着社会经济和各领域的发展,卫生工作面临着更加紧迫的形势和更加艰苦的任务。构建符合社会发展要求的卫生体系,研究符合社会发展规律和人民健康需求的卫生政策,关系到整个卫生事业的发展方向和人民群众的切身利益。

二、中国卫生健康政策发展沿革

卫生政策既关系卫生服务的性质、目标、服务对象和资金来源等基础性问题,又关系国家经济政策与社会政策、国家与市场、内政与国际关系议题等国家级方针原则的总和,是国家基于整体战略规划,在长远、全局、最高利益的战略高度思考的卫生问题,是特定的历史情境及国家整体发展建设战略的产物,其变迁与党和政府的执政理念及治理模式密切相关。

新中国卫生政策的演变和发展通常分为以下四个阶段。

(一)福利性卫生政策时期(1949—1978年)

中华人民共和国成立以后,鼠疫、天花、霍乱等恶性传染病严重威胁着我国民众的健康,卫生政策的首要任务就是防病治病。当时卫生人才以及卫生医疗资源严重稀缺,特别是广大农村地区除了少数中医以外几乎没有医疗卫生资源。国民经济方面,政府实行优先发展重工业的发展战略,积累的资本和国家财政主要投资于重工业和国防工业,消费性物质资本和轻工业发展速度较慢。因此,中华人民共和国在成立以后不具备建立资本相对密集并且强调专业和高技术的西方医疗模式的条件。在这一阶段,政府以高度集权的计划经济为基础,将医疗卫生视为计划经济体系的一个组成部分,以"大包大揽"的方式承担起绝大部分医疗卫生责任,在医疗卫生领域实行统一计划、统一配置、统一管理的政策,初步建立起基本覆盖全民的医疗卫生服务体系,为国家的经济建设和社会发展提供了充足的人力资源和政治资本。

在发展理念方面,社会主义中国将促进社会公平置于整个国家发展的优先地位。党和政府致力于消除三大差别,营造公平优先的社会环境。卫生作为体现社会公平和社会福利的重要领域,卫生政策的福利性始终贯穿于计划经济时期卫生事业的发展过程中。一方面,中华人民共和国学习苏联在城市地区建立了医疗保障制度。1951年和1952年政务院先后公布了《中华人民共和国劳动保险条例》《关于全国各级人民政府、党派、团体及所属事业单位的国家工作人员实行公费医疗预算措施的指示》,标志着劳保医疗和公费医疗制度的建立,并且覆盖人群不断扩大,享受水平不断提高。为了保障基本医疗服务,政府直接举办医疗卫生服机构、生产和分配药品、建立三级医学人才培养机构等,对医疗机构和药品生产企业进行强有力的规制。政府支付卫生人员的工资、日常开支以及硬件投入,保障医务人员的基本生活,对医疗服务价格以及药品价格进行严格的控制。1956年,卫生部颁布《改进卫生财务管理》,明确医院全额管理、差额补助、年终结余上缴。同年,财政部、卫生部联合发出了医院、诊所一律免征工商业税的通知,明确了医疗卫生单位的社会福利性质。另一方面,面对资本稀缺、人才匮乏的约束条件,我国非常注重卫生政策和卫生体制的本土化创新。"面向工农兵、预防为主、团结中西医、卫生工作与群众运动相结合"的卫生工作方针就反映了中华人民共和国卫生工作本土化创新的倾向。特别是"卫生工作与群众运动相结合"的方针,反映了中华人民共和国利用特有的组织资源和劳动力资源来弥补物质资本的相对不足的指导思想。爱国卫生运动就是通过群众性的运动来实现公共卫生环境、个人健康行为的改善,在消除传染病方面取得了显著的效果,是我国医疗卫生政策史乃至世界卫生发展历史上的　次重大创新。

总结起来,计划经济时期的卫生政策和卫生体制具有两个显著的特点。第一,卫生事业是福利性质的。卫生政策和卫生体制的目标是"一切为了人民健康"。劳保医疗制度、公费医疗制度和农村合作医疗制度都是卫生政策福利性质的具体体现。卫生工作是党和政府致力于消除三大差别、体现社会主义优越性的重点领域。第二,政策创新一直贯穿于卫生政策中。我国创造性地将卫生政策与经济、政治、社会和文化建设结合起来。卫生政策既有覆盖全民的医疗保障政策,也有组织发动群众的健康促进政策。合作医疗制度和赤脚医生制度通过依托集体经济和群众运动,以低廉的成本向农村地区提供初级卫生保健,对解决农民缺医少药问题、维护农民健康起到了独特的作用。爱国卫生运动通过动员群众的方式,改变了国民生活环境和生活方式,使健康知识和行为得到大范围的普及。这些创新性卫生政策使我国形成了特有的健康保障模式,对世界各国卫生政策的发展都产生了较大的影响。

(二)从"放权让利"到"市场化"时期(1978—2003年)

改革开放以来,市场化浪潮对医疗卫生领域的政策变迁产生了深刻影响,社会发展思路以及政治经济体制发生了巨大变化。在发展思路方面,"放权让利""搞活"成为改革的方向和目标。公平开始让位于效率,公平与效率并重逐步演化为效率优先。计划经济时期建立的国有企业、集体企业以及人民公社开始改革或者解体,原有医疗保障制度所依赖的经济组织基础不复存在。财政体制方面,统收统支的财政政策向分级分税制转变,地方政府开始更多地承担卫生筹资责任。由于不同地方政府的财政收入差距很大,卫生投入的地区差异开始显现。

卫生政策也随着社会经济政策的调整而调整。首先,这种调整体现在政府的卫生投入政策。政府开始逐步调整卫生事业和卫生服务的定位,卫生服务商品属性等概念的提出反映了决策层试图改变卫生事业福利性的定位,在卫生筹资中更多强调个人的责任。政府卫生投入占卫生总费用比重连年下降,最低降至20％以下。其次,卫生领域作为经济改革的配套领域,卫生体制改革服务于经济改革。在城市,政府为了创造一个自由的劳动力市场,以企业为基础的福利制度必须被新的制度所替代,因此政府对劳保医疗进行了大刀阔斧的社会化改革。医疗保险的覆盖人群大幅度下降。在农村,由于家庭联产承包责任制,除少数地区有集体所有的乡镇企业外,大部分乡村的集体经济十分薄弱,甚至完全不存在。合作医疗和赤脚医生所依赖的社会组织开始瓦解。在这种情况下,用提留集体公益金的方式来扶持合作医疗,在大部分地方失去了可行性,因此农村合作医疗的覆盖率迅速下降,赤脚医生作为非生产人员开始自谋职业。再次,经济改革的手段开始大规模应用于医疗机构。政府对医疗机构引入经济核算,更多强调市场机制在资源配置中的作用。医院成为独立经济核算的主体,医院和公共卫生机构可以进行创收,以弥补预算的不足。1985年,《关于卫生工作改革若干政策问题的报告的通知》提出"必须进行改革,放宽政策,简政放权,多方集资,开阔发展卫生事业的路子,把卫生工作搞活,解决卫生工作资金不足的问题"。1992年,《关于深化卫生改革的几点意见》提出"进一步推进医疗领域要素市场的自由流动,利用市场价值来配置资源"。1997年,《关于卫生改革与发展的决定》提出"卫生机构实行并完善院(所、站)长负责制,进一步扩大经营管理自主权"。2000年,《关于城镇医药卫生体制改革的指导意见》进一步提出"建立新的医疗机构分类管理制度","鼓励各类医疗机构合作、合并,共建医疗服务集团","扩大公立医疗机构的运营自主权,实行公立医疗机构的自主管理,建立健全内部激励机制与约束机制","依法经营,照章纳税"。上述文件表述表明,市场化改革的思路和方向正在不断强化。

这一时期的卫生政策特点与国民社会经济政策密切相关,在绝大多数时间内经济改革政策的指导思想就是卫生政策的指导思想。从定位上看,经济增长成为国家发展的首要目标,卫生体制改革从属于经济改革,卫生事业在经济社会发展中的地位有所下降。如何应对经济体制改革、社会体制改革对原有国民健康保障模式的破坏并没有纳入改革开放的宏观布局中。中华人民共和国成立后逐步建立的保障国民健康的重要制度(三级合作医疗、依托国有企业的劳保医疗、爱国卫生运动)逐渐丧失功能,卫生政策没有针对性地应对这种制度变化所带来的挑战。从政策目标上看,虽然卫生政策的口号依然是"一切为了人民健康",但实际上这段时期卫生政策的目标是比较模糊的。长期以来,"五年计(规)划"只是把卫生工作作为居民消费和人民生活的一个方面来对待。甚至在"十五"规划中,将卫生工作同其他几项旨在拉动内需的措施并列起来,"提高国民健康"这一卫生工作的终极目标反而被淡化。从政策内容上看,卫生政策放弃了中华人民共和国成立后前30年全面健康干预的政策框架,将重点放在医疗资源的供给上,公共卫生、疾病预防、健康促进在卫生政策中的地位下降,卫生政策在实践中逐步演化为狭义的医疗政策。虽然市场化导向的卫生政策极大促进了我国医疗卫生资源的扩张,但是对公共卫生特别是农村卫生工作的忽视,对筹资和卫生服务公平性的不重视,直接影响了我国国民健康水平的提高,使"看病难、看病贵"问题成为社会突出问题。

(三)回归公益性时期(2003—2015年)

市场化改革未能有效解决医疗卫生领域的供需问题,甚至加剧了医患矛盾。2003年,SARS的暴发以及"看病难、看病贵"问题促使政府和社会对市场化改革后的医疗卫生政策理念进行反思,促进了卫生服务公益性的回归。经过25年的改革开放,社会也进入矛盾相对集中的暴发时期。城乡差距过大、收入分配不公、缺乏基本社会保障等一系列问题使得执政者和学界开始反思改革开放的社会经济政策,重新审视公平和效率的社会思潮开始涌动。

十七大后,以改善民生为重点的社会建设成为国家重点发展领域。经济方面,随着国有企业改革的阶段性完成以及中国进入WTO以后经济的持续高速增长,政府财力特别是地方政府财力迅速增长,加强政府卫生投入已经具备经济上的可能性。在这样的背景下,政府出台了一系列加强公共卫生、重视农村工作、强化政府卫生投入的政策,并启动了新一轮医疗卫生体制改革,我国医疗卫生体制进入新一轮"政府主导"时期。政府开始重新定位卫生事业,将其明确为公益性事业,并提出要建立覆盖城乡的基本医疗卫生保健制度。一方面,针对"非典"所体现的公共卫生体系建设问题,政府开始加大对公共卫生领域的财政投入,将公共卫生服务均等化作为卫生工作的一个主要目标之一,并且通过立法等手段重建了公共卫生体系,先后出台了《关于突发公共卫生事件医疗救治体系建设规划的通知》《国家突发公共事件医疗卫生救援应急预案》等文件。另一方面,在明确的卫生事业定位和目标下,针对农村和低收入群体的配套性政策开始陆续出台。2003 年,国务院办公厅转发卫生部等部门《关于建立新型农村合作医疗制度意见的通知》,政府重新扶持建立农村合作医疗制度,并明确政府财政投入不低于每人 10 元。2007 年,政府在城市地区开始建立城镇居民医疗保险制度,同样明确了政府财政投入的责任。针对农村医疗资源不足的问题,政府出台了加强农村医疗机构建设、培养农村卫生工作人才以及规范药品流通体系等相关政策。大部分这类政策在 2009 年新医改后得到进一步巩固和加强。

2009 年,中共中央、国务院颁布《关于深化医药卫生体制改革的意见》(以下简称《意见》),新一轮医改启动,呈现如下四个亮点:一是坚持以人为本,将人民的健康作为最重要的价值取向,把维护人民健康权益摆在首位;二是重申医疗卫生事业的公益性,明确提出"把基本医疗卫生制度作为公共产品向全民提供",并做出一系列体现公益性的规定;三是明确"人人享有基本医疗卫生服务"的目标,要求建立健全覆盖城乡居民的基本医疗卫生制度,为群众提供安全、有效、方便、价廉的医疗卫生服务;四是坚持公平与效率相统一,既突出强调政府在基本公共卫生服务中的主导地位,逐步推进基本公共卫生服务均等化,又强调要充分发挥市场机制的作用,努力提高医疗卫生的服务质量与效率。新医改十年来的重要举措,基本都可视为《意见》这一顶层设计的落实与具体化。

新一轮的"医改"以保障人民健康为中心,解决上一阶段出现的不平衡、不充分的发展问题,进一步落实了以人为本的医疗卫生发展原则。

(四)"健康中国"战略背景下卫生健康事业高质量建设时期(2015 年至今)

十八大以来,中国卫生与健康工作也出现了新特点:一方面,随着物质生活水平的提高,人民群众对健康越来越重视,越来越希望获得高水平的医疗卫生服务;另一方面,政府更加重视卫生与健康工作,积极统筹规划,不断提出有益于提高人民健康水平的新举措。人民需求与国家意志的高度统一,基层力量与顶层设计的互动推进,标志着卫生与健康的中国道路走上了新的台阶。

2015 年,十八届五中全会提出"推进健康中国建设";2016 年,全国卫生与健康大会正式将"健康中国"建设作为国家战略;《"健康中国 2030"规划纲要》同年出台,全面部署公共卫生服务体系建设,对公共卫生政策的制定及执行提出新要求;2017 年,十九大报告明确提出"倡导健康文明生活方式,预防控制重大疾病"。2018 年,十九届三中全会通过《深化党和国家机构改革方案》,组建国家卫健委、国家医疗保障局、国家市场监督管理总局,考虑到药品监管的特殊性,单独组建国家药品监督管理局;同年,药品耗材集中采购、医保支付方式改革也进入了深化改革和试点阶段,并取得了显著成效。2019 年 7 月,国务院印发《关于实施健康中国行动的意见》,国务院办公厅印发《关于印发健康中国行动组织实施和考核方案的通知》,国家层面成立健康中国行动推进委员会并发布《健康中国行动(2019—2030 年)》,这一系列国家层面文件从全方位干预健康影响因素、维护全生命周期健康、防控重大疾病三方面提出任务要求,在个人和家庭、社会和政府等层面做出具体规定,并明确 2022 年基本建立健康促进政策体系,2030 年基本实现健康公平的总体目标。尽管当前公共卫生制度建设仍然存在诸多问题,如群众健康需求与其健康素养不匹配、健康影响因素交织复杂以及卫生治理参与配合社会治理能力不足,配合"大健康"理念的新时代公共卫生建设还存在诸多短板,将健康融入所有政策的"大卫生""大健康"工作格局尚未形成,但毋庸置疑的是,卫生制度与个体日常生活的关联呈现出日益紧密的趋势,人人享有基本的公共卫生服务成为国家层面进行卫生建设的题中之意。

2019 年底,新冠疫情暴发,这是中华人民共和国成立以来发生的传播速度最快、感染范围最广、防控难度最大的一次重大突发公共卫生事件,是一场检验国家治理能力的危机大考。在抗击疫情的实践中,中国政府始终把人民群众生命安全和身体健康放在第一位,国家医保局先后发布《"两个确保"全力开展疫情应对与救治保障》和《关于做好新型冠状病毒感染的肺炎疫情医疗保障的通知》,确保患者不因费用问题影响就医,确保收治医院不因支付政策影响救治。同时,在疫情防控中发挥重要作用的中医药防治和"互联网+"医疗也为后疫情时代卫生健康治理提供了具有战略意义的思路。2020年3月5日,正值新冠肺炎疫情防控的关键时期,《中共中央国务院关于深化医疗保障制度改革的意见》发布,明确了我国将继续坚持制度自信,加快建立多层次医疗保障体系,促进全社会共建共治共享。

随着中国特色社会主义进入新时代,各项事业进入高质量发展阶段,我国卫生健康治理的主要矛盾表现为人民日益增长的高质量卫生健康服务需求和不平衡不充分的卫生健康发展之间的矛盾。

三、中国卫生健康政策的演变规律

中华人民共和国成立以来,中国政府的卫生健康治理形成了以健康风险为抵御对象、以健康体系为重点内容、以健康行动为实现路径的逻辑。作为提升健康福祉的公共政策,我国的卫生健康政策展现出从国情、社情和民情综合考虑进行适应性选择的政策规律。

(一)以健康风险为抵御对象

我国卫生健康治理的主要风险的变化历程大致为烈性传染病—急慢性疾病—慢性非传染病和新型传染病,与之相对应的治理目标经历了从追求政治效益到经济效益再到社会效益的转变。中华人民共和国成立前及成立初期,夺取政权和稳固革命成果是主要目标,而天花、鼠疫、霍乱、痢疾等烈性传染病是当时的主要健康风险,长期威胁着我国人民生命健康,同时,长期的营养不良造成人民身体素质低,人民对疾病的抵抗能力低,医疗卫生资源存量少、质量低、覆盖窄,严重影响人民生存、生产、生活。在积贫积弱的历史情境下,中国政府充分运用和发挥"团结一切可能团结的力量"的组织优势,发起军民结合的卫生运动,深入群众,带领人民着重从公共卫生环境改善和个人卫生习惯培养等方面将病毒、细菌与人民隔离开来,降低疾病感染率。在医疗卫生技术水平有限的情况下,发挥赤脚医生的积极作用,组成具有行医经验和群众基础优势的医疗队伍,改善公共卫生、保障母婴安全,从而实现空间隔疫、人群免疫和卫生防疫,最大程度地确保人民生命安全。

随着生产、经济目标逐渐成为社会发展主旋律,20世纪70年代末,改革开放拉开了序幕,传染病的发病率开始下降,急慢性疾病成为威胁人民群众身体健康的主要风险,"看病难、看病贵"的问题也逐渐凸显,城乡二元分割的体制使得医疗健康公平也受到了考验,"病有所医、病有良医"成为了解决疾病发生和医疗不均这一矛盾的主要思路。通过扩大医疗卫生资源布局促进服务可及性,通过完善医疗保障体系促进服务有效性,是在全社会以工资为主的按劳分配后进行的第二次收入分配,以弥补先天资源禀赋差异和生产建设水平不均引发的健康不公,最大程度保障公平正义,以人民健康促进社会生产正常运行和经济建设快速发展。

进入20世纪末,以糖尿病、高血压为代表的慢性病逐渐成为影响居民健康的最主要健康风险。在环境污染和生活方式改变的影响下,2010年,我国疾病谱的前三位分别是高血压、吸烟与空气污染引发的疾病,肿瘤、癌症、心脑血管疾病等恶性疾病快速上升为城乡居民死因构成的前几位。同时,以非典(SARS)和新型冠状病毒肺炎(COVID-19)等为代表的新型传染病成为了威胁人民健康的又一叠加风险,随着区域间人口流动、贸易流转、物流运输速度和节奏的加快,其防治力度和难度也随之加大。构建覆盖全体社会成员的健康屏障和支持健康发展行动成为新时期卫生健康治理要义,实现健康促进和社会效益成为卫生健康治理的重点。

(二)以健康体系为重点内容

我国卫生健康治理体系的重点内容经历了疾病防控—医疗健康—全民健康的转变,治理策略体现了从防范性治理到脆弱性治理再到韧性治理的前进和上升。

防范性治理关注事物的外部影响因素,在这种治理思路的影响下,维护人民群众健康就要避免、隔绝威胁健康的外部因素,因此,在"患病"为主要健康矛盾时,卫生健康治理的重点是源头性防范,旨在构建疾病防控体系,对传染病进行有效物理隔绝,从而实现"减病"。

当传染病防控得到显著成效后,党和政府建立起了稳定的外部防范机制,针对"看病难、看病贵"的问题,以及满足人民群众"看好病"的需求,将防范性治理转向脆弱性治理,更加关注影响事物的内部因素和系统结构,通过构建覆盖全民的医疗健康体系,增强抵抗健康风险的整体能力;针对健康脆弱性,通过疾病筛查预防、慢性病健康管理服务、认知心理调适等健康照护计划,卫生健康资源均等化投入,增强卫生资源可及性与健康风险应对能力;针对经济脆弱性,通过医疗保险、医疗救助、大病保险等多重健康保障计划,减少因病致贫发生率;针对社会脆弱性,通过个体、家庭、社会、市场等主体参与的多元健康参与计划,保障健康机会和健康权益。以此提升健康能力、增强经济资源、拓展社会网络,从而实现"病有所医"和"医有所保"。

然而,脆弱性治理难以应对现代社会的快速变化,对造成脆弱性的社会因素也难以全部实施控制管理,其本身也缺乏灵活性,对事物本身的协调和组织能力有所弱化。随着医疗技术提高和全民医保覆盖,缺医少药的局面和拖病抗病的问题得到了极大改善。但随着疾病谱、自然环境和生活方式的变化,卫生健康治理的内容和难度再次发生变化,"防病"再次成为卫生健康领域的重要议题,相比于初始的防范性治理,新时代的"防"具有两点不同:一是防慢性病,二是防疾病的负面影响。即增强健康韧性治理,旨在构建系统灵活性和治理主动性更强的全民健康体系。韧性表现为受冲击后的恢复力和适应性,因此,卫生健康韧性治理需要在过程中实施较多介入性措施,同时利用大数据技术和人工智能,医疗和医保可实现对健康干预的时点前移,在个体上表现为更具健康能动性,在群体中表现为更具向心抗逆力,在区域间则表现为更具系统协调性。

(三)以健康行动为实现路径

我国卫生健康治理的行动路径经历了卫生干预—保障支持—协同治理的升级转变,符合实事求是的思想路线。卫生健康治理初始时期,囿于有限的综合国力,缺乏发展医疗卫生事业的各类资源,因此,治理活动主要以移风易俗式的卫生干预行动为实现路径,创造性地走出了一条群众路线。通过大力组织和发挥群众运动的优势,一方面,在客观上创建卫生环境,在城市主要体现为生产环境和工作条件的改善,从而提高工人的生产安全系数,防范劳动伤害,预防职业病,在农村主要体现为生活条件的改造和提升;另一方面,在主观上塑造健康意识,大力宣传基本卫生常识,让卫生习惯在全社会中得以养成和延续,打下卫生健康治理的群众基础。

在政权稳定的环境中,经济活动的逐渐恢复和发展为其他领域的活动提供了支持,文化、卫生事业得以发展进步,公共卫生人才的培养、医疗资源的投入推动了资本提升式的保障支持行动实现。在科学的政策指导和专业的人才支持下,对构成疾病威胁的因素进行分类治理,为满足不同健康服务需求展开分层治理,对边远地区、弱势群体的健康保障进行专项治理,强调"一个都不能少"的治理原则,提升全民健康素质和健康资本,通过医疗卫生体系保障人民生命安全,通过医疗保障体系支持全民健康建设,从而克服历史上长期存在于我国的整体性和广泛性卫生健康问题,实现卫生健康服务在全体社会成员中公平可及。

随着生产力水平的提高和生产关系的变化,社会主要矛盾发生了转变,由人民日益增长的物质文化需要与落后的社会生产之间的矛盾转变为人民日益增长的对美好生活的需要与不平衡不充分的发展之间的矛盾。面对卫生健康风险日益复杂化与多样化的发展态势,需要以卫生健康共同体的集体行动,增强人群的抗逆能力、复原能力以及适应能力,提升制度的健康绩效。卫生健康治理更加强调动态、精准、协调,以合作共享式的协同治理行动则成为新时期的主要实现路径。在体制机制改革上突破原有治理思路,扩大治理格局,发挥医疗保险在医疗卫生资源分配和医疗服务发展中的引导作用,明确医疗保险逐步向健康保险过渡,增强制度保障功能,在技术支持升级上加强基础学科突破、多领域交叉合作和机器智能学习,形成卫生健康治理的多元合力,实现治理共赢、健康共享。

第三节　新时期中国卫生健康政策

一、分级诊疗制度与医联体建设

党的十八大提出合理配置医疗资源,构建分级诊疗服务体系的要求,为医疗卫生服务体系和基本医疗保障制度改革指明了方向。这是新时期深化医改的一项重要内容,着力于实现人人享有基本医疗卫生服务的目标。分级诊疗制度的建立旨在扭转当前不合理的医疗资源配置格局,解决资源配置不均衡问题,围绕城乡协同医疗卫生服务网络建设,依托广大医院和基层医疗卫生机构,探索合理配置资源、有效盘活存量、提高资源配置使用效率的医疗卫生服务体制架构,推动党和政府为保障人民群众健康所做出承诺的实现。十四五规划纲要指出,要坚持基本医疗卫生事业公益属性,持续深化医药卫生体制改革,加快优质医疗资源扩容和区域均衡布局,加快建设分级诊疗体系。

(一)分级诊疗制度的概念

所谓分级诊疗制度,是指按照疾病的轻重缓急及治疗的难易程度进行分级,不同级别的医疗机构承担不同疾病的治疗,逐步实现从全科到专业化的医疗过程。分级诊疗制度的内涵概括起来16个字,即基层首诊、双向转诊、急慢分治、上下联动。基层首诊就是坚持群众自愿的原则,通过政策引导,鼓励常见病、多发病患者首先到基层医疗卫生机构就诊。双向转诊通过完善转诊程序,重点畅通慢性期、恢复期患者向下转诊,逐步实现不同级别和类别医疗机构之间的有序转诊。急慢分治是通过完善亚急性、慢性病服务体系,将度过急性期的患者从三级医院转出,落实各级各类医疗机构急慢性病诊疗服务功能。上下联动是在医疗机构之间建立分工协作机制,促进优质医疗资源纵向流动,将上级医疗机构的资源引流到基层医疗机构。同时,将基层医疗机构不能解决的疑难问题上转到上级医疗机构解决。

建立分级诊疗制度,需实现慢性病、常见病、多发病的基层首诊和转诊,并构建布局合理、层级优化、功能完善、协同联动的城乡医疗卫生服务体系,结合疾病诊疗特点,围绕患者预防、治疗、康复、护理等不同需求提供科学、适宜、连续、高效的诊疗服务。

长期以来我国卫生事业一直坚持城乡三级医疗服务网络建设,新时期下分级诊疗制度建设的内涵,侧重于各体系各层级间诊疗功能的有机整合与协同,通过统筹城乡医疗资源,明确各级各类医疗卫生机构职责分工,有效引导优质医疗资源和患者的下沉,规范就医秩序,确保基本医疗卫生服务的公平可及。

(二)分级诊疗制度的基本原则

分级诊疗制度总的原则是以人为本、群众自愿、统筹城乡、创新机制。以人为本就是要坚持医疗卫生事业的公益性,将便民惠民、实现社会效益作为第一准则,坚持以患者为中心的服务理念,构建分级诊疗体系,完善分级诊疗服务模式,方便人民群众看病就医。群众自愿就是不强制、不一刀切,通过政策引导,让患者自愿到基层首诊。统筹城乡就是要对医疗资源合理配置和布局。创新机制是要结合国情和实际,立足试点、立足实践、总结经验、逐步推广,为建立分级诊疗制度提供保障。推进建立分级诊疗制度要坚持政府主导,从医疗服务体系结构布局、资源投入与配置、各级各类医疗机构设置规划入手,协调组织相关部门做好分级诊疗各项制度的设计和实施工作。要结合经济社会和卫生事业发展实际,因地制宜,合理选择分级诊疗模式,既符合医学科学基本规律,又体现创新性,兼顾人民群众、医疗机构、医务人员等各方责权利。

（三）分级诊疗模式实践——医联体建设

1. 医联体的概念

医联体是指区域医疗联合体,是将同一个区域内的医疗资源整合在一起,通常由一个区域内的三级医院与二级医院、基层医疗机构组成一个医疗联合体,目的是解决百姓看病难的问题。发烧感冒的就不用再挤进三级医院,在小医院也能解决,从而有效地减轻了看病难、"患者挤兑"的问题,实现了人民满意、政府满意、职工满意的预期目标。医联体的建设,有利于调整优化医疗资源结构布局,促进医疗卫生工作重心下移与资源下沉,提升基层服务能力;同时,也有利于医疗资源上下贯通,提升医疗服务体系整体效能,更好实施分级诊疗和满足群众健康需求。

2016 年 12 月 29 日,国家卫生计生委印发了《关于开展医疗联合体建设试点工作的指导意见》,指出要以医联体为载体推进分级诊疗,科学实施双向转诊,明确双向转诊服务流程。各地卫生部门积极开展联合体建设试点工作,推动建设有序的分级诊疗模式。党中央、国务院高度重视分级诊疗制度建设工作,将其作为基本卫生制度的重要组成部分。各地卫生部门将医联体作为分级诊疗的有效载体进行了积极的探索,取得了一定的成效。在此基础上,国务院于 2017 年 4 月 23 日印发了《关于推进医联体建设和发展指导意见》,部署全面加强医联体建设。医联体作为分级诊疗制度下构建的科学合理诊疗模式,是开展分级诊疗的有效载体。2017 年 4 月 20 日,李克强总理在山东考察时谈到"医联体是一项重大民生改革举措,中医讲'通则不痛',我们就是要通过医联体让优质医疗资源上下贯通,提升基层医疗服务力,破解群众看病之痛"。

2. 医联体的模式

医联体目前有多种组织形式,在市里主要为组建医疗集团,在县里主要为组建医疗共同体,对于边远地区主要为建立远程医疗协作网。在完善医联体协作机制时,落实医疗机构的定位并加强全科医生的培养,在医联体内加快推进家庭医生签约服务,优先覆盖老年人、孕产妇、儿童、残疾人等特殊人群以及贫困人口等。探索对部分慢性病签约患者提供不超过 2 个月用药量的长处方服务,方便患者就近就医取药。鼓励护理医院、专业康复机构等加入医联体,建立医联体内转诊机制,重点畅通向下转诊通道。

(1)医联体建设的四种模式。

①在城市主要组建医疗集团。在地级市,由三级公立医院牵头,联合护理中心、社区卫生服务机构和专业康复机构,形成一种资源共享、协调分工的管理模式,在医联体内,以人才共享、技术支持、检查互认、处方流动、服务衔接等为纽带进行合作。

②在县域主要组建医疗共同体。以县级医院和乡镇卫生院为重点探索对象,县乡一体化的基础是村级卫生室和乡镇卫生院有效管理衔接,并且发挥县级医院的城乡纽带作用和县域龙头作用,形成县-乡-村三级医疗卫生机构分工协作机制,构建三级联动的县域医疗服务体系。

③跨区域组建专科联盟。不同的区域和不同的医疗机构会有不同的优势专科资源,以医疗机构特色力量为支撑,不断发挥国家医学中心、国家临床医学研究中心及其协同网络的作用,以专科协作为纽带,组建区域间若干特色专科联盟,形成补位发展模式,重点提升重大疾病救治能力。

④在边远和经济欠发达地区发展远程医疗协作网。基层边远和经济欠发达地区要发展远程医疗协作网,让公立医院向基层医院倾斜,提供远程教学、医疗、培训的服务,让信息化手段促进资源流动,提高优质医疗资源可及性和医疗服务整体效率。

(2)医联体典型探索——"三明模式"。

2021 年 10 月,国家卫生健康委办公厅发布《关于推广三明市分级诊疗和医疗联合体建设经验的通知》,进一步指导各地结合实践借鉴三明市在推进分级诊疗和医联体建设中的经验。

2016 年,三明市作为首批分级诊疗试点城市和医疗联合体建设试点城市,围绕分级诊疗制度建设重点工作和试点工作方案积极探索,组建以总医院形式的紧密型医联体。三明总医院的特点是目标、管理、资源、权责、利益等六个统一,打破县域内医疗机构横纵向的行政、财政、医保、人事管理等方面的壁垒,以县医院和中医院为龙头,将县域内所有县、乡、村公立医疗机构整合为一体,建成1个利益共享、责任共担的紧密型医联体(总医院)。

三明市分级诊疗和医联体建设的主要经验如下。

①改革政府管理体制。健全科学、可持续的财政投入机制,符合区域卫生规划的公立医院的基本建设、大型设备购置、重点学科发展、公共卫生服务投入等由政府负责,对2012年改革前符合规定的债务纳入地方政府债务统一管理,本息由各级政府承担。

②推动优质资源下沉。积极落实医联体内部医务人员多点执业制度,明确医务人员在医联体内的各级医疗卫生机构执业不需要办理执业地点变更和执业机构备案手续,推动医联体内部医学人才、医疗资源、疾病病种"三下沉"。

③加快基层医疗卫生机构人才培养。一是依托医联体牵头单位开展基层医疗卫生人才招聘和定向委托培养,重点抓好临床紧缺专业人才的招聘,二是委托医学院校定向培养本土化全日制大专层次医学生,三是允许县区自主调整基层医疗卫生机构人员职称比例,对个别业绩突出的专业技术人员允许单位自聘,长期在基层工作的卫生技术人员取得相应技术任职资格后直接聘任,不受高级职称数量限制。

④构建医防协同运行管理模式。建立人员队伍、服务项目、资源、工作、培训、考核六项协同运行机制,以落实家庭医生签约服务为基础,实现辖区居民健康筛查全覆盖。在健康筛查的基础上,开展常见病、多发病和重大疾病的疾病谱分析,对辖区内重点人群实施主动干预,探索推行医疗、运动、饮食、心理和疫苗"一病五方"制度,构建"预防、医疗、慢性病管理、康复"一体化的医防协同服务模式。

⑤完善补偿机制。医联体牵头单位统筹医保基金和公共卫生资金使用,实行医保基金"总额付费、超支不补、结余留用"制度,确定医联体医保基金总额预算,不再细化各医疗机构总额控制指标,确定将医保基金结余部分纳入医联体的医疗服务收入,确定健康促进经费从医疗机构的成本中列支。同时,统一全市各区县医保政策,参保人员可在全市范围自主选择医联体。

(四)分级诊疗制度落实的困境

我国分级诊疗制度建设仍然处在探索阶段,深圳市区一体化医联体模式、上海"1+1+1"医疗机构组合模式、三明总医院模式、厦门慢性病"三师共管"模式等,都体现了各地在分级诊疗实践中都对基层医疗服务机构、医联体建设以及基本医疗保险等方面比较重视,在一定程度上推进了医疗资源的合理配置,但从实际运行情况来看,医联体内大医院常常虹吸基层病源和医务人员、家庭医生签约服务大多数流于形式,医保政策引导患者分流的效果不佳等问题仍旧存在。

1. 基层医疗机构服务能力不足

基层医务人员水平与医疗服务质量息息相关,是确保分级诊疗开展的核心和重要支撑。然而在基层医疗机构,合格的医疗人才匮乏,队伍老化、断层等问题一直未得到妥善解决,导致卫生人力资源建设严重滞后。再加上基层工资收入低、培训资源有限、职业上升空间窄等缺陷、难以吸引优秀人才,从而使得基层医疗服务质量长期徘徊不前。另外,基层医疗机构的物质条件虽已有较大改善,但是医疗设备不足、陈旧、闲置等问题仍十分普遍。因而在现实情况中,基层往往"留不住"社区就诊群众,也"接不住"大医院向下转诊的患者。

2. 医疗机构功能定位落实偏差

2019年,国家卫健委发布《乡镇卫生院服务能力评价指南(2019年版)》《关于推进紧密型县域医疗卫生共同体建设的通知》等文件都明确规定了不同级别的医疗机构有着不同的功能定位,基层医疗机构负责常见病、多发病与公共卫生服务,二、三级医院则利用其优势资源负责疑难杂症、罕见病以及科研攻关。但在医联体内部分工机制不健全,导致各机构之间出现严重利益冲突。如在实践过程中,二、三级医院也开展常规门诊服务接待常见病患者,这与基层医疗机构开展的医疗服务产生了冲突。数据显示:医院门诊收入占总营收高达44.0%,可见医院收入很大一部分来自门诊。随着政府补贴有限,医院自负盈亏的客观背景下,基层首诊制的落实会大幅降低医院的营收,即使在医保总额预付控制下,各级医院会尽可能多收治患者,自然不愿意把患者分流到基层。基层也担心上级医院的"虹吸"效应而使患者流失、发展资源被挤占,从而造成实施分级诊疗的动力不足。

3. 医联体内部运行机制松散

内部运行机制是制约医联体发挥整体功能的关键。我国绝大多数医联体模式是松散型,是由当地政府部门牵头,依据相关政策文件要求组建,具有很大的政治倾向。各机构仅仅是形式上的"联合",缺乏真正的利益联系。原因在于相关人事任职、编制管理、医疗保险等方面由各自各级政府部门单独负责,不同级别的医疗机构隶属于不同的政府部门,各部门的割裂导致人员、财务、医保方面得不到统一调配,未能形成一个紧密、统一的整体。同时,各医联体尚未建立激励机制、补偿机制与筹资机制来保障其健康运行,严重影响了内部各机构的积极性,使医联体的运行缺乏持久动力,削弱了医联体整体功能的发挥。

4. 医保政策引导的有限性

医保政策的引导支持力度不足,未能有效发挥让医生各尽其能,让患者各得其所的杠杆作用。一是医保政策对各级医疗机构就诊费用的报销比例差别较小,不能通过经济杠杆作用来合理分流患者,造成民众流向大医院。二是差别化的报销政策,如果差别很大,在医疗服务"不同质"的情况下,部分价格不敏感的患者为了自身效用最大化,不会回流基层选择"劣质"服务,而会选择资源更好、服务更优的三级医院。

(五)完善分级诊疗体系建设的建议

1. 由政府主导,根据区域医疗资源结构与布局,群众看病就医需求,统筹规划,以区人民医院、区中医院牵头,积极探索紧密型医联体建设

在医联体成员单位内实现人、财、物统一调配与管理,实现经济利益一体化。促使优质医疗资源下沉到基层,充分发挥区域内核心医院的技术辐射和带动作用。促进医联体内部优质资源的上下贯通,实现医疗资源的高效重组和均衡发展,最终实现区域医联体内医疗资源互通互享,实现医疗卫生资源的高效利用。

2. 完善分级诊疗与医联体管理制度和运行机制

对各医联体单位进行功能定位,明确各医疗机构的权责关系。积极探索建立区域医疗联合体内部的分工协作机制,不断完善管理运行机制。建立健全分级诊疗协作机制,严格实行基层首诊、双向转诊、急慢分治、上下联动的分级诊疗模式。基层医疗卫生机构应在医联体框架内与二级以上医院积极协同,为基层慢性病、多发病患者提供预防、医疗、保健、康复、健康管理等立体式服务。对于急危重症患者,应严格落实诊疗规范和双向转诊,确保各级医疗机构之间的顺畅转诊,保障医疗安全。区域医疗核心单位对上转患者提供优先接诊、检查、住院等服务,并出具总体治疗方案与用药指导。建立医联体内部单位的利益共享和分担机制,充分调动各成员单位的积极性。

3. 提升基层医疗服务能力,落实基层首诊制

一方面,通过组建区域医疗联合体,引导三级医院的医疗技术人员以多点执业、定期出诊、远程会诊、参与查房等形式深入基层医疗卫生服务第一线,充分发挥大中型医疗机构专科的技术优势,不断提高基层医疗机构的服务能力。另一方面,注重基层医疗卫生领域的人才培养和引进,加大全科医生培养力度,不断提升基层医疗机构在常见病、多发病、慢性病等领域的诊疗水平,对基层医务人员进行全科转岗培训,逐步实现城乡每万名居民需配备有 1 名以上合格的全科医生,提高患者对基层医生的信任度,让患者主动就近就医。

4. 实现医疗信息整合共享

建立医联体数据中心和管理中心;依托综合医院设立远程会诊中心,连接下级医疗机构及基层卫生机构;部署相关的软硬件设施,选聘临床相关专家建立专家库;运用信息化手段促进卫生信息上下贯通,基层卫生机构为患者提供预约诊疗、双向转诊、健康管理、远程医疗等服务。中心端信息共享平台充分发挥远程医疗作用,促进优质医疗资源向基层卫生机构倾斜,推进资源共享,不断提升区域内分级诊疗的信息化建设水平。

5. 完善相关政策,加强对医疗机构的保障

要发挥医保的经济杠杆作用,调整基层医疗机构就诊的报销比例,扩大基层医疗机构与二、三级医院的报销差距。制定基层医疗机构诊疗目录和分级诊疗指南,完善对医联体工作及双向转诊考核机制。加快推进医疗服务价格改革,调整医疗服务价格,理顺医疗服务比价关系。加大财政投入,体现政府办医主体责任。

6. 医疗机构内部主动革新

只有建立现代医院管理制度,医联体内医疗机构科学管理,才可能实现急慢分治、上下联动,使分级诊疗有序开展。紧密的医联体合作需要政府行政手段的管理,也需要医疗机构内部的相互配合协作。医联体根据紧密程度可分为一体型、紧密型、半紧密型、松散型。松散型医联体内部成员缺乏有效激励、约束机制,无论是大医院还是小医院,多是以完成任务的被动心态来推进,患者得不到真正的实惠,也就难以持续推行。只有建立紧密型或者相对紧密型的协同体,上级医院参与基层医疗管理,甚至实现人、财、物统一管理,建立合理利益分配机制,才有持久动力"造血",社区卫生服务中心的服务能力才可能在较短时间内迅速提高。

二、现代医院管理制度

(一)现代医院管理制度概述

现代医院管理制度是中国特色基本医疗卫生制度的重要组成部分,建立现代医院管理制度,要坚持以人民健康为中心,坚持公立医院的公益性,坚持政事开分、管办分开,坚持分类指导,鼓励探索创新,把社会效益放在首位,实行所有权与经营权分离,实现医院治理体系和管理能力现代化。要努力形成维护公益性、调动积极性、保障可持续的公立医院运行新机制和决策、执行、监督相互协调、相互制衡、相互促进的治理机制,促进社会办医健康发展,推动各级各类医院管理规范化、精细化、科学化,基本建立权责清晰、管理科学、治理完善、运行高效、监督有力的现代医院管理制度。

现代医院管理制度是指医院在新型的公共治理框架下形成的政府、所有者代表与医院之间责任和权利关系的一系列制度安排以及医院内部运行机制设计。其内涵包括宏观层面的外部管理制度和微观层面的医院内部管理制度。外部管理制度主要为明确政府与医院之间的权责边界以及医院与市场、医院与社会之间的关系而制定的相关法律法规与政策,例如产权与出资人制度、政府补偿与监管制度、社会多元监督体系等。内部管理制度是医院制定的对医院内部人力、财务、设备、技术、信息、组织架构等方面进行管理的规则和章程,具体说来,如医院人力资源管理制度、医院绩效考核与薪酬制度、医疗质量与安全管理制度、医技与医学装备管理制度、医院内部法人治理制度等。中国特色的现代医院管理制度是指在我国社会、政治、经济转型的新时期,以构建基层首诊、分级诊疗、上下联动、急慢分治、防治结合的合理就医格局为目标,对政府与医院的权责边界(管理体制和补偿、监管机制)、医院法人治理结构和运行目标、医院的内部运行机制(内部治理机制)等内容进行的规范的、系统化的、兼具中国特色与国际规则的制度设计与安排。

(二)现代医院外部管理制度重点

1. 政事分开

新医改方案明确指出,进一步转变政府职能,卫生行政部门主要承担卫生发展规划、资格准入、规范标准、服务监管等行业管理职能,其他有关部门按照各自职能进行管理和提供服务。落实公立医院独立法人地位。这给相关部门的职责进行了清晰的定位。通过政事分开,实现政府职能与角色定位的根本变革,即政府"只掌舵,不划桨"。在维护其对基本医疗服务提供的主导地位基础上,收缩自身职能范围,解除不适当的政府干预,充分发挥市场力量,兼顾公平与效率。

2. 管办分开

几十年来公立医院的管办合一,卫生行政部门长期充当领队和裁判的双重角色,由此导致了执法不公、出资人缺位、所有者经营者监督机制失灵等一系列问题。因此,实现公立医院管办分开已成为建立现代医院管理制度的必然要求。实行管办分开,一方面加强卫生行政部门的全行业管理职责,所有医疗卫生机构均由卫生行政部门实行统一规划、统一准入、统一监管;另一方面要建立统一、高效、权责一致的公立医院管理体制,采取设立专门管理机构等多种形式,履行政府举办公立医院提供公共服务的职能。通过管办分开,实现"监管"与"举办"职能分开,有效落实产权制度,实施专业化管理,更有利于实现医院的公平和效率。

3. 医药分开

新医改方案明确提出,推进医药分开,积极探索多种有效方式逐步改革以药补医机制。实现医药分开需要在取消药品加成基础上实行多项改革联动,主要包括:第一,完善医疗机构补偿机制;第二,改革现行的药品供应及流通机制;第三,强化监管考核机制;同时,将监管考核结果与对医院及医生的奖惩挂钩,有效引导公立医院和医生的服务行为,建立有效的确保公益目标实现的激励约束机制。

4. 营利性与非营利性分开

实现"营利与非营利的分开",首先要从制度上明确不同医疗机构的作用与定位;其次通过全行业管理,加强准入、监管等制度建设,创造医疗机构之间公平竞争的市场环境,显著提高医疗服务的效率与质量。

(三)现代医院内部管理制度的核心

现代医院内部管理制度的核心是建立医院法人治理结构。公立医院内部管理的具体方式是建立党委监督下的院长负责制,即通过制度设计,党委、纪委、工会等部门共同对院长及其行政班子进行约束与监督,实现医院内部真正的权力制衡。

1. 党委把主要精力放在医改政策的贯彻落实及监督保障上

"党委监督"能确保社会主义办医宗旨不动摇,是由中国国情决定的。党委成员依据民主集中制原则,一般都是宏观的、方向性的、原则性的思想政治组织领导,代表政府和社会公共利益,行使医院的重大决策,是新医改政策在医院得以落实的宣传者、保障者和监督者。通过党委领导,有效贯彻公立医院为人民健康服务的根本宗旨,避免发展中出现过度趋利行为。同时,党委通过运用各种监督手段,确保公立医院公益性的体现。

2. 院长负责制是落实"党委监督"的核心制度

"院长负责"是中观的、微观的、具体的、操作性较强的决策指挥,主要执行党委制定的医院宗旨和发展规划,全面负责医院业务和管理。"院长负责"是"党委监督"得以贯彻执行、产生绩效的关键所在。因为医院兼具生产性和经营性,在市场机制下,院长作为经营管理负责人,能对市场信息变化做出迅速反应。然而,决策权与经营权集院长一身,难免出现决策的失误和经营方面的偏离,故在医院内部实施法人治理能实现决策权和经营权的分离,形成权力机构、决策机构、监督机构和经营管理者之间的制衡机制,解决不同权力主体之间的监督、激励和风险分配等问题。

3. 公立医院法人治理机制与结构

(1)内部治理为主的法人治理模式。体现内部治理机制特征的法人治理模式主要包含两类:一是行政型治理模式,二是绩效型治理模式。

①行政型治理模式是传统的医院治理模式。该模式下公医院作为某行政级别事业单位隶属于各级卫生部门,其基本运行体制、人事财务管理、工资职称体制、院长任免等都直接受到当地卫生行政部门管辖。在政府的长期行政管理体制下,由于"管办不分"导致实际运行中未形成有效的约束和激励机制,具体表现为以下方面:一是缺乏科学的决策机制,医院的发展往往具有盲目性;二是院长权责不匹配、不明晰,缺乏有效激励机制,很难使院长有所作为并真正关心医院的绩效;三是监督机制缺乏,使公立医院始终处于一种粗

放式经营的状态。

②绩效型治理模式的内涵有三点:一是在权利的划分上,政府和公立医院的关系通过"合同"的方式,明确了双方的权利边界,政府下放经营管理自主权;二是建立了针对公立医院管理者科学的目标体系,使出资人的目标清晰明确,也为对管理者的考核提供了衡量标准;三是建立了目标体系的激励机制和责任机制,实现奖优罚劣。绩效型治理模式的缺点也不容回避:医院内部并没有真正的分权制衡机制,院长专权的情况从根本上难以改变,利益相关者没有进入医院治理,很难实现各方利益的平衡。

(2)设立法人治理结构的法人治理模式。在法人治理结构发生变革的公立医院中,法人治理主要包括两种模式:分权型法人治理模式和理事会管理型法人治理模式。

①分权型法人治理模式:政府与第三方法人单位(代理人)订立合同,明确其权利、义务,任何一方违约均要承担法律责任;院长由代理人聘任,形成了局部的执业经理人市场,有利于对院长的激励和约束;医院内部的治理实现了出资人重大事项决策权、理事会医院管理决策权和院长医院管理执行权的分离,形成了权利的分立和制衡;政府在托管人托管效果不佳的情况下,可以更换管理者。

②理事会管理型法人治理模式:基于管办分开管理体制的方式对公立医院实施治理,政府只是起到监督的作用,并不直接干预医院的经营决策,不涉及医院资本结构的变化,原产权的隶属关系不变。理事会由医院管理机构授权,负责院长人选提名或提出院长的选聘办法,公立医院的功能定位、发展规划、重大投资、院长及医院管理层薪酬制定等。监事会负责人由医院党委书记兼任。监事会负责监督院长对理事会决策的执行情况,医院的运行、绩效、履行社会职责等情况,院长、院领导班子的履职情况,并向理事会提出院长聘任、解聘、奖惩建议。

(3)公立医院院长选拔任用制度——院长职业化。院长以经营管理医院为终身职业,以契约方式接受理事会聘任,取得医院法人财产的使用权,以经营者的合法身份经营管理医院,实现医院的经济效益和社会效益,以自己的人力资源为资本获得个人收益,并取得职业业绩。我国公立医院院长胜任力标准包括能力特质以及态度和价值观。其中能力特质包括规划能力、决策能力、创新能力、综合分析能力、协调沟通能力、激励下属能力、分权和授权能力。态度和价值观包括诚信正直、社会责任感、公平公正、职业精神、团队精神、服务意识和竞争意识。

建立院长选拔任用制度的要点主要有以下方面:第一,明确院长的责、权、利。公立医院院长具有经营管理自主权,负责医院运营和业务管理,制定和执行医院年度预算,确定普通员工编制,自主招录人员,确定员工薪酬,自主安排符合规定的结余留用,对医院内部实施绩效管理、依据绩效自主分配等。第二,政府要结合其他医疗改革来推进院长职业化的进程。包括制定院长的准入、选拔、评价、专业职称制度和指导建立应用型医院管理教育体系,设立合理的院长激励机制,培养一批勇于创新的职业化院长。第三,建立院长退任安置制度。根据院长任期绩效确定其退任后的待遇,保证其拥有优厚的退任金。对于已退任的优秀院长可安排到其他的管理、教学和科研岗位上继续发挥余热。第四,积极培养院长后备人才,大力发展卫生管理、医院管理专业学历教育。

(4)激励约束机制。推行人事制度综合配套改革,推动建立"以事定费、以费养事、以事养人"的人事管理新制度。完善岗位管理制度,打破传统编制管理制度,改为岗位管理、全员聘任制度。医院自主设置工作岗位和聘用条件,自主聘用工作人员,实行全员聘用、岗位管理;建立规范合理的人才评价体系,如公开自主招聘、考核上岗、全员聘用、优胜劣汰、评聘分开、竞聘上岗等,进而选拔优秀人才;建立医院绩效考核体系,制定具体指标,严格实行考核制度。考核结果与院长任免、奖惩和医院财政补助、医院总体工资水平挂钩。完善绩效工资管理制度,建立科学的公立医院薪酬制度,通过薪酬体现医务人员劳动价值;打破按职称、按级别管理的工资制度,改为岗位工资制;建立合理的工资总额动态调整机制,对医务人员超标准的工作量核定奖励性工资;制定医院绩效工资与内部分配制度改革指导意见,建立体现医疗行业特点的合理薪酬标准体系;探索医院员工实行社会养老保险和职业年金制度。规范医疗服务行为,健全医院内部决策执行机制,建立以成本和质量控制为中心的管理模式;建立健全内部控制制度,约束不合理医疗行为;加强临床路径和诊疗规范管理,严格控制高值医用耗材的不合理使用,加大对异常、高额医疗费用的预警和分析;完善公立医院用药管理、处方审核制度,促进合理用药,保障临床用药安全、经济、有效;弘扬医务人员职业精神,加强医疗行风建设,促进依法执业、廉洁行医。

(四)基本原则

(1)坚持以人民健康为中心,把人民健康放在优先发展的战略地位,将公平可及、群众受益作为出发点和立足点,全方位、全周期保障人民健康,增进人民健康福祉,增强群众改革获得感。坚持公立医院的公益性,落实党委和政府对公立医院的领导责任、保障责任、管理责任、监督责任,把社会效益放在首位,注重健康公平,增强普惠性。坚持政府主导与发挥市场机制作用相结合,满足多样化、差异化、个性化健康需求。

(2)坚持政事分开、管办分开。加快转变政府职能,深化"放管服"改革,合理界定政府作为公立医院出资人的举办监督职责和公立医院作为事业单位的自主运营管理权限,实行所有权与经营权分离。各级行政主管部门要创新管理方式,从直接管理公立医院转为行业管理,强化政策法规、行业规划、标准规范的制定和对医院的监督指导职责。

(3)坚持分类指导,鼓励探索创新。尊重地方首创精神,鼓励各地在中央确定的改革方向和原则下,根据医院性质、功能定位、等级规模等不同情况,因地制宜,突破创新,建立符合实际的现代医院管理制度。

(五)现代医院管理制度的发展建议

1.加强外部治理体系建设

(1)明确政府对公立医院的主办职能。

积极探索公立医院管办分开的多种有效实现形式,统筹履行政府办医职责。政府行使公立医院举办权、发展权、重大事项决策权、资产收益权等,审议公立医院章程、发展规划、重大项目实施、收支预算等。制定区域卫生规划和医疗机构设置规划,合理控制公立综合性医院数量和规模。全面落实对符合区域卫生规划的公立医院投入政策,细化落实对中医医院(含民族医院)的投入倾斜政策,逐步偿还和化解符合条件的公立医院长期债务。逐步建立以成本和收入结构变化为基础的医疗服务价格动态调整机制。在地方现有编制总量内,确定公立医院编制总量,逐步实行备案制。按照中央组织部公立医院领导人员管理有关规定,选拔任用公立医院领导人员。逐步取消公立医院的行政级别,各级卫生健康主管部门(含中医药管理部门)负责人一律不得兼任公立医院领导职务。建立适应医疗行业特点的薪酬制度,着力体现医务人员技术劳务价值。建立以公益性为导向的考核评价机制,定期组织公立医院绩效考核以及院长年度和任期目标责任考核,考核结果与财政补助、医保支付、绩效工资总量以及院长薪酬、任免、奖惩等挂钩。

(2)明确政府对医院的监管职能。

建立综合监管制度,重点加强对各级各类医院医疗质量安全、医疗费用以及大处方、欺诈骗保、药品回扣等行为的监管,建立"黑名单"制度,形成全行业、多元化的长效监管机制。对造成重大社会影响的乱收费、不良执业等行为,造成重大医疗事故、重大安全事故的行为,严重违法违纪案件,严重违反行风建设的行为,要建立问责机制。强化卫生健康主管部门医疗服务监管职能,完善机构、人员、技术、装备准入和退出机制。深化医保支付方式改革,充分发挥医保对医疗服务行为和费用的调控引导与监督制约作用,逐步将医保对医疗机构服务的监管延伸到对医务人员医疗服务行为的监管。严格控制公立医院床位规模、建设标准和大型医用设备配备,严禁举债建设和豪华装修,对超出规模标准的要逐步压缩床位。控制公立医院特需服务规模,提供特需服务的比例不超过10%。强化对公立医院经济运行和财务活动的会计和审计监督。健全非营利性和营利性社会办医院分类管理制度,加强对非营利性社会办医院产权归属、财务运营、资金结余使用等的监管,加强对营利性社会办医院盈利率的管控。

(3)落实公立医院经营管理自主权。

公立医院要依法依规进行经营管理和提供医疗服务,行使内部人事管理、机构设置、中层干部聘任、人员招聘和人才引进、内部绩效考核与薪酬分配、年度预算执行等经营管理自主权。落实公立医院用人自主权,在编制总量内根据业务需要面向社会自主公开招聘医务人员,对紧缺、高层次人才可按规定采取考察的方式予以招聘。进一步改进艰苦边远地区公立医院人员招聘工作,合理设置招聘条件,改进招聘方式和方法,完善激励保障措施。

(4)加强社会监督和行业自律。

加强医院信息公开,重点公开质量安全、价格、医疗费用、财务状况、绩效考核等信息。加强行业协会、学会等社会组织在行业自律和职业道德建设中的作用,引导医院依法经营、公平有序竞争。改革完善医疗质量、技术、安全和服务评估认证制度。探索建立第三方评价机制。

2. 加强医院内部管理

(1)制定医院章程。各级各类医院应制定章程。医院章程应包括医院性质、办医宗旨、功能定位、办医方向、管理体制、经费来源、组织结构、决策机制、管理制度、监督机制、文化建设、党的建设、群团建设,以及举办主体、医院、职工的权利和义务等内容。医院要以章程为统领,建立健全内部管理机构、管理制度、议事规则、办事程序等,规范内部治理结构和权力运行规则,提高医院运行效率。制定公立医院章程时,要明确党组织在医院内部治理结构中的地位和作用。

(2)健全医院决策机制。院长全面负责医疗、教学、科研、行政管理工作。院长办公会议是公立医院行政、业务议事决策形式,对讨论研究事项做出决定。在决策程序上,公立医院发展规划、"三重一大"等重大事项,以及涉及医务人员切身利益的重要问题,要经医院党组织会议研究讨论同意,保证党组织意图在决策中得到充分体现。充分发挥专家作用,组建医疗质量安全管理、药事管理等专业委员会,对专业性、技术性强的决策事项提供技术咨询和可行性论证。资产多元化、实行托管的医院以及医疗联合体等,可在医院层面成立理事会。把党的领导融入公立医院治理结构,医院党组织领导班子成员应当按章程进入医院管理层或通过法定程序进入理事会,医院管理层或理事会内部理事中的党员成员一般应当进入医院党组织领导班子。

(3)健全民主管理制度。健全以职工代表大会为基本形式的民主管理制度。工会依法组织职工参与医院的民主决策、民主管理和民主监督。医院研究经营管理和发展的重大问题应当充分听取职工意见,召开讨论涉及职工切身利益的会议,必须有工会代表参加。推进院务公开,落实职工群众知情权、参与权、表达权、监督权。

(4)健全医疗质量安全管理制度。院长是医院依法执业和医疗质量安全的第一责任人,应落实医疗质量安全院、科两级责任制。建立全员参与、覆盖临床诊疗服务全过程的医疗质量管理与控制工作制度,严格落实首诊负责、三级查房、分级护理、手术分级管理、抗菌药物分级管理、临床用血安全等医疗质量安全核心制度。严格执行医院感染管理制度、医疗质量内部公示制度等。加强重点科室、重点区域、重点环节、重点技术的质量安全管理,推进合理检查、用药和治疗。

(5)健全人力资源管理制度。建立健全人员聘用管理、岗位管理、职称管理、执业医师管理、护理人员管理、收入分配管理等制度。在岗位设置、收入分配、职称评定、管理使用等方面,对编制内外人员统筹考虑。公立医院在核定的薪酬总量内进行自主分配,体现岗位差异,兼顾学科平衡,做到多劳多得、优绩优酬。按照有关规定,医院可以探索实行目标年薪制和协议薪酬。医务人员薪酬不得与药品、卫生材料、检查、化验等业务收入挂钩。

(6)健全财务资产管理制度。财务收支、预算决算、会计核算、成本管理、价格管理、资产管理等必须纳入医院财务部门统一管理。建立健全全面预算管理、成本管理、财务报告、第三方审计和信息公开机制,确保经济活动合法合规,提高资金资产使用效益。公立医院作为预算单位,所有收支纳入部门预算统一管理,要强化成本核算与控制,逐步实行医院全成本核算。三级公立医院应设置总会计师岗位,统筹管理医院经济工作,其他有条件的医院结合实际推进总会计师制度建设。加强公立医院内部审计监督,推动注册会计师审计工作。

(7)健全绩效考核制度。将政府、举办主体对医院的绩效考核落实到科室和医务人员,对不同岗位、不同职级医务人员实行分类考核。建立健全绩效考核指标体系,围绕办院方向、社会效益、医疗服务、经济管理、人才培养培训、可持续发展等方面,突出岗位职责履行、工作量、服务质量、行为规范、医疗质量安全、医疗费用控制、医德医风和患者满意度等指标。严禁给医务人员设定创收指标。将考核结果与医务人员岗位聘用、职称晋升、个人薪酬挂钩。

(8)健全人才培养培训管理制度。落实住院医师规范化培训、专科医师规范化培训和继续医学教育制度,做好医学生培养工作。加强临床重点专科、学科建设,提升医院核心竞争力。城市医生在晋升主治医师或副主任医师职称前到基层或对口帮扶的医疗机构累计服务不少于1年。城市大医院要积极为基层和边远地区培养人才。

(9)健全科研管理制度。加强临床医学研究,加快诊疗技术创新突破和应用,大力开展适宜技术推广普及,加强和规范药物临床试验研究,提高医疗技术水平。加强基础学科与临床学科、辅助诊疗学科的交叉融合。建立健全科研项目管理、质量管理、科研奖励、知识产权保护、成果转化推广等制度。

(10)健全后勤管理制度。强化医院发展建设规划编制和项目前期论证,落实基本建设项目法人责任制、招标投标制、合同管理制、工程监理制、质量责任终身制等。合理配置适宜医学装备,建立采购、使用、维护、保养、处置全生命周期管理制度。探索医院"后勤一站式"服务模式,推进医院后勤服务社会化改革。

(11)健全信息管理制度。强化医院信息系统标准化和规范化建设,与医保、预算管理、药品电子监管等系统有效对接。完善医疗服务管理、医疗质量安全、药品耗材管理、绩效考核、财务运行、成本核算、内部审计、廉洁风险防控等功能。加强医院网络和信息安全建设管理,完善患者个人信息保护制度和技术措施。

(12)加强医院文化建设。树立正确的办院理念,弘扬"敬佑生命、救死扶伤、甘于奉献、大爱无疆"的职业精神。恪守服务宗旨,增强服务意识,提高服务质量,全心全意为人民健康服务。推进医院精神文明建设,开展社会主义核心价值观教育,促进形成良好医德医风。关心爱护医务人员身心健康,尊重医务人员劳动成果和辛勤付出,增强医务人员职业荣誉感。建设医术精湛、医德高尚、医风严谨的医疗队伍,塑造行业清风正气。

(13)全面开展便民惠民服务。三级公立医院要全部参与医疗联合体建设并发挥引领作用。进一步改善医疗服务,优化就医流程,合理布局诊区设施,科学实施预约诊疗,推行日间手术、远程医疗、多学科联合诊疗模式。加强急诊急救力量,畅通院前院内绿色通道。开展就医引导、诊间结算、检查检验结果推送、异地就医结算等信息化便民服务。开展优质护理服务,加强社工、志愿者服务。推进院内调解、人民调解、司法调解、医疗风险分担机制有机结合的"三调解一保险"机制建设,妥善化解医疗纠纷,构建和谐医患关系。

3.加强医院党的建设

(1)充分发挥公立医院党委的领导核心作用。

公立医院党委要抓好对医院工作的政治、思想和组织领导,把方向、管大局、保落实。把方向,主要是自觉在思想上政治上行动上同以习近平同志为核心的党中央保持高度一致,全面贯彻执行党的理论路线方针政策,引导并监督医院遵守国家法律法规,维护各方合法权益,确保医院改革发展的正确方向。管大局,主要是坚持在大局下行动,谋全局、议大事、抓重点,统筹推进医院改革发展、医疗服务、医德医风等各项工作,努力建设患者放心、人民满意的现代医院。保落实,主要是管干部聚人才、建班子带队伍、抓基层打基础,讨论决定医院内部组织机构的设置及其负责人的选拔任用,领导精神文明建设和思想政治工作,领导群团组织和职工代表大会,做好知识分子工作和统一战线工作,加强党风廉政建设,确保党的卫生与健康工作方针和政策部署在医院不折不扣落到实处。

(2)全面加强公立医院基层党建工作。

坚持把公立医院党的建设与现代医院管理制度建设紧密结合,同步规划,同步推进。健全和完善党建工作体制机制,合理设置医院党建工作机构,配齐配强党建工作力量,建立科学有效的党建工作考核评价体系,进一步落实管党治党主体责任,推进党组织和党的工作全覆盖,建立健全医院内设机构党支部,选优配强党支部书记,充分发挥党支部的政治核心作用,把党支部建设成为坚强战斗堡垒。坚持把党组织活动与业务工作有机融合,积极推进活动创新、思想政治工作内容和载体创新,防止"两张皮"。认真贯彻落实《关于新形势下党内政治生活的若干准则》《中国共产党党内监督条例》，推进"两学一做"学习教育常态化、制度化，严格落实"三会一课"、民主生活会和组织生活会、主题党日等制度。严格发展党员和进行党员教育管理工作，引导党员充分发挥先锋模范作用。

（3）加强社会办医院党组织建设。

加大社会办医院党组织组建力度，批准设立社会办医院时，要坚持党的建设同步谋划、党的组织同步设置、党的工作同步开展。实行属地管理与主管部门管理相结合，建立健全社会办医院党建工作管理体制，规范党组织隶属关系。社会办医院党组织要紧紧围绕党章赋予基层党组织的基本任务，结合实际开展工作，按照党的要求办医立院。

三、全民医保制度

（一）全民医保制度的概念

全民医保（universal health care）的含义是人人享有基本医疗保险。人人享有的全民医保，是指政府必须建立的让城乡所有公民都能参加的医疗保险，使所有的人患病之后都能从政府举办的医疗保险制度那里得到帮助，所有人群不分地位、身份、性别、地区、收入，一律平等，这才叫作全民共享。

（二）全民医保制度的现状及问题

中华人民共和国成立以来，党和国家一直致力于我国的社会保障制度建设和实施，并取得了巨大的成就。2011 年我国就已经全面实现城乡居民的医疗保障覆盖，此后医保参保人数逐年上升。2016 年，我国荣获国际社会保障协会颁发的"社会保障杰出成就奖"。党和国家充分考虑到我国居民的生活和发展现状，将全民医保与全面脱贫等制度相互融合，建立公平、公正的社会保障制度体系，真正为老百姓做实事。另外，对于特殊人群或困难民众设立专门的财政补贴和精准帮扶，真正地站在老百姓的角度出发，提升人民群众的生活质量。2020 年 10 月 25 日，中国社会保障学会与社会科学文献出版社共同发布的《医疗保障蓝皮书：中国医疗保障发展报告（2020）》（以下简称蓝皮书）指出，截至 2019 年底，全国参保率达到约 97%，全民医保"应保尽保"的目标接近实现。资料显示，我国仅用了 20 年时间就建起了世界上最大的基本医疗保障体系，目前覆盖人数高达 135436 万人，高居世界第一。这些数据充分显示出我国医保制度具有多种优势，表明我国在改善民生方面不断取得新成就。基本医疗保险制度是我国民生保障制度的重要部分。随着跨省异地就医直接结算不断完善、药品集中采购持续推进、医保目录不断优化调整等，老百姓"看病贵"的问题已经得到了很大程度的缓解。从蓝皮书表述来看，97% 只是接近全民医保"应保尽保"的目标，但还没有实现最终目标。最终目标是多少、通过哪些手段去实现，以及何时实现，是下一步值得关注的问题。但可以肯定的是，实现最终保障目标应该不太遥远。

我国全民医保制度取得的成就值得肯定，但是存在的各种问题也不容忽略。随着社会发展和技术进步，医保体系也要跟上时代发展的脚步，更好地维护广大人民群众的利益。目前，现行的全民医保在制度体系、政策决策以及医保法制建设方面尚存在一定的问题和不足。全民医保制度体系处于割裂状态，不同的省市、城乡医保的保障层次分割分散，难以进行统筹规划和管理，而且城乡医疗条件差距较大，交叉整合速度缓慢，地区管理的流通性和灵活性不强。医疗保障的政策决策比较混乱，对于政府补贴的费用不能及时下放，存在非法违规骗取医疗补助的行为。因此，医疗保障法制建设还需要进一步的健全和完善，医疗保障的法律法规仍需健全，公众卫生法律知识有待普及，依法办事的意识需要提升。另外，要加强对医疗保障执行部门的培训和监督，确保人民群众的医疗补贴能够按照规定及时发放，避免一些按照经验主义和非法手段，不按法律及规定办事，以权谋私侵犯人民群众利益的现象出现。

（三）全民医保制度的重要性

1. 全民医保是连接"健康中国"相关要素的纽带

健康中国是一个由多要素组成的体系，包括健康教育、健康服务、健康保障、健康环境、健康产业等内容，这些要素共同对健康中国起到了促进、保障和支撑的作用，是护卫健康的手段。2016 年 8 月，习近平总书记在全国卫生与健康大会上指出，要把人民健康放在优先发展的战略地位，要着力推进基本医疗卫生制度建设，努力在分级诊疗制度、现代医院管理制度、全民医保制度、药品供应保障制度、综合监管制度 5 项基本医疗卫生制度建设上取得突破。可见，基本医疗卫生制度是实现健康中国的重要目标，健康中国需要"三医联动"作用的持续发挥，其中，全民医保制度作为沟通医疗服务的需求方和供给方的桥梁，是连接分级诊疗、现代医院管理与药品供应保障等制度要素的纽带，同时能够在医疗卫生领域发挥监督的功能，在健康中国的相关要素中间发挥基础性作用和连接作用。

2. 全民医保与分级诊疗：价格杠杆

全民医保与分级诊疗主要通过价格杠杆进行互动。价格作为消费者消费选择的重要信号，能够直接引导和调节患者做出医疗服务购买的选择。医保通过设置不同的医疗服务内容（门诊、住院等）的合理的报销比例、设置不同级别医疗机构（社区医疗服务中心与二级、三级医院）之间的报销级差，能够使基层医疗机构具有相对价格优势，从而发挥医疗保险的价格杠杆作用，引导就医选择向基层医疗机构转移，有助于实现分级诊疗，使患者有序就医，提高参保人的保障功能。虽然研究表明分级诊疗政策的制定与推动是简单地以调整支付比例为主的经济手段，但忽视了民众的就医心理，忽视了三级医院的虹吸效应，同时无法解决医疗机构的利益驱动及基层医疗机构能力不足等问题，使得我国医保政策在分级诊疗中未能发挥引导作用，但并不能因此否定价格杠杆的调控机制，否定全民医保在分级诊疗中的作用。在实现全民医保覆盖、基本医疗保险成为医疗服务最大买方的条件下，医保的功能远不止于被动地支付医疗费用，关键的作用在于主动地引导医疗资源配置，例如医保医师制度、私人诊所及新型医疗服务模式等新的医疗资源的配置，从而促进分级诊疗体系建立。全民医保可以通过对部分医疗资源的合理定价，从而引导患者就医的有序流动。家庭医生签约制是分级诊疗施行的保证，医保作用发挥体现在医保对家庭医生签约、首诊和转诊给予费用补偿上的优惠，从而引导优势医疗资源流向初级保健领域。

（四）新时代我国全民医保制度创新的思路

1. 全民医保制度创新的原则

（1）以公平可及、系统连续为诉求。

在健康中国战略规划下，全民医保建设应立足"全人群"和"全生命周期"两个着力点，提供公平可及、系统连续的医疗保障服务，以实现更高层次、更高水平的全民健康。立足"全人群"，要求一方面继续扩大医保覆盖人群范围，并重点关注老年人、妇女儿童、在校学生、贫困人口、流动人口等弱势群体；另一方面尽快打破城乡居民医保与城镇职工医保"二元分立"现状，推动两大保险整合。而立足"全周期"，则要求从全生命周期与全保障周期入手，完成从"以治病为中心"向"以健康为中心"转变。切实保证医疗保障覆盖全生命周期，针对生命不同阶段的主要健康问题及主要影响因素，确定若干优先领域，实现从胎儿到生命终点的全程健康服务和健康保障；切实保证医疗保障覆盖全保障周期，突破现有医保体制下公民仅能通过治疗阶段医药费用部分报销获取保障的制度局限，将医疗保障从医治阶段延伸至预防与恢复阶段，实现从以往单一救治模式向"防—治—养"一体化模式的转变。

（2）以多元供给、共建共享为路径。

改革成果的"共享"离不开以多元供给为路径的共建。医疗保障水平的高低取决于医疗保障服务的供给端，而医疗保障服务供给质量的高低取决于相关资金的储备。既往医疗保障资金筹措的主要来源是用人单位与公民个人，再辅以一定的国家财政补贴，医疗服务供给也主要依托于公办医疗机构。在这一制度条件下,一方面,无论是国家还是用人单位乃至于公民个人都承担着较大的经济负担,而公办医疗机构方面也因压力过大导致其服务质量难以得到保证;另一方面,大量社会资本迫切希望进入医疗保障领域,但相关制度的缺失使其多处于持币观望的状态,而私立医疗机构在人才储备、资金保障方面也因缺乏政策支持,发展明显滞后。因此,在健康中国战略下,全民医保应强调全社会联动与部门间协作,在逐步推进基本医保"三险合一"的同时,积极创造社会资本公平参与医保建设的政策、经济、社会条件,以充分调动社会力量的积极性和创造性,形成维护和促进健康的强大合力,真正支撑构建起一个以普惠性基本医疗保障为主体、其他多种形式补充医疗保险和商业健康保险为补充的全民医疗保障体系。

2. 全民医保制度创新的立体方案

(1)服务内容。

多种社会保险与保障需求结合健康中国战略规划下的全民医保体现了以人民为主体,应以满足广大人民群众日益增长的健康需求为导向,不断丰富健康保险产品种类。除了继续加强基本医保"保基础"的功能和大病救助"防止因病致贫、返贫"的功能以外,还应探索整合预防、康复、养老乃至精神卫生等相关领域所需的保障服务,着力推动全民医保角色从"疾病保障"向"健康保障"转变,加速形成所谓的"主动健康"模式。促进商业保险公司与体检、康复、长期照护等机构合作,对术后康复、体检、心理咨询等医疗保障补充服务项目进行承包生产,满足人民群众多样性的健康保障需求。落实税收等优惠政策,鼓励组织、个人参加多种形式的补充保险和商业健康保险,以覆盖基本医保不支付的创新诊疗、预防、康复等,增加个人选择自由。

(2)筹资给付——差异化筹资与复合型支付。

如前所述,消除医保不公平恰恰需要医保基金筹措一定程度上的差异化。健康中国战略下的全民医保可尝试在实现基本医保全国统一筹资水平、同一支付标准的基础上,整合一定范围内的补充保险,依据参保地区经济发展水平差异,或依据参保者的身份特征与需求建立不同标准的筹资机制,设立多档缴费标准,参保人员可根据自身经济能力选择适合自己的缴费水平,从而借由过程的差异,实现结果的实质公平。在基本医保范围内,为保证全民医保的可持续性,还应建立筹资水平与个体收入同步增长机制,使个人缴费与财政补助保持在一个适当的比例。支付制度改革是全民医保乃至健康中国建设的重点和难点。全民覆盖使医保基金的支付成为整个医疗卫生费用的重要组成部分,并直接影响医疗卫生资源的配置与医疗卫生服务的布局。因此要持续推进推行以按病种付费为主的多元复合式医保支付方式,做实基本医疗保险市级统筹,推动省级统筹。完善基本医疗保险门诊共济保障机制,健全重大疾病医疗保险和救助制度。

(3)管理体制——从行政干预到综合监管。

健康中国战略要求健康服务从粗放型发展转变为绿色集约式发展,全民医保也不能例外。这就要求医保水平与质量的提高不能单纯从提升财政补助标准、统筹基金的支付比例和最高支付限额出发,而是注重相关机制的建设优化,依托于医保管理能力与管理绩效的提高,因此,全民医保要从去除不必要的行政介入、降低行政成本入手开展管理体制改革,大力推进多方综合监管格局的形成。其一,应以"简政放权、放管结合、优化服务"为指导,规范医疗保障项目的审批行为,简化医保服务流程,提高服务效率;其二,要依法及时做好政务公开和信息公开工作,构建事前排查、事中监管、事后审查三位一体的全周期医保监管体系;其三,要加强行业自律与诚信建设,充分发挥社会力量在综合监管中的作用,鼓励相关行业协会、商会的发展,促进医保市场的公平竞争。

(4)运行环境——协同改革与技术革新。

"健康中国"绝不是单单一个卫生部门或行业的战略,而是为全面建成小康社会、实现"两个一百年"目标的国家战略;全民医保在健康中国战略规划中具有基础性核心制度地位,但其制度创新方案的顺利实施也有赖于各相关方的协同配合。首先,要在"三医联动"的环境中推动全民医保建设,使全民医保改革与公立医院改革、药品制度改革同步进行,促进全民医保控费功能的真正落实;其次,要达到全民医保的多元供给,也同样不能脱离医疗服务的供给侧改革,应加快启动医疗方和医保方引入公私合营(public-private partnership,PPP)模式的法制化进程。此外,还应充分利用"互联网+"、大数据等前沿技术,将符合条件的互联网医疗服务纳入医保支付范围,落实异地就医结算。扎实推进医保标准化、信息化建设,提升经办部门服务水平。通过构建全民健康信息管理系统平台,提升全民医保的精准性与服务质量。

四、药品供应保障制度

(一)药品供应保障制度概述

2007年10月,党的十七大报告首次提出建设药品供应保障体系。2009年3月,新一轮深化医药卫生体制改革将药品供应保障体系与公共卫生服务体系、医疗服务体系、医疗保障体系并列为基本医疗卫生制度四大支柱体系。新医改以来,中央和地方积极建立以国家基本药物制度为基础的药品供应保障体系,规范药品生产流通,严格市场准入和药品审批,促进药品生产、流通企业的整合。建立药品供应网,完善药品储备制度,实施药品集中采购,规范药品流通秩序,降低药品费用,减轻患者用药负担。2016年8月,习近平总书记在全国卫生与健康大会上强调,药品供应保障是健康中国建设的5项重点任务之一。2018年3月,党的十九大报告也明确要求继续健全药品供应保障制度。随着经济社会发展和公众健康需求不断提高,药品供应保障已从强调药品的生产、配送和供应,深化拓展到以实现药品的可及、质量可靠、合理使用为基本目标,涵盖药品生产、流通、使用、支付、监测等各环节的完整保障体系,药品供应保障制度是实现人人享有基本医疗卫生服务目标的一项迫切任务。

(二)药品供应体系在我国的发展历史及其现状

1. 我国药品供应体系的历史演变

在中华人民共和国成立初期我国实行计划经济,为了最大限度地合理利用有限的资源,中央对所有人民所需资源的分配以及使用都要按照严格的计划来进行,作为保障国民健康的重要资源,药品也如此。在中央统一规划和部署中,为了制定年度药品生产计划,中央每年召集相关部门召开全国性集体会议,计划内容涉及药品种类和需求量。然后依据此计划,药品的生产任务由国家分配给地方的各个药品生产企业,药品生产企业在此时只拥有生产权,经营权则由国家垄断。在药品生产出来以后,国家将对生产的药品实行统一的购买和销售。在配送方面,国家在全国范围内建立了国家医药公司、省医药公司、县市级医药公司,三级医药公司统一按照计划负责全国药品供应,并按照计划分配。这三级医药公司的职权从上到下逐层削弱,作为药品供应和管理机构,医药公司在其管辖范围内负责药品的运营和管理。一级站是国家医药公司,在北京、上海、广州、沈阳、天津五大城市设立了站点,由中央统一领导在全国范围内执行供应和分配工作;二级站负责各省的统一供应;三级站县市级医药公司主要负责各自辖区药品的统一供应。

在中华人民共和国成立初期,我国药品的供应保障购销方式相对单一,在计划的统一指导下进行,药品的价格也由中央统一制定。这一模式的合理性在于,中华人民共和国成立初期药品资源短缺,这就导致供求极度不平衡。在这一情况下,统一购销的模式对于优先满足对药品有最迫切需求的地区,将有限的资源合理利用起到了至关重要的作用。但是改革开放以来,社会主义市场经济体制不断完善,计划经济的弊病日益明显,给经济发展以及人民群众健康的改善带来了障碍。计划经济环节冗杂,管控死板,医药市场在新时期向更高层次发展受到限制,药品生产企业的积极性、竞争意识和质量管理意识也无法有效地调动起来。鉴于此,在改革开放的新形势下,政府为顺应时代潮流,自二十世纪八十年代中期以来,放弃了药品供应的完全垄断,让制药企业出售自己生产的药品。除了一些极度短缺药品仍然由国家统一配置外,药品供需平衡主要依靠市场需求自主调节。国家放弃对药品销售配送的统一计划,原来的各级医药公司也同其他药品经营企业一样,审时度势,及时投入到市场中,同其他企业一起参与到市场的竞争中。同时,各级医药公司也认识到了转变其职能的重要性,在新的形势下,采取只保留单一的药品经营职能的做法,放弃了以前兼有的药品经营和管理职能。

2. 现阶段我国的药品供应保障体系

在改革开放后,社会主义市场经济不断成熟完善,经济的发展促进了药品供应保障体系在我国不断地被规范与改善。我国的药物供应保障体系发展到今天,依靠市场进行自律,依靠各级市场主体以及药品配送公司负责国家药品供应。在这种制度下,药品的供应按照药品生产企业→药品批发企业→药品零售企业或医疗机构药房→患者的流通过程来进行。药品生产企业建立起了自己的销售渠道和销售团队,以此来开拓市场并增强自身在市场中的竞争力。药品生产经营的一体化不但使药品供应更高效,同时也使得药品供应的中间环节大幅度减少。除此之外,国家对基本药物采取集中采购招标制度,以此来保障基本药物的供应,满足人民的日常用药需求。这一制度既保证了高质量、低价格药品的稳定供应,也使市场效率大大提高。

3. 现阶段我国药品供应保障体系存在的问题

(1)药品研发强度不足。

据《全国科技经费投入公报》数据统计,我国在药品研发上的投入经费呈逐渐增加的趋势,但投入平均强度仅1.66%。通常认为,研发资金占销售收入的1%或者更低的企业是难以获得生存的,占2%可以维持运营,只有占5%以上才具备竞争力。无论是与其他国家相比,还是与国内其他产业相比,我国在药品研发上的资金投入都较低,甚至连药品的广告投入都比研发投入多,这阻碍了新药的研发。

(2)基本药物配送中存在的问题。

我国的基本药物配送从制药生产企业配送开始,流通过于复杂,各个环节都涉及利益分配,涉及环节包括代理商、批发企业等机构到最终药品零售机构或医疗机构。一些地区地域偏远、经济落后,而药品流通企业具有数量众多、规模小、分布相对集中等特点,而且基本药物价格相对较低,利润率低,导致药品流通企业非常排斥这些地区的药品配送,进而难以确保这些地区基本药物的供应安全,这样的情况显然与基本药物制度(essential drug system)的要求相违背。我国当前主要采取四种配送模式,包括集中配送、分级配送、分散配送和第三方物流配送。各省都针对自身实际情况采取了相应合适的配送模式,但是在实际执行过程中,每种模式都有一定的局限性,从而对药物配送的安全状况产生消极影响,形成了总体配送率低以及基本药物送达率不令人满意的现状,进一步影响到药品供应保障体系的运行效率。

(3)基层药品供应和保障不足。

药品供应保障是关系群众健康的重大民生问题。但药品集中采购和使用试点以来,基层药品供应保障不足问题突出。一是集采药品落后于临床诊疗规范。集采药品种基于既往临床用药规范,部分药品滞后于临床诊疗需求,致使基层医疗机构常用药品中只有少部分是集采药品,患者享受"大幅降低药品价格"的集采政策红利非常有限。二是药品配送不及时、供应不足,基层治疗患者难以得到集采药品。基层医疗机构由于药品需求量少、规模小,客观上造成药品配送不及时、供应不足的问题,地域偏远的基层医疗机构尤为突出。加上基层药学人员配备不足,服务能力缺乏,无力对短缺药物需求进行规范替代和对不当药物治疗方案进行纠正,基层治疗患者因用药选择性低,辗转上级医院就医,增加治疗成本,不符合"小病进社区、大病进医院"的分级诊疗要求。基层药品供应和保障不足既有基层医疗规模小、业务少和地域远的客观因素,也有政策短板的因素,如国家基本药物、集中带量采购和医保药品报销等相关政策未配套,尚未形成医药、医疗、医保联动、相互制约、平衡发展局面。

4. 完善药品供应保障体系的建议

(1)加强市场集中度,注重新药研发。

建议组建大型制药企业集团,发展制药产业集群,进一步打造省级龙头产业。政府也应集中资源着重支持具有研发能力的企业和集团。根据现有基础,统一规划全省产业集聚区,促进产业集群发展,适当整合资源,最终构建省级龙头产业。我国制药产业想要走上一个更高的发展水平,不能没有企业自身的努力和企业间的良性合作。企业可以从发达国家建设大型企业的成功经验中总结借鉴,结合自身发展战略,实施企业资产重组、兼并收购。只有这样,我国医药制造业的规模生产经营才能尽快实现,市场集中度才可以提高,市场结构才能得到进一步优化。

(2)加大研发投入,加强研发实力。

增加研发投入,注重药品研发,提升我国药品创新能力。这不仅要求确保药物供应的数量,而且还需要从促进药品质量上加大力度。如果我国制药企业的研发能力和创新能力得不到提高,而国外公司长期在专利药、原研药市场占据主动,那么我国药品的可获得性和可支付性将受到严重影响。发达国家通常投入年销售额的10％～15％用于新药研发。所以,我国要依托大学和研究机构,逐步完善技术创新平台;同时鼓励政府和企业之间、企业和企业之间、企业和科研机构之间建立战略联盟,加快信息流通。制药企业生产新产品除了要有高科技含量创造良好的经济效益外,还要减少资源消耗,减少污染环境,实现可持续发展。

(3)改进基本药物配送体系。

①建立科学的配送企业选择标准。在省级基本药物配送企业招标选拔过程中,选择标准不完善、配送企业数量不合理等问题使得配送公司不能保证药品配送过程的质量。因此,建议建立科学的评估体系,对配送公司的销售和配送能力及规模进行评估。考虑到不同地区自然环境的差异,各省应根据实际情况选择适合本地区的配送体系,确保药品供应的安全。

②与第三方医药物流协作促进基本药物配送。新版《药品经营质量管理规范》(GSP)为未来发展第三方药品物流创造了方便,小型药品制造批发企业如果要建立符合GSP要求的物流系统,将会面对非常高的成本和巨大的压力,这将使得药物配送由第三方物流主导成为未来发展的趋势。在我国,一些省市开展了第三方物流企业配送基本药物的尝试。例如,国药集团与上药集团等公司组成物流集团,许多社会物流公司已经获得药品监督管理机构的批准。中国应继续探索第三方药品物流试点,充分发挥其具有现代物流能力、覆盖网络广泛的特色。第三方物流的发展无疑将降低物流成本,加快现金流量,提高配送水平,还可以加强行业集中度,提高监督效率,整合社会资源,保护省内基本药物供应安全。

(4)加强用药安全监管。

①采取统一模式设置基层药品安全监管机构。借鉴发达国家药品安全管理机构的设置模式,除少数试点地区外,应采取统一的模式设立基层药品安全监管机构,从上到下统一设定,提高效率。

②科学有效地构建基层药品安全监管机制。目前,中国制药企业数量庞杂,这就要求基层监管部门的工作有所侧重,在日常的监管中排查梳理,抓住重点对象,深入进行监督;按照行政区划等,基层监管机构可以分解安全监督的责任,将责任落实到具体监管人员,消除监管盲区;动态化地执行日常监督工作,不定时、不定期地深入企业检查,让企业对质量管理不敢松懈,保证监管效果;打造数字化监管系统,更加方便快速地定位和下架问题药品,也更方便各部门之间共享信息;定期公开药品监管部门的检查结果,迫使企业主动加强质量管理。

③改进基本药物制度中药品的遴选方法。完善《国家基本药物目录》及《国家基本医疗保险药品目录》的遴选方法,提高药物遴选的时效性,使医师和患者都有药可用并且有使用基本药物的意愿。国内外的经验认为,确切的疗效、适中的价格、毒副反应较低是对基本药物评价的核心条件。临床循证研究、临床经验、药理学和毒理学研究、卫生统计和市场统计是获得证据的常用方法。简而言之,建议将五维度指标作为改善基本药物选择的策略:将循证医学研究作为评估药物机制以及疗效是否明确的基础;医师和患者更偏好且已经列入国家或地方医疗保险目录、门诊慢性病防治目录,而且更易获得;用药品生产质量保障体系评价药品质量;用临床不良反应报告、药理与毒理实验、异常毒性等指标评价药品的安全性;临床医师的经验不能缺少,也不能过分依赖;药品销售统计可以反映药品可获得性和使用频率,间接反映医师和患者对药品的信任和认知程度。药品短缺是一个全球性难题。目前我国药品短缺问题主要是因为临床必需的药品供给质量和效率不高,供应保障政策不够细化,相关环节衔接不够顺畅,部分药品临床供应紧张的情况时有发生,影响了患者用药,危及群众健康。

④强调问题导向,增强人民群众改革获得感。首先,通过监测发现根源性问题。在目前每个省份布局不少于15个监测哨点的基础上,联通药品研发注册、生产流通、采购使用等重点环节,逐步形成国家、省、市、

县四级监测网络体系和预警机制。其次,综合分析我国疾病谱变化、重点人群临床用药需求、突发事件应急保障需求、药品及其原料药生产审批等情况,合理界定临床必需药品短缺标准,建立国家、省两级短缺药品清单管理制度。最后,根据短缺原因、短缺程度、影响范围等情况,及时启动国家或省级应对机制,定期公布相关信息。同时,实行短缺药品清单管理制度,制定临床必需易短缺药品重点监测清单并动态调整。

⑤建立长效机制,注重会商联动,完善药品供应保障制度。由国家卫健委、国家发展改革委、工业和信息化部、财政部、人力资源社会保障部、商务部、国务院国资委、市场监督管理总局、药品监督管理局等组成国家短缺药品供应保障工作会商联动组织,突出跨领域、多部门的政策统筹、协作配合、有效联动。国家层面重点围绕国家级短缺药品清单内品种,组织开展短缺药品及其原料药生产供应保障能力评估,研究完善短缺药品供应保障重大政策和制度,协调解决跨省短缺问题。省级主要是建立相应会商联动机制,综合评估辖区内药品短缺信息和应对建议,统筹解决局部性短缺问题,及时分析、处理、上报短缺信息,增强综合应对能力。

⑥政府要起到"搭平台促对接"的协调作用。药品供应理论上可以通过完善市场机制来调节保障。但是市场机制这只手对于某些因素并不具有完全的干预能力,这个时候政府部门还得进行干预。由政府当协调员,把企业、采购方、医院、专家请到一起,在保证供应稳定的前提下,商量一个比较合理的价格。政府出面协调,搭建一个平台,供需双方医疗机构和企业各自讲他们的困难,大家经过磋商,形成一个各方都能接受的结果,政府在这里起到"搭平台促对接"的协调作用。

⑦建立科学评价药品的机制。建立药品决策和科学评价机制是目前的重点任务之一。工业和信息化部、国家发展改革委、国家卫健委、药品监督管理局经过几年探索,形成了两批 7 个短缺药品定点生产的一揽子试点措施,市场供应稳定,效果很好。同时,对于合适的、合理的药品价格,应该更多通过市场,探索形成一个科学的决策机制。应综合考虑临床疗效、生产成本、伦理社会学效应,形成比较合理的药品临床价值,让医疗机构合理使用。中国已经在做一些努力,国内有些研究机构、国家卫健委也在做这方面的研究,希望在中国也能把科学评价药品的机制建立起来,在更多科学推算的基础上进行药物经济学和循证医学的合理评估。

⑧完善药品和高值医用耗材集中采购制度。完善以省(区、市)为单位的网上药品集中采购机制,落实公立医院药品分类采购,坚持集中带量采购原则。公立医院改革试点城市可采取以市为单位在省级药品集中采购平台上自行采购,鼓励跨区域联合采购和专科医院联合采购。做好基层和公立医院药品采购衔接。推进公共资源交易平台整合。每种药品采购的剂型原则上不超过 3 种,每种剂型对应的规格原则上不超过 2 种。实施药品采购"两票制"改革(生产企业到流通企业开一次发票,流通企业到医疗机构开一次发票),鼓励医院与药品生产企业直接结算药品货款、药品生产企业与配送企业结算配送费用,严格按合同回款。

五、综合监管制度

(一)综合监管制度的概念

"监督"可译为"supervision",广泛应用于各个行业,一般指在工作中进行日常检查、督促,若发现问题或违反法律法规、规章、制度等,立即进行纠正、处罚,强调政策法规的执行。"监管"可译为"regulation",是监督和管理,包括了"supervision"(监督、管制)的内容,是政策法规制定、监督检查和对监督结果进行处理的一系列过程。"监管"是指监管主体为使某事物正常运转,基于规则,对其进行的控制和调节,或者说"监管"是依据法律法规,在监督检查的基础上,对被监管者的行为进行约束,两者之间是相对独立的外部关系。

"监管"是一个经常使用的概念,但是相关解释并不多,不同领域中"监管"的含义也有所不同。例如,美国学者丹尼尔·史普博将管制(监管)定义为行政机构制定并执行的直接干预市场机制或间接改变企业和消费者供需决策的一般规则或特殊行为。而我国学者孙杨、方鹏骞认为,监管的内涵是政府通过制定规则对具体产业的活动形成间接干预行为。与传统的监管不同，医疗卫生行业综合监管（comprehensive regulation）的突出特点是"综合"，它是监管主体的综合、监管内容的综合以及监管手段的综合。在深化医药卫生体制改革和健康中国建设的新形势下，综合监管已经超出卫生健康主管部门的职责范围，为满足医疗卫生事业发展需求，综合监管不能等同于卫生健康系统下的卫生监督和综合监督，应该具有更宏观的视野和更高层次的角色定位。

2016年，习近平总书记在全国卫生与健康大会上首次将综合监管制度列为5项基本医疗卫生制度之一，正式、全方位纳入医疗卫生体制改革的战略部署。2018年8月，国务院办公厅印发《国务院办公厅关于改革完善医疗卫生行业综合监管制度的指导意见》（以下简称《指导意见》），对我国医疗卫生行业综合监管工作提出了明确要求。

（二）综合监管制度建设的重要意义

1. 综合监管制度建设是推进国家治理的重要手段

推进国家治理体系和治理能力现代化是国家全面深化改革的总目标。医疗卫生制度是现代国家制度的重要构成，医疗卫生领域的管理彰显国家治理的能力和水平。5项基本医疗卫生制度是对整个医疗卫生领域的战略建设，其中综合监管制度处于基础和保障的地位，能够有效地保证其他4项制度在法制的轨道上科学发展。建立与经济社会及医药卫生事业发展水平相适应的医药卫生综合监管制度，也是规范和维护医疗卫生体系、推进国家治理和社会主义现代化事业发展的重要手段之一。

2. 综合监管制度建设是保障居民健康权和维护全民健康战略地位的重要途径

健康是人生存在世间追求幸福生活的必要前提和根本保障。优化健康服务、建设健康环境、全方位保障人民健康，能为增进人民福祉和实现民族复兴提供坚实堡垒。健康权作为人的一项基本权利，国家有责任和义务规范和监管医药卫生服务行为，以保障国民健康权的实现。全国卫生与健康大会和《"健康中国2030"规划纲要》中明确指出，要把人民健康放在优先发展的战略地位。医药卫生监管体系作为国家卫生体系的重要组成部分，以保障人民群众健康为导向，建立健全综合监管体制，落实国家卫生法律法规，维护医药卫生秩序和健康服务秩序，是实现保护人民群众健康目标的重要途径之一。

3. 综合监管制度建设是维护医药卫生行业环境的重要举措

随着我国市场经济体制的推进，医药卫生与健康服务提供市场的内外环境发生了巨大变化，国家监管目的在于纠正市场激励不当而导致的市场失灵现象。虚假医药广告、变质疫苗、有毒有害食品、假劣药、非法行医等事件的发生一次次扰乱了医药卫生行业的健康发展，损害了人民的健康权益，也不利于维护国家公信力。市场经济是法制经济，不是自由经济。医药卫生市场中的各行为主体不能为所欲为，必须遵循必要的行为规则。医药行业市场不仅要依靠相关主体或经营者的自我道德约束和消费者的社会监督，更需要采取市场调节与政府监管相结合的方式对服务市场内经济运行和资源配置进行干预，维护医药市场公共秩序，保证卫生服务质量和安全。

（三）我国医疗卫生行业综合监管的现状

1. 三个发展阶段，四级卫生监督网

我国对医疗卫生行业的监管，最早源于中华人民共和国成立初期到改革开放前计划经济时代下的行政监管阶段；改革开放后到1997年医改实施前后，基本是放松监管的状态；2000年1月，卫生部印发《关于卫生监督体制改革的意见》，各地开始组建统一的卫生监督机构行使卫生监督职能。经过十几年的发展和不断改革，医疗卫生行业的监督系统逐步完善，目前已基本形成四级卫生监督网，即中央、省、市、县四级，并逐渐覆盖农村地区。

2. 医疗卫生行业的监管体系趋于完善

国家卫健委数据显示，2019年，中国卫生监督所（中心）数量达到2835个，中国省属卫生监督所（中心）

数量达到 27 个,地级市(地区)属卫生监督所(中心)数量 367 个。在人员配备方面,2019 年,中国卫生监督所(中心)卫生人员数高达 79000 人。由此可以看出,我国医疗卫生行业的监管体系日趋完善。

3. 卫生监督综合执法要求高,工作难度大、任务重

各级卫生监督机构按照《食品安全法》等 7 部法律、《公共场所卫生管理条例》等 30 余部行政法规和《生活饮用水卫生监督管理办法》等 100 多个部门规章规定的监督执法和综合协调职责,依法监督监管食源性疾病、食品安全、公共场所卫生、生活饮用水卫生、职业卫生、放射卫生、学校卫生、传染病防治、医疗机构和采供血机构及其执业人员的执业活动等。根据《2020 中国卫生健康统计年鉴》,2019 年医疗卫生监督处罚案件总计 39223 件,结案 38945 件;传染病防治监督处罚案件总计 58328 件,结案 58419 件等。

(四)现阶段我国医疗卫生行业综合监管存在的问题

1. 综合监管法制建设不健全

一是立法分散,尚未出台综合性、系统性的基本法。我国目前的医药卫生立法多是针对各具体卫生领域的单项法,如传染病防治法、药品管理法、食品安全法等。这不利于我国卫生法律关系的统一规制,亦无助于对卫生法原则、制度、规则的统一理解,更不利于对卫生法律的贯彻实施。同时,独立立法导致了在对相关监督管理制度进行规范时,只能局限于该法的单一范畴,不利于综合监管工作所需求的立法综合性。二是监管主体与法律地位不统一。从现实中来看,在各监督管理执法主体中,监管人员身份不一致导致法律地位不一致。如在卫生健康主管部门中,全国仅有约 30% 的卫生监督机构受行政单位管理,近 70% 的卫生监督机构为事业单位,受卫生健康委委托执法。药品监管部门下设的执法大队,也因在不同地区而分为行政单位或事业单位。监管者法律地位的不完整导致其执法资质弱。如查处违法行医行为时,由于监督机构身份各异,部分卫生监督员只有调查取证等执法权却不具备完整的处罚权,不能暂停或吊销行医资格等资质,不利于监督执法权和行政监管职能的发挥。

2. 多头监管,部门协调困难

监管机构是实现卫生立法目的的执法主体,承担着对医药卫生领域全行业各体系监管的职能。从现行主要法律法规的授权来看,目前医药卫生领域监管是多头监管体制,医药监管职能分散于市场监督管理部门、卫生健康主管部门、医保部门、人力社保部门、物价部门和劳动部门等。这些行使监管职能的部门主体在组织关系上地位平等、互不隶属,导致权力分散。同时由于监管职能界定尚不独立和明晰,致使重复监管和监管漏洞现象时常发生,部门之间协调配合及信息共享较差,影响了监管效能的发挥。

3. 综合监管力量薄弱

从现行的监管职能体系来看,监管力量还较为薄弱。以卫生监督为例:一是人力不足。主要体现在监督人员数量严重不足、人员学历总体不高和专业背景不强等方面。《2020 中国卫生健康统计年鉴》数据显示,2019 年中国卫生监督所(中心)卫生人员数为 79000 人,我国常住人口 140005 万人,全国每万人口配有卫生监督员 0.56 人,与每万人应配备卫生监督员 1~1.5 人的标准相差甚远。二是监督人员素质不高。统计数据表明:卫生监督员大学本科以上学历仅占 37.4%。卫生监督需要运用到医学理论和技术等自然科学知识与卫生政策法规等社会科学知识,既涉及卫生执法知识,又涉及医学专业知识,监督人员只有具备专业知识背景才能胜任监督工作。目前在岗的监督人员中,医学类专业占 52.57%,管理学专业占 8.40%,法律类专业占 8.47%,有近 1/3 的人员都不具备专业的学历背景。在这种情况下,卫生监督员特别是基层的监督人员难以有效落实工作,对一些专业性较强的重大和复杂案件进行评估监督时较为吃力。三是条件不足。监管执法机构的房屋建筑、工作车辆、取证工具和专业仪器设备等的短缺给案件受理、证据保存、行政许可受理等监管执法工作的开展带来不便。如辽宁省卫生监督资源配置现况调查显示,56.8% 的监督机构工作场所为租借,全省车辆配备平均 12 人/辆,6 个县区无车辆配置;基层卫生监督机构取证工具配备不理想,个别县级卫生监督机构快速检测设备配备为 0,在一定程度上影响了卫生监督工作的正常开展和执法效能的提高。

4. 监管模式单一，监控和处罚力弱

目前的监管多依靠行政监管，缺乏有效的内部监管机制和行业监管、社会监督。近些年引起社会广泛关注的如变质疫苗、魏则西事件、医疗美容整形行业乱象等事件，多是由医疗卫生服务市场中的需方或媒体等第三方揭发而曝光，使得社会聚焦于政府监管体制的建设和能力。民众和媒体的力量对政府监管和医疗机构自我监管的倒逼促使政府和医疗机构等行为主体不仅要规范监管制度和能力建设，更应开始听取第三方监督的声音。在监管手段上，存在手段较为单一、陈旧、反应迟缓等问题，对非法违规行为的有效捕获率和管控能力低，缺乏现代化技术与信息化的监管手段。查处违法行为时多以罚款了事，控制和处罚力度弱。如在查处个体诊所非法行医时，查到的诊所常常没有多少专业医疗设备，经营的场所为租房，不能没收或查封，故财产处罚的实际惩罚效果差；非法行医的诊所本不具备"医疗机构执业许可证"或医生执业证书，无法进行资质处罚；卫生监督部门又不具备人身处罚的资格和能力，在发生严重犯罪事件时只能移交公安部门处理。所以常出现个人诊所非法行医的情况。

（五）建立健全综合监管制度的建议

1. 推进综合监管体制改革

综合监管制度建设的首要任务在于解决管理体制问题。2016年3月，《关于开展承担行政职能事业单位改革试点的指导意见》要求各监管职能部门进行优化改革，解决政事不分、机构重叠、职责交叉的问题，通过转型升级以适应新形势下政府治理的要求。为了形成一个权责明确、责任落实、行为规范、监督有效、保障有力的监管网络，有必要建立全行业的、属地化的综合监督管理体制。全行业、属地化的监督管理意味着不同所有制、投资主体、隶属关系和经营性质下的医疗卫生机构和公共卫生服务提供主体等都应由所在地卫生健康主管部门统一规划、统一准入、统一监管。由卫生健康主管部门作为政府行政监管的重要抓手，行使综合监管和组织协调职能，整合监管资源，优化监管结构，加强和完善行业综合监管。

2. 加强医药卫生法制建设，完善综合监管体系

监督管理工作是一种依法执法行为，卫生立法的健全程度影响着综合监督工作的实施。综合监管覆盖医药卫生领域的全行业和各方面，其执法依据也应当具有综合性。《基本医疗卫生与健康促进法》规定了医疗卫生领域的综合监管机制，联系和协调公共卫生体系、医疗卫生监管体系、食品药品监管体系、医疗保障监管体系等内外部监管规范，明确中国医疗卫生制度的基本框架。但失于概括，有必要根据实际制定配套相关法律法规政策文件。应在功能职责上协调统筹各单行法，从准入、审批、运行和控制等各方面规范卫生行业行为，提供法制保障，重点依法保障国民食品安全、药品安全、饮水安全、执业安全、医疗安全等，维护公民的健康权益。

3. 加强监管队伍建设，提高执法能力

综合监管队伍和能力建设是解决当前监督执法所面临突出问题的有效途径和提高监管效能的重要举措。切实贯彻落实《中共中央国务院关于深化行政管理体制改革的意见》，推动卫生监督机构从事业单位向行政执法机构的转变，尽快明确行政执法者的身份。将卫生监督人员统一纳入公务员管理，逐步探索实行与公务员职位分类制度相适应的等级卫生监督员管理制度。按照《医药卫生中长期人才发展规划（2011—2020年）》，落实卫生监督人才队伍培训工作，通过加强师资队伍建设、健全培训体系和推进基层卫生监督协管服务运行机制等方面增加监管执法队伍人员总量，以满足监督执法保障的需求；通过内部划转、公开招录等方式遴选具有医学、法学等专业背景的人才，加大对人员的法治教育、业务教育和廉政教育培养力度，培育高层次专家型和复合型优秀监管人才。

4. 建立综合监管模式，发挥第三方评估和社会监督作用

为实现客观、公平、有效的综合监管效能，可发动全社会的力量，建立在卫生健康行政部门领导下的独立监管机构与专业技术机构、社会认证组织、公众舆论监督并存的综合监管模式。在卫生健康行政部门的全行业"大监管"体制下，建立横向协调沟通机制，与行业协会和高校智库等建立专业性技术合作；委托有能力、符合资质的社会组织对医疗卫生筹资与基本医疗基金使用、医疗卫生服务行为与质量、医疗卫生技术、医疗卫生机构绩效等进行评估与监测。评估与监测结果可以作为卫生健康主管部门制定相关政策制度和开展监督管理的依据。在医保专业性和医疗技术垄断难以打破的情况下，应强化医保"第 i 方"代表需方，并实施有效的监管。设计有利于服务需方知情权发挥的外部多元评价机制，积极发挥医疗卫生服务消费方和媒体等第三方监督主体的作用，如鼓励市民通过书面、电话、传真、网络或其他形式，举报非法行医、使用过期药物、违规医疗行为等，经查实后给予一定奖励，以调动群众参与打击非法医疗行为的积极性。也可以充分利用媒体的时效性、宣传灵活、受众面多样的特点来加强综合监管的宣传效果。

5. 发展监督管理理念，创新监管手段

卫生行业的发展瞬息万变，社会需求的量变和多元化发展给医药卫生综合监管带来挑战。为保障监管执法能效，实现医药卫生行业健康发展和国民健康权益的保障，发展与时俱进的监管理念，有机整合监督和管理职能机制，加强外部和内部监管的协同作用，创新监管手段至关重要。全国卫生与健康大会和《"健康中国 2030"规划纲要》明确强调要完善人口健康信息服务体系建设，推进健康医疗大数据应用。运用信息化监管手段建立综合监管信息服务体系，将有利于实现监管部门对医疗卫生的监督，并且可以依据大数据做到科学决策，实现精细化管理。在体系内部监管方面，可以通过建立统一的信息服务与监管系统，逐步改变过去医疗机构、公共卫生、医疗保险等监管中自成体系的信息孤岛状况，以此实现内部全面管理，提高监督管理效能。总的来说，综合监管是维护卫生行业秩序的重要保障，现阶段我国的医药卫生综合监管体系框架还在不断摸索和建设中。为适应健康中国战略和维护全民健康战略地位的新形势，综合监管制度建设需要以保障公民基本健康权益为目的，从大健康和大卫生的发展理念出发，整合医药卫生监管体系，扭转卫生行政体制的碎片化格局。应通过合理界定政府职能、完善监管法律框架、整合监管资源，各监管部门通力合作，全面提升监管机构的执行能力，最终建立起以专业化监管机构为核心，多层次、多主体参与的综合监管体系，确保我国卫生事业的可持续发展，推进健康中国建设。

六、新时期中国卫生健康政策发展的路径和方向

(一)卫生资源整合：构建协同化网状型参与式公共卫生体系

疾病是影响健康共同体安全和稳定的首要因素，基于疾病的负外部性和健康的正外部性，以及卫生资源有限性所带来的条件约束，需要进行公共卫生的协同治理，基于疾病风险的共生，合理配置和系统整合卫生资源，构建协同化网状型参与式公共卫生体系。

卫生资源的条块化分割和链条式分布的现象曾长期存在于我国，至今也未得到全面整合，尚未形成卫生健康治理的协同联动。对此，需要合理配置和系统整合卫生资源，结成卫生资源协同网络与公共卫生整合体系。首先，理想的医疗资源分布应呈现出正向的"金字塔"状，相应的医疗机构所承担的功能和定位应有所不同，分别承担攻坚克难、对症诊治、初级诊疗的作用，目的是发挥各自所长，确保全民生命健康安全，实现医疗资源的高效精准配置。其次，公共卫生治理应以区域共建为基础，以跨域共治为手段，以健康共享为目标，达成治理理念协同，促进健康共同体内资源、要素的协调互惠，优化共同体内的卫生健康资源结构功能，因地制宜实施治理的同时，关注区域规划弹性空间，为卫生健康治理留有可转化的应用资源，从而提高应对多元复杂的健康风险的综合能力。

卫生健康治理是基于全民参与、上下联动的支持网络。向上是国家医疗卫生应急体制与政府联防联控机制，向下是落实到个体、家庭和社区的集体防疫与公共健康参与行动，达成公共健康协同治理的合作秩序。在微观上以个体健康管理和家庭网络为支撑基点，在中观上以社区健康服务和社群网络为靶向，在宏观上以政府健康行动和政策网络为抓手，从而推动健康共同体协同治理的全民行动。

（二）健康服务融合：完善全人群全方位全周期健康服务体系

随着健康概念的日益立体化，为达成高效、匹配的卫生健康治理，基于追求良好的健康这一共识，需要全面剖析各时期不同人群潜在、显性以及转变的健康服务需求，有效提升和全面融合健康服务，完善全人群全方位全周期健康服务体系。在举国参与的抗疫实践中，国民健康需求外显为卫生资源的数量、质量扩展以及更加公平、更强可及性、更高质量的健康服务。

卫生健康治理，需要基于人群分层分类，以嵌入、合作、共享等融合方式，推动不同主体、不同类型、不同层次健康服务的深度融合，在服务主体、服务内容、服务水平、服务递送、服务监测等方面实现政策协同。通过重构三级卫生服务网络，实现各级健康服务资源要素的整合；通过签约购买、政府补助等多种方式实现健康服务包"从近家到进家"的转变，从而提高国民享有健康服务的可及性，最终构建起全人群全方位全周期健康服务体系，实现健康服务的高质量发展和精细化、优质化提升，满足多层次、多样化、多变性的健康服务需要。

（三）更加注重科技运用：大数据推动卫生健康治理创新

随着互联网、物联网、大数据、云计算和人工智能的发展，技术性进步带来的结构性改革成为卫生健康治理创新的重要动力。数据互联以技术媒介为基础，以组织管理为平台，以层级互动为机制，带来健康数据的结构化、动态化和智能化机遇。资源互通以网络联结为型态，以资源配置为手段，以服务递送为目标，带来健康资源的均衡化、适度化和效率化挑战。

通过数据互联倒逼资源互通，带来健康共治，达成技术进步、结构改革与政策创新，推动卫生健康治理创新。健康共治以政策支持为本质，以健康共享为理念，以治理创新为逻辑，实现健康治理的协同化、持续化和法治化。在信息技术所主导的第四次技术革命时代，无论是应对突发的公共卫生事件，还是常规的政策决断，都需要注重决策本身全面性、连续性和潜在性的影响。由于智慧系统所蕴藏的信息是社会治理的重要依据，因此，对数据的挖掘维度应向多元化发展，智慧系统的构建也要从打破数据障碍向优化数据环境转变。值得注意的是，数据信息来源于人民群众，也应服务于人民群众，因此，对于信息、数据的传播价值、应用价值，需要在法律法规的引导下进行规范挖掘。

未来，智慧技术在公共卫生与全民健康管理工作的应用上，要从治理的主体和客体两方面出发。正式部门作为治理主体，在深入剖析公共卫生与健康管理的内涵意义、影响机制和作用路径的基础上，既要具备数据交叉思维，形成治理信息可互通、可互认、可共享的系统治理模式，又要厘清数据的应用情境，提高对大数据信息的敏感度，将智慧信息系统与具体工作的开展相嵌合。同时，面向社会大众，既要确保其获取多元信息的权利，也要善于运用大数据信息的真实性和客观性传递正确、先进的价值导向和健康理念，以良好的社会传播形式传递和塑造全民的健康观念。

（四）治理网络耦合：实现共享"健康中国"的卫生健康治理绩效

卫生健康共同体的建设依赖于共同体成员，为激发卫生健康治理的活力，需要基于共创卫生健康政策的实现路径，健全完善和逐步耦合健康网络，实现共享"健康中国"的卫生健康治理绩效。

1. 健全从病有所医到健康中国的健康协同治理网络

统筹公共卫生、医疗服务、医疗保障和药品供应等卫生健康综合治理，补齐短板，突出协同，立足于源头治理、过程治理与系统治理的全过程，从应急、治疗、预防、投资与保障等出发，构建从病有所医到健康中国的健康协同治理体系，包括针对突发公共卫生事件的突发性公共健康应急体系、针对患者群的持续性医疗卫生干预体系、针对亚健康人群的常规性健康管理服务体系、针对健康群体的稳定性健康资本提升体系以及针对全体国民的适度性健康保障体系。

2. 完善综合健康照护计划、多层健康保障计划和多元健康参与计划

通过疾病筛查预防、慢性病健康管理服务、失能照护、认知心理调适等综合健康照护计划增强健康风险应对能力,通过医疗保险、医疗救助、大病保险等多层健康保障计划减少因病致贫发生率,通过个体参与、社会帮扶、政府引导的多元健康参与计划保障健康机会和健康权益,突出留守高龄人群健康支持、残疾残障人群健康援助、失能失智人群健康照护、慢性病患者群健康管理等重点人群和关键病种的协同治理。

3. 积极参与全球卫生健康协同治理

基于健康中国共建共享的战略,将公共健康作为一种理念融入所有政策设计,全方位、全周期地保障国民健康。通过公共健康在政府、社会与市场等方面的跨域合作治理,形成促进健康的合作行动。

第四节　中医药制度

一、中医药制度概述

中医药制度是指推动我国中医药传承创新发展的政策法律等一系列制度,是党和国家为了实现继承发展中医药事业,坚持中医西医并举,中医中药并重,为保障人民健康而制定和颁布的行动准则。

中医药是包括汉族和少数民族医药在内的我国各民族医药的统称,是反映中华民族对生命、健康和疾病的认识,具有悠久历史传统和独特理论及技术方法的医药学体系。其有两层含义:一是中医药是包括汉族和少数民族医药在内的我国各民族医药的统称。中医药发源于我国,是中国各族人民几千年来在同疾病作斗争中形成和发展起来的,是人民群众集体智慧的结晶。少数民族医药是我国中医药的重要组成部分,包括藏医药、蒙医药、维吾尔医药、傣医药等。二是中医药是反映中华民族对生命、健康和疾病的认识,具有悠久历史传统和独特理论及技术方法的医药学体系。中医学理论体系是以气一元论和阴阳、五行学说为哲学思辨模式,以整体观念为指导思想,以脏腑、经络和精气血津液神等的生理和病理为基础,以辨证论治为诊疗特点,包括理、法、方、药在内的医学理论体系。中医药技术方法主要包括针刺疗法、灸法类、手法类、外治疗法、内服法及中药炮制技术等。

二、中华人民共和国成立后我国中医药制度的发展历史

中医药学是中华民族的伟大创造,是中国古代科学的瑰宝,也是打开中华文明宝库的钥匙,为中华民族繁衍生息做出了巨大贡献,对世界文明进步产生了积极影响。中华人民共和国成立以来,党和政府高度重视中医药工作,通过制定政策、立法等形式,积极扶持中医药的发展,使中医药得到了长足的发展。中华人民共和国成立后我国中医药制度经历了以下发展阶段。

(一)"中医科学化"政策时期

中华人民共和国伊始,我国医疗资源短缺,主要依靠中医治病。政府在充分肯定中医药作用的同时,又认为中医需要加强科学化。1950年,首届全国卫生会议制定"中医科学化"的政策,要求中医向西医学习,弥补中医的缺陷;并对中医经验及中药药理进行科学研究。

(二)"西学中"时期

1954年,毛泽东提出"西医学习中医",中央在批转中央军委党组《关于改进中医工作问题的报告》的批示中指出:"当前最重要的事情是大力号召和组织西医学习中医,鼓励那些具有现代科学知识的西医,采取适当的态度和中医合作,向中医学习,整理祖国医学遗产。"学习方式主要有四种:医师就地业余学习、短期脱产学习、结合临床学习及带徒学习。

（三）"中西医结合"时期

"中西医结合"方针的形成是一个逐渐发展过程，1958年，毛泽东主席对《卫生部党组关于西医学中医离职班情况成绩和经验给中央的报告》做出重要批语，提出"中西医结合的高级医生"的说法。1960年，卫生部党组向中央提交《关于全国西医学习中医经验座谈会情况的报告》，指出"中西医结合，用现代科学方法整理研究祖国医学"，首次正式地提出"中西医结合"的概念及实现方式，并逐渐演变为我国医学方面的一个专用术语并得到了广泛应用。

（四）"中西医并重"时期

1978年，党中央〔1978〕56号文件转发卫生部党组《关于认真贯彻党的中医政策，解决中医队伍后继乏人问题的报告》，1978年，卫生部、国家劳动总局发布《关于从集体所有制和散在城乡的中医中吸收一万名中医药人员充实加强全民所有制中医药机构问题的通知》，选拔万人充实中医药机构。1980年，卫生部召开中医、中西医结合工作会议，出台了中医、西医、中西医结合三支力量都要大力发展、长期并存的方针。1982年4月，卫生部在衡阳召开全国中医医院和高等中医教育工作会议，制订《关于加强中医医院整顿和建设的意见》《努力提高教育质量，切实办好中医学院》等文件。1982年，我国宪法首次明确"发展现代医药和我国传统医药"。1985年，中央书记处指出"根据宪法'发展现代医药和我国传统医药'的规定，要把中医和西医摆在同等重要的地位"，第一次提出了"中西医并重"的思想。1988年，国务院常务会议决定成立国家中医药管理局，行使管理中医药职能。1991年，七届人大四次会议上把"中西医并重"列为我国新时期卫生工作的五大方针之一。1997年，《中共中央、国务院关于卫生改革与发展的决定》再次明确"中西医并重"的新时期卫生工作方针。

（五）由"大力扶持"变成"大力发展"阶段

2003年颁布的《中华人民共和国中医药条例》明确指出"鼓励中西医相互学习、相互补充、共同提高，推动中医、西医两种医学体系的有机结合，全面发展我国中医药事业"。2006年发布的《中共中央关于构建社会主义和谐社会若干重大问题的决定》提出"大力扶持中医药和民族医药事业发展"的具体要求。2007年，十七大报告中提出坚持"中西医并重""扶持中医药和民族事业发展"。2009年发布的《国务院关于扶持和促进中医药事业发展的若干意见》是指导我国中医发展的纲领性文件，为"坚持中西医并重"和"进一步扶持和促进中医药事业发展"提出了十点重要意见和五大基本原则。2011年，第十一届全国人大通过的政府工作报告中改变措辞，将"大力扶持中医药"改为"国家将推进医药卫生事业改革发展，大力发展中医药和民族医药事业，落实各项扶持政策"。这一阶段关于中医药的专门立法得到发展，如《关于中医医院工作若干问题的规定》（1980年）、《野生药材资源保护管理条例》（1987年）、《中药品种保护条例》（2018年修订）、《医疗气功管理暂行规定》（2000年）、《中华人民共和国中医药条例》（2003年已失效）、《传统医学师承和确有专长人员医师资格考核考试办法》（2006年）等。

（六）中医药全面振兴发展的新时代

党的十八大以来，以习近平同志为核心的党中央把中医药工作摆在更加突出的位置，中医药发展上升为国家战略，中医药改革发展取得显著成绩。

2013年，党的十八届三中全会通过的《中共中央关于全面深化改革若干重大问题的决定》提出，完善中医药事业发展政策和机制。国家层面也相继发布中医药发展战略、《中药材及中医药服务的发展规划（2015—2020年）》，把中医药发展上升为国家战略，提出坚持中西医并重，着力推动中医药振兴发展，建立国务院中医药工作部际联席会议制度。2016年，我国首部中医药专门法律《中华人民共和国中医药法》通过，从法律层面为中医药医疗事业的发展提供有力支持，随后出台系列配套法规。2016年12月6日，国务院新闻办发表《中国的中医药》白皮书。2017年，党的十九大报告指出"坚持中西医并重，传承发展中医药事业"。2019年是中医药发展史上十分关键的一年，中共中央发布《关于促进中医药传承创新发展的意见》，这是新中国成立以来第一次以中央文件的形式全面部署中医药工作。在新冠肺炎疫情中中医药发挥了独特作用，为提高治愈率、降低病亡率做出了重要贡献，国家各部委出台了一系列中医药防治新冠肺炎的文件，国务院出台关于加快中医药特色发展的若干政策措施。2021年1月，国务院印发《关于加快中医药特色发展的若干政策措施》，出台七大方面28条政策；同年6月，国家中医药管理局、教育部等多部委联合印发《中医药文化传播行动实施方案（2021—2025年）》《中医药文化传播行动实施方案（2021—2025年）》，其他各部委也相继出台落实该文件的一系列政策，涵盖中医药药监、科技、教育等诸多方面。

三、现阶段中医药制度

（一）新时代中医药发展理论的核心要义

党的十八大以来，以习近平同志为核心的党中央对新时代中医药传承创新发展问题做出重大理论创新，是新时代中医药发展的基本遵循。

新时代中医药政策法规理论的核心要义主要包括中医药定位论、中医药自信论、中医药创新论、中西医并重论、中医药发展目标论等方面。中医药定位论是指中医药是"我国古代科学的瑰宝，是打开中华文明宝库的钥匙"，"是我国独特的卫生资源等五大优势资源"，传承创新发展中医药是新时代中国特色社会主义事业的重要内容，是中华民族伟大复兴的大事。中医药自信论是指中医药学是中华民族的伟大创造，为中华民族繁衍生息做出了巨大贡献，对世界文明进步产生了积极影响。中医药创新论是指中医药发展传承精华，守正创新。中西医并重论是指要坚持中西医并重，传承发展中医药事业。中医药发展目标论是指传承、创新、发展中医药对于坚持中西医并重、打造中医药和西医药相互补充协调发展的中国特色卫生健康发展模式，发挥中医药原创优势、推动我国生命科学实现创新突破，弘扬中华优秀传统文化、增强民族自信和文化自信，以及促进文明互鉴和民心相通、推动构建人类命运共同体具有重要意义。

（二）中医药事业的发展方针和基本原则

1. 中西医并重的方针

中医药事业是我国医药卫生事业的重要组成部分，国家实行中西医并重的方针，建立符合中医药特点的管理制度，充分发挥中医药在我国医药卫生事业中的作用。

2. 继承与创新相结合的原则

发展中医药事业应当遵循中医药发展规律，坚持继承和创新相结合，保持和发挥中医药特色和优势，运用现代科学技术，促进中医药理论和实践的发展。鼓励中医西医相互学习，相互补充，协调发展，发挥各自优势，促进中西医结合。

（三）中医药管理体制

国务院中医药主管部门及县级以上地方人民政府负责中医药管理的部门负责中医药管理工作，其他有关部门在各自的职责范围内负责与中医药有关的工作。应完善中医药工作跨部门协调机制。

（四）中医药事业发展的保障措施

1. 投入与政策保障

县级以上人民政府应当为中医药事业发展提供政策支持和条件保障，将中医药事业发展经费纳入本级财政预算，建立持续稳定的中医药发展多元投入机制。在制定基本医疗保险支付政策、药物政策等医药卫生政策时,应当有中医药主管部门参加,注重发挥中医药的优势,支持提供和利用中医药服务。

2. 中医医疗服务价格

县级以上人民政府及其有关部门应当合理确定中医医疗服务的收费项目和标准,体现中医医疗服务成本和专业技术价值。

3. 中医药医保政策

县级以上地方人民政府有关部门应当按照国家规定,将符合条件的中医医疗机构纳入基本医疗保险定点医疗机构范围,将符合条件的中医诊疗项目、中药饮片、中成药和医疗机构中药制剂纳入基本医疗保险基金支付范围。分批遴选中医优势明显、治疗路径清晰、费用明确的病种实施按病种付费,合理确定付费标准。通过对部分慢性病病种等实行按人头付费、完善相关技术规范等方式,鼓励引导基层医疗卫生机构提供适宜的中医药服务。

4. 中医药标准体系建设

国家加强中医药标准体系建设,根据中医药特点对需要统一的技术要求制定标准并及时修订。中医药国家标准、行业标准由国务院有关部门依据职责制定或者修订,并在其网站上公布,供公众免费查阅。应推动中医中药国际标准制定,积极参与国际传统医学相关规则制定。

5. 中医药评审制度

开展法律、行政法规规定的与中医药有关的评审、评估、鉴定活动时,应当成立中医药评审、评估、鉴定的专门组织,或者有中医药专家参加。

四、中医药服务管理制度

(一)中医药服务体系

中共中央国务院《关于促进中医药传承创新发展的意见》第1条规定,发挥中医药整体医学和健康医学优势,建成以国家中医医学中心、区域中医医疗中心为龙头,各级各类中医医疗机构和其他医疗机构中医科室为骨干,基层医疗卫生机构为基础,融预防保健、疾病治疗和康复于一体的中医药服务体系,提供覆盖全民和全生命周期的中医药服务。

(二)中医从业人员

中医从业人员包括两类人员:第一类是指具有高等学校相关医学专业本科或专科学历,或者师承和确有专长人员取得传统医学师承出师证书或传统医学医术确有专长证书后,按照法律规定,经考试取得医师资格证并经注册取得医师执业证书的中医执业医师和中医助理医师;第二类是指以师承方式学习中医或者经多年实践,医术确有专长的人员,经实践技能和效果考核合格后,取得中医(专长)医师资格证书;按照考核内容进行执业注册后取得中医(专长)医师执业证书,即可在注册的执业范围内,以个人开业的方式或者在医疗机构内从事中医医疗活动。

(三)中医药在公共卫生工作中的作用

县级以上人民政府应当发展中医药预防、保健服务,并按照国家有关规定将其纳入基本公共卫生服务项目统筹实施;应当发挥中医药在突发公共卫生事件应急工作中的作用,加强中医药应急物资、设备、设施、技术与人才资源储备。医疗卫生机构应当在疾病预防与控制中积极运用中医药理论和技术方法。

(四)中医医疗服务监管

加强对中医药服务的监督检查,监督检查的重点为:①中医医疗机构、中医医师是否超出规定的范围开展医疗活动;②开展中医药服务是否符合国务院中医药主管部门制定的中医药服务基本要求;③中医医疗广告发布行为是否符合法律的规定。中医药主管部门依法开展监督检查,有关单位和个人应当予以配合,不得拒绝或者阻挠。

五、中药保护与发展制度

(一)中药研发与注册管理

国家鼓励和支持中药新药的研制和生产。保护传统中药加工技术和工艺,支持传统剂型中成药的生产,鼓励运用现代科学技术研究开发传统中成药。国家支持中药传承和创新,建立和完善符合中药特点的注册管理制度和技术评价体系,鼓励运用现代科学技术和传统研究方法研制中药,加强中药质量控制,提高中药临床试验水平。中药注册按照中药创新药、中药改良型新药、古代经典名方中药复方制剂、同名同方药等进行分类。

(二)中药材生产管理

开办生产中药的企业应该遵守《中华人民共和国药品管理法》规定。国家制定中药材种植养殖、采集、储存和初加工的技术规范、标准,加强对中药材生产流通全过程的质量监督管理,严格控制农药、化肥、植物生长调节剂等使用,禁止在中药材种植过程中使用剧毒、高毒农药,保障中药材质量安全。建立中药材质量监测制度。

国家建立道地中药材评价体系,支持道地中药材品种选育,扶持道地中药材生产基地建设,加强道地中药材生产基地生态环境保护,鼓励采取地理标志产品保护等措施保护道地中药材。

国家保护药用野生动植物资源,对药用野生动植物资源实行动态监测和定期普查,建立药用野生动植物资源种质基因库,鼓励发展人工种植养殖,支持依法开展珍贵、濒危药用野生动植物的保护、繁育及其相关研究。

中药饮片应当按照国家药品标准炮制。国家药品标准没有规定的,应当按照省、自治区、直辖市人民政府药品监督管理部门制定的炮制规范炮制。对市场上没有供应的中药饮片,医疗机构可以根据本医疗机构医师处方的需要,在本医疗机构内炮制、使用。但应当向药品监督管理部门备案。根据临床用药需要,医疗机构可以凭本医疗机构医师的处方对中药饮片进行再加工。炮制中药饮片必须按照国家药品标准。

(三)中药经营管理

从事中药经营的,应当取得药品经营许可证,否则不得经营药品。从事药品经营活动,应当遵守GSP,建立健全药品经营质量管理体系,保证药品经营全过程持续符合法定要求。中药材经营者应当建立进货查验和购销记录制度,并标明中药材产地。城乡集市贸易市场可以出售中药材,国务院另有规定的除外。新发现和从境外引种的药材,经国务院药品监督管理部门批准后,方可销售。

(四)医疗机构中药制剂管理

国家鼓励医疗机构根据本医疗机构临床用药需要配制和使用中药制剂,支持应用传统工艺配制中药制剂,支持以中药制剂为基础研制中药新药。医疗机构配制中药制剂,应当取得医疗机构制剂许可证,或者委托取得药品生产许可证的药品生产企业、取得医疗机构制剂许可证的其他医疗机构配制中药制剂,但应当备案。仅应用传统工艺配制的中药制剂品种,向医疗机构所在地省级药品监督管理部门备案后即可配制。

(五)中药品种保护

国家实行中药品种保护制度。保护的中药品种分为一、二级。中药一级保护品种分别为30年、20年、

10 年。中药二级保护品种为 7 年。

六、中医药传承创新与教育

(一)中医药传承

对具有重要学术价值的中医药理论和技术方法,应当组织遴选本行政区域内的中医药学术传承项目和传承人,并提供必要的条件。传承人应当积极开展中医药学术传承活动。国家建立中医药传统知识保护数据库、保护名录和保护制度。

国家应当采取措施支持对中医药古籍文献、著名中医药专家的学术思想和诊疗经验以及民间中医药技术方法的整理、研究和利用。加快推进活态传承。

国家发展中医养生保健服务,支持社会力量举办规范的中医养生保健机构。

(二)中医药创新发展

国家鼓励运用现代科学技术和传统中医药研究方法,开展中医药科学研究。要注意遵循中医药自身发展特点和规律,坚持中医药原创优势,注重继承发掘中医理论精髓。

中医科学研究的任务是加强中医药、中西医结合研究,促进中医药理论和技术方法的继承和创新。国家建立和完善符合中医药特点的科学技术创新体系、评价体系和管理体制,推动中医药科学技术进步与创新。

加强对中医药基础理论和辨证论治方法,常见病、多发病、慢性病和重大疑难疾病、重大传染病的中医药防治,以及其他对中医药理论和实践发展有重大促进作用的项目的科学研究。

(三)中医药教育

中医药院校教育应坚持以中医药专业为主体,按照中医药人才成长规律施教,强化中医药基础理论教学和基本实践技能培养,建立早跟师、早临床学习制度。中医药教育在教学内容上应以中医药学为主,融入现代医学知识,体现中医药学特点,强化中医思维培养和临床能力训练,使学生掌握中医药基本理论、基本知识、基本技能,具备中医药临床诊治技能。建立中医药师承教育培养体系,将师承教育全面融入院校教育、毕业后教育和继续教育。鼓励医疗机构发展师承教育,支持有丰富临床经验和技术专长的中医医师、中药专业技术人员在执业、业务活动中带徒授业,传授中医药理论和技术方法,培养中医药专业技术人员。

国家加强对中医医师和城乡基层中医药专业技术人员的培养和培训,发展中西医结合教育,培养高层次的中西医结合人才;加强对医务人员,特别是城乡基层医务人员中医药基本知识和技能的培训。

七、中医药文化传播

《中医药文化传播行动实施方案(2021—2025 年)》第三条指出,到 2025 年,中医药对中华文化传承发展的贡献度明显提高,成为引导群众增强民族自信与文化自信的重要支撑。

深入挖掘中医药文化精髓;推动中医药融入生产生活;推动中医药文化贯穿国民教育始终;推进中医药文化传播机制建设。

全面加强党的领导,建立多部门联合推动中医药文化传播工作机制,夯实政府推动中医药文化规范传播的主体责任,营造有利于中医药传承创新发展的良好氛围。

八、完善中医药制度的建议

新中国成立后,党和国家高度重视中医药事业,中医药制度越来越契合中医药自身发展规律与特点,尤其是十八大以来,呈现出对中医药发展前所未有的支持高度与力度,也形成了包括中医药专门法律规范、中西医同等适用的医药类法律规范和涉及中医药的其他法律规范在内的中医药法律体系,构建了比较完善的中医药制度,为中医药医疗事业的高质量发展带来了广阔的发展前景与空间。

但对于振兴发展中医药的目标而言,中医药政策法规开发仍亟需完善:一些中医药政策仅针对中医药系统,缺乏全局规划性;宏观医疗政策中中西医融通及遵循中医药特点制定政策尚有不足;一些单独的中医药政策法规与其他医疗政策法规之间的衔接尚不通畅。有必要大力开发促进中医药在整个医疗体系中发挥积极作用的具有实用性和可操作性的政策法规制度,在宏观医疗政策制定时把中医西医都纳入,进行统筹协调。如健全遵循中医药规律的治理体系;建立起中西医人才培养、临床实践、医疗模式等互融互通的相关制度;加强对临床医学人才中医药知识及临床能力培养,让临床医生树立中西医并重的观念,打造西医、中医诊断治疗顺畅对接的医疗机制等等。

【本章小结】

卫生工作方针(guideline for health care)是国家指导卫生事业发展的重要指导原则和基本思想,是卫生基本政策的总概括,是指导国家各项卫生工作和制定各项具体卫生政策的依据。

"以基层为重点,以改革创新为动力,预防为主,中西医并重,将健康融入所有政策,人民共建共享"是习近平总书记在 2016 年 8 月全国卫生与健康大会上提出的新形势下的卫生健康工作方针。

分级诊疗,是指按照疾病的轻重缓急及治疗的难易程度进行分级,不同级别的医疗机构承担不同疾病的治疗,逐步实现从全科到专业化的医疗过程。分级诊疗制度的内涵概括起来16 个字,即基层首诊、双向转诊、急慢分治、上下联动。总的原则是以人为本、群众自愿、统筹城乡、创新机制。

医联体是指区域医疗联合体,是将同一个区域内的医疗资源整合在一起,通常由一个区域内的三级医院与二级医院、基层医疗机构组成一个医疗联合体。我国医联体主要包括以下四种模式:在城市主要组建医疗集团、在县域主要组建医疗共同体、跨区域组建专科联盟、在边远贫困地区发展远程医疗协作网。

现代医院管理制度是中国特色基本医疗卫生制度的重要组成部分,建立现代医院管理制度,要坚持以人民健康为中心,坚持公立医院的公益性,坚持政事分开、管办分开,坚持分类指导,鼓励探索创新,把社会效益放在首位,实行所有权与经营权分离,实现医院治理体系和管理能力现代化。现代医院管理制度是指医院在新型的公共治理框架下形成的政府、所有者代表与医院之间责任和权利关系的一系列制度安排以及医院内部运行机制设计。其内涵包括宏观层面的外部管理制度和微观层面的医院内部管理制度。

全民医保的含义是人人享有基本医疗保险。人人享有的全民医保,是指政府必须建立或举办的让城乡所有公民都能参加的医疗保险,使所有的人患病之后都能从政府举办的医疗保险制度那里得到帮助,所有人群不分地位、身份、性别、地区、收入,一律平等,这才叫作全民共享。

随着经济社会发展和公众健康需求不断提高,药品供应保障已从强调药品的生产、配送和供应,深化拓展到以实现药品的可及、质量可靠、合理使用为基本目标,涵盖药品生产、流通、使用、支付、监测等各环节的完整保障体系,药品供应保障制度实现人人享有基本医疗卫生服务目标的一项迫切任务。新医改以来,中央和地方积极建立以国家基本药物制度为基础的药品供应保障体系,规范药品生产流通,严格市场准入和药品审批制度,促进药品生产、流通企业的整合。建立药品供应网,完善药品储备制度,实施药品集中采购,规范药品流通秩序,降低药品费用,减轻患者用药负担。

医疗卫生行业综合监管是伴随着政府管理医疗卫生服务开始的,早期的医疗卫生监管相对薄弱,表现为卫生法制不健全、技术标准规范不完备、管理制度不全面。随着卫生法制、技术标准和内部管理制度的不断全面和强化,我国医疗卫生行业监管经历了从专业管理、行业管理到监管并行,再到综合监管的发展过程。

中医药制度是指推动我国中医药传承创新发展的政策法律等一系列制度。我国现阶段的中医药政策是中西医并重的方针,继承与创新相结合的原则。政府应推动中医药服务体系的建立与完善,探索适合中药特点的新药管理制度,加强中医药传承与创新发展。中医药院校教育应坚持以中医药专业为主体,按照中医药人才成长规律施教。建立中医药师承教育培养体系,将师承教育全面融入院校教育、毕业后教育和继续教育。弘扬中医药文化,促进中医药文化融入群众生产生活,推动中医药文化贯穿国民教育始终。

【关键术语】

分级诊疗 hierarchical medical system 医联体 medical alliance
现代医院管理制度 modern hospital management system 全民医保 universal health care
药品供应保障体系 pharmaceutical supply system 基本药物制度 essential drug system
中医药制度 chinese medicine system 监督 supervision 监管 regulation
综合监管 comprehensive regulation

【讨论题】

1.结合 2019 年新冠肺炎疫情,分析分级诊疗制度在突发公共卫生事件防控中的作用以及改善建议。
2.简述目前我国医联体的模式。

【思考题】

1.简述分级诊疗制度的内涵与基本原则。
2.论述全民医保制度的重要性。
3.简述现阶段我国药品供应保障体系存在的问题。
4.论述我国医疗卫生行业综合监管的发展过程以及存在的问题。
5.简述中医药事业的发展方针和基本原则。

第十章 医务社会工作

【学习目标】

掌握 医务社会工作的概念、分类;医院社会工作部门的属性、职能、工作内容和技术。

熟悉 医院中社会工作人员所扮演的角色及其贡献。

了解 医院中社会工作人员的角色要求,我国对于医务社会工作的现实需要。

【情景导入】

2019年新冠肺炎疫情暴发以来,国家在积极救治患者的同时,也关注患者、隔离人员及家属的心理疏导和社会工作服务,促进患者身体与心理的同步康复。2020年4月,国务院联防联控机制发布《新冠肺炎患者、隔离人员及家属心理疏导和社会工作服务方案》,要求以互联网络平台为基础,以社区为主要阵地,建立心理疏导和社会工作服务网络,提供情绪引导、心理辅导、资源链接、困难纾解、社会支持网络修复等服务,根据出院患者及家属、隔离人员及家属需求,联系社会工作者进社区提供心理疏导和社会工作服务。2020年8月,发布《新冠肺炎疫情防控常态化下治愈患者心理疏导工作方案》,要求各地以县(市、区)为单位,依托辖区精神卫生医疗机构、社会心理服务机构、社会工作服务机构等组建心理疏导服务团队,与各街道(乡镇)、社区(村)对接,根据患者及家属需求实施针对性心理干预。

患者的心理健康不仅是在特殊时期需要关注的话题,随着对疾病认知的扩大,人们对疾病的定义不仅仅局限于躯体健康,逐步扩大到生理、心理、社会等多个层面。现实生活中,医患纠纷发生的频率日益上升,治疗过程中患者及其家属的健康和心理问题也要重点关注。相关部门对高血压、糖尿病、肺结核、肿瘤、癌症、精神疾病等重点关注人群的心理健康重视度日益提高。

随着我国社会转型以及医疗体制改革的加快,一方面医学问题越来越多,并且更加复杂,另一方面,人们对于社会福利服务包括卫生保健的需求不断增加,这就要求建立一个结构合理、知识全面的医疗团队,团队成员包括专家、医生、护士、理论研究人员以及社会工作人员等,他们各司其职,协调行动,最终目的是促进医学问题的解决、健康的保护以及社会的和谐发展。

北京市卫生健康委员会2020年发布的《关于发展医务社会工作的实施意见》提出,2020年北京要在部分综合性医院和儿科、精神卫生、肿瘤、康复等专科医院及社区卫生服务中心试点开展医务社会工作,未来两年逐步推进,到2025年实现"全覆盖",明确其工作内容包括心理-社会支持、社会资源整合、医患关系调适、志愿者管理和社区健康服务等。

第一节 医务社会工作概述

一、医务社会工作的概念

社会工作是指利用政府官方组织、民间组织以及各种社会力量、社会资源来保证国家法律规定的国民各项社会保障条款的实现。具体地说,社会工作本质上是一种职业化的助人活动,其特征是向有需要的人特别是困难群体提供科学有效的服务。社会工作以受助人的需要为中心,并以科学的助人技巧为手段,以满足受助人的需要。社会工作的内容,从广义上看,可概括为社会指导、社会政策、社会教育、社会服务、社会预防、社会建设、社会促进等;从狭义上看,是专指社会福利工作,包括社会救济、社会救助、福利事业、福利生产、残疾抚恤等。

医务社会工作是社会工作在医疗卫生领域内的延伸,其实质是帮助患者解决在治疗疾病和恢复健康过程中遇到的一系列社会问题。医务社会工作可以界定为:在医疗卫生保健机构中,运用社会工作的专业知识和技术,为实现患者康复目的所进行的一系列与疾病的预防、治疗、康复有关的社会和心理方面的专业服务。20世纪末以来,医学已由单纯生物内涵扩展到社会心理内涵,这种转变为社会工作开辟了广阔的工作领域。越来越多的社会工作专业人员进入医疗保健系统,成为医务社会工作的专业人员。医务社会工作已成为现代医疗机构必不可少的工作内容之一。医务社会工作按其对不同功能的卫生机构的隶属关系,又可分为医院社会工作、公共卫生社会工作、心理卫生社会工作及康复社会工作等。

(一)医院社会工作

医院社会工作是指在医疗机构(主要是各类医院)内以临床患者及其家属为主要工作对象的社会工作,又称临床社会工作。医院社会工作的主要职责是辅助医疗活动的开展,介入医疗管理,改善医疗服务质量以及提供社会心理服务。

医院社会工作主要包括以下内容:

①获取患者发病、诊治、康复过程中有关社会、行为和心理等方面的信息,并研究它们的相互关系。

②把上述研究结果提交给医务人员,使他们能够有针对性地为患者制订更有效的医疗康复计划。

③把上述研究结果同时告知患者和患者家属,促使他们更好地配合医务人员开展诊疗活动。

④应用专业知识直接对患者和患者家属开展社会心理治疗。

⑤对医务人员,包括实习医生、护士等进行社会和人文科学的教育,营造医院人文氛围。

⑥从患者和患者家属处获取有关医疗服务质量的反馈信息,提供给医院管理者,促进医院服务质量的改进。

⑦向患者和患者家属介绍医院或社区的医疗设施并引导他们妥善利用这些设施。

⑧参与医院有关医疗服务质量的各项调查。

⑨开展与医疗有关的家庭及社区的调查研究。

医院社会工作因不同性质的医院、不同的科别或不同的工作对象而有不同的特点。例如,在儿童医院,医院社会工作很大一部分是针对患儿家长的。儿童患病、求医及康复过程受家庭结构、经济情况、教育方式、饮食娱乐方式、家长文化、心理素质及人格特征等因素的影响。因此,儿童医院或综合医院儿科对患儿家长开展的社会工作主要包括:帮助家长分析与患儿患病相关的家庭社会文化因素;分析儿童患病后易产生的不良心理反应和行为倾向,并与家长共同帮助患儿克服;分析患儿家长在儿童患病时容易出现的焦虑、紧张或冷漠等不良心理反应和行为倾向,帮助他们有意识地加以纠正,以避免对患儿产生不良影响。在康复医院或其他慢性病医院中,医院社会工作的重点则是给予患者积极有效的社会及心理支持。慢性病患者或残疾患者有病程长、病情反复及存在内在心理障碍(如自卑、颓废)等特点,医院社会工作者应有针对性地开展解释和开导工作;同时分析和评估对慢性病及残疾康复有重要影响的心理、社会动力因素,并把结论提供给医务人员、患者本人及患者家属参考;分析慢性病或残疾情况对患者本人及其家庭以及社会可能产生的影响;介绍并帮助患者了解各种可以利用的医疗资源和社区服务资源;鼓励并指导患者进行适宜的身体功能锻炼及心理素质训练,尽量避免患者在患病期间和之后可能产生的社会功能障碍等不良影响。

(二)公共卫生社会工作

公共卫生社会工作是指在卫生行政机构和公共卫生机构内的社会工作。公共卫生是现代卫生保健事业的重要组成部分,其工作对象是全体社会成员,目标是建立有益健康的生活环境,增进和维护全体社会成员的健康。公共卫生工作的顺利开展和目标的实现,在于组织和依靠群众的力量,有计划地推进各项公共卫生措施的实施。虽然卫生行政机构和公共卫生机构的工作实质已经体现了社会工作的性质,但在这些机构中的专职社会工作者仍具有独立的角色,其工作主要包括以下内容:

①参与各项公共卫生行政法规的制定或修订。

②参与各项公共卫生教育训练计划的制定和实施(尤其重视卫生服务的家庭面与社会面)。

③参与社区心理卫生计划的制定与推行。

④开发和协调各种社会资源,以供社区卫生保健服务之用。

⑤调查与评价社会的卫生保健需求及卫生保健服务利用的效果。

⑥组织社区成员建立各种自助卫生保健服务组织。

(三)心理卫生社会工作

心理卫生社会工作,又称精神卫生社会工作,是指在精神障碍防治机构和心理卫生机构内的社会工作。社区的精神障碍防治和心理卫生工作的开展,除了在这些机构内的个案工作外,还需要运用团体工作、社区工作及调查咨询等社会工作的专业方法。心理卫生社会工作人员的工作主要包括以下内容:

①收集、分析患者的家庭社会心理动力影响因素资料,提供给医务人员参考。

②对患者家属进行心理辅导,使他们避免因家人患病而产生不良情绪和困扰,并引导他们调节自身心理状态和行为态度。

③对病情较轻的患者进行个案工作治疗,或以社会团体的工作方式进行心理干预和社会生活再教育,以促进患者社会生活再适应能力的恢复及人格重建等。

④与患者的家庭、学校、工作单位等进行联系,开展协调工作,多方面促进患者对社会生活的再适应。

⑤参与社区的心理卫生宣传、推广、咨询等工作,预防社区内居民心理疾病的发生。

(四)康复社会工作

康复社会工作是把社会工作原理、方法和技巧运用到康复工作中,协助需康复者恢复和挖掘他们的潜在能力,实现他们在现实生活中的社会适应。康复社会工作的服务对象包括各种生理的、心理的、行为上的残障者,它通过专业化的工作方式对他们实施再教育和再塑造,增强他们适应社会的能力,使之融入正常的社会生活,乃至成为具有建设性的社会一员。

康复社会工作的目标是通过运用专业知识和必要的社区资源来帮助需康复者这一特殊的社会群体,尽可能地减轻他们的功能丧失,防止他们可能增加的损伤,最大限度地恢复他们的生理功能,提高他们对困难情境的自我处理和自我照顾能力以及向他人倾诉和沟通的能力。与此同时,康复社会工作还要使需康复者获得充分的情绪支持,提高社会适应能力,培养职业技能,充分发挥其潜能,最终增强其社会生活能力,使他们对社会也有所贡献。

具体而言,康复社会工作的工作内容通常包括以下五个方面:

①协助康复医师正确地诊断、有效地医治,以维持需康复者康复后的健康状况和自我照顾能力。

②引导需康复者康复后利用应有的基本医疗资源,包括地方性的医疗单位及福利机构的设施。

③推进家庭照顾方案的实施,与康复医师、护士等定期到需康复者家庭探访,提供康复指导。

④与有关机构协调,开展一切必要的和可能的社会服务项目,促使需康复者有效利用社会服务,同时补充医疗服务的不足。

⑤提供社会工作的专业服务,解决需康复者的社会适应问题,满足他们的社会福利需求。

二、医务社会工作的基本功能

在经济社会飞速发展的今天,传统意义上的诊疗方式的局限性越来越突显。疾病的治疗和健康的保持不仅仅依靠医学的发展和进步,也需要社会工作的支持与配合。因此,作为临床诊疗工作的辅助工作,医务社会工作的功能受到越来越多的讨论和关注。其基本功能包括以下两个方面。

(一)预防及减轻心理社会影响

在医院接受治疗的患者及其家属往往承受巨大的心理压力,尤其是患有重大疾病的患者及其家属,更需要医务社会工作者帮助其调节情绪。在患者接受疾病治疗的过程中,识别和排除社会心理影响因素,一方面可以缓解患者及其家属的心理压力,增强患者对抗疾病的信心,另一方面,在与患者及其家属沟通的过程中,可以发现患者对诊疗过程的真实想法,改善患者的就医体验,在源头减少医患关系紧张甚至矛盾激化现象的发生。

(二)延伸健康服务

为确保患者获得完全康复,对患者的健康照顾需要延伸至医院外。在社区开展疾病预防、家庭护理、慢病管理等公共卫生领域健康知识的普及以及对贫困家庭的探访等社会关怀都是医务社会工作延伸到医院外的健康服务功能。医院内外开展的医务社会工作结合专业诊疗工作,有助于形成立体交叉的健康服务链。

三、我国医务社会工作发展历史及现状

(一)第一阶段(1921—1949 年)

1921—1949 年,战乱、贫穷和疾病等是困扰中国社会的主要问题。在引进西方医疗制度的同时,医务社会工作也走进了部分医院。1921 年,在美籍医务社会工作者浦爱德的倡导下,中国首个医院社会服务部在北平协和医院(今北京协和医院)成立,随后齐鲁大学医学院附属医院(今山东大学齐鲁医学院附属医院)、金陵大学鼓楼医院(今南京鼓楼医院)、中国红十字会上海分会直属医院(今上海市红十字医院)、仁济医院(上海)、重庆仁济医院(今重庆市第五人民医院)和国民政府中央医院(南京)(今中国人民解放军东部战区总医院)都设立了医院社会服务部。

(二)第二阶段(1949—1978 年)

中华人民共和国成立后,发展生产力和改善人民生活成为党和政府面临的主要任务。1952 年,高等院校体系调整,将社会学等相关专业取消,随之各医院的医务社会服务逐渐被取消。党和政府的工作重心转移到解决和预防严重危害人民健康的流行病的诊治上,确定了卫生工作"面向工农兵、预防为主、团结中西医、卫生工作与群众运动相结合"四大方针,由此中国人民享受到了基本医疗保健。在此期间,医务社会工作虽未得到足够的重视,但医疗卫生所取得的瞩目成就的背后也凝结着无数医务社会工作者的心血。

(三)第三阶段(1978—2000 年)

1978 年,党的十一届三中全会迎来了改革开放的新篇章,医疗卫生领域也迈出了改革的步伐。医务社会工作逐渐被医学社会学家提及,对于医务社会工作的界定也越来越明确,学术圈对此展开了热烈的讨论与研究。1992 年,卫生部在《关于深化卫生医疗体制改革的几点意见》中提出卫生改革要主动适应社会主义市场经济的需要,之后,党和国家制定了新时期卫生工作改革与发展的方针政策,提出卫生事业的定位要从福利事业转变为社会公益事业。

(四)第四阶段(2000 年至今)

在医疗卫生领域的改革过程中,"看病难、看病贵"以及医患关系紧张等社会问题逐渐凸显,各大医院开

始探索医务社会工作的方法。2000年,中国大陆首家社会工作部在上海市东方医院设立,随后上海交通大学医学院附属上海儿童医学中心、首都医科大学附属北京朝阳医院、北京大学第六医院和广东省江门市残联康复医院等30多家公立医院先后成立社会工作部。上海浦东新区社会工作协会和中国医院协会医院社会工作暨志愿服务工作委员会相继于1999年和2000年成立。2011年,国内首个省级医学会医务社会工作学专科分会在上海成立,标志着我国的医务社会工作进入了蓬勃发展时期。

第二节　医院中的社会工作部门

在现代各类医院的组成中,社会工作部门正在成为不可缺少的部分,承担着与诊疗活动有关的大量医务社会工作。美国的各类医院很早就开始设立社会工作的专业部门,并已积累了丰富的经验。本节结合国内外医院中社会工作部门的情况,阐述医院社会工作部门的属性、职能、工作内容和技术。

一、医院社会工作部门的属性

医院社会工作部门是隶属于医院行政领导层并参与以诊治患者为中心的医疗服务活动的一个专业性行政部门(科室)。医院中的社会工作部门的专业性表现在这些社会工作对现代诊疗活动的重要作用以及承担社会工作的人所必须具有的专业知识和技能上,强调社会工作的专业性而不将其视为一般的行政部门,有利于社会工作部门参与医院整体医疗活动并充分发挥其作用和功能。医院中的社会工作部门在开展专业活动过程中,直接对医院行政领导层负责,并以行政规范的形式明确自身的结构、功能、隶属及与医院其他部门的关系,同时明确其职能、工作内容和工作方法等。

社会工作部门工作计划的制订、实施和评估,工作质量的检查和评价以及工作职责的正常履行,均为医院整体医疗服务活动的一部分。社会工作部门应有相对独立的符合社会工作专业性质的工作计划。在工作计划制订的过程中,还必须明确各个工作方案的范围、目标及组织实施方法等,以便工作计划的有序实施以及进行定期检查和评估。

社会工作部门与医院其他医疗部门在医疗活动中是平行、互补的合作关系,它们拥有各自不同的专业基础。社会工作部门与医院其他医疗部门相辅相成,共同构成医院的整体医疗活动。在具体的各项医疗活动中,它们之间的合作方式、工作程序、职责、权利和约束等都应有明确规定。

二、医院社会工作部门的职能

医院社会工作部门的主要职能包括开展医院内社会个案工作、开展医院内社会小组工作、参与医院内专业教育培训工作、向决策者反馈医疗服务质量信息以及参与社区健康活动等。

(一)开展医院内社会个案工作

医院内社会个案工作是指直接面对具体患者所开展的社会心理服务活动。社会工作部门通过开展个案工作,了解患者与疾病相关的社会心理因素,除了提供给有关医务人员参考外,还能据此制订出相应的社会心理干预方案,以帮助患者克服就诊、治疗和康复过程中可能出现或已经出现的不良心理反应。

(二)开展医院内社会小组工作

医院内社会小组工作是指医院社会工作部门运用小组工作方法为患者所开展的社会心理服务活动。社会小组工作借助小组或团体开展活动,其目的是促进小组或团体及其成员的发展,使个人能借助集体活动加快自身的社会化,同时协调发展个人与个人、个人与团体、团体与团体之间的社会关系,发挥团体或组织的社会功能。

(三)参与医院内专业教育培训工作

医院中的社会工作部门不仅针对患者开展社会心理服务工作,而且还肩负着对医院内医务人员提供医务社会工作的理论知识及工作技能培训的责任。社会工作部门可以组织各种形式的讨论会或随时随地地面向医院内医务人员普及疾病社会文化因素相关知识。这种正式和非正式的教育、训练及宣传工作能促进医院内各部门的互相了解和有效合作。

(四)向决策者反馈医疗服务质量信息

在实施个案工作和参与辅助治疗的过程中,社会工作部门能够获得患者和患者家属对医院医疗服务质量的反馈信息。将这些信息传达给医院的决策者,有利于医院及时调整和改进医疗服务政策和措施,以提高医疗服务质量。

(五)参与社区健康活动

社会工作部门在实施个案工作过程中,能获得有关疾病的社会心理因素及疾病治疗需求方面的信息,把这些信息提供给社区管理者,可以推进社区预防疾病及康复计划更有针对性地开展与实施。同时,因为医务社会工作本身包括有效运用社区资源、配合患者治疗和康复的内容,积极介入社区的健康活动能使社会工作者及时了解社区内有关医疗服务资源情况,从而能更好地为患者提供服务。

三、社会工作部门的工作内容和技术

个案工作方式是医院中社会工作部门的基本工作方式,其内容包括个案诊断、个案治疗、个案转介及个案工作记录等。

(一)个案诊断

社会工作者在与患者及患者家属的交谈中,以认真恳切的态度及高超的谈话技巧获得患者及患者家属的信任,使他们认同社会工作者的工作,进而愿意告知他们的困难以及最确切的相关信息。在此基础上,社会工作者可结合生物医学对病因及疾病的诊断意见,作出社会个案诊断意见。因为患者出现问题的可能性伴随着医疗活动的全过程,所以社会个案诊断也是动态变化的。

(二)个案治疗

个案治疗通常以服务的形式与诊断过程同时进行。个案治疗的目标是缓解患者对于疾病、手术及其他治疗方案的恐惧,缓解患者因疾病发展带来的焦虑。个案治疗常用的方法是向患者和患者家属讲解对患病、治疗及康复有影响的社会心理因素,并从患者的现实条件及可利用的院内外医疗资源出发,帮助患者选择治疗或康复方案,制订治疗或康复计划等。

(三)个案转介

医务社会工作者可以在门诊或病房直接接受个案患者,开展个案诊断和治疗工作,并把患者的有关情况转介给相关医疗科室。社会工作部门也接受其他医疗科室的转介。各科室的医生、护士在治疗过程中,发现患者及其家属可能存在社会心理问题,可以向社会工作部门发出会诊、转诊的要求,或者提出咨询方面的需求。个案转介是整合医学生物治疗和社会心理治疗的重要环节之一。

(四)个案工作记录

社会个案工作是一种专业工作,像医疗个案工作一样,它也有标准的记录制度,需要形成规范的社会工作个案病历。这些病历不仅对当时的诊疗活动有帮助,而且当患者复诊或再入院时,也能迅速开展社会工作。社会工作个案病历制度还对研究工作、教育培训工作以及社会工作质量的检查与评估有意义。社会个案病历的记录内容包括与患病有关的家庭、社会心理动力因素分析,患者目前存在的问题,患者及患者家属对问题的反应及治疗方案等。社会个案病历除以摘要形式附入医疗个案病历外,还应独立成册保存在社会工作部门。

从上述四项工作内容可以看出,从事医务社会工作的人员最重要的能力是交谈沟通能力。交谈的对象可能千差万别,他们可能是处于各种状况的患者、患者家属或者是相关团体。交谈技巧的正确、熟练运用是医务社会工作成败的关键。交谈技巧包括人际交往中的一般性的交往技巧以及针对接触患者的特殊性的交往技巧。交谈成功与否通常以访问者是否受到被访问者的信任、欢迎,其能力是否被认同,以及获得的信息是否真实、重要等为标志。为使交谈获得成功,制订可行有效的交谈计划是十分重要的。交谈计划要求有明确的目的性、可评估性以及能被规范地记录等。

第三节　医院中社会工作人员的角色定位

医院中的社会工作人员具有多重角色,他们既是临床工作者,又是行政工作者,既是社会工作计划的制订者和指导者,又是社会工作计划的参与者和沟通者。分析其对患者、患者家庭、社区和医院的角色构成及专业贡献,了解医院中社会工作人员的角色要求,有利于医院中社会工作部门的建设和社会工作人员的职业认同。

一、对于患者的角色和贡献

医院中社会工作人员对于患者扮演的是临床工作者的角色,其角色贡献在于为患者提供社会心理支持和服务,包括入院许可、住院服务、出院计划及出院追踪等。

(一)入院许可

入院许可一般在门诊服务中向患者提供。社会工作人员在了解了求诊患者的情况后,帮助患者作出是否住院的决策,或联系医院其他科室,同时告知患者医院有关的工作程序及住院注意事项。

(二)住院服务

在患者住院期间,社会工作人员应患者要求,医生、护士的转介,或者按照患者入院时商定的计划,开展社会个案工作或团体工作。社会个案工作的程序和内容如前所述。团体工作是指将同类患者编成小组,以小组的形式开展工作,如对接受胰岛素等特殊治疗的患者开展集体的社会心理支持工作。

(三)出院计划

社会工作人员在患者住院期间与其建立了相互了解和信赖关系后,可以在此基础上进一步帮助患者制订出院计划。出院计划的核心是帮助患者顺利康复,包括对患者家庭、社会心理动力因素的进一步探讨,介绍出院后可利用的社区医疗资源及其他医疗服务资源,甚至可以协助出院患者解决职业规划之类的问题。

（四）出院追踪

患者出院后,社会工作人员继续承担帮助患者实施出院计划的责任。患者在离开医院环境后的开始阶段,易受社会环境压力的影响,容易发生各种心理问题,需要继续进行社会心理支持。社会工作人员对出院患者的追踪服务,既是医院整体医疗服务的延续,也是社会工作服务进一步研究的需要。

二、对于患者家庭、社区及医院的角色和贡献

对于患者家庭,社会工作人员扮演的是计划制订者和指导者的角色。社会工作人员通过与患者家属接触了解患者的家庭环境,发现与患病有关的家庭、社会心理动力因素,分析患者住院期间家庭对患者患病的态度和行为,帮助患者家庭制订完整的治疗和康复计划以及良好家庭环境建设计划,纠正家庭对患者患病的不良态度和行为,并帮助和监督家庭实施这些计划。

对于社区,社会工作人员扮演的是计划参与者和沟通者的角色。由于社会工作人员十分了解患者的内在需求,因而对社区保健服务计划的制订和修正有足够的发言权。他们还对社区医疗保健服务资源起着联络、沟通和督促改进的作用,使这些资源在满足患者需求中发挥更大的作用。

对于医院的整体医疗活动,社会工作人员既是临床工作者又是行政工作者。作为临床工作者,他们除了独立或配合其他科室进行社会心理治疗外,还把患者的心理态度、现实问题以及患者家属的情况等信息提供给其他相关科室,提高医院医疗活动的针对性和有效性;作为行政工作者,他们参与医院医疗政策的制订、医疗计划的实施以及服务质量的监督和控制等各项行政活动。社会工作人员特定的工作方式使他们与患者有较多的接触机会,处于沟通服务者与被服务者的中介地位,他们积极参与整体医疗活动对于提高和改进医院医疗质量和行政管理水平有重要作用。

三、医院中社会工作者的角色要求

根据社会工作的性质及社会工作人员在医院整体医疗活动中所处的角色和作用,人们对于承担这一角色的从业人员有着较高的道德和人格方面的要求,以及社会工作专业知识和能力的要求。

首先,社会工作人员所从事的是关于人的健康的服务工作,具有公益性质。这就要求从业者要有较高的道德水准,如奉献精神、利他精神、富有同情心、乐于助人以及对患者和患者家属的高度责任感。社会工作人员还应有健全而良好的人格特征,如和蔼、诚恳、耐心、坚定、沉着、乐观和开朗等。

其次,社会工作人员需要具备专业知识和能力。医院中的社会工作包括部门(行政)负责人、技术负责人、社会工作员及社会工作助理员等岗位,无论是哪个岗位,均要求受过良好的社会工作专业基础教育和训练。部门负责人应有较深的社会工作资历,其知识构成除了社会工作专业知识外,还必须有管理专业知识,只有这样才能胜任本部门的领导工作及介入医院的整体管理工作。技术负责人通常应具有相应专业硕士以上学位,才能胜任制订本部门的总体工作规划及进行各种服务和研究计划的审定、评估工作。社会工作员要求有社会工作专业的学士学位,以便能够独立地开展社会个案工作和团体工作。

最后,医院中的社会工作具有较强的实践性,对从业人员的实践工作能力有较高的要求。社会工作人员的工作能力既来自必需的专业教育,也有赖于在实践中培养。如同实习阶段是一个合格医生成长的必然过程一样,社会工作的临床实习也是一个医务社会工作人员成长必不可少的阶段。初到医院社会工作部门工作的新员工必须经历有计划的培训和实习过程。同时,随着社会和医学的发展,医务社会工作的范围和功能必然呈现不断扩大的趋势,医务社会工作也将面临新的挑战,这提示着社会工作从业人员参与继续教育的必要性。

第四节　医务社会工作构想

　　医务社会工作的产生和发展是我国医学模式由单纯生物医学模式向生物-心理-社会医学模式转变趋势实现的体现。世界上许多发达国家已在各级医疗保健机构中建立了社会工作部门,并累积了发展经验,证实了社会工作对整体医疗保健事业起积极作用。党的十九大报告指出我国社会主要矛盾已经转化为人民日益增长的美好生活需要和不平衡不充分的发展之间的矛盾,因此人民日益增长的健康需要也要求我们发展与之匹配的医务社会工作事业。在原有的基础上借鉴世界经验,开展符合我国国情的医务社会工作是我国医疗卫生领域的必要探索。

一、我国卫生保健事业需要医务社会工作

　　我国人口众多,但卫生资源,包括医疗设施、人员和经费等分布严重不平衡。几十年来,我国卫生保健中的社会工作实际上由行政部门承担,没有专门的社会工作部门。虽然这种方式也起到过一定的积极作用,使用有限的卫生资源发挥出较高的效能,但没有行为科学专业基础,导致社会工作只能是经验性的,其职能和效益十分有限。随着近年来我国社会改革的进展,由行政部门承担医务社会工作显然已不适合现代卫生保健事业的需要。因此要在卫生保健事业中开展专业性的医务社会工作,把由行政部门所承担的社会工作内容纳入行为科学的专业轨道,使医疗卫生资源发挥更大的效能,无疑是我国目前卫生保健事业的一个发展方向。

　　我国卫生保健事业的发展需要专业性医务社会工作的紧迫性,还表现在社会保健需求与需求的满足程度之间的矛盾上。一方面,由于近年来社会改革的推进和社会发展的加速,中国社会已开始明显出现社会紧张。这种社会紧张给人们造成的压力表现为心理适应性不良甚至形成心理障碍,成为目前威胁国人健康的严重问题。无论是医疗机构内的患者,还是社区的普通人群,精神心理疾病的发病率都比以往大大增加。另一方面,由于多年来对社会学、心理学等行为科学的偏见,而传统的医疗保健又偏重生物医学方面,以至于社会心理方面的医疗服务资源存在大量缺口,如社区中没有专门机构和人员对常见的精神心理问题提供专业服务。而在医院,对患者的服务也多局限于生物医学诊疗方面,而对患者及其家属有关社会心理方面的问题缺乏相应的关心与帮助。

　　改革开放以来,中国的社会工作已经走过30多年的恢复重建和艰难发展的坎坷历程。我国于1991年7月成立中国社会工作协会(现中国社会工作联合会)(Chinese Association of Social Workers,CASW),于1992年加入国际社会工作者联合会(International Federation of Social Workers,IFSW)。目前,中国社会工作联合会下设社会公益、康复医学、儿童社会救助、城乡社区等16个工作委员会。2010年6月,中共中央、国务院发布《国家中长期人才发展规划纲要(2010—2020年)》,党政人才、企业管理人才、专业技术人才、高技能人才、农村实用人才与社会工作人才队伍建设首次成为国家中长期人才发展规划战略重点,中国特色社会工作制度与社会工作人才队伍建设首次成为国家人才强国重要组成部分,标志着"中国社会工作时代"的来临。但是我国社会工作起步较晚,在医药卫生改革大背景下,依然难以满足人民对医务社会工作服务的需求。

　　我国社会工作虽起步晚但发展快,尤其是党的十六届六中全会以来,我国专业社会工作实现了跨越式发展。当前,我国医务社会工作的主要阵地是公立医院,根据医务社工的具体职责和各医院的具体情况,社工部内部被分为各个不同的职能小组,分管各项工作,同时兼顾社会工作的目标及伦理道德,且不与所属医院在目标执行及行政管理方式上有冲突。

在我国,不同地区的社会工作发展程度不一,港台地区的社会工作起步早,发展日趋成熟,而其他地区社会工作尚处于初步探索阶段。我国台湾地区早在 20 世纪 60 年代末就开始在医院建立社会工作部门。到 20 世纪 80 年代中期,台湾地区已有 50 余所医院设有社会工作部门,约有工作人员 150 人。1984 年成立了全台湾地区的医疗社会服务协会,并规定平均每 100 张病床就有 1 名医务社工师。同时确立了社会工作专业制度,有较为完善的法律法规以规范社会工作的进行。台湾地区医务社会工作产生和发展的动力来自社会医疗保健需求的变化和医务社会工作专业化的发展。台湾地区医疗保健需求的变化,是由社会工业化的进程引起的。社会工业化一方面使社会心理在健康问题中占据重要地位,从而迫切需要开展医务社会工作;另一方面也带来社会福利水平的提高,使医务社会工作得以开展。医务社会工作专业化的取向,是台湾地区高等教育发展的结果。目前,台湾地区有十多所大学院校设有社会学系或社会工作系,专门培养社会工作专业人才。香港地区从 1982 年开始,政府医院的医务社会工作被纳入社会福利署的管理范围,1993 年底由社会福利署派驻医院的社会工作者有近 300 名,专业化程度都较高,医务社工根据主管医师转介和患者资源中心提供的信息,对患者的精神心理、社会生活、身体健康等方面作出全面评估,建立个案,解决患者的问题。2008 年,香港医务社工就约有 500 名,其中近 400 名注册医务社工由社会福利署康复及医务社会服务科管理,其余由医院福利管理局管理。目前,上海、北京、深圳等城市的医务社会工作也在如火如荼地开展,但相较于港台地区仍然存在差距。相比较而言,我国大陆(内地)社工发展的总体情况不容乐观,对于大部分公立医院来说,社会工作部门仍然是一个新生部门,且在医院内地位尴尬。

二、专业医务社会工作部门的设立

目前,在中国大陆(内地)卫生保健系统内开展医务社会工作专业部门的工作必须因地制宜,从现有条件出发,逐步推动开展。由于在各级卫生行政部门和医疗机构中,大量的医务社会工作由行政部门担负着,人力、物力都有一定的基础,因而实现其由行政性向专业性的转化是可能的。在原有基础上对人力、物力以及职责、工作范围进行合适的调整,就可形成专业化社会工作部门的雏形。为了完善医院的人性化管理与服务,解决和预防医务社会问题,为患者提供人性化服务,巩固医患之间的信任基础,我们迫切需要建设一支医务社会工作人才队伍,运用社会工作的专业理念和科学方法,发挥社会工作柔性化管理、人性化服务、社会化运作的专业优势,促进医患沟通,从根本上缓解医患矛盾,促进社会和谐。因此,建设一批具有专业性的医务社工人才队伍成为目前工作的重中之重。在起步阶段,可通过对社会学、心理学、卫生相关专业人员的实践锻炼以及再进修来达到人员专业化的初步要求。随后,应加强医院社会工作部门的管理,改善医院社会工作部门的运营模式,提高医院社会工作部门的运营效率,有条不紊地发展人力、物力资源,逐步增加工作的职责范围及专业化程度,最终达到规范的医务社会工作专业化标准。

(一)医院社会工作部门的职责

医院中的社会工作部门,依照内、外科等临床科室的称呼,可称为社会工作科。社会工作科可在省、市及县中心医院中设立,人数视医院规模及工作开展情况而定,一般 3～5 人。社会工作科直接隶属于院长领导,有独立的财政预算支持和相应的硬件配套设施(如医患沟通室、社工活动室等),以便于开展工作。社会工作科的工作范围可包括社会心理工作、医院辅助管理工作、专业教育工作和社区健康工作。

(1)社会心理工作。由医护人员转介或接受患者及家属申请,以门诊的方式开展社会心理个案工作或团体工作,可开设社会心理咨询门诊在门诊部接待患者。

(2)医院辅助管理工作。调查了解患者及家属对医院服务质量、政策法规、部门设立等方面的意见,直接反馈给医院管理层,并参与医院政策、法规的制订、修改及医疗质量控制等方面的工作。

(3)专业教育工作。为扩大影响和有效合作,以医护人员为对象,开设社会学、心理学等行为科学知识讲座。为提高工作能力和效率,对医院中行政部门如医务科、住院处及保卫、总务、财政等后勤部门的工作人员,开展社会工作专业教育。

(4)社区健康工作。开展患者出院追踪服务,设立社区社会心理咨询机构,并对社区求医需求、求医行为及医院形象等开展调查研究工作,提高医院在社区卫生保健中的作用。

(二)卫生行政机构社会工作部门的职责

卫生行政机构中的社会工作部门可称为社会工作部(室),其工作范围如下。

(1)调查社区的卫生保健水平、求医需求及卫生保健服务的功效,以便有针对性地修订卫生保健法规、政策和改进社区卫生服务质量。

(2)开发、协调社区各种卫生保健服务资源,包括组织协调各种民间自助团体,为开展各种形式的保健活动提供支持。

(3)与医院社会工作科保持密切联系。

卫生行政机构中实现行政性社会工作向专业性社会工作转变的方式,可在原有的组织框架上设立专业社会工作岗位,在本部门的工作范围内,结合社会工作专业的要求开展工作。

【本章小结】

医务社会工作是社会工作在医疗卫生领域内的延伸,是在医疗卫生保健机构中,运用社会工作的专业知识和技术,为实现患者康复目的所进行的一系列与疾病的预防、治疗、康复有关的社会和心理方面的专业服务。按其对不同功能的医疗机构的隶属关系可以分为医院社会工作、公共卫生社会工作、心理卫生社会工作及康复社会工作等。医院社会工作是指在医疗机构内以临床患者及其家属为主要工作对象的社会工作;公共卫生社会工作是指在卫生行政机构和公共卫生机构内的社会工作;心理卫生社会工作是指在精神障碍防治机构和心理卫生机构内的社会工作;康复社会工作是把社会工作原理、方法和技巧运用到康复工作中,协助需康复者恢复和发展他们的潜在能力,实现他们在现实生活中的社会适应。

医院社会工作部门是隶属于医院行政领导层并参与以诊治患者为中心的医疗服务活动的一个专业性行政部门(科室)。其主要职能包括开展医院内的社会个案工作、开展医院内社会小组工作、参与医院内专业教育训练工作、向决策者反馈医疗服务质量信息以及参与社区健康活动等。

医院中的社会工作人员具有多重角色,对于患者,其角色贡献在于为患者提供社会心理支持和服务,包括入院许可、住院服务、出院计划及出院追踪等;对于患者家庭,社会工作人员扮演的是计划制订者和指导者的角色,通过与患者家属接触了解患者的家庭环境,帮助患者家庭制订完整的治疗和康复计划以及良好家庭环境建立计划;对于社区,其扮演的是计划参与者和沟通者的角色。社会工作人员在医院整体医疗活动中所处的地位和作用要求其具有较高的道德水平和较完善的人格,以及社会工作专业知识和能力的要求。

我国社会工作虽起步较晚但发展快,尤其是党的十六届六中全会以来,我国专业社会工作实现了跨越式发展。当前,我国医务社会工作的主要阵地是公立医院。医院中的社会工作科,其工作范围包括社会心理工作、医院辅助管理工作、专业教育工作和社区健康工作;卫生行政机构中的社会工作部门主要工作内容包括调查社区的卫生保健水平、求医需求及卫生保健服务的功效,开发及协调社区各种卫生保健服务资源以及与医院社会工作科保持密切联系。

【关键术语】

医务社会工作 medical social work 医院社会工作部门 hospital social work department

个案工作 case work 公共卫生社会工作 public health social work

心理卫生社会工作 mental health social work 康复社会工作 rehabilitation social work

【讨论题】

1.根据我国当前医疗卫生事业发展的现实需要,分析医务社会工作开展的必要性。

2.讨论医务社会工作的发展前景,为实现医务社会工作的现实意义,要从哪几个方面加强医务社会工作的建设。

【思考题】

1.阐述医务社会工作的概念及不同类别医务社会工作的侧重点。

2.请简述医务社会工作人员对不同群体的角色及其主要工作内容。

3.简要说明医院社会工作部门的主要职能。

第十一章 医疗规范与控制

【情景导入】
　　陶医生因为坐诊22年来一直拒绝"滥输液"而引发关注。滥输液的危害人人都知道,但是近年来,患者只要有个头疼脑热,有的医生就让患者打点滴,以至于医院里吊瓶林立。正因如此,拒绝"滥输液"的医生才显得"另类"。

　　其实,各地卫生健康主管部门已经意识到了滥输液问题的严重性,并出台了很多政策遏制这一现象,还有一些地方叫停了门诊输液,但效果并不理想,仍然有一些医生或医院出于利益等多方面因素考虑,"有动力"地给患者打点滴。

　　遏制滥输液,确保国民健康,有一点特别关键,那就是不能让陶医生这样拒绝"滥输液"的医生孤军奋战。一方面,要进一步推动医疗卫生体制改革,规范输液制度,提高医务工作者的收入水平,让他们的收入与他们的付出、专业技术水平相匹配,让医生不必为了经济利益而滥输液。另一方面,应加强医学知识的普及,增强患者对输液的正确认识,纠正患者对输液的错误认知和输液依赖。

　　无规矩不成方圆。医疗服务市场的特殊性(医患双方的信息不对称;医疗服务的不确定性与技术性;医疗服务产品的特殊性;医疗服务的提供具有高度的专业性等)决定了医疗服务市场必须要以医疗规范来约束各方行为,保障各方利益。

第一节　医疗规范的产生、分类和功能

一、医疗规范的产生

　　医疗规范(medical standard)是随着医疗职业的形成而出现的。据殷墟卜辞记载,我国商代已经有了从事医疗活动的人员,并记录和描述了诸多疾病。周代建立了我国最早的专门医事制度,据《周礼·天官》记载,当时宫廷医生分为食医(管理王室饮食)、疾医(内科)、疡医(外科)和兽医四种,这是我国最早的医学分类记载;在管理上,以"医师"为医药行政的最高负责人,并规定了"医师"根据医疗成绩划分俸禄等级,这是最早的医疗奖罚制度;同时还出现了世界上最早的病例报告制度:"凡民之有疾病者,分而治之。死终,则各书其所以,而入于医师。"春秋时期,产生了我国传统医学的基本操作规程——扁鹊创造的"望、闻、问、切"四诊法至今仍是中医诊治疾病的常用办法。宋代建立了较为完善的医生培训、考核、选拔制度,规定"不由师学,不得入翰林院",即使是私习而"医道精通者",亦需推荐考试合格,方可录用;并制定了医学人员的升任

与罢黜制度。古代还以法律形式规定了医疗事故的责任制度。《唐律》对医师误治、欺诈、调剂错误、以药毒人等情形均有刑律规定。宋代法律规定：利用医药诈取财物者，以匪盗论处；庸医伤人致死者以法绳之。《元典章》禁止医生出售毒药和堕胎药，禁止乱行针医、假医。明代的律法继承了唐代律法的精神并有所发展，《明会典》规定了"凡庸医为人用药、针、刺，误不依本方，因而致死者，责令别医，辨验药饵穴道，如无故害之情者，以过失杀人论，不许行医。若故违本方，诈疗疾病，而取财物者，计赃准窃盗论，因而致死，及因事故用药杀人者，斩。"清代刑律规定庸医治病致死的，必须经过辨验，非属故意害人者，以过失杀人论罪，不许再行医；若故违本方、诈疗疾病以谋取财物者，追赃，以盗窃论罪；因故致死及用药杀人者斩。

至于医疗道德领域的规范，我国古代医学先驱们提出了许多信条，其基本理念至今仍为人们称道并遵循。例如我国明代《外科正宗》的作者陈实功提出的医德守则"医家五戒十要"，全面系统地列举了医者行医中的道德规范和行为规范，堪称中国传统医德思想发展史上的集大成之作，被1978年美国肯尼迪研究所出版的《生命伦理学百科全书》列为最具有代表性的世界古典医德文献之一，与《希波克拉底誓言》和《迈蒙尼提斯祷文》并列。纵观中国传统医学著作，倘若视《黄帝内经》中"五过四失论"为传统医德思想的启蒙之作，《伤寒杂病论》的"自序"则可谓传统医德思想的萌芽篇，而唐代孙思邈《备急千金要方》中"论大医精诚"篇则是一部"极具代表性"的传统医德思想论述。

受社会文化发展的限制，古代医疗法律规范远未达到系统、完整的体系，真正形成与医学发展和社会要求相适应的医疗法规体系是在现代。现代医疗的高速发展大大提高了人类的健康水平，同时也增加了医疗对健康的干预和对社会的影响。建立完整、系统的医疗法规，以法治医，已成为现代医学发展的必要前提。中华人民共和国成立以来，我国医疗卫生立法进入一个新时期，目前已经形成较为完善的法律体系，包含十余部法律、数十部法规、百余部部门规章以及大量配套的规范性文件。其中包括《中华人民共和国基本医疗卫生与健康促进法》《中华人民共和国医师法》《医疗纠纷预防与处理条例》《医疗事故处理条例》《医疗机构管理条例》《全国医院工作条例》《医院工作制度》等。其中2002年国务院颁布的《医疗事故处理条例》，成为医疗系统中处理医疗事故最具权威性的法规；2018年国务院颁布的《医疗纠纷预防和处理条例》，成为保障医患双方合法权益的合法依据。而有关医疗专业技术方面的操作规程数量更多，这些法规和章程，有力地加强了卫生法制建设，对于保护人民身体健康、促进医疗卫生事业进步起到了重要作用。

二、医疗规范的分类

行为规范一般分为两类：技术规范和社会规范。技术规范是人们根据对自然规律的认识而制订的，目的在于解决人与自然、生产工具、劳动对象之间的关系；社会规范也称非技术类规范，是人们根据对社会规律的认识，为调整人与人之间的社会关系而制订的，又细分为法律规范与道德规范。人们通常接触到的规范是各单位根据国家宪法和法律，以及结合本单位实际情况制定的各类规章制度。医疗规范也是如此，主要有以下几种形式。

(一)医疗技术性规范

医疗技术性规范是在医学发展和医疗实践过程中逐渐形成并固定下来的对医疗技术、方法、技巧及能力的规定。它包括手术的基本规范和各种专门手术的操作规程，药物使用的基本规范和各种专门药物的使用规定，诊断的基本规范和各种专门诊断技术的操作规程等，如《静脉治疗护理技术操作规范》。医疗组织和医护人员在医疗活动中必须严格遵守这些规范，否则会导致各种不良的医疗后果，甚至发生严重的医疗事故。

(二)医疗法律法规

医疗法律法规(medical laws and regulations)是国家卫生规范的重要组成部分，它规定了医疗活动的性质并协调医疗活动中的各种关系。医疗法规有如下一些形式。

1. 宪法条款

例如，1982年第五届全国人民代表大会第五次会议通过、2018年修订的《中华人民共和国宪法》第二十一条中规定，"国家发展医疗卫生事业，发展现代医药和我国传统医药，鼓励和支持农村集体经济组织、国家企业事业组织和街道组织举办各种医疗卫生设施，开展群众性的卫生活动，保护人民健康"。这成为我国医疗卫生工作的根本宗旨，指明了医疗卫生事业的总体发展方向。

2. 医药卫生专门法律法规

如1984年第六届全国人民代表大会常务委员会第七次会议通过、2019年修订的《中华人民共和国药品管理法》；1989年第七届全国人民代表大会常务委员会第六次会议通过、2013年修订的《中华人民共和国传染病防治法》；2002年国务院发布的《医疗事故处理条例》；2018年国务院通过的《医疗纠纷预防和处理条例》和2021年第十三届全国人民代表大会常务委员会通过的《中华人民共和国医师法》等。医药卫生法律通常由全国人民代表大会和全国人民代表大会常务委员会制定颁布，专门的行政法规大多由国务院直接颁布。

3. 卫生技术标准

卫生技术标准一般分为国家标准、部门标准（行业标准）和地方标准，例如2018年国家卫生健康委员会发布的《医疗消毒供应中心基本标准（试行）》和2019年国家卫生健康委员会发布的《开展产前筛查技术医疗机构基本标准》等。

4. 其他法律、法规中有关医药卫生的条款

如行政法、民法、刑法中有关医药卫生的条款。2020年5月28日第十三届全国人民代表大会第三次会议通过的《中华人民共和国民法典》中对医疗损害责任进行了明确规定，为保护人民身体健康、制裁卫生违法行为提供了法律依据。

5. 国际条约、条例

国际条约、条例包括我国与其他国家签订或批准承认的某些国际条约。如我国在1985年6月第六届全国人民代表大会常务委员会第十一次会议决定加入《经〈修正1961年麻醉品单一公约〉修正的1961年麻醉品单一公约》和《1971年精神药物公约》；我国于1979年6月1日正式承认世界卫生组织1969年颁布的《国际卫生条例》等。

（三）医疗规章制度

医疗规章制度是医务人员在医疗卫生活动中应遵循的行动规范和准则，是社会对医务人员行为进行管理的一整套规范体系，归纳起来主要有以下几种。

1. 医院工作制度

医院工作制度是为了加强医院管理，建立正常工作秩序，保证医疗质量，从而对医院的管理部分及科室工作作出的程序化、标准化的规定。1982年，卫生部发布的《医院工作制度》共列出64种制度，如医院领导深入科室制度、会议制度、值班制度、病案管理制度、手术管理制度、急症抢救制度、会诊制度、病例讨论制度等。2010年，卫生部修订形成的《全国医院工作制度与人员岗位职责》收录了医院工作制度138项，其中新增工作制度85项，较全面地反映了我国医院管理理念的发展成果。2018年，国家卫生健康委员会发布的《医疗质量安全核心制度要点》规定了在诊疗活动中医疗机构及其医务人员应当严格遵守的十八项制度，对保障医疗质量和患者安全发挥了重要的基础性作用。

2. 岗位责任制度

岗位责任制度是对医院各类人员职责的具体规定，是各类规章制度的核心，围绕医院中心任务对行政人员、后勤人员、医生、护士、技术人员提出了明确的工作职责、工作标准、检查考核办法，以建立科学的、合理的、有效的工作秩序。2010年，卫生部发布的《全国医院工作制度与人员岗位职责》，明确规定了人员岗位职责 107 项,新增岗位职责 29 项。

3.技术常规

医疗质量是医院的生命,各种技术常规的科学合理是保证医疗质量的关键所在。如各科室诊疗常规,护理操作常规,影像、检验、康复操作常规等,对各科室的工作程序、方法和质量作出了明确规定。

(四)医疗道德规范

医疗道德是社会道德在医疗卫生领域中的特殊表现,虽然它不像医疗法规制度那样具有外在强制性,但对医院和医务人员的声誉和形象有着极大的影响。中国传统医德深受儒家思想影响,医学被称作"仁术",医生被称为"仁人之士",其核心是"善"。唐代医学家孙思邈(581—682 年)的《论大医精诚》是中国最早全面论述医德规范的著作,其要点为:博极医源,精勤不倦;同情患者,一心赴救;临证省病,至精至微;言行端庄,不皎不昧;尊师重道,勿骄勿妒。西方传统医德始于古希腊著名医生希波克拉底的《希波克拉底誓言》,其要点是:尊师如父母,急病家之所急,一切为患者利益着想,保守患者秘密。到了现代,医疗伦理道德规范已越来越为世界各国所重视。1948 年世界医学会在希波克拉底誓言的基础上制定了《日内瓦宣言》。1949 年,通过了《世界医学会国际医德守则》。此后,许多国家都制定了相应的医德规范,如《日本医德纲要》《苏联医师宣言》《法国医学伦理学法规》等。我国《基本医疗卫生与健康促进法》第五十一条规定了医师的职业精神,即:"医疗卫生人员应当弘扬敬佑生命、救死扶伤、甘于奉献、大爱无疆的崇高职业精神,遵守行业规范,恪守医德,努力提高专业水平和服务质量。"《中华人民共和国医师法》第三条规定:"医师应当坚持人民至上、生命至上,发扬人道主义精神,弘扬敬佑生命、救死扶伤、甘于奉献、大爱无疆的崇高职业精神,恪守职业道德,遵守执业规范,提高执业水平,履行防病治病、保护人民健康的神圣职责。"

(五)伦理规范

现代医院的快速发展对医学伦理规范提出了新的要求,再生医学、生殖医学、器官移植等医疗技术的开展均需要进行专业的医学伦理论证,甚至在科学研究阶段就要获得医学伦理委员会的认叮;而随着云计算、基因测序、现代临床试验、靶向治疗等技术的发展,在追求医学"技术善"的同时,医学伦理规范亦需要与时俱进。

三、医疗规范的功能

医疗规范是国家对医疗活动实施科学有效管理的重要手段,是医疗机构对医疗活动进行组织、指挥、协调和控制的主要依据,是医院、医务人员、患者及家属三方约束自身行为、维护医疗活动正常进行的必要保证。因此,医疗规范的制定和实施在整个医疗活动中占有十分重要的地位。

(一)保障患者生命健康不受损害

人们到医院求医,目的是获得对自身疾病的正确诊断与治疗,尽快恢复健康。如果医务人员在医疗过程中行为不当甚至违规,则可能导致医源性疾病发生,例如不合理用药引起的药源性疾病和不合理手术引起的肢体或器官残疾,都属于医疗事故。我国医疗事故发生率与医疗法规的贯彻执行状况紧密相关。据有关资料统计,1987 年 6 月国务院颁布了《医疗事故处理办法》,使频发的医疗事故得到有效控制。2002 年国务院颁布的《医疗事故处理条例》,成为医疗系统中处理医疗事故最具权威性的法规。可见,医疗规范能够使医务人员科学有序地开展治疗工作,更加认真、谨慎地对待诊断与治疗,从而使疾患者的生命健康得到有效保障。

(二)保证医疗卫生事业的科学管理

完善的医疗规范使医疗卫生事业的管理成为真正科学的管理,使医疗管理从"人治"走向"法治"。首先,卫生行政法规、条例和其他规范性文件是医疗管理的法律依据,例如已颁布的《全国医院工作条例》《医院工作制度》等医疗规范对我国医院的性质、任务、权限和活动方式都作了相应规定。而《中华人民共和国医师法》明确规定了医师队伍建设、管理和保障,医师的职责和义务,法律责任等,对加强医师队伍建设,提高医师职业道德和业务素质,保障医师合法权益,保护人民健康起着重要作用。其次,医疗规范是提高医疗质量的制度保证。医疗规范对医疗质量起着关键性的作用,它规定了医疗工作的各项技术指标,制定了医护操作规程,提出了考核检查标准。许多事实证明,忽视医疗规范,势必严重影响医疗质量。最后,医疗规范是协调医院与社会其他部门、医务人员与患者之间关系的重要手段。随着医学科学的发展和人们对医疗需求的增长,医院与社会其他部门及患者的关系变得越来越复杂,在医院管理中常出现新的矛盾,医疗规范为正确解决这些矛盾提供了依据和手段。我国 2002 年颁布的《医疗事故处理条例》第一条规定:"为了正确处理医疗事故,保护患者和医疗机构及其医务人员的合法权益,维护医疗秩序,保障医疗安全,促进医学科学的发展,制定本条例。"2018 年颁布的《医疗纠纷预防和处理条例》第一条规定:"为了预防和妥善处理医疗纠纷,保护医患双方的合法权益,维护医疗秩序,保障医疗安全,制定本条例。"可见,医疗法规维护的是"医"与"患"双方的利益,目的是保证医疗活动的科学发展。

(三)促进医学科学技术的发展

医疗规范是保证和促进医学发展的动力。随着医学科学的发展,医疗活动遇到了许多新的亟须解决的问题,如脑死亡、器官移植、人工生殖、人体实验、安乐死、基因编辑等,这些问题引发的争论如不解决,势必影响医学科学自身的发展。例如,曾经我国的器官移植总体水平落后世界 10 年,问题的关键不在于技术,而在于我国遗体及器官捐献法规未能建立,器官提供与移植缺乏制度规范,限制了我国器官移植技术的发展。自 2007 年《人体器官移植条例》颁布实施以来,中国政府遵循世界卫生组织和《伊斯坦布尔宣言》的指导原则,逐步建立了符合中国国情的人体器官捐献和移植的五大工作制度,成为世界第二大器官移植国。针对医学发展面临的新问题,新医疗法规以立法的形式对这类问题给出明确的规定。医疗法规又是鼓励医务人员为医学科学献身的强大精神武器,它对医务工作者在医学领域的发明创造给予保护和奖励,从而激励他们不断去攀登医学科学的高峰,为人类健康作出更大贡献。

(四)制裁医疗活动中的违规行为

医务人员的医疗行为与患者的切身利益息息相关。应该肯定的是,我国医务人员中的大多数都能够遵守医规、医德,忠实地履行为人民健康服务的宗旨,对保障人民健康作出了重大贡献。但不可否认的是,在少数医务人员中存在着玩忽职守、以医谋私等不良行为,有的甚至造成了严重的后果和恶劣的社会影响。因此对医务人员中的违规行为必须加以教育、纠正甚至惩处,对于触犯刑律的违法行为,必须绳之以法。医疗法规使得对各种医疗违规行为的惩处有法可依,对少数医德不良、玩忽职守者形成有力的警示和约束。

第二节　医疗违规的类型、影响和原因分析

一、医疗违规的类型

医疗违规(medical malpractice)即违反医疗规范的行为,既包括医务人员的违规行为,也包括医疗组织的违规行为。根据违规行为的情节、性质及后果,大致可分为以下几种类型。

(一)犯罪行为

《中华人民共和国刑法》第十三条规定了犯罪行为的定义,划分了罪与非罪的原则界限,指明了犯罪具有的两个基本特征:第一是具有危害社会的行为;第二是行为应当受到刑罚处罚。犯罪又分为故意犯罪与

过失犯罪。医务人员利用职业之便贪污受贿数额巨大,借机进行人身报复导致死亡、伤残等情形都属故意犯罪。医务人员玩忽职守、不负工作职责或诊疗护理过失,直接造成患者死亡、残废、组织器官损伤导致功能性障碍等情形,属过失犯罪。

医务人员犯罪的后果往往造成医疗事故,但造成医疗事故的并非都是犯罪行为。判断医疗事故是否构成犯罪,必须遵循犯罪构成的四个要件,即犯罪客体、犯罪的客观方面、犯罪主体、犯罪的主观方面。有些医疗事故虽然具备事件的主体、客体条件,但从客观方面分析,由于医疗护理工作存在特殊性、风险性,医务人员在实施抢救行为时,虽已知自己的行为可能造成一定的危害结果,但为了挽救患者生命,不得不冒较大风险去争取一线希望,而导致不良后果,这种行为必须与故意危害行为相区别。且受医疗设备技术等客观条件影响导致的不良后果也不能混同于一般的危害行为。况且,从主观方面来说,医务人员也不希望自己的行为造成严重后果。所以,确定医疗刑事犯罪比确定普通犯罪要复杂一些,不能用普通犯罪的认定方法来认定医疗事故犯罪。

(二)违法行为

违法行为与犯罪行为的主要区别是,行为者虽然也触犯了法律,但情节比较轻微。如利用职权贪污受贿,但数额很少;侮辱伤害他人,但不甚严重。值得警惕的是,在医疗违规行为中还有一部分其实是属于违法的。例如病案记录是医务人员对患者健康状况及其患病经过、诊疗和护理情况的全面真实的记录,具有重要的法律效用,在解决医疗纠纷中起着关键性的作用,但部分医务人员记录、填写病历不认真,甚至擅自改写病案,在发生医疗纠纷后,为逃避责任,故意丢失、涂改、伪造、销毁病案,是一种严重的违法行为。再如,医疗证明,包括出生证、疾病诊断书、病休证明、死亡诊断书等都有着极为重要的法律意义,部分医务人员弄虚作假,甚至为犯罪分子开具假医疗证明,使其减轻罪责,逃避法律制裁,都属于违法行为。

(三)违章行为

违章行为包含的范围比较广泛,行政上违反规定、命令,纪律上违反原则、条例,技术上违反操作规程等都属于违章行为。违章行为在医疗违规行为中所占比例大、涉及的人多、影响面广,是临床工作中的主要危险因素。例如未能严格执行"首诊负责制"造成诊断延误;因没有严格执行"三查七对制度",给青霉素过敏试验阳性患者注射青霉素、发错药、抱错婴儿、搞错血型、体腔遗留纱布等;违反操作规程,不探测宫腔大小及方向而刮宫,致使子宫穿孔;交叉配血不看结果就发报告;手术部位错误或接错患者;工作中擅离岗位;交接班不完善而遗漏对危重患者的观察等行为都是严重的违章行为。

(四)违反道德行为

医疗伦理规范作为道德规范的重要组成部分,是随医学和社会文化的发展而不断发展的。传统的医德规范以"义"为核心内容,现代的医德规范在此基础上扩展为公益及价值理论。我国广大的医务人员在长期的医疗实践中继承和发扬了古代医学先驱的优良医德传统,并在新的历史条件下发扬光大。但部分医务工作者及医疗单位存在不同程度的违背医疗伦理规范的行为,如以医谋私,利用医疗信息不对称对患者敲诈勒索;对患者缺乏共情能力,态度冷淡,言语恶劣,为追求经济利益而损害患者权益;以"创收"为名,乱涨价、滥收费,增加患者医疗负担;工作不负责,检查不及时,诊断不细致,治疗不合理;同行之间恶性竞争,保守技术秘密,甚至损害他人利益等。一般说来,医疗伦理道德违规的界定比较模糊,违规行为的表现也较为隐匿,往往从医患关系的表象及其他违规表现中能分析出道德违规行为的存在。

二、医疗违规的影响

(一)导致医疗缺陷

医疗缺陷是指患者经过治疗后未能达到预期的医疗结果。医疗缺陷控制是一个复杂的过程,与人(业务能力、职业道德)、物(药物及医疗设备)以及组织管理水平有关,其中医务人员的医疗违规行为是导致医疗缺陷的直接原因。医疗缺陷按医疗行为和工作项目可分为病历质量缺陷、诊断缺陷、治疗用药缺陷、手术缺陷、护理缺陷、医疗环境缺陷、语言和服务态度缺陷以及医疗管理缺陷等。所有的医疗缺陷按其性质和程度,又可分为医疗事故和医疗差错两个等级。医疗事故是指医疗机构及其医务人员在医疗活动中,违反医疗卫生管理法律、行政法规、部门规章和诊疗护理规范,因过失造成患者人身损害的事故。医疗差错是医务人员在诊疗护理过程中出现过失,但未造成患者伤亡、残废或功能障碍,是一种较轻的医疗缺陷。由此可见,医疗违规与医疗缺陷存在着因果关系。

(二)使医患关系恶化

医护人员的医疗违规行为会对医患关系产生重要影响。其一,医疗违规行为是产生医疗纠纷的重要原因。医疗纠纷是一种社会现象,是就诊期内医患双方对医护服务和健康结局,因评价分歧而发生的争执。究其原因,因医务人员责任心不强、工作不认真、不遵循制度而产生的医疗纠纷最为严重;因态度恶劣、语言生硬引起的医疗纠纷最为多见;因设备条件限制、技术水平差、经验不足而导致纠纷的较少。部分医疗纠纷影响恶劣,甚至危及医护人员的人身安全、损害医院声誉、影响医院正常工作秩序。其二,医疗违规行为会造成患者心理负担,进而影响治疗效果。医疗过程中,医务人员对患者表现的共情、亲切、关怀、体贴、负责精神能给患者带来信任感、归属感、安全感,增强治疗和康复的信心,改善精神状态,加速疾病治疗进程,一定情况下可起到药物所不能起到的作用。与此相反,如果医务人员不遵守有关制度和规范的要求,对患者态度生硬,用恶劣语言刺激患者,把病情的严重程度和不良预后直接告诉患者,会使患者在心理上产生巨大负担和消极情绪,甚至拒绝配合治疗。

(三)造成不良社会影响

各种类型的医疗违规行为都会给社会带来不同程度的消极影响。犯罪行为直接破坏了社会的和谐与安定;医疗缺陷对患者的生命健康以及家庭财产造成永久性损失。有些违规行为虽不表现为对人民生命财产造成的直接损害,但所带来的潜在和间接危害也很大,这类违规行为可能会破坏正常的社会秩序和人们共同生活的一般准则,对医患关系造成损害,败坏社会风气。

三、医疗违规的原因分析

医疗违规是医学领域中的一种复杂的现象,其发生往往由多种因素共同作用导致。医护人员个人因素、医疗组织因素、社会因素和行业规范因素是医疗违规行为产生的重要方面。

(一)个人因素

医疗违规行为与医务人员的业务能力、道德水平、个性特征、情绪状态等密切相关。医务人员的业务能力水平低,操作中会经常出现有意或无意的违规,导致医疗差错与事故。医务人员的道德水平低下,同样会造成医疗违规,如某医院副主任医师对一位门脉高压肝硬化患者进行脾脏切除术时将肝左外侧叶误作脾脏切除,错误发生后不及时采取补救措施,放弃抢救机会,造成患者死亡。医务人员的个性特征对医疗规范的贯彻执行影响也很大,性格严谨、工作细致周密、认真负责的医生,一般较少发生医疗事故;相反,工作粗心大意、责任心差的医生,容易导致差错与事故的发生。医务人员的情绪状态与医疗违规行为也有着一定的联系,在焦虑、烦躁、压抑、郁闷及愤怒等不良情绪支配下,就容易发生医疗违规行为。

(二)组织因素

医疗组织对医疗违规行为的影响主要表现在两个方面。一是医疗组织本身法制意识淡薄,可能受经济利益驱动,产生政策性违规。例如,一些医疗单位为提高本单位经济效益,分解收费、开大处方、以次充好、出售非医疗性商品等;一些中、小医院医生业务能力或硬件设施未达到某些手术治疗标准,但受经济利益驱使,盲目截留患者在自己医院治疗,导致医疗事故的发生。二是由于医疗组织的管理水平差,导致组织内的一些违规事件发生,如忽视对医护人员的医德教育,忽视医院规章制度的建立、完善和落实,对医务人员发生的违规事件不能及时调查处理,而采取姑息、迁就、放纵、袒护的态度,使得医疗差错的发生率升高。

(三)社会因素

社会因素是指医疗违规行为产生的外部客观原因,这些因素包括医院经费、设备、人员等物质条件与社会需求不匹配、社会风气差等。如居民医疗需求提升,而政府对医疗资源的支持却不能保持同步增长,致使医院经费短缺、硬件设备不足、技术条件落后;医护人员缺编或人员的进修提升机会少,导致医院和医护人员长期处于超负荷运行状态,容易导致医疗违规行为的发生。另外,社会大环境中的不良因素也会使一些医务人员思想偏差,忘记医务工作者的基本职责,如社会上的人情风、送礼风等不正之风也会影响一部分医护人员,导致其不惜以职业为手段获取不正当个人利益。

(四)规范自身因素

规范作为客观规律的主观反映,不一定与客观实际完全符合。另外,客观事物往往是复杂的和不断变化的,从而使规范具有一定的时空局限性,常常会出现规范不足、规范过当甚至规范冲突的情况,使医务人员在医疗工作中处于两难境地。例如某医院因患者欠费逃跑事件屡次发生,医院入不敷出,于是规定凡科室出现"跑费"者,损失由医务人员工资抵付,导致医院医生推诿经济条件差的重症住院患者,引来社会对医生医德方面的指责。因此,规范自身的不科学、不完善也会导致违规行为的发生。基于此,在分析医务人员违规行为时必须对具体情况进行具体分析。

第三节 医疗行为的社会控制

医疗过程(medical process)是医学群体与患者群体相互作用的过程,它可以分为两个方面:一方面是医方对患者的医疗处置,即施医行为;另一方面是患者对医方的求医行为和接受治疗的遵医行为。医疗过程是人类自觉地、能动地认识自身,控制疾病,以增进健康与幸福为目的的活动。但医疗违规行为背离了医疗活动的目的,因而必须予以有效的控制。

医疗行为的社会控制是指社会各方面对医务人员行为的引导、监督和约束,也包括医疗组织及成员间的互相影响、监督与批评。医疗控制的目的在于督促医务人员遵守医疗规范,防止或杜绝医疗违规行为的发生,保证医疗服务质量,维护患者的根本利益和医疗部门的自身利益。控制形式主要分为内在的社会控制与外在的社会控制两种。医务人员在医疗活动中对各种医疗规范逐渐认同,从内心产生遵守规范的意愿并自觉遵守医疗规范,即实现了规范的内化过程,称为内在的社会控制;社会或医疗组织检查、监督、惩戒等强制性手段,使医务人员被动地遵守医疗规范,这种控制称为外在的社会控制。对医疗违规行为控制的重点在于建立一套完整的管控机制。本节主要介绍医疗违规的社会控制方式。

一、法律控制

法律控制是指政府职能部门利用国家颁布的有关法律对医疗活动的基本方向和活动过程进行管理。一切社会角色的活动和行为,都要以法律的尺度加以衡量,受法律的制约。医疗组织、医务人员以及患者都必须严格遵守法律规范,才能保证自己的责任、权利和义务的正常履行。医疗卫生法律不仅能够监督医疗行为,还能够保护医务人员和患者的正当权利。

(一)法律控制的特性

首先是具有普遍性。全国所有医疗机构和单位,都要贯彻执行医疗卫生法律;所有患者也要履行法律义务;如果是医疗卫生的国际法律,则其适用范围更大。其次是具有强制性。无论是从法律的内容还是实施过程来看,法律控制都带有明显的强制性,法律内的各项条款必须完整地执行,过程中必须严格执行,相比其他规范更具有强制力。最后是具有稳定性,法律覆盖的范围较广、使用群体较多,因而制定时间较长,一旦颁布,较长时间不会变动。例如,2002年国务院颁布的《医疗事故处理条例》已成为全国医疗组织界定、处理医疗事故的准则。

(二)法律控制的作用

一是教育作用。法律的首要意义在于教育民众,民众经过学习后知晓守法的重要性,从而自觉遵守法律。医疗活动的法律控制,主要是对广大医务人员进行法律法规教育,普及法律法规的内容、意义、作用和守法的必要性,使医务人员明晰法律界限。二是威慑作用。部分医务人员存在违法犯罪的动机和侥幸心理,违法所导致的严重后果提升了其违法行为的代价,起到了很好的威慑作用。三是惩罚作用。对无视法律规定,侵害国家、集体或个人利益,破坏社会秩序的医疗犯罪行为,实行惩戒和制裁,是法律威严的突出表现,也是法律最终保护患者利益、维护安全有效医疗环境的根本所在。

二、规章制度控制

规章制度控制是行政控制中的一种,是在医疗活动中运用最多和范围最广的一种控制形式。

(一)规章制度控制的作用

(1)规范医务人员的行为。医疗工作直接关系到患者的健康和生命,它要求医务人员严格按照医疗规范办事。医疗规章制度是医务人员在医疗活动中的行为准则,对医务人员医疗服务过程中可能发生的不良行为具有约束作用。

(2)调整医疗活动中各医疗主体之间的关系。医疗活动中存在的医患关系、医际关系、医疗组织间的关系、医疗管理系统中的上下级关系较为复杂,在实际医疗活动中会产生各种矛盾,医疗规则制度通过明确各主体的职责权限和利益分配,能够有效地调整各医疗主体间的关系。

(3)惩戒和褒奖作用。医疗规章制度是医院管理者检查医务人员的工作绩效和工作质量,并以此为划分优劣、给予奖惩的依据,使医院管理者做到赏罚有据,有利于调动医务工作者的积极性。

(二)规章制度控制的特点及注意问题

规章制度控制具有普遍性、相对稳定性及强制性的特点。针对这些特点,医院管理者在执行规章制度控制的过程中应该注意以下问题。

(1)把执行规章制度与思想教育紧密结合起来。医疗规章制度适用的对象是人,要尊重人的情感需求。医疗规章制度的条款虽然是刚性的,但医院管理者在具体运用规章时,还必须以情动人,以德服人,循循善诱,通过耐心细致的思想教育,使医务人员牢固树立制度意识,把自觉执行规章制度内化于心,才能发挥规章制度的最大效用。

(2)执行规章制度要宽严适度。医疗机构在执行规章制度管理时应严格按规章制度办事,尤其要注意克服医疗工作中存在的"有章不循、执章不严"或者形式主义作风。但是,规章制度也具有时间性的特征,必须根据事物的发展而不断地完善和更新,不可墨守成规。

(3)以身作则,为人表率。医院管理者既是规章制度的制定者,更应是执行医疗规章制度的模范,发挥自身的影响力和表率作用,以促使医务工作者更好地履行医疗准则。

三、伦理道德控制

意识对行为起一定的支配作用,具体表现为目的性、计划性和指导性。医疗行为的道德规范根据这一原理,调整和控制医务人员的医疗行为。

(一)医疗伦理道德规范的特性

医疗伦理道德规范具有道德的一切属性,是人类道德准则在医疗领域的具体表现。它有以下特性。

(1)规范性。医疗伦理道德规范是根据公众对医生角色的道德诉求,结合医疗卫生人员的工作准则概括出来的,是评判医务人员行为是否符合社会道德的标准,是调节医疗活动中医际、医患关系的行为准则。

(2)自律性。医德规范相比于法律及规章制度具有自律性。医疗道德规范不是靠外在强制力,而是靠医务人员内在道德观念的自我要求自觉实现的。道德规范转化为内心信念,调节着医务人员的行为、情感、价值取向等,使其在影响医疗行为的众多因素中进行取舍,逐步达到理想的行为模式。

(3)认知性。道德行为是在一定道德认知水平下的行为,通过学习教育可以不断地提高医务人员的道德认知水平,进一步指导、规范他们的行为。

(二)医学伦理道德规范的控制作用

(1)教育和导向作用。现阶段的医疗道德规范是社会经济发展、人民素质提高的产物,体现了先进性与普遍性、现实性与理想性的统一。医学伦理道德规范对医务人员的医疗行为发挥作用的途径有两条。一条通过主体(医务人员)自身对规范的认同与内化,构建自身的医德品格,在职业活动中自觉地选择正确的医德行为。另一条是社会习俗、舆论及其媒体对医务人员的职业操守提出社会诉求,或对医务人员的职业道德进行评判,从而影响医务工作者的意识,形成医疗行为中的善恶观念、情感和意向,最终转化为内心信念,是一种外在的教育形式,只有转化为内在需要时才能发挥其作用。

(2)约束作用。医德约束是医务人员在职业活动中根据具体的医德要求对自身行为的自我约束。医德规范的约束职能,既不同于法律约束和纪律约束,也不同于儒家的以"忍"为核心的"克己",而是一种为社会所认可的、出于道德理性的节制和对自身医德感情、医德行为的驾驭及支配。医德规范的这种约束性对医务人员的行为影响很大,对防止不顾后果的冲动或个人私欲趋势的约束作用是明显的。其影响力的大小与医务人员的思想文化素质、内心信念、个体意志及社会舆论监督等有密切关系。

(3)调节作用。全部医疗活动包含着社会、服务对象以及医务人员三者的利益关系,因此,利益问题是医疗活动的核心,正确处理好三者利益关系离不开国家方针政策。虽然三者的利益在根本上趋于一致,但在实际中常会发生冲突,矛盾的各方或其中一方总要付出一定代价,否则实际存在的利益冲突就无法调解。对医务人员来说,应该根据社会主义医德原则,以维护患者的生命健康为出发点,在医患双方利益发生冲突时,以牺牲一定程度的自身利益为代价去维护患者的利益。

四、社会舆论控制

社会舆论对医务人员的行为具有重大影响。社会舆论是指在一定社会范围内,或在一定数量的人群中,社会公众对某个事件、现象、行为等广泛传播的情绪、态度和看法。舆论的褒扬、赞赏或贬抑、谴责,会对行为主体和其他社会成员产生相当强的作用力,影响他们的观念、认识和行为。在社会主义条件下,社会公众对医务人员的舆论倾向,在很大程度上是对医务人员这一特定角色的期望。

在现实的职业生活中,角色的实际表现与社会期望之间是有距离的,即"角色距离"。造成角色距离的原因,除了诸多的客观因素外,更多地则取决于主体对角色期望的认识程度和内化程度,即主体对角色期望的心理适应程度,这是决定角色行为的关键。而来自外部的舆论刺激会加速角色期望的内化过程。

社会舆论在医务人员内化医德规范的心理适应过程中的作用表现为以下两点。第一,舆论可以将社会主义的医德规范灌输给医务工作者和医疗管理人员,使他们在内心形成一定的医德认知,并在此基础上深化为医德信念。一方面,政府部门通过报纸、广播、电视等大众传播媒介,有目的、有计划地进行定向引导,这种自上而下的舆论引导由于覆盖面广、信息量大、权威性强、传播速度快、影响深刻,有利于帮助医务人员积极追求更高层次的医德境界。另一方面,群众自发性地以口头或书面形式传播舆论,传播速度和权威性虽不及前者,但具有较强的感染性、渗透性和具体性,能使主体形成较为稳定的医德观念。第二,道德舆论作为一种社会意识形态,具有强大的精神压力,它监督着人们的思想行为并对违反道德的行为发出信号。在医疗活动中,医务人员总是在一定的客观条件下选择自身医疗行为,这种选择一般都是在道德观念影响下发生的,受社会道德的监督和支配。当违反社会的医疗行为发生后,一般会受到舆论的谴责,从而迫使其调整和矫正其错误行为。

值得注意的是,社会舆论具有双面性。正确的舆论加之使用得当,无疑会对医疗行为控制带来积极效果;如果舆论本身就是片面的,或者管理者过分使用舆论控制,会对医疗行为主体产生消极影响,一些不正确的舆论则会严重挫伤医务人员的积极性。此外,医务人员对一些脱离实际、要求过高的舆论会产生逆反心理,反而不能调动其积极性。所以,在运用舆论力量的时候,要从主体的心理承受能力出发,把握量度、界限,发挥社会舆论的积极作用。

【本章小结】

本章主要介绍了医疗规范的产生、分类和功能,医疗违规的类型、影响和原因分析,以及医疗行为的社会控制。

医疗规范是随着医疗职业的形成而出现的,包括技术性规范、医疗法律法规、医疗规章制度、医疗道德规范和伦理规范等。医疗规范的制定和实施在整个医疗活动中占有十分重要的地位,医疗规范可保障患者生命健康不受损害,保证医疗卫生事业的科学管理,促进医学科学技术的发展,制裁医疗活动中的违规行为。

医疗违规即违反医疗规范的行为,既包括医务人员的违规行为,也包括医疗组织的违规行为。医疗违规可以分为犯罪行为、违法行为、违章行为、违反道德行为四种,个人因素、组织因素、社会因素、规范自身因素都可能造成医疗违规。医疗违规会导致医疗缺陷、使医患关系恶化以及造成不良社会影响。

医疗行为的社会控制是指社会各方面对医务人员行为的引导、监督和约束,也包括医疗组织及成员间的互相影响、监督与批评。医疗行为的社会控制方式有法律控制、规章制度控制、伦理道德控制和社会舆论控制。

【关键术语】

医疗规范 medical standard　医疗违规 medical malpractice　医疗过程 medical process
医疗法规 medical laws and regulations

【讨论题】

1. 如何对医疗道德规范实施效果进行评估?
2. 探讨医疗规范和医疗违规的相互关系。

【思考题】

1. 什么是医疗规范?医疗规范是如何分类的?
2. 医疗规范的功能是什么?
3. 什么是医疗违规?医疗违规的影响是什么?

第四篇

医疗社会互动篇

第十二章 医疗社会健康促进

【学习目标】

掌握 社区健康促进、自我健康促进、家庭健康促进、妇幼健康促进、老年健康促进的概念,社区健康促进的特征与内容,人口老龄化的含义。

熟悉 自我健康促进的社会属性,家庭健康促进的必要性,影响妇幼健康以及老年人健康的社会因素。

了解 社区健康促进的组织形式及开展程序,自我健康促进的社区实施,家庭健康促进的背景及主要形式,妇幼健康促进的社会措施,老年人健康状况及疾病特征,老年健康促进的社会措施。

【情景导入】

新冠肺炎疫情是新中国成立以来发生的传播速度最快、感染范围最广、防控难度最大的一次重大突发公共卫生事件,对中国是一次危机,也是一次大考。在中国共产党领导下,全国上下贯彻"坚定信心、同舟共济、科学防治、精准施策"总要求,打响抗击疫情的人民战争、总体战、阻击战。经过艰苦卓绝的努力,中国付出巨大代价和牺牲,有力扭转了疫情局势,用一个多月的时间初步遏制了疫情蔓延势头,用2个月左右的时间将本土每日新增病例控制在个位数以内,用3个月左右的时间取得了武汉保卫战、湖北保卫战的决定性成果,疫情防控阻击战取得重大战略成果,维护了人民生命安全和身体健康,为维护地区和世界公共卫生安全作出了重要贡献。截至2020年5月31日24时,31个省、自治区、直辖市和新疆生产建设兵团累计报告确诊病例83017例,累计治愈出院病例78307例,累计死亡病例4634例,治愈率94.3%,病亡率5.6%。回顾前一阶段中国抗疫历程,大体分为五个阶段。

(一)第一阶段:迅即应对突发疫情(2019年12月27日至2020年1月19日)

湖北省武汉市监测发现不明原因肺炎病例,中国第一时间报告疫情,迅速采取行动,开展病因学和流行病学调查,阻断疫情蔓延。及时主动向世界卫生组织以及美国等国家通报疫情信息,向世界公布新型冠状病毒基因组序列。武汉地区出现局部社区传播和聚集性病例,其他地区开始出现武汉关联确诊病例,中国全面展开疫情防控。

(二)第二阶段:初步遏制疫情蔓延势头(2020年1月20日至2020年2月20日)

全国新增确诊病例快速增加,防控形势异常严峻。中国采取阻断病毒传播的关键一招,坚决果断关闭离汉离鄂通道,武汉保卫战、湖北保卫战全面打响。中共中央成立应对疫情工作领导小组,并向湖北等疫情严重地区派出中央指导组。国务院先后建立联防联控机制、复工复产推进工作机制。全国集中资源和力量驰援湖北省和武汉市。各地启动重大突发公共卫生事件应急响应。最全面最严格最彻底的全国疫情防控正式展开,疫情蔓延势头初步遏制。

(三)第三阶段:本土新增病例数逐步下降至个位数(2020年2月21日至2020年3月17日)

湖北省和武汉市疫情快速上升势头均得到遏制,全国除湖北省以外疫情形势总体平稳,3月中旬每日新增病例控制在个位数以内,疫情防控取得阶段性重要成效。根据疫情防控形势发展,中共中央作出统筹疫情防控和经济社会发展、有序复工复产重大决策。

（四）第四阶段：取得武汉保卫战、湖北保卫战决定性成果（2020年3月18日至2020年4月28日）

以武汉市为主战场的全国本土疫情传播基本阻断，离汉离鄂通道管控措施解除，武汉市在院新冠肺炎患者清零，武汉保卫战、湖北保卫战取得决定性成果，全国疫情防控阻击战取得重大战略成果。境内疫情零星散发，境外疫情快速扩散蔓延，境外输入病例造成关联病例传播。中共中央把握疫情形势发展变化，确定了"外防输入、内防反弹"的防控策略，巩固深化国内疫情防控成效，及时处置聚集性疫情，分类推动复工复产，关心关爱境外中国公民。

（五）第五阶段：全国疫情防控进入常态化（2020年4月29日以来）

境内疫情总体呈零星散发状态，局部地区出现散发病例引起的聚集性疫情，境外输入病例基本得到控制，疫情积极向好态势持续巩固，全国疫情防控进入常态化。加大力度推进复工复产复学，常态化防控措施经受"五一"假期考验。经中共中央批准，国务院联防联控机制派出联络组，继续加强湖北省疫情防控。

（内容来源：2020年6月7日国务院新闻办公室发布《抗击新冠肺炎疫情的中国行动》白皮书）

第一节　社区健康促进

一、社区健康促进的概念

社区（community）是人类社会活动相对集中的地域空间，它具有以下特征：有一定的地理区域，有一定数量的人口，社区成员间具有共同意识、共同利益和归属感，并有着较为密切的社会交往。社区健康促进（community health care）一般是指医疗机构以社区为基本单位，以社区人群为服务对象，以提高社区居民健康水平为目标，有计划、有组织开展的综合性卫生健康促进活动。

社区健康促进的出现有其必然性。随着我国社会的不断进步及人民生活水平的提高，老年人口日益增多，独生子女带来的家庭护理力量不足，患有慢性非传染性疾病需要终身治疗的人群扩大，医疗技术提高带来的抢救后伤残康复人员的增多，以及新的健康标准、新的医疗模式的转变，都客观要求把原先在医院内进行的诊断、治疗、预防、健康促进、康复等卫生服务扩展到院外，延伸到社区，甚至直接进入家庭。近些年来，世界各国对精神疾病、心脏病、恶性肿瘤、结核病等慢性病，主张社区康复治疗，开展了慢性病的多元化、多层次的非住院化治疗运动，表明社区健康促进已经为世界各国所重视。社区健康促进正是在这种社会客观需求推动下，在各级政府和医疗机构积极参与下迅速发展起来的。

社区健康促进不同于医院诊疗活动，它具有以下特征。

（一）综合性

社区健康促进并不限于某一种卫生服务，而是围绕保持社区全体成员健康状态这一中心，全方位开展的卫生健康服务。社区健康促进的范围和内容极为广泛，涉及诊断、治疗、康复、预防、健康促进以及健康教育等诸多方面。社区健康促进的服务对象不仅适用于患有各种疾病的人群，也适用于健康状况良好的人群；既适用于慢性非传染性疾病，如中风、心血管病、肿瘤、高血压、糖尿病等患者的防治，也适用于各种急慢性传染患者的预防和治疗；从事社区卫生健康促进的医务人员要求有较宽的专业知识涵盖面，能够一专多能。在国外，这种社区医生往往被称为全科医生。

（二）有效性

社区健康促进卫生服务立足基层，贴近群众，医务人员对社区成员的生理、心理、行为及社区动态都十分了解,这将非常有利于医务人员有针对性地提出治疗、康复方案或开展其他卫生健康促进工作,大大提高了诊疗质量和卫生健康促进服务的效果。

(三)情感性

社区健康促进的目的是提高社区居民的健康水平,保障社区居民身心健康,其服务对象相对固定,医务人员与服务对象互动相对频繁,这使得卫生健康促进服务成为一种具有高度投入感的服务。医务人员与患者及他们的家庭、亲友长期、多方面地接触,逐渐成为朋友,使医患关系中融入了友情。他们相互关心、相互配合,双方都能心情舒畅。医务人员与患者之间感情融洽已成为社区健康促进的一个显著特征。

二、社区健康促进的内容

社区健康促进可按初级、二级和三级服务来划分。初级卫生保健服务(primary health care,PHC)是指使用科学的、实用的、可行的技术和方法,向社区所有个人和家庭提供的保健服务,一般称为通科服务,它是社区家庭和个人享有的基本卫生保健服务,其具体内容如下。

(1)健康及良好生活方式的教育。

(2)改善食品的供应及保证营养适宜。

(3)安全饮用水的适量供应和合格的环境卫生。

(4)妇幼卫生保健工作。

(5)主要传染病的免疫接种。

(6)地方病的预防控制。

(7)常见病的处理。

(8)基本药物的提供。

(9)营造清洁卫生的社区生活环境。

初级保健服务重点在社区,主要由社区卫生保健服务中心或社区全科医疗站点承担;二级保健服务由专科医生和卫生院提供;三级保健服务则是在医院等条件较好的医疗防治机构中进行。

在实施社区初级保健服务内容时,需要注意以下几点:①可用性,即有足够的机构、人员可供居民使用;②可及性,即居民在身体、心理上能够得到切实的服务;③可接受性,即居民对提供的技术、药物及治疗方法在思想观念、身体和经济上一般都能接受。

三、社区健康促进的组织形式

我国社区健康促进的组织形式由国家、集体和个人三个层次所构成,主要包括以下四个组成部分。

(一)国家卫生行政部门

卫生行政部门,一般是指各级政府中负责医疗卫生行政工作的部门,包括国家卫生健康委员会,各省、自治区、直辖市卫生健康委员会,各市县卫生健康局等。国家卫生健康委员会设有医政、基层卫生健康、医疗应急、药物政策与基本药物制度、老龄健康、妇幼健康、职业健康等业务司局。这些职能部门根据国家卫生工作基本方针,合理规划、组织和分配所辖地区卫生资源,对基层卫生健康促进工作提供政策支持。

(二)政府其他部门内的卫生健康促进组织

在工业、交通、国防、铁路、通讯等部门也都设有基层卫生服务组织,如一些大型厂矿设有卫生处、医院、防疫站、妇幼保健站等,它们直接向相关社区提供卫生保健服务。

（三）医疗保险机构

通过保险公司向社区居民提供多种保险项目，从资金上支持社区保健服务的开展，如合作医疗保险、孕期保险、婴幼儿保险、预防接种保险、独生子女保险等。

（四）个体医疗健康促进服务

主要由私人开业医生负责进行。开业医生根据国家有关法律，本着方便群众就医的原则，也可参与社区健康促进工作。

社区和社区组织是开展社区健康促进的必要条件，没有相应的社区组织形式，社区健康促进便无从谈起。社区组织结构层次的设置要因地制宜，量力而行，切实符合社区的规模、形态、条件及其自身的特点，一般主张农村以乡或村为基层点，城市则以街道、居委会为基层点。

四、社区健康促进的开展程序

社区健康促进开展的目的在于有效地动员和组织社区人群，开发和利用社区资源，分析、确定自身的卫生问题并提出解决办法。社区健康促进机构要帮助社区确定以下内容：①健康目标是什么（远期目标）；②目前能够实现什么（近期目标）；③准备如何实现（具体措施）。社区健康促进开展一般分三个阶段。

（一）准备阶段

通过观察、访问、调查等手段搜集资料，了解社区内的基本卫生需求，用流行病学的方法评估社区人群的健康状况，进而提出社区卫生健康促进的近期目标、远期目标和具体措施，制订卫生资源、设施的利用计划，同时结合对社区现状的分析，找出需求、目标与现实间的差距，探索差距产生的原因及解决的办法。

（二）决策阶段

决策是在掌握了大量社区信息和资料的基础上进行的。首先必须争取到社区领导支持，了解和掌握社区现有卫生资源（人力、物力、设施、技术、自然条件）状况，了解社区行政部门的有关卫生政策、法令和社区内的政治、经济状况以及社会规范对社区健康促进发展的影响，深入分析社区卫生健康促进现状，确定优先解决的卫生与健康问题，提出多种社区健康促进实施方案并讨论其可行性及可能结果。社区决策应由社区行政领导、各团体、部门、家庭推举代表，以民主协商方式，决定最佳实施方案，最后经社区行政部门批准后付诸实施。

（三）实施阶段

社区健康促进实施阶段的主要工作：①向社区居民广泛宣传实施方案的内容，动员大家积极参与；②有步骤、有重点地实施社区健康促进发展计划的内容；③密切跟踪社区健康促进方案的实施效果，及时发现实施过程中产生的新问题；④分析问题的原因并对方案进行必要的修改与完善；⑤阶段性地评价方案的实施效果，同时为社区健康促进的下一步发展计划做好准备。

五、社区健康促进的意义

（一）有利于适应医学模式的转变和人口结构老龄化的需要

随着我国社会水平的提高与人们生活方式的改变，我国的医学模式从生物医学模式转变为生物-心理-

社会医学模式。同时,由于人们生活质量有了显著的提高,出生率下降和人口平均期望寿命延长,老年人群在总人口中所占比重越来越大,人口老龄化问题越来越严重。从事社区卫生服务的全科医生应按生物-心理-社会医学模式,以社区为范畴,以家庭为单位,对人群提供服务。社区卫生服务的开展可以有效地预防与控制慢性非传染性疾病的发生。

(二)有利于控制医疗费用的上涨

社区卫生服务重视预防和健康促进工作,患病率和就诊率下降,使得关口前移。实行双向转诊,减少了患者的住院费用,控制了医疗费用的上涨,减小了患者的就诊负担。

(三)有利于适应人民群众新的医疗需求

社区内人群在得到医院内的基本医疗服务的同时,还能享受到如上门服务、家庭医生服务、健康咨询、个人健康顾问服务等医疗健康促进服务。社区卫生服务有利于融洽医患之间的感情和提高医疗质量。

(四)有利于促进医疗保障制度的改革

随着医疗保障制度改革的逐步深入,实行社会统筹医疗基金和职工个人医疗账户相结合的职工医疗保障制度势在必行。我国实行定点医疗制度,但缺乏合理调节患者流向的方法和手段,常常造成承担转诊患者的大医院人满为患。为此,应把预防工作和职工医疗保险结合起来,使社区卫生服务成为医疗保障网络体系的重要组成部分。

(五)有利于协助防控突发公共卫生事件

以2019年新型冠状病毒肺炎(简称新冠肺炎)疫情为例,疫情期间,疾病预防控制机构的公共卫生人员依据国家有关文件要求迅速投入抗"疫"一线,最基层的社区(乡镇)预防保健机构的公共卫生人员承担了阻击新冠肺炎疫情的重任。防控工作需要基层医疗卫生机构在上级部门的支持下,协同其他基层组织机构才能完成这项艰巨的任务。社区预防保健是基层医疗卫生机构的重要组成部分,其统筹协调、明确分工及技术能力在很大程度上决定了基层疫情防控的成败。通过社区保健,把患者有效地进行了分流,极大地减少了交叉感染,为遏制疫情做出了巨大的贡献。同时,通过社区健康促进,向老百姓们普及有关疫情防控知识,使老百姓们积极响应国家号召,戴好口罩,保持社交距离,不聚集,从而有效地遏制了新冠肺炎的传播。

第二节　自我健康促进

一、自我健康促进概述

自我健康促进(self care)是指个人采用一定的技术手段和方法,有意识、有针对性地进行维护自身健康的活动,其内容主要包括疾病的自我预防、自我诊断、自我治疗、自我用药以及各种强身健体的锻炼(如按摩、练气功、练武术、游泳、跑步等),还包括患者在医院治疗之后的继续自我治疗和康复活动。自我健康促进的独特之处在于它是一种自发的、自我管理的健康促进形式。

"自我健康促进"一词源于1825年出版的美国汤姆逊所著的《健康新指导》一书。此书当时畅销10万册,出现了"汤姆逊人"运动。到了十九世纪六七十年代,这一运动席卷全美。在免费诊所活动中医生也强调自我健康促进,主张把健康促进的责任由单纯依靠医生转向依靠患者自己,扩大医生与患者的接触,诊所内设图书馆方便患者阅读,举办各种自我健康促进讲习班,从而使治疗健康促进的责任由专业医务人员和患者共同承担,改变了过去单一的健康促进模式。在我国,自我健康促进也有广阔的前景,随着卫生知识普及程度的提高,越来越多的人开始自觉地通过各种健康促进方法维护自己的健康,这在老年人群中表现得尤为明显。他们利用闲暇时间开展各种娱乐活动和健身运动,进行有益于身心健康的锻炼,如气功、武术、老年迪斯科等,对自我健康促进运动在全社会的展开起了积极的示范和推动作用。

值得注意的是,自我健康促进并不单纯指自己对自己的医学照顾,自我健康促进过程始终贯穿着个人与家庭、亲友及社区人群的互动。家庭、朋友组成的社会网络是自我健康促进的重要信息来源;社区人群间的互动过程,对于普及医学知识、传播科学理念十分重要;人们之间的相互支持、鼓励和模仿对于调动个人参与自我健康促进活动的积极性并保持恒久性发挥着重要作用。社会互动使"多依靠自己、少依赖医生,自己担负起维护自己健康的责任"的理念得到广泛传播并日益深入人心;互动还使人们能克服自身的盲目性与惰性,积极行动起来,注重培养个人良好的卫生习惯和生活方式,抑制各种有害健康的不良嗜好,创造有利于身心健康的生活和工作环境。自我健康促进的产生是医学和社会发展的必然趋势。首先,当今社会疾病谱和死亡谱已发生了巨大的变化,危害人类生命、健康的首要威胁已由急性传染病转变为慢性非传染性疾病,而自我健康促进在预防与治疗慢性病方面拥有不可替代的优势。其次,人们开始更多地关注个人生活方式和生活环境对健康的影响。世界卫生组织研究显示个人的健康和寿命有四大影响因素:生物学基础(占15%)、环境因素(占17%)、保健设施(占8%)和生活方式(占60%)。研究表明,坚持有益健康的生活习惯的人,其平均寿命比不坚持的人要长11年。再次,人们已逐渐认识到现代医学在治疗疾病中也有局限性,而自己对自己健康所起的作用,有时比任何医院、医师、药物或先进的诊疗设备更为有效。自我健康促进与医院治疗相比在于它更能调动人体自身内在的防御能动性和积极性,因而在维护健康上比被动地接受治疗有更好的效果。最后,从医学社会学的角度看,人们的健康离不开自然环境、社会环境和心理环境,而在医院治疗过程中患者不能主动改变这些环境因素。自我健康促进不仅可以调节自己的心理环境,还可以发挥自己的主观能动性去改变周围的自然和社会环境,从而使自己能够在更适合自身状况、更富人性化的环境中得到康复并保持长久的健康。

二、自我健康促进的社会属性

(一)人人健康是社会进步的必然要求

世界卫生组织曾在1977年提出"健康为人人"或"人人健康"的口号,目的是在全球经济发展中逐渐缩小不同国家、不同地区和不同民族之间人们健康水平的差距,反映出全球人口对世界公平与进步应享有的共同权利。20世纪80年代,健康问题已成为反映社会进步的一面镜子,已升格为"全球性问题"。例如由于人口剧增和老化、生存环境恶化、高技术低享受、文化教育水平差距增大等原因,穷国和富国的人民健康水平差距近十几倍。为此学者们提出建立"人人享有福利"的社会新秩序,"人人健康"就是在此大背景下提出的医学战略目标。1977年5月,世界卫生大会通过的43号决议指出:世界卫生组织和成员国的主要卫生目标应该是,到2000年使世界上所有人都达到社会和经济生活两方面都富有成效的健康水平,即"(2000年)人人享有卫生保健"(health for all(by the year 2000),HFA)。1978年在苏联阿拉木图召开的国际初级卫生保健大会上发表了阿拉木图宣言,提出初级卫生保健是实现人人享有卫生保健目标的关键。党的十八大以来,我国卫生与健康事业取得巨大成就,人民群众健康水平显著提高,为实现"人人享有基本医疗卫生服务"的目标夯实基础。党的十八届五中全会首次提出推进健康中国建设。2019年6月11日,博鳌亚洲论坛全球健康论坛大会在青岛开幕,习近平强调,人人享有健康是全人类的共同愿景,也是共建人类命运共同体的重要组成部分,推进全球卫生事业,是落实2030年可持续发展议程的重要组成部分。中共中央、国务院发布的《"健康中国2030"规划纲要》强调要推动人人参与、人人尽力、人人享有,强化个人健康责任,提高全民健康素养,引导形成自主自律、符合自身特点的健康生活方式;落实预防为主,减少疾病发生,强化早诊断、早治疗、早康复,实现全民健康。

"健康为人人"提出后曾产生一些误解,如有些人认为只要听从政府安排就能人人享有健康,不理解在"人人享有卫生保健"过程中个人应担负的责任和义务。健康不能靠政府或其他人,实际上,没有人能比自己更好地照顾自己,每个人都是自己健康的第一责任人,每个人都应为自身健康而努力,这是个人生活的幸福所在,也是个人为整个世界走向更加公平、公正、文明所应承担的责任和理应贡献的一份力量。

(二)疾病风险意识正在成为一种社会意识

疾病是人类生活中的一种风险,谁也不知道自己何时会生病。世界上每年因生病造成的经济上、社会上和个人生活上的损失难以计数。随着社会的发展进步,每个人都在追求更高的生活质量,对疾病的风险意识也不断提高。以前,疾病风险(如为疾病去买保险)只是少数人关心的事,但现在疾病风险意识正日益成为广大人民群众普遍具有的意识。目前,世界各国都开始重视这个问题,一方面采取各种措施,帮助人们规避疾病风险,减轻个人及社会的损失,如建立公费医疗、合作医疗制度,开办各种健康保险等;另一方面从降低社会成本考虑,大力提倡开展自我健康促进运动,强化人们的疾病风险意识,动员更多的人加入自我健康促进行列。目前,随着生产力的发展和人民生活水平的提高,居民的健康意识也在不断提升,但是仍然还有相当多的人缺乏疾病风险意识,尚未认识到参加健康保险和自我健康促进运动,既是为社会作贡献,也是为自身谋利益。提高疾病风险意识在农村尤为重要,我国农村的一些地区,特别是农村老年人的疾病风险意识比较低,要通过广泛宣传,唤醒并强化群众的疾病风险意识,使群众积极投身于自我健康促进活动中。

任何医疗手段,最终都要通过激发人体自身的调节、免疫和康复能力才能发挥作用。人是具有丰富情感活动和精神世界的高级生物,心理和精神对人的身体至关重要。在中国传统医学中,"不治已病治未病""未病先防"和"既病防变"的核心思想,突出反映了自我健康促进在中国传统医学养生中的重要性。因此,自我健康促进是决定健康的基础和关键。

新冠肺炎疫情的出现,更加凸显了自我健康促进的重要。个人、社区和全社会被要求采取一系列行动,例如戴口罩、勤洗手、保持社交距离等,这些自我健康促进干预措施的推进可以减轻医疗卫生系统应对疫情的压力,为减少病毒传播、降低死亡率和发病率、保护社会健康作出贡献。

(三)自我健康促进正成为一项社会活动

自我健康促进表面上看是一件仅涉及个人的事,如自主选择健康促进时间和健康促进方法、自主决定生活方式等,但实际上它是一项涉及全体社区成员利益的重要社会活动。无论是在紧密型社区还是松散型社区,健康促进活动都已成为或正在成为许多人尤其是中老年人热衷于参加的社区活动,并且参与人群有不断扩大的趋势。社区各级领导和医疗机构也积极参与进来,进行宣传、教育、组织和引导工作,并尽可能地提供物质支持。例如,哈尔滨市政府曾提出"增强卫生意识,提高文明素质"的口号,组织群众参与建设社区初级卫生健康促进,推进健康教育,使该市卫生面貌焕然一新。再如福建三明市,市民讲卫生已形成市风,有关部门制定的门前三包、评选模范卫生家庭、入户健康教育等措施都得到市民的积极响应。可以预见,随着社会的不断发展、进步,自我健康促进将成为一项越来越重要的社会活动。

三、自我健康促进的社区实施

自我健康促进即预防保健一般按三级来划分。一级预防保健包括增进健康和特殊防护,它不仅对传染病,而且对慢性病和意外事故进行一级预防;二级保健包括早期诊断和及时治疗;三级保健主要是康复治疗,力求使患者恢复身体、精神和社会功能。个体在不同年龄阶段有着不同的需要注意的健康问题,个人与健康促进组织间保持良好的互动,是保证健康、促进社区卫生发展的重要环节。下面是不同年龄阶段须进行自我健康促进的内容。

(一)婴幼儿期

将要成为父母的人可由医生、医院、社区组织介绍参加父母教育班,以获得有关婴幼儿健康促进的知识。如有遗传病家族史的,应申请咨询服务,医务人员要给这些患者提供有关信息,并适时地把他们转往遗传科治疗。健康的妊娠需要良好的胎儿期护理,医学护理、饮食指导和相关咨询服务对所有待产妇都十分重要。可将经济上有困难的孕妇列为出诊及随访计划的服务对象。孕妇应戒烟、戒酒并谨慎用药,以减少对胎儿发育的不良影响。医务人员的产后指导、访视可以帮助母亲产后恢复和指导对婴幼儿的合理喂养。应强调母乳喂养的重要性,定期提供各种免疫接种及婴幼儿生长发育指导。

(二)儿童期

在生命早期,一个富有激励和健康的环境能促进儿童的生长发育。为儿童提供日托、保健营养、教育和咨询服务,对儿童健康生长有显著效果。意外事故对儿童健康是一个巨大威胁,教育孩子注意安全是保健组织的一项重要内容。儿童应至少每2年做一次常规儿科检查,项目包括:诊断和治疗视听疾病,评价智能的发育状况,早期诊断和治疗感染病灶,提供预防接种。要帮助儿童建立良好的个人卫生习惯,教育他们抵制不良影响,如吸烟、酗酒、斗殴等。牙齿的保健工作可由牙科医生提供家用氟化片或由学校提供氟化水漱口进行,社区饮用水加氟是预防儿童龋齿最有效的办法。

(三)成年期

吸烟与酗酒是成年人慢性病发生和死亡的重要原因。各级健康促进机构的健康促进人员应通过各种渠道宣传吸烟危害健康的信息,以及提供如何戒烟的建议。自己不能戒烟者可到戒烟诊所寻求帮助。宣传酗酒的危害性,如过量饮酒可使人遭受意外事故死亡,或者诱发家庭暴力,导致家庭破裂,或者引发慢性疾病等。成年人每日保持合理营养是良好健康的前提,各类食品商店、医疗保健服务机构,应提供食品的卫生和营养成分的信息,促使人们合理选择食品,养成健康的饮食习惯。坚持有规律的运动极为重要,要鼓励成年人参加健身运动,每周至少3次,每次15~30 min。患有慢性疾病的人,在开始健身运动前,应请内科医生检查。社区应有支持健身运动的计划和设备。疾病的早期检查主要是对高血压病等慢性病和肿瘤的早期检查。成年人应至少每5年普检1次,超过40岁的人应2~3年普检1次。巴氏染色法是发现早期子宫颈癌的重要方法,妇女应在20岁或性生活开始那年起,每年1次,共做3次巴氏染色法检查,此后每3年检查1次。自我检查是发现早期乳腺癌的最有效方法。妇女应在月经期后检查自己的乳房。医务人员和社区保健人员提供和指导自我检查乳房的方法。现代社会的紧张节奏会使许多人对社会产生不适应感,变得焦虑、抑郁或无力处理生活中的事件,医务人员、社区组织和精神卫生组织应通过电话或上门为心理不适者提供心理咨询服务。成年人的自我健康促进应归纳为四个方面:合理膳食、适量运动、戒烟戒酒、心理平衡。

(四)老年期

保持积极的社交活动有利于老年人的健康。老年人应克服日益增长的社交惰性,与亲友尽可能保持经常性的联系,使自己的情绪处在积极乐观状态。社区健康促进机构和社会组织,应经常为老年人举办各种集体活动,为他们提供社交活动的场所和机会。老年人应主动进行力所能及的锻炼,如打太极拳、做保健操、散步等,社区应为他们提供场所和合适的设备。老年人牙齿的护理、手足的护理和饮食的搭配等,应由社区保健组织提供指导。老年人生活一般比较简单,社区组织应为他们提供生活上的帮助,例如,重视食堂和家庭膳食的营养搭配,保证老年人合理的营养。有条件的社区应逐步建立义工服务小组,对老年人不能承担的家务提供义务帮助。

第三节　家庭健康促进

一、家庭健康促进的概念

家庭健康促进(family care)是以家庭为单位的护理,是指社区医疗保健人员为帮助家庭成员预防、应对、解决各发展周期的健康问题,适应家庭发展任务,获得健康的生活周期所提供的帮助。

为了自身的生存和发展,人类需要以某种特定的关系和纽带联系起来,形成各种形式的共生群体。在众多的人类群体中,家庭始终是人们可以亲密交往、终身依赖的基本形式。社会学创始人孔德说过:"家庭是社会的缩影,是具有自我维持能力的最小单位——社会的细胞。"人一出生,首先来到家庭中,人的社会化最早就在这里开始。家庭成员之间的相互照料,家庭生活的稳定与愉悦,家庭关系的和谐与融洽,是一个人保持健康的重要条件。由于家庭与个人健康的关系十分密切,家庭健康促进便成为整个社会健康促进的重要内容之一。

二、家庭健康促进的背景

20世纪80年代初,为缓解严格控制人口增长和群众生育意愿之间的矛盾,寻求计划生育工作方式方法的转变,原国家计划生育委员会引入国际先进理念,在全国开展了连续7个周期、持续20多年的中日合作"计划生育、妇幼保健、寄生虫防治结合项目"(简称"计划生育结合项目")。项目第一周期试点地区在江苏省太仓市,在开展计划生育、妇幼保健等服务的基础上提出了"家庭保健"的概念,通过深入家庭开展计划生育、妇幼保健服务,提高家庭健康水平。

2006—2009年,国家人口和计划生育委员会实施了中日合作"加强中国中西部地区生殖健康家庭保健服务能力建设项目"(中日合作"家庭保健第一周期项目");2011—2016年,又启动了中日合作"加强家庭保健服务并发挥其在传染病预防健康教育中的作用项目"(中日合作"家庭保健第二周期项目")。两个周期的项目中都突出了"家庭保健"服务的特点和作用。

三、家庭健康促进的必要性

社会是一个"有机体",家庭则是社会的"细胞"。只有"细胞"健康,整个有机体才会健康,这也就是把家庭视为健康促进的基本单位的原因。以家庭为单位开展健康促进活动,主要有以下几个方面的意义。

(一)满足家庭结构变化对医疗保健提出的特殊要求

2011年前,我国长期实行一对夫妇生育一个孩子的人口政策,几十年来,我国家庭人口结构已呈现明显的4:2:1格局,即一对中青年夫妇要照顾四位老人和一个孩子。由于核心家庭正成为城市家庭的主要形式,身边无子女的家庭(即空巢家庭)日益增多。空巢家庭中的老年人将如何面对体弱多病的老年期呢?他们一旦生病,能否在第一时间迅速得到所需的医疗服务呢?对此,家庭保健无疑会发挥重要作用。在农村,老年人的保健问题尤其值得关注。尽管在今日之中国,家庭赡养仍是"老有所养"的主要形式,但在"老有所医"上必须加强社会化的措施,而以家庭为单位开展医疗保健则是社会化措施之一,如目前不少地区开展的孤老护理承包活动和设置家庭病床等。

（二）适合人类家庭生活的特点

正常情况下，人的一生约三分之一以上的时间是在家庭中度过的，人们的饮食起居、休息娱乐大多也是以家庭为依托展开的。影响人们健康的重要因素——喜、怒、哀、乐的情绪，也有一半以上是由家庭引起的。夫妻关系的失调，亲子关系的失调都会给家庭成员的生理、心理造成创伤，从而给健康带来重大影响。许多疾病的发生都是渐进性的，是在不良的社会环境中，特别是在充满矛盾的家庭生活的进程中逐渐滋生起来的。在许多情况下，遗传因素只是疾病的原发原因。如果家庭环境和谐，家庭成员之间关系融洽，那么，某些遗传性因素就可能受到抑制。父母对于自己子女来说，可以担当起"高明医生"的角色，其体贴入微的关心，以及思想感情上的交流，具有最佳疗效。因此，维系家庭成员间良好关系，营造温馨和谐的家庭氛围，培养家庭成员好的生活习惯，以家庭为单位开展体育活动等，都应是一个理想家庭的必备内容。家庭健康促进在整个社会健康促进体系中占据重要位置是客观和必然的。

（三）适合卫生保健低成本、高效用的经济原则

以家庭为单位开展健康促进活动是一种在医疗上有效、经济上可行的合理的医疗保健形式。随着社会的发展和人们对医疗服务的需求不断提高，通过扩大现有医疗机构的规模（如增加更多的病床、配备更多的医护人员等）来满足这种需求已显得困难和不理智，即便在大城市，因医院不断扩张带来的高成本、低效率问题，也会阻碍医院无节制的扩张。而家庭健康促进系统的建立与完善，以其灵活、方便、适用和低成本赢得社会各界尤其是老年人群和中低收入人群的欢迎，它在改变大城市看病难、费用昂贵等方面起到了重要作用。

四、家庭健康促进的主要形式

以家庭为单位开展医疗保健服务主要有以下几种形式。

（一）家庭病床服务

家庭病床是具有我国特色的新型医疗保健形式，它是适应当前社会的需要而产生的，并在为社会服务中得到迅速发展。家庭病床服务的开展不但缓解了当前社会上存在的"住院难、看病难"的矛盾，而且为疾病（特别是老年病、慢性病和精神疾病）的管理、预防、治疗工作从组织形式上提供了坚实的基础。世界卫生组织提出的"人人享有卫生保健"的战略目标，不仅考虑到疾病的治疗，而且也注意到病后的康复与保健指导，并试图制定"功能-家庭生活-社会保障"的国际分类，使广大慢性病、老年病患者有机会在家庭接受系统的治疗和保健指导。我国十分重视家庭病床工作，《全国城市街道卫生院工作条例》（试行草案）中指出："为了方便群众就医，建立出诊、家庭病床等制度。"《全国医院工作条例》中也明确规定："医院的预防保健科，要做好地段的医疗预防工作。""组织有关科室开展家庭病床。"事实证明，开设家庭病床是广大群众的迫切需要，是我国医疗卫生事业发展的需要，它的开设可节约社会陪护劳动力，发展新型的医患关系，使医院-家庭和医疗-康复-保健工作紧密地联系在一起，把社会关心和家庭服务有机地结合起来。

（二）家庭护理

现代医学模式的转变，为护理工作开辟了新的领域，并对护理工作提出了更高的要求。应打破传统生物医学模式的限制，从生物-心理-社会医学模式出发，重新设计护理工作，而家庭护理便是新的医学模式付诸实施的形式之一。

家庭护理主要分为普通护理和精神护理。普通护理与患者住在医院时护士的护理大致相同，如病况的

观察与评估、伤口护理、胃管和导尿管护理、药物服用指导、个人卫生和饮食服务等；而精神护理则是目前医院治疗无法做到的，也是家庭护理的独到之处。

人们患病之后，都有一定程度的心理变化，这一点健康的人一般体会不到，而家庭护理人员在与患者的接触过程中会慢慢了解患者的心理状况，掌握其规律性，会随时帮助患者调适心理，并利用家庭病床这个患者熟悉的生活环境，为其建立一个舒适、优美、安静的休养环境，使患者处于医学治疗和心理调适的最佳状态。

家庭护理包含精神护理内容，决定了患者及家属与护理人员之间会形成某种特殊关系，这是一种新型的医患关系——感情融洽、互动频繁、无话不谈。有了这种关系，护理人员往往在与患者闲聊中便完成了精神护理的任务。护理人员的情感投入，使患者感受到家庭环境的舒适、亲人感情的温暖，会产生愉悦的情绪和被关怀的心理感受，从而调动起患者与疾病抗争的勇气与力量。对于患者家属来说，护理人员的工作使他们能够深入理解患者的病态心理，多关怀、体贴患者，积极配合医护人员的工作，这样往往能达到医院治疗难以达到的治疗效果。

（三）家庭医生

家庭医生（family physician）提供的是一项综合性的医疗保健服务，它将医疗保健的重点放在家庭，即对所有家庭成员，无论年龄、性别和患病的种类，都始终负有医疗保健的责任。家庭医生在欧洲许多国家也称为开业医生，并非是指家庭私人医生，其服务特点是负责本地区所有居民的医疗保健工作，实质上是属于基层初级保健的一种形式。

要了解家庭医生的概念，首先要了解全科医学和家庭医学的概念。全科医学和家庭医学是美国家庭医学发展史上前后连续发展的两个概念。1970年以前，全科医学代表的是综合医疗服务，其目标是治疗疾病，反映出生物医学模式的特点。1970年以后，全美家庭医学联合会的成立，标志着家庭医学取代全科医学，成为综合性卫生服务的主流，其目标是为个人和家庭提供连续的和全面的健康、医疗照顾，体现出生物-心理-社会医学模式的特点。经过30多年的发展，家庭医学已成为医学中一门独立的学科。家庭医学的突出特点是"宽"，它融心理、行为和临床技术为一体，为不同年龄、性别的患者提供综合卫生服务。

家庭医生的工作内容和方式是家庭医学理念的充分贯彻与体现。他们为患者治疗时关注点不仅是疾病本身，而且会充分考虑该病可能引起的全部并发症以及由此带来的患者心理、行为的变化，这集中体现出家庭医生为服务对象提供连续和全面医疗照顾的内涵。当家庭医生接触到的患者有比较复杂的社会和心理问题时，他会主动与医务社会工作者取得联系，请他们介入该个案的整体治疗。如果患者的家庭护理中出现问题，家庭医生将利用社区志愿者或其他形式，解决其护理中面临的困难。这种以患者问题为中心的临时工作团队组合，体现出家庭医生不但从社会心理角度考虑问题，而且从社会心理角度去治疗患者，生物-心理-社会医学模式通过家庭医生可操作性的医疗实践得以体现。

家庭医生在西方许多经济发达国家已普遍存在，并且正逐步完善形成一整套系统的培训考试制度和家庭医生制度。随着我国有关家庭医生签约服务政策的不断出台和推进，我国家庭医生制度的相关工作也逐步完善，并取得一定成效。然而我国的家庭医生签约服务起步较晚，落实过程中难免存在一些不足，如部分指导性和方向性政策与具体地域特点的结合、家庭医生和签约居民的沟通与联系、上下级医疗机构的信息互通及家庭医生绩效考核等方面仍存在较大提升空间。

总之，以家庭为单位开展健康促进服务能为千百万人带来幸福与健康，它是在医疗技术日益专业化、现代化及高龄社会到来的背景下，社会卫生保健系统为响应千百万家庭对医疗保健日益升级的需求所做出的调整和响应，是在全社会建立人人健康、预防疾病、早期发现、早期诊断及康复的一种完善的医疗保健形式。除家庭成员及医务人员参与外，整个社会都应积极关注并为其创造条件，让每个家庭都能充分地分享社会进步、医学进步带来的福祉，让每个家庭都能把健康作为最重要的生活价值来对待。

第四节　妇幼健康促进

一、妇幼健康促进的概念

妇幼健康促进(maternal and child health care),简单来说,就是妇女和儿童保健教育与管理。妇女保健包括婚前检查、孕妇的产前检查、叶酸的发放、高危孕产妇的监控、生殖健康知识的宣传、分娩的一系列检查和产后访视等。儿童保健包括新生儿的出生后访视,体检,疫苗接种,体弱儿的监控,新筛(新生儿筛查)等。

妇幼健康促进是社会大卫生系统中的一个非常重要的子系统,其研究对象是全部女性和7岁以下的儿童,他们构成了一组特殊的人群,称为妇幼人群。这组人群约占总人口的五分之三。由于其特殊的生理和心理特点,他们对社会环境和医疗保健有着特殊的更高的需求,因此我们又称妇幼人群为高危人群。妇幼健康促进工作从某种意义上讲是一种主动型服务,具有很强的社会性,涉及多种社会问题。妇女和儿童的身心健康,关系到千家万户的幸福,关系到整个民族的兴衰。因此,加强对妇幼健康促进中的社会问题、社会关系和社会行为的研究,寻求解决各种社会矛盾的方法和途径,为各级行政管理部门制定有效的政策提供依据,是妇幼健康促进社会学研究的重要任务。

二、妇幼人群的社会心理行为特征

(一)妇女社会心理行为特征

1.青春期女性社会心理行为特征

从月经初潮到生殖器官逐渐发育成熟,一般为13~18岁,这一时期称为青春期。这一时期的女性的身体发育逐渐趋向成熟,大脑神经结构逐步发达,人生观、世界观逐步形成。

月经初潮往往给少女带来恐惧和不安情绪,需要母亲、医生或教师的关心和教导。月经期少女的情绪波动比较大,烦躁不安,爱发脾气,有的表现出情绪低落、忧郁,做事情畏缩不前,严重的甚至会出现病理症状,如月经周期紊乱、月经量过多或过少和痛经等。有的少女由于缺乏必要的生理卫生知识,同时有害羞感,即使出现了月经不正常的情况也不去医疗保健机构就诊,容易产生许多不良后果。

2.孕产期女性社会心理行为特征

孕产期是女性一生中一个重要的生理、心理变化时期,全过程为40周左右。孕产期既关系到女性本身的健康,又关系到下一代的健康,是妇女保健工作中非常重要的一个阶段。初次妊娠的女性,不仅在生理上发生着巨大变化,在心理和行为上也会产生相应的变化。有的妇女怀孕后会过分激动,情绪兴奋,有的会过分恐惧等。

从女性怀孕开始直到产褥期是妇幼保健的最重要时期,需采取一系列的健康促进措施,如产前检查、产后访视、饮食营养指导以及产后康复指导等。如果这一时期的保健护理不到位,孕妇和胎儿就有可能产生多种不良结果,如妊娠反应、妊娠中毒症、妊娠合并症、流产、早产、胎儿死亡和孕产妇死亡等。完善的妇幼健康促进工作能够及时发现此过程中的问题并采取有效措施,避免不良结局的发生或减轻不良的后果。

3.更年期女性社会心理行为特征

所谓更年期,是指女性卵巢逐渐衰老,器官功能退化的时期。其中最为主要的是雌激素分泌的退化,导致绝经和更年期综合征,主要表现为忧郁,烦躁易怒,焦虑,神经质,大声喧哗,精力不集中以及窒息感。

针对女性更年期的生理、心理特征,健康促进工作的重点是通过指导更年期妇女了解自身生理、心理变化过程,进行自我心理调适或进行心理门诊咨询,必要时进行适当药物治疗,使她们能平安、健康、愉快地度过更年期。

(二)婴幼儿的生理特点及健康问题

1. 新生儿期

自出生至 28 天为新生儿期。这一时期,新生儿离开母体开始建立个体生活。新生儿由母体内生活转为母体外生活,经历了由寄生到独立生活的重大转折。新生儿由于生活环境的突然改变,而且身体各系统、器官的发育尚不完全,生理防御功能还不完善,抵抗力弱,因而对外界环境的适应能力较差,易受外界不良因素的影响而发病。抵抗力弱导致病情变化快,稍有不慎,病情极易由轻度转为重度。疾病严重威胁着新生儿的身心健康,甚至可导致新生儿死亡。因此,要加强围产期保健和新生儿期的护理,采取各种综合措施预防不良后果的产生。

2. 婴儿期

从广义上讲,婴儿期指从出生至 1 周岁的时期,即包括了新生儿期在内。但新生儿期作为婴儿期中较为特殊的阶段,常常单独进行研究。因此,人们一般将出生后 28 天至 1 周岁称为婴儿期。在这一时期,婴儿机体发育非常快,新陈代谢旺盛,容易出现因营养不足而导致的营养缺乏性疾病,因此,在婴儿期要加强对婴儿合理喂养的指导。

婴儿出生 6 个月后,体内来自母体的抗体逐渐消失,而自身的免疫力尚不健全,对疾病的抵抗力较弱,随着与外界接触的机会增多,容易发生传染病和呼吸道、消化道的感染。母乳喂养不仅能保证婴儿摄取高质量的营养,而且对于增强婴儿体内抵抗力大有好处,故应大力提倡母乳喂养。

3. 幼儿期和学龄前期

幼儿期是指 1～3 岁这段时期。学龄前期为 3～6 岁这段时期。这两个时期,儿童体格生长发育减慢,中枢神经系统的活动逐步增强,尤其是第二信号系统发育迅速。儿童求知欲和模仿能力不断增强,成人的语言和动作对儿童的影响很大。因此在这两个时期,要特别注意儿童语言、思维、智力及心理行为方面的培养和教育,从小养成良好的生活和行为习惯。

这两个时期的保健问题主要表现为以下两点。一是接触传染病病原体及寄生虫病的机会较多。虽然此时儿童免疫功能逐渐增强,但传染性疾病的威胁依然严重。二是儿童接触周围环境及物体的机会增多,由于好奇心强,而缺乏生活经验,对事物的辨别力差,且动作不稳,容易发生意外伤害事故。另外,幼儿期绝大多数儿童已断奶,如果搭配食物不当,容易发生营养源性疾病和消化功能紊乱。

三、影响妇幼健康的社会因素

妇幼健康促进自形成之日起,就带有非常浓厚的社会性色彩。不同的国家地区、不同的社会制度和不同的社会发展阶段,妇女和儿童享受到的社会医疗保健服务也有很大的不同,妇幼健康状况存在很大差异。即使是同一国家、同一地区、同一社会发展阶段,那些具有不同职业、不同文化层次、不同经济状况、不同婚姻状况的妇女得到的医疗保健服务在数量和质量上也有较大差别,这些差别不仅对妇女自身的健康影响很大,而且对其子女的影响也很大。下面将从社会学角度分析社会环境因素对妇幼健康的影响。

(一)社会制度的影响

不同的社会制度下,妇女、儿童的健康保护状况有着极大不同。

中华人民共和国成立前,我国处于半殖民地半封建社会,妇女社会地位低下,备受政权、神权、族权和夫权"四座大山"的压迫,得不到基础的医疗保障。贫困、缺医少药加上旧法接生,使得大量孕妇和新生儿死亡,当时孕产妇死亡率高达 15‰,婴儿死亡率城市达 120‰,农村的婴儿死亡率则高达 200‰。

中华人民共和国成立后,我国建立了社会主义制度,政府为保护妇女、儿童权益制定了一系列法律、法规和条例,妇女、儿童的身心健康从根本上得到了保障。这些法律、法规和条例为做好妇幼健康促进工作提供了法律依据,是社会主义制度保证妇幼人群身心健康的重要体现。

在政府保护妇女、儿童的各项方针、政策指导下,几十年来,我国妇女、儿童的健康状况有了明显改善。截止到 2019 年,孕产妇死亡率已从中华人民共和国成立前的 15‰下降到 0.178‰;婴儿死亡率从中华人民共和国成立前的 200‰下降到 5.6‰。为了更好地维护妇女、儿童的健康,国家还开展了对严重危害妇女、儿童健康的常见病的普查、普治工作,我国妇幼保健工作开始迈上了新台阶。

(二)经济、职业和文化教育的影响

1. 经济状况与妇幼健康

这里包括两个方面的问题:一是社会整体的经济发展水平,二是不同经济状况下的不同人群。这与妇幼人群的健康有着非常密切的联系。经济的发展会促进健康水平的提高,发展中国家与发达国家相比,经济水平较低,科学技术落后,妇女和儿童的健康状况也比发达国家差。同样,经济状况好的阶层与经济状况差的阶层相比,经济状况较差的阶层的妇女、儿童因饥饿、营养不足、居住拥挤、环境卫生差、缺乏安全饮用水和护理不当等而影响健康也是显而易见的。

但值得注意的是,经济发展水平的高低和健康水平并不总是完全成正比。美国一位学者的研究表明:把健康资源的投入和人们的健康状况绘制成曲线图,在开始阶段,曲线呈上升趋势,表明在健康上的投资越多,则健康状况就越好,但到了一定阶段之后,投资继续增加,曲线上升的速度开始减慢,甚至下降。对这种现象的一个解释是:在对感染性疾病进行预防治疗时,是通过预防接种和使用抗生素来有效控制疾病对人群的感染的,这时投资越多,则健康状况的改善越明显。但在这些感染性疾病被控制之后,对于其他目前尚难治愈的疾病,如各种癌症、艾滋病、慢性病等,卫生费用的增加则难见健康状况的立即改善。此外,对于一些不必要的手术或治疗,人们虽然增加了健康投资,但健康状况反而下降。

2. 职业状况与妇幼健康

当今社会妇女就业率较高,社会地位与男性平等。但妇女在生理上还是有其特殊性的,她们一生一般要经过"五期",即月经期、妊娠期、产褥期、哺乳期和更年期这些特殊时期。如果妇女的劳动条件不能满足生理过程的需要,其健康就会受到影响。妇女的身心健康状况又直接或间接地影响到下一代的健康成长。因此,研究职业因素,尤其是与职业关系密切的劳动条件因素对妇女及婴幼儿健康的影响,为各级决策机构制定有效的妇女劳动保护政策提供可行的依据具有十分重要的意义。特别要注意一些特殊的职业或工作对妇女健康的影响,比如高温作业的工作、不良体位及劳动强度大的工作、接触生产性毒物的工作、工作环境中有过度噪声和超强振动、接触放射线和微波辐射的工作等。

综上所述,职业及劳动条件对妇女和婴幼儿的影响是显而易见的,但并不能因此把妇女完全排除在上述工作之外,有些因素只是在妇女的特殊生理时期且达到一定的剂量或强度时才会产生有害影响,因此,应针对妇女"五期"的生理特点,切实做好劳动保护工作,把上述不良因素控制在容许范围之内,保障妇女、胎儿和婴幼儿的身心健康。

3. 文化教育与妇幼健康

文化教育对妇幼人群健康的影响越来越引起人们的重视。通过对世界各国的资料分析后发现,把教育投资放在优先地位的国家,其婴幼儿死亡率远远低于那些教育不发达的国家。教育水平已成为一个国家婴幼儿死亡率的重要预测因素,其重要性甚至超过收入水平。

文化教育对健康的影响,主要体现在影响人的卫生知识和卫生习惯上。教育的缺乏使人的卫生知识缺乏,更容易养成不利于健康的习惯。有研究发现,吸烟、酗酒等行为与文化水平低有较大的相关性。通过对几千名吸烟孕妇的研究发现,她们的死胎和自然性流产率比非吸烟孕妇高出一倍,早产儿率比非吸烟孕妇高出1~2倍,而且其婴儿体重一般也比非吸烟者轻。还有研究发现,吸烟孕妇所生婴儿畸胎发生率高于非吸烟孕妇。在许多落后地区,妇女因各种原因无法接受基本教育,缺乏基础的科学知识,在妊娠期、产褥期和哺乳期缺少对自己、胎儿和婴儿科学合理的养护,甚至受迷信活动的欺骗,有病不求医,反而求仙问巫,上当受骗,甚至因此母子丧命。

母亲的教育,对其后代的健康十分重要。受过良好教育的母亲由于接受了较多的卫生知识及育儿知识,对小儿的健康比较重视,对小儿的照顾科学合理,其本身的卫生保健也做得较好。而有的文化水平较低的母亲由于缺乏科学育儿知识,常因喂养不当、护理不当及本身不良的卫生习惯使小儿患病或死亡。世界卫生组织的资料表明,平衡了父母的教育程度后,城乡间婴幼儿死亡率的差别明显缩小。即使在医疗保健资源缺乏的地区,受过教育的父母也会更关注孩子的卫生保健情况,也会跑很远的路去为孩子寻求医疗保健服务。城镇中的医疗保健服务虽相对方便,但如果父母文化水平不高,就难以有效地利用这些便利条件为孩子看病或寻求保健服务。在有些落后地区,由于妇女识字率很低,妇幼健康教育进行困难,一些行之有效的健康促进技术也难以推广。要改变这些地区妇幼健康促进的落后状况,大力普及义务教育应是首要任务。

(三)婚姻状况、社会习俗的影响

1.婚姻状况对妇幼健康的影响

婚姻不只是一种生物现象和个体行为,而且是具有复杂社会联系的、受家庭制约和社会影响的社会行为。婚姻的建立,构成了家庭结构的开端,由此形成家庭感情结构,而家庭感情结构的破坏往往是导致许多疾病的根源。

丧偶会造成家庭感情结构的失衡,由此造成的心理上的失落感、孤独感对于妇女的健康影响很大。离婚也会给家庭结构带来严重破坏。离异家庭中多半是由母亲带领孩子一起生活,离婚造成的内心创伤,可能对妇女甚至孩子造成导致极其不良的心理后果。据日本厚生省统计,离婚妇女同家庭生活美满的妇女比,平均寿命缩短5年。美国有资料显示,70岁以下离婚妇女死于心脏病、肺癌、胃癌的比例比正常女性高2倍;肝硬化死亡率比正常女性高7倍;高血压死亡率比正常女性高3倍;离婚妇女自杀率是正常妇女的5倍;发生车祸事件的比例比一般人高4倍。

2.社会习俗对妇幼健康的影响

在我国一些边远地区,近亲结婚的旧习俗依然存在。近亲结婚所生子女患遗传性疾病的概率比非近亲高十几倍乃至几十倍,近亲结婚所生子女夭折率也较高。某些农村地区包办婚姻现象还比较突出,在包办婚姻中,有相当大的一部分妇女被迫与身患疾病或有生理缺陷、不适合结婚的男性结婚。这类事件不仅严重违背了妇女本人的意志,摧残了妇女的身心健康,而且危及子孙后代。例如,与患麻风病或各种传染病未治愈的患者结婚后,不仅会把疾病传染给女方,而且还会由孕妇传染给胎儿。患先天性痴呆的患者,结婚后也会把病遗传给后代,既贻害后代,又贻害社会。

另外,封建迷信和旧习俗在一些地区仍然盛行,严重危害妇女、儿童的身心健康。某些地方妇女如果患了妇科病,便认为是见不得人的丑事,她们把病情隐瞒下来,长期忍受病痛的折磨,身心受到极大损伤。在旧习俗的影响下,一些妇女在月经期不注意卫生,有的就用废旧报纸代替卫生纸,用破布当月经带,不但不清洗和晾晒消毒,反而藏于阴暗避人的地方,结果导致患上多种妇科疾病。

四、妇幼健康促进的社会措施

妇女是人类的母亲,儿童是世界的未来,妇幼健康促进工作不仅直接关系到妇幼人群的身心健康,而且关系到社会的进步和民族的兴旺。因此认真做好妇幼健康促进工作,对于提高整个民族的身体素质及健康水平,营造安定温馨的社会环境,创造更好的生活质量,无疑具有重要意义。

(一)妇幼健康促进的社会作用

妇幼健康促进与社会发展具有相辅相成的紧密关系。社会的发展必然推动妇幼健康促进工作质和量两方面的提高,而妇幼健康促进工作的好坏对社会政治、经济和文化生活的正常进行也有相当程度的影响。

(1)妇幼健康促进是社会进步和民族强盛的保证。妇女承担着孕育下一代的社会使命,胎儿需要在母体内生长发育,十月怀胎,一朝分娩,新生命诞生后又需要靠母亲乳汁的喂养和精心照料才能健康成长。对妇女提供必要和优质的健康促进服务,不仅能保障妇女的身心健康,而且直接关系到胎儿的生长发育及婴幼儿的健康成长。一个国家、一个民族如果拥有一个在生理和心理上充分健康、文化道德素质高的妇女人群,无疑就奠定了民族兴盛、国家强大的基石。

(2)妇幼健康促进是家庭和谐和社会稳定的基石。妇幼工作和预防保健与每一个家庭都息息相关,每个人都要重视。随着社会的发展,人们对出生人口素质的要求越来越高。随着二孩、三孩政策的放开,高危妊娠给母亲和新生儿带来很多安全问题。提高人口的素质,达到优生优育的目的,妇幼保健是实现这一目的的关键。通过婚前检查和控制近亲结婚,可有效地控制新生儿遗传性疾病、传染性疾病的发生;加强妇女孕期的保健,如产前检查,筛查高危孕妇,可以减少孕妇疾病的发生;指导合理膳食,合理用药,避免有害因素的影响,可减少死胎、死产和畸形胎儿的发生,并促进胎儿在母体内的正常发育,减少早产儿、低体重儿的发生概率;加强围产期、新生儿期和婴儿期的保健,指导合理喂养,积极有效地做好计划免疫工作,可保证婴幼儿健康成长。

(3)妇幼健康促进是提高妇女儿童健康水平以及整个人群健康水平的重要抓手。实践证明,加强妇幼卫生工作,妇女儿童的发病率就能明显降低,孕产妇、婴儿死亡率亦能下降。目前发展中国家,孕产妇及婴儿死亡率仍较高。婴儿死亡率是衡量一个国家人民健康水平的一个重要标志,直接影响到一个国家的平均期望寿命。因此,开展好妇幼卫生工作,降低孕产妇及婴儿死亡率,关系到提高整个人群的健康水平。

(二)妇幼健康促进的社会措施

1. 建立、健全各级妇幼保健机构

建立、健全各级妇幼保健机构是做好妇幼保健工作的基础。我国在20世纪50年代就基本形成了城乡妇幼保健网,1955年,卫生部拟定了《妇幼保健专业机构组织试行简则》,推动妇幼保健机构向正规化、网络化、专业化方向发展,妇幼保健工作因此取得较大成就。之后,我国不断加强城乡妇幼健康服务网络建设,逐步形成以妇幼保健机构为核心、以基层医疗卫生机构为基础、以大中型综合医院专科医院和相关科研教学机构为支撑的保健与临床相结合以及具有中国特色的妇幼健康服务网络。2019年,全国妇幼保健机构3071个,其中:省级26个、市(地)级386个、县(区、县级市)级2559个。妇幼保健机构床位数24.3万张。

专业机构设置完善和妇幼保健网的建立是搞好妇幼保健工作的客观基础,而这项工作的进一步开展,离不开广大妇幼保健工作者的努力。妇幼保健工作者要树立全心全意为妇女、儿童服务的思想,提倡灵活创新、善用科技、注重调查研究的工作方法,并且要建立定期、分批学习培训制度,通过学习不断提高思想道德素质和专业技术水平。只有面向社会,深入家庭,走访群众,调查研究,才能及时发现问题和解决问题,才能为妇幼健康促进作出贡献。

2. 加强妇女健康促进管理

(1)积极开展妇女健康促进知识宣传和指导工作。针对妇女的生理特点,通过讲座、报告、广告栏及其他传播媒体宣传普及妇幼卫生保健知识,提高她们的知识水平,增进她们的自我健康促进能力,同时还可采取各种生动活泼的形式开展健康促进咨询、指导活动。

青春期的女性,身体发育逐渐成熟,第二性征明显,心理发育出现不稳定的现象。在这一时期须对她们加强心理和生理卫生指导,妇幼保健机构要和学校、家庭互相配合,通过报告、讲座及其他宣传形式使她们了解自身的生理、心理特点,培养良好的卫生习惯,磨炼健康的心理素质,杜绝一切不利于身心发展的不良习惯和行为,引导她们健康成长。

妇女在月经期容易受外界环境和精神因素的影响而发生多种疾病,如生活环境的突变、工作过分紧张、意外事件刺激以及精神打击等,均可导致闭经或月经周期紊乱。因此,改善经期妇女的工作条件,完善劳动保护措施,如可在有条件的单位建立妇女经期卡片等。

针对新婚夫妇,应积极开展新婚咨询和婚前检查。通过对新婚夫妇进行有计划、有目的的性知识教育和指导,促进婚后家庭生活和谐美满。婚前检查可控制近亲结婚和遗传疾病患者结婚,这既关系到优生优育工作的开展,也关系到整个民族身体素质的提高。

妊娠期是母体负担加重和胎儿生长发育的一个关键时期,孕妇和胎儿容易出现各种疾病。这一时期应及时对孕妇进行孕期卫生保健指导,让她们合理安排好自己的生活,注意个人卫生,合理饮食和运动,合理用药等,切实做好产前检查和诊断工作,及时发现高危孕妇并进行追踪监测。同时,应指导采用新法接生,动员孕妇尽可能住院分娩,并做好产后访视工作。

处在更年期的妇女,由于体内激素水平和神经功能的变化,易出现更年期综合征或更年期功能性子宫出血等病症。应针对引起这些疾病的社会和心理因素采取相应措施,给予必要的生理咨询和心理指导,必要时辅以药物治疗,同时借助各种互动方式,送去关心和理解,让更年期妇女平安快乐地度过这一时期。

(2)严格执行妇女保健系统管理制度。我国城市地区已经普遍开展了孕产期系统管理工作,农村地区约有一半也开展了这项工作。严格执行孕产期系统管理制度,可有效地筛查高危妊娠,防止或减少孕产妇疾病或死亡。

(3)加强妇女病普查、普治工作。定期对妇女进行妇科病普查,可早期发现和早期治疗某些常见病和多发病,如严重影响妇女健康的宫颈糜烂、子宫脱垂、宫颈癌等。子宫颈疾病是女性的常见病、多发病,其中宫颈癌是最常见的恶性肿瘤之一,全世界每年大约有20万妇女死于这种疾病。过去,宫颈癌的发病高峰年龄一般为45~55岁,但近些年来,年轻妇女宫颈癌的发病率呈明显的上升趋势。有关调查资料显示,早婚、早育、过早发生性行为或者同时拥有多个性伴侣容易诱发宫颈癌提前发病。医学实践表明,早期宫颈癌的治愈率很高,定期进行妇科检查,及早发现和治疗宫颈癌前期病变,终止其向宫颈癌的发展,对妇女健康促进有着十分重要的意义。

3. 加强婴幼儿健康促进

婴幼儿是一个脆弱的、易受伤害的人群,且正处在不断生长发育的阶段,若社会各方保健措施不到位,会对他们一生产生重大影响。因此,应根据婴幼儿的特点及主要健康问题,采取合理有效的综合性健康促进措施。

(1)提高父母的知识及护理水平。家庭是社会的基本单位。由于父母与孩子之间有着不可割断的血缘关系,父母成为孩子最早、最亲密的保护者。父母具有的卫生知识水平和护理水平,在很大程度上影响着孩子的健康。因此,要对孩子的父母进行健康教育,提高他们的卫生知识水平和护理水平。健康教育的主要内容包括:宣传母乳喂养的好处,对缺奶或无奶的母亲指导混合喂养和人工喂养方法;讲解婴幼儿生长发育不同时期的特点,以便及时发现小儿生长发育过程中的异常现象;教育父母培养婴幼儿良好的生活习惯,如有规律的睡眠及活动、定时定量饮食、饭前便后洗手等;让父母了解孩子生病的先兆,以便及时发现疾病,早期治疗;教育父母自身要保持良好的卫生习惯,给婴幼儿喂食物前要洗手,不吸烟、不酗酒等。另外,父母要注意孩子衣服的质地和样式,根据不同季节、气温及时增减衣服等。鼓励父母详细记录小儿每周的生长发育情况,建立孩子的成长档案,这将有利于及时发现孩子成长过程中的问题。

(2)为婴幼儿提供必要的健康促进服务。包括为他们注射预防小儿传染病的多种疫苗,提供定期的生长发育健康检查并建立健康登记卡片,按婴幼儿成长阶段定期评估生长发育状况并进行体能、智能的综合评价等。

（3）定期进行家庭访视和体检。对新生儿应进行定期访视，一般在出生离院后第 3 天、第 14 天和第 28 天各访视一次，主要了解围产期及分娩情况，询问新生儿的一般情况，进行健康检查（如体温、体征、身长及其他物理学检查），并填写访视单。对 4 周以上的婴幼儿，也要定期体检，一般应遵循"4、2、1"的原则，即 1 岁以内的婴儿，每季度检查 1 次（每年 4 次），1～2 岁的幼儿每半年检查 1 次（每年 2 次），2～3 岁的幼儿每年检查 1 次。

（4）预防和及时治疗婴幼儿的常见病和多发病。婴幼儿的常见病和多发病包括营养性贫血、佝偻病、肺炎、腹泻等，一旦发现，应给予及时治疗，防止病情进一步发展。

第五节　老年健康促进

20 世纪以来，随着社会经济的发展和科学技术的进步，人们的生活质量有了显著提高，出生率的下降和人口平均期望寿命的延长使老年人口在总人口中所占比重越来越大。联合国第 47 届大会把 1999 年确定为国际老年人年，表明人口老龄化问题已经引起全世界的关注。老年人群的不断扩大以及由此引发的社会问题，也吸引了如生物医学、心理学、社会学等学科的关注。

一、老年健康促进的概念

老年健康促进（elderly health care），简单来说，就是老年人保健教育与管理。

（一）人口老龄化的含义

人口老龄化（population aging），是指在社会总人口中老年人口比重不断上升的一种人口年龄结构的动态变化。人口老龄化与人的老龄化是两个不同的概念。人的老龄化是对个体而言，指一个具体的人随着年龄越来越大，生理、心理不断衰老的过程。它是一种受生物学规律支配的个体老化现象，是一个不可逆转的生命过程。而人口老龄化是一种社会现象，指在一定的社会总人口中，青少年人口比重减少，老年人口比重上升并达到占总人口一定比例之上的变化状态。

人口老龄化趋严是确定性趋势。2002—2017 年，我国 65 岁及以上人口占总人口的比例持续上升，从 2002 年的 7.30％上升至 2017 年的 11.40％。根据全国老龄工作委员会办公室的预测，预计到 2050 年前后，60 岁及以上老年人口数将达到峰值 4.87 亿，占总人口的 34.9％，其中 56％的老年人处在 60—69 岁之间，未来十年，中度老年人口（70—79 岁）将逐步成为老年人口主流。同时，老年人健康亦不容乐观，2015 年我国失能、半失能老年人口大致 4063 万人，占老年人口的 18.3％。

社会总人口年龄结构的变化取决于人口出生率、死亡率和人口迁移三个因素。出生率提高，少年儿童人口增多，比重提高，人口趋向年轻化；出生率降低，少年儿童人口减少，比重降低，而老年人口的比重相对提高，人口趋向老龄化。由于出生率降低而引起的人口老龄化，其老年人口的绝对数并未增加，只是因为少年儿童人口比重的减少而相对增加；老年人口寿命的延长和死亡率的降低对推进人口老龄化也有重要作用。另外，人口迁移对人口老龄化的进程也有一定的影响。上述影响人口老龄化进程的三个因素，在不同的国家和地区所起的作用是不同的。从世界人口发展的历史来看，出生率和死亡率同时下降是推动人口老龄化的主要因素。在今后的一个相当长的时间里，它们仍将是人口老龄化的主要影响因素。

（二）老年的年龄界定

老年期往往是从人的年龄方面来界定的。但是由于各学科在研究老年问题时的侧重点不同，因而他们所使用的年龄含义也不一致。老年学研究中用来确定老年人年龄的一般有年代年龄、生理年龄、心理年龄和社会年龄等。

1. 年代年龄

年代年龄又称时序年龄,是指个体出生以后所经历的年岁,经过一公历年即增加一岁。年代年龄的优点是简单明了,容易计算,便于统计,只要查一下一个人的出生年月,就能准确地计算出他的年代年龄。但年代年龄只能反映出个体出生后已经生活的年数,不能反映个体在生理、心理、社会等方面的活动能力和状态。

2. 生理年龄

生理年龄是根据个体的细胞、组织、器官、系统的生理状况和功能来判断的个体年龄。生物学认为,人体的各种器官达到成熟期以后,会逐渐衰老直至丧失应有的功能,这一现象即为生理老化。每一个体的生理年龄与年代年龄之间会存在一定的差异,一般有5~10岁。例如,有的人虽年代年龄到了60岁,但表征器官的生理年龄可能只有50~55岁,也有些人可能已有65~70岁。

3. 心理年龄

心理年龄是根据个体的心理活动程度来确定的个体年龄。随着人体内的各种器官功能的减退,特别是大脑和心血管系统的老化,老年人的感官能力也经历着衰退的过程。各种感知过程,包括知觉、智力、学习能力、内驱力及情绪反应的强度和速度等都逐步降低。心理年龄即反映这种变化的过程和程度,它与年代年龄及生理年龄有可能不完全一致。有的人未老先衰,相反也有很多人老当益壮。

4. 社会年龄

社会年龄是由其所承担的社会角色来判断的年龄。人的一生是一个连续的角色交替过程。社会界定了各种人生阶段所应担负的社会角色,与之相应的便是其社会年龄,比如上学年龄、结婚年龄、生育年龄和退休年龄等。老年是逐步脱离社会中心角色(社会公职)的年龄阶段,社会上一般把退休年龄看成是老年的开始。

二、中国老年人健康状况分析

(一)老年人健康状况

一个人成功履行社会角色的首要条件就是健康。老年人也不例外。健康的含义不仅仅是没有疾病,而是生理、心理和社会角色方面的完好状态。按这一标准衡量,目前我国老年人的健康水平较20世纪50年代以前有了明显的改善,许多60~70岁,甚至80~90岁的老年人仍能坚持劳动或工作。

然而,衰老是不以人的意志为转移的客观过程。一般而言,年龄越大,健康水平越低下,老年人的活动能力、适应能力、防病能力都远不如青壮年。根据中国卫生健康统计年鉴,2018年65岁及以上老年人的两周患病率为58.4%,是全人群的1.81倍,慢性病患病率为全人群的1.82倍,人均患有两到三种疾病,老年人口两周患病率和慢性病患病率均有明显增加,增加突出的疾病多为肿瘤、心脑血管病、糖尿病、老年精神疾病等。而且随着老龄化趋势的加剧,慢性非传染性疾病和残疾、失能的比例有明显升高。此外,根据年鉴数据,2018年65岁及以上老年人两周就诊率为42.6%,是全人群两周就诊率的1.77倍;65岁及以上老年人年住院率为27.2%,是全人群住院率的1.99倍。

近几十年来,随着人们生活水平的提高,我国老年人所患疾病种类发生了较大的变化。各地的统计数字略有差别,总的说来,威胁我国老年人健康的主要疾病是脑血管病、心血管病、各种肿瘤和癌症等慢性非传染性疾病。

(二)老年人疾病的特征

按时序年龄划分的老年本身就是一个相对的概念,因此老年病难以有明确的界定。通常所说的老年病实际上是老年人常见病与多发病的简称,它包括某些在进入老年期以前就已经罹患的疾病以及任何年龄人群都会患上的疾病。实际上,即使是"健康"的老年人,也都或多或少地存在着潜在的器官功能不全的疾病。因此,老年人的疾病就表现出与青壮年不同的特征。

1. 隐匿性

老年人由于敏感性差,耐受性强,因而很多人在患病后症状往往并不明显,其患病严重程度与症状不呈正相关,病理改变程度与临床表现之间往往没有明显的关系。这就容易导致误诊、漏诊,致使病情延误而带来更大的危害。

2. 多样性

老年人常同时患有多种疾病,人进入老年期后,各种脏器组织的抵抗能力普遍变差,患病时常表现为多系统疾病同时存在,相互影响。即使是一个系统的疾病也常会发生多种病变。既可能一病多症,也可能一症多病,同一种疾病在不同的老年人身上的表现差异很大。

3. 迁延性

老年人起病一般较为缓慢,初期症状通常不明显,病因往往不易查清,要经过一段时间才能确诊。病程往往迁延并持续较长时间。

4. 用药易发生副作用

老年人的肝肾功能减退,这会直接影响到用药的疗效或增加药物发生不良反应的机会。所以,老年人用药的时候要特别谨慎,对用药可能产生的副作用要有充分的评估。

(三)老年人口死亡分析

老年人口死亡分析是老年医学社会学研究的重要课题之一,包括对老年人口死亡率、老年人口的死亡模式以及老年人口的死因等的分析。

三、影响老年人健康的社会因素

影响老年人健康的社会因素很多,主要包括家庭、婚姻、经济、居住环境和人际交往等因素。

(一)家庭

家庭成员间的关系是否融洽对老人的健康有极大影响。对老年人而言,家庭关系中最基本的关系仍然是夫妻关系。老年夫妻退休后,在家庭中共处的时间多了,为避免产生矛盾,维护良好的夫妻关系,在思想上要多交流,感情上要多沟通,生活上要相互照顾、关心体贴。

老人与子女的关系也是相当重要的。我国历来有尊老、敬老、养老的道德传统,父母到老年时靠子女赡养,子女对父母经济上的供给、生活上的照顾、精神上的慰藉,是赡养的三项基本内容。而作为老人,则要爱护、体谅子女,在可能条件下,多为子女做些力所能及的事情。

家庭和睦是老年人精神愉快的重要因素。现代医学研究表明,许多疾病受心理、情绪因素直接影响,还有一些疾病本身就被称作心身疾病或心理疾病。人在精神愉快时,血液循环流畅,神经细胞的兴奋程度达到较佳状态,从而提高和增强机体抵御外界病原侵袭的能力,可减少疾病的发生,有益于延缓衰老,延长寿命。

(二)婚姻

老年人婚姻状况存在"一低一高"现象,即有配偶率低,无配偶率高。这种现象随着老年人年龄的增高而更显突出。

婚姻生活对于老年人是至关重要的,是老年人生活幸福和谐、精神愉快的重要影响因素。首先,婚姻生活中的情感交流是排解老年人孤独、意志消沉和情绪低落的重要渠道。其次,适度的性生活是老年人身心健康的必要条件。性生理、性心理研究表明,老年人适度的性生活,不仅是生理循环系统的需要,而且是心理、感情平衡的需要,可以消除老年人的孤独感,保持生命的活力。

(三)经济

老年人有无独立经济收入(子女所给赡养费以及社会贫困救济等不算独立收入)及收入的高低对其健康状况有直接或间接的影响。经济状况的好坏影响着老年人的居住条件和环境、营养状况、患病就医条件、锻炼和娱乐等,影响着老年人的生活质量,进而影响老年人的健康。因此,多渠道筹措养老资金,提高老年人经济收入和扩大社会养老保障覆盖面,提高老年人的生活质量,已成为我国老年健康促进事业面临的一项紧迫任务。

(四)居住环境

居住环境对任何年龄阶段的人的健康状况和生活质量都有重要的影响,对老年人的健康则更为重要。老年人退休后,日常活动从社会转入家庭,活动范围缩小了许多,住所成了他们主要的活动场所。居住环境对老年人的家庭关系、情绪、心理都会产生影响,从而间接地影响老年人的身心健康。同时,老年人对居住环境有着不同于青壮年的特殊要求,需要给予充分关注。

抽样调查表明,老年人对住房方面存在问题的主要反映有居住面积较少、与后代同住一室、房屋质量较差等。居住条件会直接影响老年人与家庭其他成员的人际关系。居住场所过于狭窄,会带来家庭中人际关系互动频率过高,缺少私人空间,成员相互影响过大,从而容易导致家庭冲突,影响老年人的情绪与健康。

(五)人际交往

任何人都不能离开社会关系而孤立存在。老年人在退休前,往往有着较为广泛的社交圈;而退休后,社交圈缩小,交往骤减,孤独感、郁闷感随之而生,需要一个较长的适应过程。国外一些社会学家把老年人退休后的适应过程分为 5 个阶段,即蜜月期、忧郁期、重组期、稳定期和终结期。并不是每个退休者都要经过上述每一个阶段,其过程因人而异。较为关键的是在第三个阶段,老年人必须把自己从孤独中解脱出来,组建新的社交圈。家庭和朋友在这一时期扮演着重要角色,而个人性格和健康状况对此也有重要影响。

一些学者通过研究还发现,与朋友和邻居的交往和与自己成年子女的交往相比,前者往往会给老人带来更加高昂的精神情绪。原因是老年朋友之间在价值观念、生活方式、兴趣爱好等方面都比较接近,有更多的共同话题;而老年父母与子女之间则因有代沟存在,会形成沟通困难。另外,老年朋友之间,因为大家都已退休,时间上比较充裕,可以随时展开交际;而成年子女则终日忙于工作,无暇顾及与老年父母的交往与沟通。因此,老年人加入同龄朋友社交圈对于开展交流、调动情绪、促进身心健康具有十分重要的意义。

四、老年健康促进的社会措施

(一)加强老年健康教育,推动老年健康促进活动开展

医疗机构和各种老年服务机构应大力开展老年健康教育,利用各种方法向老年人宣传、普及有关老年生理、心理的健康促进知识,提高老年人维护自己身心健康的主动性和自觉性,避免盲目性和各种消极情绪的影响。人到了老年,生理上会逐渐出现一系列的衰老变化,这是自然规律,并不可怕,人在它面前也不是完全无能为力。通过一定的科学锻炼和调理方法,老年人不仅可以延缓衰老,增长才智,甚至能迸发出很强的创造力。从社会大卫生观点看,对老年人的健康教育是一项花钱少、效益高、简单适用的医疗健康促进措施。

老年健康教育的内容主要有老年精神卫生、生活卫生、营养和饮食卫生、老年常见病防治知识、合理用药知识、运动卫生知识以及康复医学知识等。老年健康教育的具体形式很多,如开办老年健康促进知识学习班,举行老年健康促进电视讲座,开展老年健康咨询活动,创办老年健康促进报刊,开设老年体育课、老年按摩保健课、老年营养卫生课等。

在提高自我健康促进意识的基础上,要推动老年人自觉开展健康促进活动。同时老年健康促进应因人而异,采取综合措施,才能取得良好的效果。

(二)防治老年常见病、多发病

老年常见病往往较为复杂多变,而且绝大多数的老年疾病都是慢性病,病情旷日持久并容易引起严重并发症,对老年人健康威胁极大。为了有效地防治老年疾病,要提倡老年临床医学与老年流行病学的紧密结合。临床医学的主要任务是为来医院求医的老年人诊断治疗,而这些求医者往往是有了较为明显症状的患者,对那些有病因、症状不明显而未到医院就诊的患者,往往会因漏诊而延误治疗。老年流行病学则是从预防的观念出发来为老年人的健康服务,医务人员深入到范围明确的老年群体中去,通过调查搜集资料,掌握处在各种健康、亚健康和患病状况下的老年人分布情况,画出频率分布曲线,并进一步探索各种疾病在老年人群中的流行规律及相互关系。因此,临床医学与老年流行病学两者的紧密结合,对早期发现、早期诊断、早期治疗各种老年疾病以及加强老年常见病、多发病的预防均有重要意义。老年人要重视定期健康检查和常见病的防治。

(三)开展社区老年康复医疗

康复医疗在各类医院都可以进行,但若从持续性、综合性、方便适用性以及低成本性来看,社区医院具有特别明显的优势。

老年病残的主要特点:一是同时患有多种疾病、因病致残、病残交织、互为因果;二是躯体的、心理的和社会的致病、致残因素综合在一起发生作用;三是特别容易因病导致日常活动能力的障碍,从而长期依赖医院或休养院。而社区老年康复医疗,其主要目的一是预防由老年病转化为残疾;二是尽快恢复因伤、因病致残的老年人的日常生活活动能力,提高其生活自理能力;三是防止老年患者由失能转化为残障,并尽可能使他们保持参与社会生活的能力或使他们恢复参与社会生活的能力。因此,加大力度开展和推广社区老年康复医疗,对减少老年人残疾率,延长和提高他们健康生活的时间和质量,减轻对家庭和社会的压力,无疑具有重要意义。

以下三种情况的老年人应接受康复医疗:①有明确的病残,如偏瘫、骨折、急性心肌梗死等;②虽无明确的病残,但患有慢性病,如患有慢性心肺疾病或其他慢性病;③虽未患病,但年迈体弱的老年人。有明确病残的老年人和青壮年患者一样,是社区康复医疗的主要对象,后两种情况更具有老年康复医疗的特点。

老年人康复医疗大致分为三种类型:①预防性康复医疗,即通过健康教育和各种健康促进措施来增强老年人体质,减少伤病发生;②一般性医疗措施,即针对伤病进行常规临床处理,进行有效的早期治疗,防止发生残疾;③狭义的康复医疗,即针对已经发生的残疾或残障,如偏瘫或截瘫,有目的地恢复其已经丧失的身体功能和生活自理能力,并进一步恢复其社会生活能力。

康复医疗必须在患病后尽早开始。如偏瘫患者在发病后的第一天,就应注意翻身和变动体位,一旦病情稳定后,应定时活动肢体。无并发症的急性心肌梗死患者,发病第二天即可活动肢体,几天后即可下床坐椅子。早期康复治疗比传统的多卧床休息的康复效果要好得多,后遗症也少得多,且对患者的良好心理影响,更是传统的医疗所无法比拟的。现在,患病后及时进行康复医疗,已成为一条医疗原则。

(四)建立、健全老年健康促进机构

建立、健全老年健康促进机构是老年健康促进的基础性工作。各级政府,特别是卫生健康主管部门要

重视对人口老龄化趋势的研究,在医疗保障方面及时采取正确的对策。凡进入老年型人口地区的卫生健康主管部门要制定本地区老年医疗卫生十年规划,并将老年常见病的防治纳入初级卫生保健规划中。对尚处于成年型人口的地区,至少要有三分之一的地区制定出老年医疗保健规划。县以上综合医院要创造条件开设老年病专科,要有一定数量的床位收治老年患者,以利于提高对老年病的诊疗和护理质量。同时,要鼓励多渠道、多层次举办各种类型的老年医疗保健中心(站),调动社会各方面的力量,采取国家、集体、个人一起办的方针,积极改善老年人的医疗条件。有条件的省区可以建立老年医院和老年医学研究所,建立和完善初级医疗保健网络,包括各类社区医院、工厂保健站、街道卫生院、学校保健科、机关保健科等,它们在各地卫生健康主管部门的统一领导和上一级医疗卫生单位的业务指导下,负责自己所辖地区和单位的老年人健康促进事务。其职责主要是以预防为主,无病加强预防,小病抓紧治疗,大病及时转诊。要有计划地发展老年医学教育,医学院校要逐步开设老年医学和老年社会学课程,对现有医务人员要有计划地补充老年社会学、老年医学知识,为老年健康促进机构提供充足合格的人才资源。

【本章小结】

社区健康促进的出现有其必然性。随着我国社会的不断进步及人民生活水平的提高,老年人口日益增多,独生子女带来的家庭护理力量不足,患有慢性非传染性疾病需要终身治疗的人群扩大,医疗技术提高带来的抢救后伤残康复人员的增多,以及新的健康标准、新的医疗模式的转变,都客观要求把原先在医院内进行的诊断、治疗、预防、健康促进、康复等卫生服务扩展到院外,延伸到社区,甚至直接进入家庭。近些年来,世界各国对精神疾病、心脏病、恶性肿瘤、结核病等慢性病,主张社区康复治疗,开展了慢性病的多元化、多层次的非住院化治疗运动,表明社区健康促进已经为世界各国所重视。社区健康促进正是在这种社会客观需求推动下,在各级政府和医疗机构积极参与下迅速发展起来的。

自我健康促进是指个人采用一定的技术手段和方法,有意识、有针对性地进行维护自身健康的活动,其内容主要包括疾病的自我预防、自我诊断、自我治疗、自我用药以及各种强身健体的锻炼(如按摩、练气功、练武术、游泳、跑步等),还包括患者在医院治疗之后的继续自我治疗和康复活动。自我健康促进的独特之处在于它是一种自发的、自我管理的健康促进形式。自我健康促进的产生是医学和社会发展的必然趋势。首先,当今社会疾病谱和死亡谱已发生了巨大的变化,危害人类生命、健康的首要威胁已由急性传染病转变为慢性非传染性疾病,而自我健康促进在预防与治疗慢性病方面拥有不可替代的优势。其次,人们开始更多地关注个人生活方式和生活环境对健康的影响。

家庭健康促进是以家庭为单位的护理,是指社区医疗保健人员为帮助家庭成员预防、应对、解决各发展周期的健康问题,适应家庭发展任务,获得健康的生活周期所提供的帮助。为了自身的生存和发展,人类需要以某种特定的关系和纽带联系起来,形成各种形式的共生群体。在众多的人类群体中,家庭始终是人们可以亲密交往、终身依赖的基本形式。社会学创始人孔德说过:"家庭是社会的缩影,是具有自我维持能力的最小单位——社会的细胞。"人一出生,首先来到家庭中,人的社会化最早就在这里开始。家庭成员之间的相互照料,家庭生活的稳定与愉悦,家庭关系的和谐与融洽,是一个人保持健康的重要条件。由于家庭与个人健康的关系十分密切,家庭健康促进便成为整个社会健康促进的重要内容之一。

妇幼健康促进,简单来说,就是妇女和儿童保健教育与管理。妇女保健包括婚前检查、孕妇的产前检查、叶酸的发放、高危孕产妇的监控、生殖健康的宣传、分娩的一系列检查和产后访视等。儿童保健包括新生儿的出生后访视,体检,疫苗接种,体弱儿的监控,新筛(新生儿筛查)等。妇幼健康促进是社会大卫生系统中的一个非常重要的子系统,其研究对象是全部女性和 7 岁以下的儿童,他们构成了一组特殊的人群,称为妇幼人群。这组人群约占总人口的五分之三。妇幼健康促进工作从某种意义上讲是一种主动型服务,具有很强的社会性,涉及多种社会问题。妇女和儿童的身心健康,关系到千家万户的幸福,关系到整个民族的兴衰。

人口老龄化,是指在社会总人口中老年人口比重不断上升的一种人口年龄结构的动态变化。人口老龄化与人的老龄化是两个不同的概念。人的老龄化是对个体而言,指一个具体的人随着年龄越来越大,生理、心理不断衰老的过程。它是一种受生物学规律支配的个体老化现象,是一个不可逆转的生命过程。而人口老龄化是一种社会现象,指在一定的社会总人口中,青少年人口比重减少,老年人口比重上升并达到占总人口一定比例之上的变化状态。

【关键术语】

社区 community　社区健康促进 community health care　初级卫生保健服务 primary health care,PHC
自我健康促进 self care　人人享有卫生保健 health for all,HFA　家庭健康促进 family care
家庭医生 family physician　妇幼健康促进 maternal and child health care
老年健康促进 elderly health care　人口老龄化 population aging

【讨论题】

结合本章情景导入,面对疫情,群体和个人应该采取哪些有效的防控措施?

【思考题】

1.简述社区健康促进的内容及其主要组织形式。
2.简述自我健康促进的社会属性。
3.简述开展家庭健康促进服务的主要形式。
4.简述妇幼健康促进的概念,并探讨加强妇幼健康促进的社会措施。
5.何为人口老龄化? 应该从哪些方面来促进老年健康促进?

第十三章　社会因素与健康

【学习目标】

　　掌握　社会经济因素、社会发展因素、社会文化因素等诸多社会因素与健康的关系。

　　熟悉　社会经济水平、社会制度、社会关系与文化教育对健康的影响。

　　了解　社会因素的内涵、社会因素对健康的作用特点。

【情景导入】

　　世界卫生组织数据显示,截至 2020 年 9 月 20 日,全球累计确诊新冠肺炎病例约 3000 万例,累计死亡病例约 96 万例。各个国家为防止疫情蔓延,纷纷采取限制人员流动、物流等措施。流动性是全球化的必备条件,而新冠肺炎疫情对社会、经济等方面产生了重大影响。在股市上体现为主要经济体证券市场指数大幅下跌,特别是美股道琼斯指数一度下跌了 30%,大宗商品原油跌幅巨大,甚至下跌至历史上从未出现的 37 美元/桶。这种资产价格的剧烈波动,一方面是全球公共卫生危机引起的,另一方面也说明全球化引起的经济波动的共振性。这引起了各国对全球化的反思。这种反思,叠加前期的全球价值链重构,对全球分工和全球经济治理产生挑战,正在加速扩散的新冠肺炎疫情在负反馈全球化的同时,也必然带来体制、产业政策和全球治理等经济范式的变革、国家间的利益冲突以及相应的战略和政策调整,必将对既有的全球治理体系形成冲击,导致既有的治理规则受到挑战,并在国家竞争中逐步走向新的均衡。疫情过后可能会使中国和世界上很多国家的产业链重构,贸易结构、贸易方式、贸易方向和贸易流量等将发生改变。

　　受疫情影响,中国经济社会发展受到巨大冲击。统计数据显示,2020 年第一季度国内生产总值(GDP)同比下降 6.8%,是季度数据公布以来首次出现负增长。除信息传输、软件和信息技术服务业实现增长外,其他行业均出现负增长,其中住宿和餐饮业同比下降 35.3%。从省级层面看,2020 年第一季度,除了西藏实现了同比 1.0% 的微弱增长外,其他省份均为负增长。其中,湖北省第一季度 GDP 同比下降 39.2%。其他主要经济指标,如社会消费品零售总额、投资活动、进出口、人均可支配收入等也都出现了不同程度的下降。

第一节　健康的社会因素

一、社会因素概述

　　社会因素(social factor)是指社会环境的各项构成要素,包括一系列与生产力和生产关系有密切联系的因素,即以生产力发展水平为基础的经济状况、社会保障、营养、人口、教育以及科学技术等。大体上可以将其归为环境、人口和文明程度三个类别。每个类别均涉及人类社会生活的方方面面,且各因素间相互联系密切(图 13-1)。其中各类社会制度和经济基础,不但直接决定着人类的生存条件,且还能通过影响政策、法

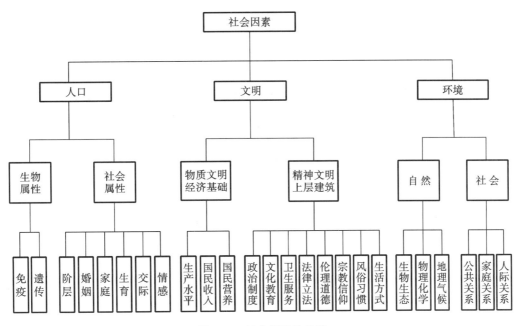

图 13-1　社会因素的分类

律、科学教育、家庭交通、卫生服务、生活方式和行为、风俗习惯、宗教信仰、心理因素等而间接地作用于人类健康。

二、健康相关社会因素概述

（一）健康社会决定因素

1. 健康社会决定因素概述

（1）健康社会决定因素的概念。WHO 对健康社会决定因素（social determinants of health，SDF）作了如下界定：除那些直接导致疾病的因素之外，由人们的社会地位和所拥有资源所决定的生活和工作的环境及其他对健康产生影响的因素。健康社会决定因素被认为是决定人们健康和疾病的根本原因，包括了人们从出生、成长、生活、工作到衰老的全部社会环境特征，例如收入、教育、饮水和卫生设施、居住条件、社会区隔等。它反映了人们在社会结构中的阶层、权力和财富的不同。

（2）健康社会决定因素的发展。在传统健康观的影响下，人们往往认为，疾病是由生物的或理化的病因引起的，从这些病因入手可以防治疾病，恢复健康，而解决健康问题主要是医生、护士、医院、卫生部门的事情。随着生物医学模式向生物-心理-社会医学模式的转变，在医学实践、医学研究、医学教育和卫生服务中，人们逐渐认识到社会因素对于健康的重要影响。

人类社会的疾病谱和死因谱正在发生着改变，很多疾病的发生和发展不仅受生物因素的影响，还更多地受到环境因素、个体生活方式和行为因素、心理因素等影响。特别是心脑血管疾病、恶性肿瘤、意外事故死亡等增多，各种社会病的出现，使得人们认识到必须重视产生疾病和死亡的社会环境原因。人们对健康的认识更加全面：健康并不仅是身体上没有疾病，还包括心理健康和社会适应良好。健康与疾病被视为一个连续的动态过程。在现代社会，由于生活节奏加快和生存压力增大，个体身心疾病发生增多，其往往源于复杂的社会环境。人们的健康水平取决于他们所生存的社会环境，因此，解决健康问题也要从社会环境因素入手。对健康产生影响的社会环境是由个体所处社会地位和所能支配的社会资源决定的。在一个社会中，社会上层的人拥有财富或者社会地位，占据丰富的优势社会资源，他们所处的社会环境对于个体健康具有积极影响;而社会底层的人资源匮乏,他们的营养状况、居住环境、工作条件和心理环境常常是消极负面的。

(3)健康社会决定因素的价值理念。由社会地位和资源分配不公平带来的健康不公平是影响社会健康状况的最根本原因。这是因为:首先,弱势人群的健康状况影响到整个社会的健康水平。只有弱势人群的健康状况得到改善,才能从根本上解决健康问题。国际经验证明,一些经济发达国家在平均预期寿命等健康指标上并没有处于领先位置,与这些国家的社会不公平程度较高有关。其次,社会结构影响了先进医学科学技术在提高国民健康水平中的运用。社会不公平造成弱势人群无法分享科技进步的成果,缺乏卫生资源是造成他们患病率和死亡率高的直接原因。例如,使用蚊帐已经被证明是预防疟疾的有效手段,但在疟疾流行的非洲,贫困家庭的儿童仍然很难得到蚊帐。同样,孕产妇产前保健服务是降低孕产妇死亡率和新生儿死亡率的重要手段之一,但在贫困国家和地区,基本的产前检查等服务的覆盖率仍然比较低。

WHO健康社会决定因素的核心价值理念是健康公平,它体现了一直以来所倡导的"健康是一项基本人权,不因种族、宗教、政治信仰、经济或者社会情境不同而有差异"的理念。

2. 健康社会决定因素的框架与内容

(1)健康社会决定因素的理论模型。学者们对社会因素如何影响健康进行研究,并提出了一些理论模型。其中,达尔格伦(Dahlgren)和怀特海德(Whitehead)在1991年建立的健康社会影响因素的分层模型(图13-2)被认为是一个经典模型。该模型由内向外分别代表影响个体健康的主要因素,以及这些因素背后的诱因。第一层代表不同基因的个体。第二层代表个体行为和生活方式可能对健康带来不同影响,如人们可以选择抽烟或者不抽烟。第三层代表社会和社区网络,可能对个体健康带来有利影响,也可能带来不利影响。第四层代表社会结构性因素,如住房、工作环境、卫生保健服务、水和卫生设施等。第五层代表宏观社会经济、文化和环境,处于内环的因素都受到外层因素的影响。

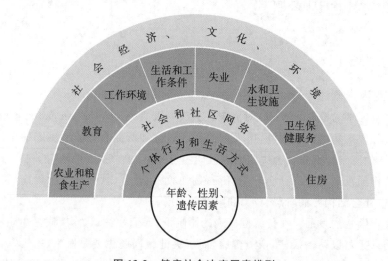

图 13-2 健康社会决定因素模型

还有一些学者也提出了相似观点。塔洛夫(Tarlov)是最早系统研究健康社会决定因素的学者之一,他将影响健康的因素分为4类:基因和生物部分、医疗保健、个人健康行为和所处社会环境的特征,其中社会环境特征占据主导地位。布伦纳(Brunner)、马蒙特(Marmot)和威尔金森(Wilkinson)提出了生活周期多重影响理论(multiple influences across the life course),这一理论解释了在人的不同生命周期,社会结构、物质因素、社会心理、社会环境、工作等因素作用于人的健康的机制。

(2)健康社会决定因素的行动框架。健康社会决定因素委员会(CSDH)在《用一代人时间弥合差距》报告中提出了健康社会决定因素的行动框架(图13-3),对各种健康社会决定因素进行整合,并讨论了如何利用健康社会决定因素的理论解决全球健康问题。该框架将影响健康的社会决定因素分为日常生活环境和社会结构性因素。

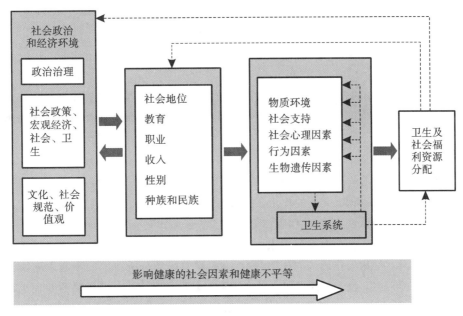

图 13-3　健康社会决定因素的行动框架

①日常生活环境因素:指人们出生、成长、生活、工作以及衰老的环境。它对应图 13-3 中最右边的一栏,包括物质环境、社会支持、社会心理因素、行为因素和生物遗传因素,卫生服务体系独立于上述因素之外,但同样也是日常生活环境的组成部分之一。

②社会结构性因素:指决定日常生活环境的社会结构性因素,它体现了权力、财富和资源的不同分配方式。在图 13-3 中,中间一栏是个体层面的社会结构性因素,包括社会地位、教育、职业、收入、性别、种族和民族;最左边一栏是宏观社会层面的社会结构性因素,是指社会政治和经济环境,主要包括政治治理,社会政策、宏观经济、社会卫生,文化、社会规范和价值观三个方面。个体层面与宏观社会层面的社会结构性因素互相影响,密切联系。

在以上两大类社会因素的内部,不同社会因素之间存在交互作用,可能互为因果,对健康产生影响。通过这个行动框架分析社会决定因素影响健康和健康公平的路径是:社会结构性因素决定着人们的日常生活环境,而国家和政府所采取的不同的社会资源分配制度(包括卫生体系和其他社会福利制度)影响社会结构性因素和日常生活环境。

依据该行动框架,WHO 建议各个国家从以下三个方面对社会决定因素采取行动:第一,改善人们的日常生活环境。WHO 特别提出需要改善儿童和妇女的生活环境和儿童的出生环境,重视儿童幼儿期的成长和教育,改善生活和工作环境,制定社会保护政策,关注老年人生活健康。第二,全球、国家和地方各级特别关注形成日常生活环境的社会结构性因素,解决权力、财富和社会资源分配不公平的问题。第三,注重测量和收集证据,评估行动的效果,不断充实在健康社会决定因素领域的知识基础,并通过宣传教育,提高公众对健康社会决定因素的认识。

(二)社会因素影响健康的特点

1. 非特异性

现代社会是 M 型社会(多因素、多度量、多层次、多学科、多维的社会)。多因多果的因果联系模式使社会因素与健康效应之间的联系表现出明显的非特异性,即疾病作为一种社会现象,往往是多种因素综合作用的结果,一种疾病的发生很难找出某种特定的社会病因来完全解释它。

2. 交互作用

社会因素与健康效应之间的因果联系,不仅呈现出多元性,且在影响健康的过程中,社会因素通常总是相互交织在一起、共同产生效应的,表现为一种社会因素可以直接作用于人类健康,也可以作为其他社会因素的媒介,或以其他社会因素为中介作用于健康。因此,通常各种社会因素对健康的影响互为条件,形成社会因素与健康效应之间的因果链或因果网络。

3. 广泛性

人的本质是一切社会关系的总和。人作为一种社会存在,其所处环境社会因素无处不在,无时不有,涉及生产生活的方方面面,直接或间接地影响着每个人的健康。因此,社会因素对人类健康的作用覆盖极其广泛。

4. 持久性和累积性

在一个相当长的时间内,社会因素总是相对稳定的,并且在人类社会参与过程中,社会因素作为一种慢性应激源对人类健康产生缓慢持久、无形的作用。同时,伴随着个体的社会化进程,社会因素以一定的时间顺序作用于人体,从而形成应激反应、功能损害或健康损害的累加效应(accumulation effect)。

从以上作用特点可以看出,社会因素和健康的关系错综复杂,人们在分析特定社会因素对健康的影响时常有困惑,但社会因素对健康的作用,亦有其规律可循。随着统计分析技术的不断发展以及多因素多层次统计分析软件的开发与推广,使人们探寻包括社会因素与健康关系在内的一些特殊机制成为可能。多因素模型和多层次模型近年来在社会因素和健康效应关系的研究中得到了广泛的应用,无论是基于微观个体层次的风险因素,还是从宏观群体层次的风险因素考量,社会因素对健康的作用都得到研究验证,其作用大小也可以得到具体量化。因此在一个信息较为完备的环境背景下,以个体结合群体、横向结合纵向的方式,把健康状况数据与社会因素数据联系起来进行多因素、多层次的分析,有利于加深人们对两者之间因果联系的理解。

三、健康社会因素与我国健康战略

随着社会经济的不断发展,城市化及人口老龄化进程加快,全人类健康面临着新的挑战。我国党的十九大报告将实施"健康中国"战略作为国家发展基本方略中的重要内容,回应了人民的健康需要和对疾病医疗、食品安全、环境污染等方面的关切。将健康中国建设提升至国家战略地位是国家治理理念与国家发展目标的升华,标志着健康中国建设进入了全面实施阶段。健康中国建设是系统工程,它涉及公共卫生、医疗服务、医疗保障、生态环境、安全生产、食品药品安全、科技创新、全民健身、国民教育等多个领域、部门和行业,从而要从宏观层面把握和统筹,以更加科学的综合治理方案鼓励国家、社会、个人及家庭共同行动。

(一)以预防为主,适应并推动医学模式转变

预防为主,关口前移,重心下沉是最经济和最有效的途径,也是中国特色卫生发展道路的重要内容。当前,医学模式已由单纯的生物医学模式转变为生物-心理-社会医学模式。21世纪的医学,不应继续以疾病为主要研究对象,而应以人类健康作为医学研究的主要方向。实现医学模式由"以病为本"转向"以人为本",由"治疗为主"转向"预防为主",这涉及医疗卫生体制、医学教育、观念转变、产业发展等多方面的根本性变革,是一项十分艰巨的任务。

预防保健是中国卫生工作三大战略重点的第二个重点。预防为主是中华人民共和国成立初期所制定的卫生工作四大方针之一;新时期我国卫生与健康工作方针继续把预防为主确定为主要内容,不仅是中华人民共和国成立以来卫生工作宝贵经验的总结,而且也是世界卫生工作发展的潮流。各级医疗、预防、保健机构都要贯彻预防为主的方针,切实做好三级预防工作:一级预防,是病因预防,针对病因及相关因素,采取增进健康和特殊防护措施,使健康人免受感染和发病;二级预防,针对发病早期,采取早发现、早诊断、早治疗措施,以控制疾病的发展和恶化,防止疾病复发或转为慢性病;三级预防,是病残预防,针对发病后期,采取合理的康复治疗措施,做到病而不残,残而不废,恢复劳动能力,延长寿命。

(二)将健康融入所有政策

《赫尔辛基宣言》对"将健康融入所有政策"做出了界定:一种以改善人群健康和健康公平为目标的公共政策制定方法。它系统地考虑了这些公共政策(包括财政、教育、科技、就业、社会保障、环境保护、医药管理等)可能带来的健康后果,以寻求部门间的协调,避免政策对健康造成不利影响。将健康融入所有政策的提出是以健康相关的权利和义务作为基础,重点关注公共政策对健康决定因素的后续影响,目的在于提高各级政策制定者对于健康的责任。从基本理念层面,将健康融入所有政策是以健康作为人的基本权利为基础,体现的是社会公平、公正及人格尊严等价值观。因此,将健康融入所有政策对于人权的强调具有国际法基础,在国际社会和国家层面都获得了合法性。在公共卫生实践层面,随着健康社会决定因素理论日益深入人心,全球社会越来越形成基本共识:健康与贫困、教育、环境、就业等多种社会决定因素相关,一个国家的总体健康水平与其医疗、药品管理、社会保障、就业、财政、教育、科技、环境保护和民政等多部门的共同努力密不可分。只有将健康纳入所有政策中综合考虑,树立维护健康是政府各部门共同责任的观念,才能切实确保居民健康成果的可持续性。这是解决全球所面临的非传染性疾病、健康不公平和不平等、气候变化以及不断飙升的医疗费用等严峻卫生挑战的最根本途径。

2016年8月,中共中央、国务院召开全国卫生与健康大会,确定了新时期卫生与健康工作的基本方针是"以基层为重点,以改革创新为动力,预防为主,中西医并重,将健康融入所有政策,人民共建共享",要求各级党委和政府要全面建立健康影响评价评估制度,系统评估各项经济社会发展规划和政策、重大工程项目对健康的影响。这是中共中央、国务院站在新的历史起点上,对卫生与健康工作方针作出的重大调整,并正式将"将健康融入所有政策"作为这一方针新的、重要的组成部分,成为所有卫生健康工作的重要指针,也是我国卫生健康发展史上具有里程碑意义的大事。"将健康融入所有政策"概念被引入我国不久就上升为卫生与健康工作的基本方针,这是由于我国有着深厚的实践基础,一直在与健康相关的工作中贯穿着"将健康融入所有政策"的理念,有着悠久的跨部门开展健康行动的历史经验。更为重要的是,随着经济社会的发展,健康问题成为越来越备受广大群众和高层领导重视的发展性问题,政府下决心解决群众健康问题,"健康中国"被作为优先发展的国家战略,这充分体现了政府执政为民的思想,也是我国正在进行的社会主义建设的重要组成部分。

(三)共建共享,全民健康

"共建共享,全民健康"是建设健康中国的战略主题。其核心是以人民健康为中心,坚持以基层为重点,以改革创新为动力,以预防为主,中西医并重,把健康融入所有政策,人民共建共享的卫生与健康工作方针,针对生活行为方式、生产生活环境以及医疗卫生服务等健康影响因素,坚持政府主导与调动社会、个人的积极性相结合,推动人人参与、人人尽力、人人享有,落实预防为主,推行健康生活方式,减少疾病发生,强化早诊断、早治疗、早康复,实现全民健康。共建共享是建设健康中国的基本路径,从供给侧和需求侧两端发力,统筹社会、行业和个人三个层面,形成维护和促进健康的强大合力。全民健康是建设健康中国的根本目的,立足全人群和全生命周期两个着力点,提供公平可及、系统连续的健康服务,实现更高水平的全民健康。

传统的卫生观习惯于采用生物医学方法防治疾病,由医疗卫生机构统管全民的健康问题。但疾病的发生与传播是在社会群体中进行的,疾病防治需要社会各方面的配合,不是卫生部门能够独立完成的。除了生物遗传因素外,人类健康在很大程度上受社会生活环境诸因素的影响。单纯依赖医学手段难以有效根治产生健康问题的社会根源,健康社会因素决定论认为解决健康问题需要卫生系统内外、政府多部门的协调行动,需要全社会的共同参与。人类健康活动从个体健康拓展到其工作和生活场所、社区、城市乃至国家或全球的健康行动。早在1981年,第34届世界卫生大会通过的《2000年人人健康全球战略》强调,全球人人健康策略只靠卫生部门是不可能实现的,需要社会各部门协调一致,并将此作为八大基本原则之一。社会参与程度直接影响卫生工作的实施效果。21 世纪初，WHO 总结提出，社会各部门间在卫生行动方面不协调是实施全球卫生策略进程的主要障碍之一。国家和政府只有把"人人健康"摆在优先发展的战略地位，才能大幅度地提高社会对居民健康的重视程度，确保卫生发展战略目标的真正落实。卫生改革与发展要坚持为人民服务的宗旨，把提高居民健康水平作为工作的中心和目标，优先发展和保证有利于居民健康的基本卫生服务，保障居民得到良好的健康服务，这就是卫生发展战略的以人为本原则。

第二节　社会经济因素与健康

社会经济发展与人群健康改善的关系是辩证统一的，两者相辅相成。一方面，经济发展可以为人类的生存提供必备的物质基础和环境条件，进而对人群健康产生根本性决定性的影响；另一方面，人类的健康改善又是社会经济繁荣与发展的先决条件，两者表现出相互促进的双向作用。

一、对健康产生影响的经济因素

（一）经济增长

有关经济发展与健康关系的研究普遍认为，经济发展必然会导致健康水平的提高。社会经济发展水平在某种程度上决定着人们的健康水平。纵观人类发展历史，人类健康的每次飞跃，无不主要归功于该国家或地区社会经济水平的提高，尤其是在基本医疗服务被普及的现代，社会经济的发展，更是成为国家健康指标攀升的主要动力；而在同一历史时期，相比于低收入国家，高收入国家国民抗击风险能力较强，健康状况相对会更好。

随着经济社会的不断发展，我国国民健康状况明显改善。然而，必须要正视的是国民在共享改革开放的发展成果带来的整体健康水平逐步提升的同时，由于地区间经济发展不平衡，区域间健康差异问题凸显。根据中国卫生健康统计年鉴，2010 年我国平均收入最高的城市平均期望寿命高达 80.26 岁，最贫困的地区平均期望寿命仅 68.17 岁，这表明经济发展滞后对人群健康改善的制约。因此，要缩小健康差异，必须要促进社会经济与国民健康状况的协调与发展。

（二）收入和财富

衡量家庭经济地位的最常见的两个方式是收入和财富。收入一般指家庭成员在某一时间段内的税后所得工资，财富是指家庭所积累的资产，包括房屋、汽车、电视、牲畜或其他消费品。收入直接影响到人们的社会生活境况，对他们的健康造成影响。研究显示，收入与健康存在直接关系。美国的一项研究显示，人的收入水平与死亡率之间存在梯度关系，随着收入的上升，死亡率呈下降趋势。年收入最低的群体比年收入最高的群体的死亡率几乎要高出 1 倍。低收入家庭一般财富积累很少，一旦家庭成员出现严重疾病或残疾，可调动的资源极少。在联合国开发计划署发布的《人类发展报告》中，可以看到更多的不同国家之间收入与健康相关的证据。

（三）职业

家庭中至少有一个全职工作的劳动力对于脱贫至关重要。除了收入以外，工作也提供医疗保险、工伤赔偿，有时有住房、食物方面的补贴以及子女教育补贴等。职业技能有限的人通常会做最危险的工作，劳动赔偿少，并且工作安全保障性也极低。因职受伤或生病的工人可能因为请不到足够的病假去看病或在家休息,或者仅仅因为没有办法支付医疗费用,而无法接受足够的治疗。马孟特(Marmot)通过调查英国政府公务员,对个人的职业状况与健康之间的关系进行了实证研究。他对17000多名男性公务员的死亡率进行了调查,发现高级行政官员的死亡率低于专业技术人员/主管人员、职员和其他人员。死亡率的梯度正好与他们的职业阶层的梯度相对应。也就是说,随着职务升高,死亡率呈下降趋势。

二、经济因素与健康的相互影响

(一)经济因素对健康的影响

1.经济因素对健康的促进作用

(1)经济发展可提高居民物质生活水平。经济发展为人们提供了衣、食、住、行的基本物质基础,提供了充足的食物营养、安全饮用水和基本的药物供应,促进了人类物质生活条件及卫生状况的改善,从而有利于居民生活质量和健康状况的提高。

(2)经济发展有利于增加卫生投资。国家、社会对卫生保健的投入及卫生服务的组织实施过程直接关系到人民的健康。卫生事业的投入和医学科学技术的进步,为预防、控制和消灭某些疾病创造了较好的物质条件。

(3)经济发展通过教育间接影响人群健康。人们受教育水平的高低将影响他们接受卫生保健知识,开展自我保健活动的能力,进而影响人群的健康水平。受教育时间越长、程度越高,其思维和行为越趋理性,更能理解日常行为和生活习惯对维持健康的重要性,从而远离吸烟、酗酒、吸毒等不良行为,自觉通过合理膳食和运动锻炼获得良好的健康状态。

2.经济发展对健康的负面影响

经济发展有利于健康水平提高。但在经济发展过程中,对环境的破坏和人们生活方式的改变,也会产生一些负面效应,带来一些新的健康问题。

(1)环境的污染与破坏。环境污染是经济发展在一定历史时期导致的影响健康的重大问题,尤其在发展中国家走向现代化的过程中表现得尤为突出。许多发展中国家由于经济发展水平低、人口压力大、忽视环境保护而导致了大规模的生态环境破坏。工业生产、交通的发展大大增加了废物、废气、废水的排放,工业化、都市化进程导致大量的植被破坏。近年来,汽车尾气及噪声成为影响现代城市环境污染的主要来源,由此产生的健康问题和潜在危害广泛存在。

(2)不良行为与生活方式的形成。世界卫生组织指出,一个人的生活方式,包括饮食、烟草、酒精和药物的消费及运动等是决定一个人健康水平的主要因素。不良行为与生活方式是导致非传染性疾病的重要原因。同时,许多不良行为(包括不健康的行为、致病行为和冒险行为)也造成了如生活规律紊乱、饮食失衡、嗜酒好烟、缺少运动和滥用药物等问题,这些不健康的生活方式诱发或加重许多生活方式性疾病的发生、发展,如高血压、中风、糖尿病等,严重危害着人们的健康。现代医学研究表明,人类健康的第一杀手已不是细菌、病毒,而是不良行为、生活习惯。WHO在1992年就指出,在影响健康的诸多因素中,60%为个人的生活方式,17%为环境因素,15%为个人生物因素,8%为医疗保健。由此可见,行为与生活方式已成为影响健康的最主要因素。

(3)现代社会病的产生。高度现代化的社会为人们提供了优越的生活条件和舒适的生活环境,但同时也带来了诸多现代社会病。如高血压、糖尿病、冠心病、肥胖症性肿瘤等“富裕病”已经成为人类健康的第一杀手;同时,随着物质生活的日渐丰裕,电子产品和家用电器等的广泛应用,空调综合征、电脑综合征、网瘾等不良现象也大幅增多,这些现象在医学上被称为“文明病”。这些都与社会现代化、物质文明高度发展以及相应的生活方式有关,被称为“现代社会病”。

（二）健康对经济因素的影响

1. 劳动力水平提高，创造社会财富增加

人群健康水平的提高有利于保障社会劳动力，使病伤减少，出勤增加，死亡率下降，平均寿命延长，从而使人们的劳动时间延长，创造财富增加，进而促进经济的发展。哈佛大学著名经济学家 Barro 的研究表明，如果国民平均寿命延长 20 年，国家每年的经济增长率将提高 1.4％。

2. 智力水平提高

在科技发达的今天，人类的智力水平对生产力水平提高、社会经济发展的影响比历史上任何时期都显得突出。现代社会机械化和自动化的实现，彻底改变了人们落后的生产方式，显著提高了劳动生产效率。

3. 资源耗费减少

人群健康水平的提高有利于减轻卫生事业的负担，进而促进社会经济的快速稳定发展。Barro 的研究表明疾病带来的耗损会使经济增长率减少 1/4。2019 年，突如其来的新冠肺炎疫情给中国经济带来了巨大影响，这从反面说明了做好疾病防控工作对于节省资源消耗、促进经济增长有着十分重要的意义。

三、防病与防贫的社会意义

（一）健康与贫困

1. 因贫致病

全世界大约有 14 亿（约占总人口 1/5）人生活在国际贫穷标准线（每人每天 1.25 美元）以下。大部分贫困的家庭是在一小块地上靠种地养活全家人的农民。其他的则是城市贫民，他们通常住在缺乏生活设施的临时居所里。贫困影响了家庭住所的种类（可能是不稳定、不通风的，或者使用了有害的建筑材料）、家庭的拥挤程度（使得结核等传染病更易传播）以及学校、健康设施、公共交通设施和清洁的水资源的可及性。

贫穷通常与不健康的生活环境密切相关。许多贫穷的地区没有安全的饮用水，或者是没有足够的水资源来保持卫生，因此大大增加了感染传染病的风险。在某些地方，木材的减少使得家庭缺乏足够的燃料来烧水或煮熟食物。没有电供应冰箱也使得他们无法安全地储存食物。在农村地区，基础通信设施（例如电话和收音机）和交通设施的缺乏使得人们无法获得健康教育或健康保健信息。此外，贫困的家庭也没有经济能力来预防疾病，比如购买经杀虫剂处理的蚊帐来预防疟疾，因为他们必须把所有收入都用于当下的生存需要，包括食物、住房、服装以及紧急医疗护理。

2. 因病致贫、因病返贫

个人或家庭的医疗费用过高会导致贫穷。当贫穷的人生病时，他们往往需要自己支付各种治疗和药物的费用，而这笔费用往往占据他们收入的大部分。另外，疾病会使人们减少工作时间，导致收入下降。与此同时，疾病还带来了间接的花费，比如交通费用和医疗服务者的服务费用。在我国，因病致贫、因病返贫是导致农村人口贫困的主要原因之一。截至 2015 年底，因病致贫、返贫贫困户占建档立卡贫困户的比例达 44.1％，其中大病和慢性病患者数约 734 万。疾病是贫困人口脱贫最大的"拦路虎"，防止因病致贫、因病返贫是脱贫攻坚这个"硬骨头"中的"硬骨头"。

（二）健康扶贫

健康扶贫是指通过提升医疗保障水平，采取疾病分类救治，提高医疗服务能力，加强公共卫生服务等措施，让贫困人口能够看得上病、方便看病、看得起病、看得好病、防得住病，确保贫困群众健康有人管、患病有人治、治病能报销、大病有救助。党的十八大以来,国家卫生健康委、医疗保障局会同有关部门围绕实现贫困人口基本医疗有保障这一目标,构建防止因病致贫返贫长效机制,深入实施健康扶贫工程,努力让农村贫困人口有地方看病、有医生看病、有制度保障看病和少生病。以县医院能力建设、"县乡一体、乡村一体"机制建设、乡村医疗卫生机构标准化建设为三大主攻方向,全面提升贫困地区医疗卫生服务能力;救治预防双管齐下,逐人逐户逐病摸清贫困人口患病情况,实行大病和慢性病分类救治;立足基本医保、大病保险、医疗救助三重制度,实现综合保障、梯次减负,实行县域内住院"先诊疗后付费"和"一站式"直接结算报销服务,努力减轻农村贫困人口医疗费用负担;开展疾病预防和健康宣教,推动疾病预防关口前移。

在《人类减贫的中国实践》白皮书中,记录了我国健康扶贫的实践和成绩:经过脱贫攻坚战,贫困人口的收入和福利水平大幅提高,"两不愁、三保障"(不愁吃、不愁穿,住房安全、义务教育、基本医疗有保障)全面实现,教育、医疗、住房、饮水等条件明显改善,既满足了基本生存需要,也为后续发展奠定了基础。脱贫攻坚的阳光照耀到每一个角落,贫困群众的生活发生了巨大变化。贫困地区医疗条件显著改善,消除了乡村两级医疗卫生机构和人员"空白点",98%的贫困县至少有一所二级以上医院,贫困地区县级医院收治病种中位数达到全国县级医院整体水平的90%,贫困人口的常见病、慢性病基本能够就近获得及时诊治,越来越多的大病在县域内就可以得到有效救治。综合保障体系逐步健全,贫困县农村低保标准全部超过国家扶贫标准,1936万贫困人口纳入农村低保或特困救助供养政策;6098万贫困人口参加了城乡居民基本养老保险,基本实现应保尽保。政府及相关部门持续完善县乡村三级医疗卫生服务体系,把贫困人口全部纳入基本医疗保险、大病保险、医疗救助三重制度保障范围,实施大病集中救治、慢病签约管理、重病兜底保障等措施,99.9%以上的贫困人口参加基本医疗保险,全面实现贫困人口看病有地方、有医生、有医疗保险制度保障,使"看病难、看病贵"问题得到有效解决。

(三)全民健康覆盖

WHO将全民健康覆盖定义为:所有个体和社区都能获得所需的卫生服务,而不会陷入经济困境。它涵盖全方位高质量的基本卫生服务,从健康促进到预防、治疗、康复和姑息治疗。WHO还指出全民健康覆盖不仅强调所涵盖的服务,还强调如何资助、管理和提供这些服务;必须从根本上改变服务提供方式,对各种服务进行整合,并侧重于民众和社区的需要。这包括调整卫生服务方向,以确保在最适当的环境中提供护理服务,并适当兼顾门诊和住院护理服务,加强护理协调。以民众和社区的全面需要和期望为中心提供的卫生服务将有助于增强其在卫生服务和卫生系统中发挥更积极作用的能力,包括传统医学和补充医学服务。为推进全民健康覆盖,各国都需要加强卫生系统,强有力的筹资结构是关键所在。当人们不得不自费支付大部分卫生服务费用时,穷人往往无法获得所需的多种服务,即便是富人也可能在遇到大病或久病时陷入经济困境。通过强制筹资方法(如政府税收)统筹的资金就可在全体人口中分担疾病财务风险。

2009年4月,《中共中央国务院关于深化医药卫生体制改革的意见》正式出台,文件明确提出:改革的总目标是建立健全覆盖城乡居民的基本医疗卫生制度,为群众提供安全、有效、方便、价廉的医疗卫生服务。到2011年,基本医疗保障制度全面覆盖城乡居民,基本药物制度初步建立,城乡基层医疗卫生服务体系进一步健全,基本公共卫生服务得到普及,公立医院改革试点取得突破,明显提高基本医疗卫生服务可及性,有效减轻居民就医费用负担,切实缓解"看病难、看病贵"问题。到2020年,覆盖城乡居民的基本医疗卫生制度基本建立,普遍建立比较完善的公共卫生服务体系和医疗服务体系,比较健全的医疗保障体系,比较规范的药品供应保障体系,比较科学的医疗卫生机构管理体制和运行机制,形成多元办医格局,人人享有基本医疗卫生服务,基本适应人民群众多层次的医疗卫生需求,人民群众健康水平进一步提高。这份文件的出台,有力地推动了我国全民健康覆盖的步伐。随后我国重点围绕卫生服务体系建设、医疗保障制度建设、药品供应保障体系和公共卫生服务均等化建设等方面加速推进了我国全民健康覆盖进程。

随着我国医药卫生体制改革的不断深入,我国卫生服务体系不断健全,卫生服务提供能力不断提升,医疗保障制度不断巩固完善,医疗保障程度不断加深,基本公共卫生服务均等化不断推动,面向全人群提供覆盖全生命周期、连续的健康服务能力不断增强；全民健康覆盖的理念在我国医药卫生体制改革探索中得到坚持和发展，从初级卫生保健向全民健康覆盖转变取得积极进展；健康中国建设全面启动，将健康融入所有政策的理念逐步为社会各界理解和接受，健康中国建设与经济社会发展协同程度日益提高，全民健康覆盖对小康社会建设的贡献日益显现。

第三节　社会发展因素与健康

社会发展以人为中心，人是社会发展的最终目标。在现代社会，社会制度、社会关系、社会支持（social support）等社会发展因素无一不对人类健康产生深刻影响，其中，推动社会发展的社会资本（social capital）的重要构成要素备受关注。本节主要探讨和健康关系密切的社会发展因素对健康的作用。

一、对健康产生影响的社会发展因素

（一）人口结构变化

1. 年龄结构

联合国规定，60岁及以上人口超过10%或65岁及以上人口超过7%为老年型社会。从全球来看，2010年60岁及以上人口占世界人口的比例已超过12%。国际助老会《2015全球老龄事业观察指数》报告指出，全球60岁及以上人口约9.01亿，占世界人口的12.3%。预计2050年全球60岁及以上人口将占世界人口的22%。2000年我国60岁及以上人口占总人口的10.5%，表明我国已经进入老年型社会。2010年我国60岁及以上人口占总人口的13.26%，2020年第七次全国人口普查数据显示我国60岁及以上人口占总人口的18.7%。据预测，到2049年，我国60岁及以上的老年人将占总人口的31%。

人口老龄化带来了诸多新的健康问题。一方面，传统的综合医院和专科医院因其医疗服务的局限性和费用昂贵，在满足大量老年人特殊医疗保健需求方面力不从心；另一方面，老年人患病率高，卫生资源消耗量大，导致社会经济负担加重。

2. 性别结构

合理的性别结构是提高健康水平的重要因素之一。一般性别比为103~107，我国总人口性别比从2000年第五次全国人口普查的107下降为2020年第七次全国人口普查的105。性别比例平衡是社会安定的基础因素之一，性别比例失调则是滋生社会问题的根源之一。首先，影响人口再生产。男性人口多于女性人口，最直接的影响就是造成婚姻上的挤压，从而使部分男性不能结婚。其次，影响社会稳定。由于男性人口多于女性人口而造成婚姻上的挤压，带来性行为的错乱、家庭破坏等，造成社会伦理道德水准下降，家庭和社会不稳定。此外，农村性别比高于城镇，不利于劳动力的有序转移，并且增加了农村社会养老保障体制建设的难度，从而影响生活和健康。

（二）城镇化

城镇化是农村人口转化为城镇人口的过程。其结果表现为城镇人口占社会总人口的比例逐渐上升。WHO报告，到2030年每10人中将有6人居住在城市。随着中国经济持续快速发展，中国的城市化进程也在加速进行，2020年我国居住在城镇的人口占总人口的63.89%。

城镇化进程本来对健康并无害处。一般而言，城镇人口比农村人口的生活更好，而且他们往往有更多的机会利用社会和卫生服务，期望寿命更长。城镇化能够给人类的发展提供广阔的空间，它能够有效地促进社会经济和文化的发展。然而，当城镇的基础设施建设水平跟不上城市规模扩大的速度时，城市将是健康风险和危害最为集中的地方。

(三)全球健康

全球健康是致力于改善全人类的健康水平,实现全球人人公平享有健康的一个兼具研究和实践的新兴交叉领域。其关注的是具有全球意义的健康问题及其决定因素,以及解决方案和全球治理,需要在国家、地区和全球层面超越国界和政府,动员并协调各方力量采取有效行动予以应对。其特点是融合以人群为基础的预防医学和以个体水平为对象的临床医学,运用卫生领域各学科的理论与方法,以及卫生领域学科之外的政治、外交、社会、经济等多学科的研究方法与实践经验,倡导跨学科参与和合作。

全球健康的传统参与者主要是国际机构、国家行为体等。新型参与者是诸多非国家行为体或"新兴行为体"。20世纪以来,越来越多的非国家行为体参与到全球公共卫生的治理活动中,在全球健康中发挥着重要的作用,成为推动全球公共卫生合作的不可或缺的力量。

全球健康参与者的日益增加主要有两个方面的原因。一方面,全球化使得穿越国界的健康风险剧增,包括新发和再发传染病的传播、与有害产品消费和不良生活方式相关疾病的全球扩散、环境污染和气候变化对人类健康的影响加剧等。另一方面,基于对健康决定因素的多元性认识的深化,健康的社会决定因素越来越全球化,以及全球健康问题及其影响因素的日趋复杂和相互关联;面对日益严重的全球性健康决定因素和紧迫的公共卫生问题时,传统参与者的国家行为体已力不从心,主要依靠卫生部门的应对方式已不能适应新形势的需要,客观上要有一种超越单一机制和单一机构的方式,即新的行为主体来共同应对。

(四)生存压力

压力(stress)是描述系统负载的一般概念,最早用于物理学的研究。马斯洛需求层次理论指出,生存需求是人最基本的压力,包括衣、食、住及其他东西。这些物质短缺及分配不平等带来的问题会给人们带来生存压力。

失业(或下岗)可以作为反映人们物质生活条件的指标。失业是我国工业化进程中的一个突出社会问题。失业不仅意味着人们的物质条件恶化,而且伴随着长期或短期的社会角色和功能的丧失,更带来人们在环境与心理上的不适应。研究证实,失业经历对人们的精神和躯体健康均有消极影响,且这种影响与收入及财富无关。与从业者相比,失业者慢性病患病率及负性事件发生率更高;失业不仅会影响短期收入,还会通过健康的恶化影响劳动者及其家庭的人力资本,从而对家庭的长期收入造成影响,使贫困出现恶性循环。汪宏和大卫·A. 金迪格(David A Kindig)等人研究发现,在人口统计和社会经济地位指标中,就业状况是健康相关生活质量最重要的潜在决定因素。

经济收入是维持家庭生活的最基本条件,是家庭赖以发展的基础。经济收入的阻断会造成家庭成员的恐慌和不安,增添生活压力感和对未来生活的焦虑,影响家庭成员的情绪和行为,甚至使他们失去生活下去的信心和勇气。

二、社会发展因素与健康的相互影响

(一)社会发展对健康的影响

1. 社会发展对健康的促进作用

(1)社会发展是健康中国建设的基本保障。WHO与世界银行的研究显示,在收入提高、技术发展、需求多元化与人口结构变化等要素的综合作用下,未来一个时期我国卫生总费用表现出快速增长的趋势。经济合作与发展组织的研究进一步指出,未来40年中国政府用于卫生与长期照护的支出所占GDP的比重预计将会增加3倍。因此,只有社会平稳、长期发展,健康中国建设才能得到持续的资源投入。

（2）社会发展促进医学发展。随着社会发展,特别是医学科学与技术的进步,人类对疾病的认识和诊疗技术有了很大的改善,应用、推广最新的医疗技术、设备、药品和材料,使患者直接受益。高科技医疗仪器设备的出现为诊疗疾病提供了有效手段,如各种放射、造影、磁共振为诊断提供了清晰可靠的影像资料,使疑难疾病的诊疗水平得到提高。正在兴起和发展的生命科学技术(如基因工程、生殖工程)和纳米技术等在医学中的应用,必将对疾病的早预防、早发现、早诊断、早治疗、早康复和提高生命质量起到不可估量的作用。互联网对医疗卫生事业发展的影响可概括为"4C""3P""1S"。4C 是指内容(content)、连接(connection)、商务(commerce)、医疗保健(care);3P 是指患者(patient)、提供者(provider)、支付方(payer);1S 是指医药和器械、设备供应商(supplier)。通过互联网,医生可以了解最新的医药发展动态;患者可以了解有关的疾病信息、购买非处方药;基层医院可以通过互联网邀请上级医院的专家对患者进行会诊;医疗机构之间可实现实时的数据图像交互和信息共享;借助可穿戴医疗设备,患者在家就能得到实时健康监测和预警。

2. 社会发展对健康的负面影响

（1）社会负性事件增多。经济的发展和城市化速度的加快,造成了交通拥堵,交通事故猛增。经济发展不平衡、贫富差距大等加剧社会矛盾,使得暴力犯罪事件增多。家庭关系紧张、教育功能失调使家庭暴力和青少年暴力事件的发生率增高。快速的生活节奏、激烈的竞争意识,增大了工作和生活的压力,导致心理问题、精神疾病发生率和自杀率大幅上升。

（2）心理健康问题凸显。随着生活节奏的不断加快,社会竞争日趋激烈,人们面临比以往更大的工作、生活压力,心理紧张程度日益增大。长期处于这样的社会环境中的人们容易出现情绪消极、焦虑恐惧、人格障碍、变态心理等心理问题,一些人甚至采取自杀的方式来进行逃避。

（3）流动人口的健康问题。经济发展促使人口流动频繁。我国自改革开放以来流动人口明显增多,尤其是大批农村剩余劳动力流向城市,不仅加大了城市生活设施、卫生保健、治安管理、资源环境等的负担,而且也带来新的健康问题,不利于卫生保健政策与措施的落实和实施等。如在新冠肺炎疫情中,城市人口高密集以及城镇人口的大规模流动增加了疫情扩散的风险和防控难度。

（4）健康管理成本增加。社会发展也伴随着暴力、道路交通伤害、犯罪等各种伤害进一步加重对人群健康的影响。儿童道路交通伤害是城市地区的一个重大问题。在全球,道路交通伤害是 15～24 岁青少年的首要死亡原因,也是 10～14 岁年龄段人群的第二大死亡原因。此外,城市化还极大地加重了自然灾害的影响。2010 年海地发生了 7.0 级大地震,由于震中距离海地首都太子港仅有 25 km,太子港几乎变为废墟,造成约 16 万人死亡,约 300 万人受到影响。

（二）健康对社会发展的影响

1. 健康对社会发展的促进作用

在强调社会经济发展对人群健康水平提高的基础性作用的同时,也应该认识到人群健康水平的提高对社会经济发展的促进作用。社会经济的发展从根本上讲是生产力发展的结果。生产力的核心是具有一定体力、智力和生产技能的健康人力,人力的健康状态对生产力的发展起着重要的、不可替代的作用。人群寿命的延长,体力、耐久力、精力的维持,有利于提高劳动生产率。人群健康状况通过影响劳动力市场的供给、自然资源的利用、教育收益的实现和疾病造成的直接或间接损失,促进或阻碍社会经济的发展。世界银行在《世界发展报告》中明确提出:良好的健康状况可以提高个人的劳动生产率,提高各国的经济增长率。美国经济学家舒尔茨(Schultz)等研究发现,健康人力资源作为一种生产要素对美国经济增长的贡献超过了其他一切形态的资源。巴戈瓦(Bhargava)等研究证实,健康指标每提高 1%,国民经济增长率提高 0.05%。20 世纪 80 年代中期,国内研究同样发现,我国国民生产总值的增加,至少有 20% 是通过人群健康状况改善而获得的。习近平总书记在 2016 年全国卫生与健康大会上强调:没有全民健康,就没有全面小康。

2. 健康对社会发展的制约作用

（1）重大疾病年轻化影响社会发展。环境污染的日益加剧,再加上现代人快节奏的工作和生活步伐,使得人更加容易遭受重大疾病的侵袭。某保险公布的 2021 年上半年理赔数据显示,55.90％的理赔额用于重疾客户,恶性肿瘤是重疾理赔的首位原因,在女性中因该原因理赔的用户占总用户的比例为 67.3％。无论男女,40～60 岁人群均是重疾发生的高风险人群。有数据指出 2009 年我国主流城市的白领中,亚健康比例高达 76％,处于过劳状态的白领比例接近 60％,真正意义上的健康人比例不足 3％。这个年龄段的人群是社会发展和家庭支撑的主力军,重大疾病年轻化不仅为社会带来沉重的医疗负担和经济负担,而且不利于社会的稳定和发展。

(2)老龄化问题日趋严重。人口老龄化是现代经济社会和医疗卫生事业综合发展的必然结果,也是社会进步的重要表现。但是,由于老年人口群体的特殊性,以及我国处于发展阶段,不可避免地会引发一系列社会、家庭以及老年人自身的问题。老龄化带来的挑战主要包括:①人口老龄化水平与经济社会发展不相适应,即"未富先老"的问题突出;②老年人经济来源不稳定,生活质量比一般人群低;③老年人家庭供养模式受到越来越大的冲击;④老年人的慢性病患病率、致残率高,卫生服务需要量和利用量大;⑤老年人的精神慰藉短缺,社会适应能力弱;⑥大部分老年人的基本养老和医疗需求难以满足。

在人口老龄化与低生育率的共同作用下,到 2030 年中国会损失 3％～4％的劳动力,使健康中国建设滞后。这除了会在数量上加剧劳动力不足对经济社会发展的影响外,还会在质量上通过人力资源反作用于经济社会,增加经济社会发展的负担。例如,如果中国在 2010—2040 年的 30 年时间中,每年都能降低 1％的心血管疾病死亡率,所产生的经济价值约为 10.7 万亿美元。

(3)儿童青少年视力问题影响社会发展。近年来,我国儿童青少年近视防控工作虽取得了一定成效,但受学业负担加重、过度使用电子产品等因素影响,儿童青少年视力不良检出率持续上升且低龄化现象明显,成为困扰儿童青少年、家庭、学校乃至社会的一个重大公共卫生问题。2014 年全国学生体质健康调研与监测结果显示,各学段学生近视患病率继续上升,7～12 岁小学生、13～15 岁初中生、16～18 岁高中生、19～22 岁大学生视力不良率分别为 45.71％、74.36％、83.28％、86.36％,比 2010 年分别上升 4.57、6.79、3.87、1.34 个百分点。视力不良低龄化现象仍然存在,7 岁男、女生视力不良检出率分别为 28.95％、32.15％,比 2010 年分别增长了 0.81、0.46 个百分点。儿童青少年视力不良不仅严重影响个体学习、工作和生活质量,而且会大幅增加社会的医疗成本,甚至给国家安全稳定工作带来沉重负担。

三、可持续发展目标与健康策略

(一)可持续发展目标

1. 可持续发展目标与健康

可持续发展指在不损害后代人满足其自身需要的能力的前提下满足当代人的需要的发展。要实现可持续发展,必须协调三大核心要素:经济增长、社会包容和环境保护。这些因素是相互关联的,且对个人和社会的福祉都至关重要。消除一切形式和维度的贫穷是实现可持续发展的必然要求。为此,必须促进可持续、包容和公平的经济增长,为所有人创造更多的机会,减少不平等,提高基本生活标准,促进社会公平发展和包容性,推动自然资源和生态系统的综合和可持续管理。可持续发展的 17 项目标于 2015 年由联合国所有会员国一致通过,作为 2030 年可持续发展议程的组成部分。该议程为世界各国在 15 年内实现 17 项目标指明了方向。

其中,第三个目标是"确保健康的生活方式,促进各年龄段人群的福祉",包括但不限于帮助孕产妇、新生儿等弱势群体,防控传染性和非传染性疾病,加强对药物滥用、环境污染等健康不良行为的管理,还包括帮助、监督世界各国加强健康管理能力。

2. 中国落实 2030 年可持续发展议程

中国高度重视落实 2030 年可持续发展议程,率先发布落实 2030 年议程的国别方案及进展报告,将落实工作同《中华人民共和国国民经济和社会发展第十三个五年规划纲要》等中长期发展战略有机结合,统筹推进"五位一体"总体布局,秉持创新、协调、绿色、开放、共享发展理念,着力推进高质量发展,加快推进2030年议程落实,在多个可持续发展目标上实现"早期收获"。2017年,我国发布《中国落实2030年可持续发展议程进展报告》,公布了我国在多个可持续发展目标上取得的积极进展。

为推进实施"良好健康与福祉",中国政府把人民健康放在优先发展的战略地位,将"大卫生、大健康"理念融入经济社会发展各项政策措施,加快推进健康中国建设。同时,积极开展全球卫生务实合作,为落实健康相关可持续发展目标做出积极贡献。主要措施:实施母婴安全五项制度,充分保障妇女儿童生存权、健康权和发展权;深化医药卫生体制改革,基本建成全民医保制度,健全医疗卫生服务体系,显著加强各类卫生服务能力;以预防为主、综合施策,使艾滋病、结核病、疟疾、乙肝等传染病防治工作取得实效;制定《中国防治慢性病中长期规划(2017—2025年)》,实施慢性病综合防控战略,加强全民身心健康;控制健康社会影响因素,建设健康的生产生活环境;积极推动全球卫生合作,为构筑全球公共卫生安全屏障贡献"中国力量"。当前,中国重大疾病防治形势依然严峻,基层服务能力薄弱,健康扶贫任务艰巨,健康领域发展不平衡、不充分矛盾突出,深化医药卫生体制改革成果尚需巩固拓展。中国将继续深化健康领域供给侧结构性改革,加快健全促进全民健康的制度体系。

(二)健康促进与可持续发展

WHO指出健康促进是个人与家庭、社区和国家一起采取措施鼓励健康的行为,增强人们改善和处理自身健康问题的能力。健康促进作为一种宏观策略,为了促进公众健康,需要协调不同部门之间的行为、调配资源并将规划付诸行动,并为健康教育改变人们的行为提供政策和环境上的支持。健康促进涉及人们社会生活的各个方面,强调一级预防,预防暴露于环境的各种危险因素。30年来,健康促进的理论框架不断发展完善,行动策略从最初的利用健康教育改变个体行为,逐渐发展到利用综合性政府政策应对人群健康问题及其社会决定因素,是实现健康和可持续发展目标的重要手段。

首先,健康促进是实现健康和健康公平的核心策略,维护和促进健康离不开健康促进的理论、策略和方法。健康促进理念以健康影响因素的复杂性为根本出发点,针对各类健康影响因素采取综合干预措施,明确了政府、社会、个人在促进人群健康中承担的角色和任务。健康促进理念高度契合健康问题的基本规律,是解决健康问题的有效途径。健康促进的许多手段,如将健康融入所有政策、建设健康城市、进行社会动员等,在全球范围的健康问题应对中发挥了重要作用,显现出持久而活跃的生命力,成为许多政府部门及公民解决健康问题的首选方式。此外,在当今这样一个"人群、商品、服务和思想跨境和跨边界流动"的世界,全球健康治理作为一个关键问题日益受到重视。许多健康问题,如传染病的跨国界和洲界流行、不健康食品或行为的全球化等,都需要调动不同地区、国家和非国家行动者应对超越国家边界、影响人群健康和可持续发展的问题,这些都属于健康促进的理念和范畴。

其次,健康促进为部门协作实现可持续发展目标提供了一个重要平台。17项可持续发展目标涵盖了社会治理的方方面面,这些目标不是孤立存在的,而是有着错综复杂的相互联系。全球治理委员会指出,治理是个人和制度、公共和私营部门管理其共同事务的各种方法的综合,它是一个冲突或多元利益能够相互调适并能采取合作行动的持续过程。实现17项可持续发展目标不能靠各个部门单打独斗,需要相关部门密切协作,相互支持。健康促进强调政府、社会、个人各司其职,向着共同的健康目标迈进,健康促进强调倡导、协调、赋权的工作策略,这些都与良好治理的理念高度一致。"将健康融入所有政策"和"全政府模式"等健康促进领域工作在许多地方建立起各级政府及部门协作的长效工作机制,这种机制同样可以服务于其他社会问题的治理。此外,健康促进的许多工作领域能够提供一个平台,促使相关部门在实现社会发展目标的过程中,实现健康和社会发展进步的双赢局面。例如,利用健康城市的平台,在政府的号召和领导下,可以统筹政府相关部门的资源,使它们为改善市民的健康做出应有的贡献,并加速各自施政目标的实现。

最后,可持续发展目标为健康促进的发展提供了重要契机。尽管健康促进对于应对健康挑战、改善健康的重要作用并不难理解,但要各级政府和全社会主动地接受并践行健康促进,仍有很长的路要走。可持续发展目标是当前全球关注的焦点,利用国际社会和各国政府重新考量和部署经济社会发展规划的重要时刻,促使人们深入了解健康促进,并将健康促进融入未来的发展规划中,既是推动健康促进发展的重要历史性契机,也是应对全球健康挑战和实现可持续发展的迫切需要。

(三)千年发展目标与可持续发展目标

2000 年联合国首脑会议上签署了《联合国千年宣言》,就消除贫穷、饥饿、疾病、文盲、环境恶化和对妇女的歧视,商定了一套有时限的目标和指标。这些目标和指标被置于全球议程的核心,统称为千年发展目标(millennium development goals,MDG)。这是一幅由全世界所有国家和主要发展机构共同展现的蓝图,是一项旨在将全球贫困水平降低一半(以 1990 年的水平为标准)的行动计划,全力以赴地满足全世界最穷人的基本需求。千年发展目标引发了有史以来最为成功的反贫困运动,8 项目标转化为各个领域的实际行动,从全球范围改变了人们的生活和未来,帮助 10 亿多人摆脱了极端贫困,挽救了数百万人的生命,并改善了更多人的境遇,也保护了我们的地球。千年发展目标在卫生领域具体指标方面成绩显著,中低收入国家在孕产妇和儿童保健,对抗艾滋病、疟疾和结核病等传染病方面取得了巨大进展,全球健康状况取得明显改善。千年发展目标的成功证明了全球行动行之有效,只要具备针对性的干预措施、合理的战略、充足的资源和政治意愿,即使最贫穷的国家也能取得前所未有的巨大进步。

千年发展目标也有一些具体目标没有实现,如儿童与孕产妇死亡率;各国进展不均衡,特别是非洲地区和受冲突影响地区;关注总量而不是均衡的发展,没有对健康公平给予足够重视;促成强大的垂直卫生和疾病项目,但却忽视卫生体系建设。

2015 年联合国可持续发展峰会评估了千年发展目标落实情况,并制定了 2030 年可持续发展议程。该议程应对当前正在转型的国际政治经济格局和国际发展合作新形势,在理念构建、形成方式、内容范围、适用对象和实施手段五大方面超越了千年发展目标,是对千年发展目标的升华和扩展。与千年发展目标落实过程中采取"一刀切"的方式不同,2030 年可持续发展议程在落实进程中强调重视各国具体情况的重要性;强调要特别关注最弱势国家的需求,特别是非洲国家、最不发达国家、内陆发展中国家和小岛屿发展中国家;强调将宏伟的全球发展目标与针对不同国家具体情况的发展指标结合起来,使可持续发展目标更具可操作性。

第四节　社会文化因素与健康

一、对健康产生影响的社会文化因素

(一)社会歧视与健康

歧视是指"相同的人(事)被不平等地对待"。具体而言,所谓歧视,就是不以能力、贡献、合作等为依据而以诸如身份、性别、种族或社会经济资源拥有状况为依据对社会成员进行"有所区别的对待",以实现"不合理"的目的,其结果是对某些社会群体、某些社会成员形成一种剥夺,造成一种不公正的社会现象。社会歧视是社会上的某一群体或社会上人们所共有的针对某一弱势群体的不公平、否定性和排斥性的社会行为或制度安排。有大量的科学研究将歧视与各种消极的心理和身体健康结果以及较高的死亡率联系起来,能够感知到的社会歧视是心理压力的重要来源,长期累加会对健康产生影响。比如长期遭受来自社会交往中的痛苦,使人们在社交中保持高度警惕,可能会通过建立不健康的行为模式(如吸烟、酗酒和药物依赖)应对负面情绪和不良认知;此外,社会歧视可能会引起被歧视人群产生生理变化,从而对健康造成负面影响。

(二)风俗习惯与健康

风俗习惯是指人们在长期的共同生活中,逐步形成的约定与规则。作为规范文化的风俗习惯与人们日常生活密切相连,贯穿于衣、食、住、行、娱乐等各个生活环节,强烈制约着人们的行为。

1. 民族习俗与健康

不同民族人群有着不同的传统习俗和身体素质,各民族的健康差异一部分是由其身体特质决定的,而民族习俗对健康可产生更大的影响,例如有的民族严禁饮酒,并且认为不吸烟对健康有益。但还有一些民族仍保留着一些对身心健康有害的习俗,例如一些少数民族嗜食脂肪类食物,还有一些少数民族中的近亲通婚、重婚等习俗更是有碍该民族的健康发展。

2. 地区习俗与健康

各个国家和地区都有其本身固有的习惯,从而形成了人群特有的健康特征。如中国人饮凉白开的习惯,避免了由于饮水不卫生可能带来的健康危害;西方的分餐进食比我国围坐一桌共享菜肴卫生得多;日本人素有冒死食河豚的不良习俗,致使每年有成百上千的人死于河豚中毒。我国广东、福建一带居民有食生鱼或半生鱼的习惯,因而该地区吸虫病发病率高;东海沿岸居民生食鲜嫩毛蚶的习惯,屡致甲肝暴发流行;某些地区食管癌高发与当地居民喜吃含较多亚硝胺的腌渍酸菜的饮食习惯有关。各民族、各地区风俗习惯不同,造成人们的健康状况迥异。探讨风俗习惯与健康的关系,旨在帮助人们科学地认识风俗习惯,进而采取法律、行政和教育等综合措施,尤其是有针对性地开展健康教育,促使人们自觉移风易俗,以维护和促进健康。

(三)思维意识与健康

从宏观的角度去看,一个国家整体的思维意识决定了整个国家居民的健康。一个国家对于健康的意识决定了这个国家对于医疗卫生领域的投入情况,面对突发公共卫生事件所采取的措施等。从微观的角度去看,一个人特别是患有疾病的人,他的思维决定了他的身体健康状况。拥有乐观思维的人可以配合疾病的治疗,有利于病情的康复;而拥有悲观失望思维的人不能有效配合医生的治疗,易导致疾病的恶化。同时,在面对突发公共卫生事件时,对于事件的态度与情绪也决定了一个人的健康状况。

以 2019 年新型冠状病毒肺炎(简称新冠肺炎)疫情为例,新冠肺炎在全球范围内流行,各个国家对于新冠肺炎的意识决定了各国疫情防控的措施与疫情的传播流行。

首先,思维观念影响了各国对于疫情防控措施的施行程度。集体观念强调成员内部的一致性,遵守规范;而个人观念则更强调私密自我,成员内部多样性较高,更能容忍成员偏离规范。东亚(中国、韩国、日本)相对更强调集体观念,而以美国、英国为代表的西方国家则相对更加重视个人观念。疫情暴发后,由于病毒的高度传染性,各国都采取了保持社交距离、佩戴口罩、关闭公共场所等措施,但是由于思维观念的差异,文化成员对于社会规范的遵守状况不同,各国防疫措施施行的效果也不尽相同。相对更强调集体观念的国家意识到疫情的严重性后,立即实施了严格的社交隔离,群众都遵守规范,因为违反规范的代价极高,集体内成员十分憎恶违反规范的个体。比如"一名女子在隔离期间出门跑步"事件受到了大家的集体唾弃,如果在强调个人观念的国家中,她可能会被认为没错。在相对更强调个人观念的国家中,成员更能容忍自身以及他人偏离规范的行为,有更多的个体行动自由,因此他们并不一定会严格遵守隔离规则。

其次,整体性-分析性思维模式的差异也影响了民众对疫情的态度与走向预估。具有辩证的整体性思维的民众更关注背景环境与前景客体之间的关系,强调事物的变化性、矛盾性与联系性。而分析性思维是线性的民众,则倾向于从背景中剥离客体,强调基本逻辑规律、抽象分析以及分类,不承认矛盾、模糊的表述。持有整体性思维的民众对疫情持辩证性态度,认为疫情在不断变化,随时有改善或恶化的可能,要做好准备。因此大家在面对疫情时,乐观与悲观共存,愿意积极行动起来,耐心等待疫情好转。在疫情变好的时候也时刻警惕着可能的风险。在疫情严重的时候，大家也会讨论疫情积极的一面。而持分析性思维的民众则会更关注当前疫情带来的问题，认为疫情会线性发展，大概率保持现状。比如有些人认为在疫情中持续封锁会威胁经济收入，因此认为与其等待疫情好转，还不如先开放社会，解决经济问题。思维模式的不同，社会及个人面对突发事件时所采取的措施也会存在差异，因而间接地影响到个人的健康状况。

二、健康教育与健康生活方式

（一）健康教育

目前学界对健康教育（health education）没有统一的概念或定义，但普遍认为健康教育是旨在帮助群体或个体改善健康相关行为的系统的社会活动，它的最终目标是通过改变对象的行为而使之保持健康状态。我国学者较为公认的定义是"健康教育是通过信息传播和行为干预，帮助个体或群体掌握卫生保健知识，树立健康观念，自愿采纳有利于健康的行为和生活方式的教育活动与过程"。健康教育的核心是教育人们树立健康意识，养成良好的生活方式和行为习惯，提高生命质量。健康教育是提高卫生保健服务质量的战略和方法，其目标与范畴见图13-4。

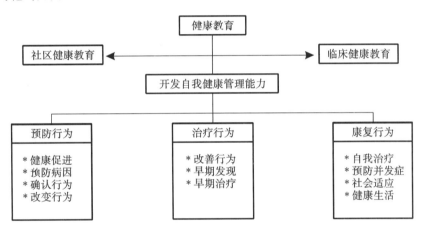

图 13-4 健康教育的目标与范畴

健康教育的功能主要体现在以下方面：①帮助个体和群体掌握卫生保健知识和技能，树立健康观念，自愿采纳有利于健康的行为和生活方式；②使人们有效地预防高血压、糖尿病等各种慢性非传染性疾病的发生；③有效地控制传染病的传播与流行；④预防和减少慢性病发生，有效降低医疗费用支出，遏止医疗费用的急剧上涨；⑤提高健康素养，提高管理和有效利用医疗服务的能力，满足日益增长的不同健康服务需求。

1. 健康教育与营养

营养是指人类不断从外界摄取食物，经体内消化吸收和新陈代谢来满足自身生理需要、维持身体生长发育和各种生理功能的全过程。良好均衡的营养状况是身体健康的基础，营养不良可导致免疫力低下，容易感染疾病，影响身心发育，降低生活质量。WHO指出饮食不合理和身体活动缺乏是非传染性疾病包括心血管疾病、2型糖尿病和某些癌症的最主要病因，并制定了《饮食、身体活动和健康全球战略》，提倡改善饮食，增加身体活动，以减少相关疾病的发病率和死亡率，促进全球健康。

知识是行为改变的基础，应通过健康教育等积极的干预措施帮助各年龄段人群全面认识和理解营养对健康的影响，了解各年龄阶段的营养需求，根据指南内容合理安排膳食。对于已患病的人群，还应根据饮食的特殊要求给予针对性的指导，从而帮助人们培养健康饮食的观点和意识，养成良好的饮食习惯，科学改善国民营养健康素质。评价营养健康教育效果时，可采用营养知识和态度测试、行为观察等方法进行近期效果评价，使用客观可测量的人体学指标如身高、体重、BMI、血液检查等进行远期效果评价。

2. 健康教育与运动

适量运动可增进心肺、肌肉和骨骼健康,减少慢性非传染性疾病、抑郁症和认知功能下降等风险,对维持和促进健康具有重要作用。然而目前缺乏运动的人群比例在不断增加,缺乏运动已成为全球死亡的第四位危险因素。鉴于运动对公众健康的重要性,WHO 制定了《关于身体活动有益健康的全球建议》,目的是通过促进身体活动,实现慢性非传染性疾病的一级预防。

在组织实施运动健康教育时,应让人们了解规律运动有益健康,缺乏运动不利于健康,使人们产生规律锻炼的动机,通过评估年龄、运动量、运动能力、身体健康状况等因素,参考 WHO《关于身体活动有益健康的全球建议》制订运动计划,确定运动类型、频率、强度和持续时间。制订运动计划时应遵循循序渐进、量力而行的原则,选择个体喜爱的运动方式。为保证运动安全进行,还应强调运动的注意事项。评价运动健康教育实施后的效果时,应选择客观、可测量的指标,如身高、体重、肌力、肺活量、患病率等。

3. 健康教育与体重控制

肥胖症为多种因素互相作用引起的体内脂肪堆积过多和(或)分布异常、体重增加的慢性代谢性疾病。生活方式现代化、膳食结构改变和体力活动减少等因素使肥胖在全世界呈流行趋势。它既是一个独立的疾病,又是心脑血管疾病、2 型糖尿病、胆石症、痛风和多种癌症的危险因素,被 WHO 列为导致疾病负担的十大危险因素之一。因此控制体重和预防肥胖已成为刻不容缓的公共健康问题。

我国制定了《中国成人超重和肥胖症预防与控制指南》,以推动肥胖防治工作,控制慢性病,提高健康水平。在开展体重控制健康教育时,应从儿童青少年开始,坚持以预防为主,通过电视、讲课、讲座等多种形式进行宣传教育,讲解肥胖可能带来的危害及预防方法,鼓励人们改变生活方式,如注意膳食平衡,增加体力活动,戒烟、限酒和限盐,定期监测体重等。对于有肥胖症高危因素的人群,应通过健康教育让他们了解合理安排膳食、加强体力活动、改变饮食行为习惯对预防肥胖是有效的,向他们传授控制体重的相关知识和技能,以减少或消除危险因素。已经超重和肥胖的人群,应通过健康教育加深对肥胖危险性的认识,定期监测体重,确定减重目标,通过减少能量的摄入,积极参加体力活动,结合行为疗法、药物疗法等综合干预措施,控制和减轻体重,并定期随访以评价效果。

4. 健康教育与控烟限酒

(1)控烟的健康教育。《2013 年世界卫生组织烟草流行报告》指出,烟草使用是全球首要的可预防的死因,每年导致全球近 600 万人死亡,并造成数千亿元的经济损失。WHO 于 2008 年确定了 6 项基于证据的最有效减少烟草使用的控烟措施,包括:监测烟草使用与预防政策;建立无烟区,保护人们免受烟雾危害;提供戒烟帮助;警示烟草危害;禁止烟草广告、促销和赞助;提高烟税。

在开展控烟戒烟的健康教育时,应通过电视、广播、报刊等大众传播或卫生保健人员教育、同伴教育等多种途径,向公众广泛宣传吸烟的危害和戒烟的好处,使不吸烟者坚持远离烟草,使吸烟者产生戒烟的动机。对于准备戒烟的吸烟者,应提供积极有效的戒烟方法,使用延迟吸烟时间、避免吸烟诱因、分散对烟瘾的注意力等行为技巧,与其家庭和社会一起,给予吸烟者有力的支持。使用尼古丁替代疗法或不含尼古丁的药物,如安非他酮有助于戒烟及减轻烟瘾。生活方式的调整,如加强锻炼、不饮酒或少饮酒、缓解压力等也有助于降低吸烟动机。对于复吸者,应帮助他们总结经验教训,分析并解决导致复吸的原因,制订短期和长期的戒烟计划,给予持续的戒烟支持,帮助保持戒烟成果并定期评价。

(2)限酒的健康教育。饮用酒精饮料是社交聚会的特色,适量饮酒可促进血液循环,增强心功能,然而无节制的饮酒会使食欲下降,食物摄入量减少,加重肝负担,以致发生多种营养素缺乏、急慢性酒精中毒、酒精性脂肪肝,严重时还会造成酒精性肝硬化。过量饮酒还会增加患高血压、脑卒中等疾病的危险;并可导致事故及暴力的增加,对个人健康和社会安定都是有害的,应该严禁酗酒。

在开展限酒健康教育时,应向儿童青少年、孕妇等特殊群体介绍吸烟饮酒的危害,鼓励其戒烟限酒。《中国居民膳食指南》提出,若饮酒,尽可能饮用低度酒,并控制在适当的限量以下,建议成年男性一天饮用酒的酒精量不超过 25 g,成年女性一天饮用酒的酒精量不超过 15 g。可通过适量饮酒相关知识掌握程度、忌酒限酒行为的改变等指标评价健康教育效果。

5. 健康教育与心理压力

精神心理卫生是健康不可或缺的重要组成部分。在精神心理健康的状态下,每个人能发挥自身能力,应对生活压力,有效地学习工作,并对社会作出贡献。随着经济的快速发展和社会竞争的不断加剧,人们面临着来自学习、生活、工作、人际交往等不同方面的压力,各种心理疾病(如抑郁、焦虑)的患病率不断攀升,严重威胁人们的健康,因此全面推进心理健康教育十分必要。

实施心理健康教育时,可在学校、社区、医院、职业场所等不同环境进行,采用多种形式,如通过大众传播宣传、开设健康教育课堂、专题讲座、建立心理咨询室等。应坚持发现、预防和危机干预相结合的原则,评估个体或人群的压力源。根据其生理心理特点,传授心理健康知识和技能,帮助人们正确认识自我,培养良好的心理素质和应对技能,如心理调控能力、人际关系处理能力、适应社会的能力、科学求助和寻求知识的能力等。对于有心理问题的人,应及时给予必要的危机干预,提高心理健康水平。

6. 健康教育与控制物质滥用

WHO将物质滥用定义为:过分或有害地使用精神活性物质,包括酒精和毒品。精神活性物质可导致依赖综合征,即在重复使用精神活性物质后的一系列行为、认知和生理表现,包括再度使用的强烈欲望,难以控制物质的使用,想要增加物质用量,对其他所有事物丧失兴趣等。由于现代社会节奏加快、竞争激烈,物质滥用人数急剧增加,他们借助物质成瘾行为来缓解压力,严重损害了个人身心健康,还危及家庭的稳定、社会的安定和人类的健康,是亟待解决的公共卫生问题。由于物质滥用是一个社会现象,因此在开展控制物质滥用的健康教育时,应从多方面入手,针对不同人群开展不同的教育活动。

(二)重点人群的健康教育

1. 儿童健康教育

儿童时期是人类发展的关键时期,该时期形成的健康行为和生活方式,将为他们一生的健康奠定重要基础。WHO指出,儿童代表着未来,确保他们健康成长和发育是社会应关注的一个重要问题。2011年我国国务院颁发的《中国儿童发展指导纲要(2011—2020年)》明确提出,儿童是社会可持续发展的重要资源,应加强托幼机构和中小学校卫生保健管理,对儿童开展疾病预防、心理健康、生长发育与青春期保健等方面的教育和指导,提高儿童身心健康水平。因此,系统的健康教育是保证儿童身心健康发展的重要条件,有助于儿童掌握健康知识和技能,培养健康意识和公共卫生意识,养成健康的行为生活方式和良好的心理素质,进而提高生长发育水平,降低儿童常见病的发病率,促进身心全面和谐发展。同时,儿童健康教育是实现社会初级卫生保健的重要途径。儿童时期形成的健康生活行为方式对人一生的健康会产生深远的影响,积极有效的儿童健康教育有助于减少患病危险因素,预防和控制疾病的发生、发展,是实现社会初级卫生保健的重要途径,有助于全面提高中华民族的健康水平。

儿童处于不断生长发育的动态变化过程中,生理、心理特点均与成人不同,常见的健康问题有其特异性。目前我国儿童面临的主要健康问题有肥胖和营养不良、近视、龋齿、心理行为问题和意外伤害等,大多数都可以被有效地预防和治疗。保健人员、家长和学校应针对目前儿童存在的主要健康问题,根据各年龄阶段儿童生理、心理发育特点,循序渐进、合理地设置各阶段的健康教育内容。

2. 妇女健康教育

妇女是社会的重要组成部分,是家庭生活管理和卫生保健的主角。妇女的健康不仅关系到其自身的发展,同时也影响家庭的健康和幸福,关系到社会的发展。妇女健康教育的对象主要是成年女性和已婚女性。妇女健康教育是指运用健康教育的理论、策略和方法,帮助妇女掌握卫生保健知识、树立健康观念、提高健康素养,自觉采纳有利于健康的行为和生活方式,最终达到提高女性群体健康水平目的的一种教育活动。

由于女性特殊的解剖生理特点,需经历月经期、围产期、哺乳期、更年期,各期都有独特的生理、心理特点和不同健康问题。健康教育可以使妇女掌握必要的自我保健和防护知识,正确面对不同人生阶段出现的健康问题,从而顺利度过各个时期。再者,妇女承担育儿保健、照顾家庭、卫生和健康管理等多重角色工作,通过加强妇女健康教育能够提高家庭健康水平和生活质量。同时,在一些国家,女性的社会地位低下,封建迷信、歧视虐待女性、暴力伤害女性的事件时有发生,严重影响了女性的健康。因此,健康教育不仅可以提高女性的健康水平,使女性充分认识自己的作用,改变自己的社会从属地位,还可促使政府重视女性健康,为妇女健康促进计划提供政策、经济、环境、立法支持,从而从根本上提高女性的社会地位。

3. 老年人健康教育

目前我国是世界上老年人口最多的国家,也是人口老龄化速度最快的国家之一。伴随着年龄增长,老年人开始出现慢性功能下降,各器官呈现进行性衰退老化,可出现一系列的生理、心理、社会等健康问题。老化的形式、速度和程度存在个体差异,受环境、饮食、遗传、健康等的影响,可以通过医学、社会、环境措施来预防或减缓的。健康教育和健康促进是一项传播卫生保健知识,培养健康行为,促进公民健康的社会系统工程,它的核心是教育人们树立健康意识、促使人们改变不健康的行为生活方式,养成良好的行为生活习惯。

(1)提高老年人的生活质量。通过有计划的、系统的健康教育,促使老年人提高健康意识,掌握必要的自我保健知识,自觉采纳有利于健康的行为和生活方式,改变不良行为、生活习惯,消除或减少影响健康的危险因素,从而达到预防疾病、促进健康、改善生活质量的目的;通过健康促进可以提供提高老年人健康水平的社会环境。

(2)实现积极老龄化的重要保障。2002 年 WHO 在第二次全球老龄问题大会上提出一个新观点:积极老龄化。"积极老龄化"是联合国以"独立、参与、尊重、照料和自我实现"的原则为理论基础而提出的一个政策框架。其三大支柱是健康、参与、保障。健康是指预防和减少老年人慢性病、残疾及过早死亡负担,减少致病因素,对老年人的主要照顾者进行培训等;参与是指创造机会让老年人参与社会,提高老年人参与意识;保障是指政府、社会、家庭依照法律规定,向老年人提供政治、经济、法律及医疗等方面的社会保障和服务。居于首位的健康是实现积极老龄化的前提和基础,健康教育和健康促进为实现积极老龄化提供了重要保障。

【本章小结】

社会因素是指社会环境的各项构成要素,包括一系列与生产力和生产关系有密切联系的因素,即以生产力发展水平为基础的经济状况、社会保障、营养、人口、教育以及科学技术等。社会因素影响健康主要有以下特点:非特异性、交互作用、广泛性、持久性和累积性。

社会经济发展与人群健康改善的关系是辩证统一的,两者相辅相成。一方面,经济发展可以为人类的生存提供必备的物质基础和环境条件,进而对人群健康产生根本性决定性的影响;另一方面,人类的健康改善又是社会经济繁荣与发展的先决条件,两者表现出相互促进的双向作用。同时,经济发展也在一定程度上对健康产生负面影响。

社会发展以人为中心,人是社会发展的最终目标。在现代社会,社会制度、社会关系、社会支持等社会发展因素无一不对人类健康产生深刻影响。

文化的影响力渗透入社会生活的方方面面,因而文化和健康的关系很密切。对健康产生影响的社会文化因素包括社会歧视、风俗习惯、思维意识等。健康教育是改善人群健康的重要文化手段,其通过改善营养状况,运动状况,控制体重,控烟限酒,缓解心理压力,控制物质滥用等途径改善人群健康。儿童、妇女和老年人作为重点保健人群,尤其要重视对其的健康教育。

【关键术语】

社会因素 social factor　累加效应 accumulation effect　社会资本 social capital

社会支持 social support　健康社会决定因素 social determinants of health,SDF

生活周期多重影响理论 multiple influences across the life course

【讨论题】

结合本章情景导入,谈谈如何理解社会因素与健康的关系。

【思考题】

1.社会制度是如何影响健康的?

2.论述社会经济与健康的相互作用。

第十四章 相关疾病的社会问题

【学习目标】

掌握 精神疾病、慢性非传染性疾病、性传播疾病的概念,慢性非传染性疾病的特点、危险因素及危害,性传播疾病的传播途径,自杀与吸毒的预防与控制措施。

熟悉 慢性非传染性疾病的三级预防,自杀的原因及预防措施,性传播疾病的预防与控制措施。

了解 精神疾病产生的社会根源及预防与控制措施,全球慢性非传染性疾病与吸毒的流行现状,吸毒的概念及其社会根源。

【情景导入】

性传播疾病(sexually transmitted disease,STD),过去称为"性病",是目前世界上广泛流行的传染病之一,也是全球重要的公共卫生问题,对人类健康带来严重危害。

中华人民共和国成立以前,我国 STD 猖獗,根据史料记载和中华人民共和国成立初期的调查,梅毒患病率在一些民族地区为 21%~48%,在一些大城市为 4.5%~10%,在农村为 0.85%~3.8%。

中华人民共和国成立后,政府采取了一系列措施对 STD 展开综合防治,取得了举世瞩目的成就,1964 年正式宣布基本消灭了 STD。然而,20 世纪 70 年代末、80 年代初 STD 在我国死灰复燃,且疫情快速发展。自 1977 年报告首例起至 1988 年全国有 30 个省(自治区、市)均出现病例报告,其间发病例数年平均增长达 124.31%,1989—1995 年增长速度有所减慢,年平均增长 16.64%。1995 年和 1996 年全国报告 STD 病例数分别达 36.27 万(30.73/10 万)和 39.09 万(33.94/10 万)。1999—2000 年间,发病例数年平均增长 19.30%,许多地区的 STD 发病率已跃居传染病的第二、三位。2004—2009 年平均增长幅度 26.21%,2009 年在全国甲乙类法定传染病发病位次中,梅毒居第 3 位,淋病居第 7 位。我国 STD 病例的地区分布,以东南沿海开放地区人口流动较大的大中城市为主,但发病已由东南沿海、大中城市,逐渐向内地、农村扩散蔓延。

2010 年在全国 105 个监测点中发现病例数较 2009 年仅上升 0.27%,增幅较小,但据官方统计,2005 年我国 STD 感染人数已达 70 万。2018 年我国梅毒发病率 35.63/10 万,淋病发病率 9.59/10 万,艾滋病发病率 4.62/10 万,分别位居甲乙类法定传染病发病率第 3、4、7 位。由于很多 STD 无症状或症状缺乏特异性、社会对 STD 患者的严重歧视致其不规范就医或根本不就医,再加上 STD 的监测和报告不全面以及漏报等原因,STD 报告人数可能远低于实际感染人数。实际上在全国范围内,目前 STD 发病一直延续着上升的势头。

第一节 精 神 疾 病

一、精神疾病的概述

1. 精神疾病的概念

讨论精神疾病(mental illness)概念的问题,必然要涉及精神正常与异常的界线问题。社会上一般认为,偏离了社会规范,超出了社会人群所能接受的行为准则,出现了丧失理智行为的,即是精神异常,这显然是不确切的。因为不同人群的文化背景、风俗习惯、价值观念不同,社会规范和行为准则也不同。因此,精神正常与异常是相对的。精神正常至今尚无公认的定义,一般来说可以从以下五个方面比较全面地认识并综合理解精神正常的内涵。第一,从健康状况来看,假定绝大多数人是精神健康的,没有疾病,则没有充分的病理表现即为正常。第二,从统计学角度来看,将人的表现进行测量,数值多数接近中间平均线附近,少数散在偏离中间线,则接近均值是正常的,两侧极端值是不正常的。第三,从适应过程来看,人类通过从社会生活中不断学习来适应周围环境,从而有效地满足个体要求,避免危险,这种适应过程即正常。第四,从人们追求的标准来看,人们认为理想的正常人应当是一个成熟的、正直的、诚实的、负责任的、自尊自重的、现实的和具有感情的人。现实生活中虽无上述完美无缺的人,但只要接近或追求以上理想标准就是正常的。第五,从社会共同的规范来看,人们行为的正常与否,应在所处的社会关系中进行评价,如果符合社会规范便是正常的,偏离了社会规范则是异常的。

除此之外,还可以从三个基本特征来认识精神正常与异常的主要标志:第一,精神活动是否与外界环境保持统一,如果这种统一受到破坏则是精神异常;第二,人的各种精神活动过程是否彼此协调,如果认知活动、情感反应、意志行为彼此不协调,则被认为是精神异常;第三,精神活动是否保持相对稳定,精神活动在一定时间内变化无常也是精神异常的重要表现。当然,精神健康的人也会有喜怒哀乐等各种情绪,但一般都是可以自我调节的,不至于构成心理障碍或精神疾病。

2. 精神疾病的外延

随着医学模式由生物医学模式向生物-心理-社会医学模式转变,人们对精神医学的认识也不断加深。现在精神医学研究的外延也在不断拓宽。精神疾病主要包括以下几类:第一类,重性精神疾病,即狭义的"精神疾病"。此类患者由于人体内外各种原因引起大脑功能严重障碍,表现为思维、情感、行为的紊乱,精神活动不能正确反映客观现实,不能很好地适应外界环境,不能正常生活、学习、工作,有时具有危害社会、他人和自身的行为,对自己的精神障碍缺乏自知力。第二类,轻性精神疾病。这是由于各种原因,主要是社会心理因素引起的神经活动过程,即兴奋和抑制的平衡失调,并未达到精神活动紊乱程度,对社会和自身没有危害性,并且具有自知力。第三类,精神发育迟滞。此类患者由于先天或后天大脑组织受损、发育障碍,主要表现为不同程度的智力低下。病情严重者称白痴,中度者称痴愚,轻度者称愚鲁。第四类,人格异常。这是在先天遗传背景基础上,或在后天的环境、教育和疾病影响下的人格发育畸形、偏离正常,主要表现为性格的极端性、情绪的极不稳定性、意志行为的破坏性和不可克制性。第五类,心身疾病,又称心理生理障碍。这是以社会心理因素为重要病因而导致的躯体疾病。由于社会认识上的原因,这一类疾病虽然与精神因素密切相关,但目前尚未纳入精神医学的范畴。

二、精神疾病的流行病学分析

精神疾病流行病学是应用流行病学的方法研究精神疾病的分布情况以及影响分布的相关因素,从而探索精神疾病的病因及其发病和流行规律,据此制订防治对策和检查防治效果。其任务包括五个方面:第一,查明精神疾病患者在人群中的分布状况,以制订具体防治规划;第二,查明精神疾病在地域上的分布情况和发病规律,以分析外界因素对精神疾病发生的影响;第三,查明机体内部条件(如年龄、性别、遗传因素)与精神疾病发生的关系,从而为病因学研究提供线索;第四,验证临床研究与实验室提出的假说,以及各种治疗方法的疗效观察与分析;第五,根据精神疾病患病率和发病率在人群中的变化,评价社会防治的成效。可见,精神疾病流行病学实际上是对精神疾病与社会之间的关系这一特殊社会课题的社会学研究,更确切地说,是属于精神疾病社会学的方法学之一。

从研究方法来看,精神疾病流行病学目前主要还是描述性的,它通过研究来描述精神疾病的分布状况等。所以,社会调查是精神疾病流行病学研究的基本方法,因此,研究者必须深入进行实地调查研究。主要采用三种调查方法:第一,间接调查。一般通过精神卫生机构的病历档案和登记卡或户籍簿等方面的资料进行调查分析。这种方法比较容易,但有些粗糙。第二,线索调查。根据上述资料,对与可疑患者有关的医务人员、教师、单位组织、邻居进行访问,收集这些有关线索后,对可疑患者再进一步查访。第三,逐户调查。就是挨家挨户进行调查了解。以上三种调查方法可结合起来,先从间接调查中确定一个范围进行线索调查,再在线索调查的基础上抽样,在一定区域进行逐户调查。精神疾病流行病学调查方法还可分为以下几种:现况调查,研究当前精神疾病分布情况及其相关因素;回顾性调查,从历史和过去有关因素中,分析与发病的关系;前瞻性调查,事先进行研究设计,进而观察未来结果,从中分析验证假说或得出有关结论。从精神疾病流行病学的研究方法可以看出,其与社会学的研究方法基本上相似。

我国精神疾病流行情况与当前世界上总的流行情况相似,少数领域有些特殊性。根据 20 世纪 60—70 年代全国城乡较大规模精神疾病普查工作报告,在城市以精神分裂症的患病率最高,在农村以精神发育迟滞的患病率最高。1982 年我国第一次在全国范围内,用统一的国际通用筛查工具、诊断标准,进行了 12 个地区精神疾病流行病学协作调查,调查结果表明,在 15~59 岁的人群中,精神疾病的时点患病率为10.54‰,城市以精神分裂症的患病率最高,为 6.16‰,中度和重度精神发育迟滞次之,为 2.04‰;农村以中、重度精神发育迟滞最高,为 3.73‰,精神分裂症居第二位,为 3.42‰。1993 年在上述 12 个地区中的 7 个地区使用相同的调查方法和诊断标准进行了第二次全国精神疾病流行病学的调查。此次不但调查了精神疾病的患病率及其分布情况,还调查了精神残疾和智力残疾的状况。国内两次大规模流行病学研究发现,在几种主要精神疾病患病率由高到低的排序中,前三位的病种相同,均为精神分裂症、精神发育迟滞和情感障碍,而1982 年排名第 4、5 位的反应性精神疾病和脑血管意外所致精神障碍已经被酒精依赖和药物依赖代替。可见物质依赖在精神卫生工作中占有越来越重要的地位,这在西南地区尤其明显。根据 20 世纪 80 年代到 90 年代十余年的精神疾病流行病学调查资料分析,由于社会的发展、工业化、都市化、生活方式的变化,以及商品经济社会竞争的激烈等因素,精神疾病患病率呈递增趋势。随着人口老龄化的发展,老年性精神疾病患病率势必增高。同时,由于社会发展过程中不断产生的社会心理因素对人们健康的影响,心身疾病将是危害人们心身健康的主要疾病。

三、精神疾病的社会学研究

20 世纪以来,精神疾病的社会学观点开始得到发展,精神疾病不仅受社会因素的影响,而且也对社会造成种种危害,"社会精神病学"(social psychiatry)正是在此背景下产生的,其包含的内容已不仅限于研究对精神疾病患者的服务,而且逐步扩大为从社会学、人类学、生态学和文化差异等方面研究精神疾病的发病、临床、防治等方面的问题。其后发展起来的这一精神医学分支,立足社会,对精神疾病的病因、临床、治疗做了大量的研究。在病因研究上,很多社会因素如社会变动、都市化、生活应激事件、社会阶层、贫穷、失业等与精神疾病的发生密切相关;在临床上,特别如人格障碍、酒精中毒、药物依赖都有着明显的社会背景;在防治上,加强社区防治,改善人们的经济生活和社会生活环境是防治精神疾病的基本策略。精神医学的社会模式对现代精神医学的发展起着重要的推动作用。与此同时,精神疾病社会学也得到了发展。

社会学是从社会的整体出发,通过人们的社会关系和社会行为来研究社会结构、功能、发生、发展规律的一门综合性的社会学科。社会的核心是人,所以社会学主要研究人的社会性格、社会行为和社会关系。精神疾病是由于人脑功能障碍而引起精神活动不同程度异常的一类疾病。精神疾病患者是社会客观存在的一批特殊人群,势必与社会存在着各种各样密不可分的联系,表现在精神疾病的发生受着各种社会因素的影响,而精神疾病患者在不同程度上又反过来影响着社会的各方面和各领域,甚至构成一些社会问题。所以精神疾病社会学,就是用社会学的基本理论和方法来研究精神疾病与社会之间的各种关系、精神疾病患者对社会的影响,以及有关精神疾病的社会问题。

由此可见,研究精神疾病社会学有着重要的现实意义。从精神疾病社会学研究对象的规模来看,它属于微观社会学；从研究层次来看，它属于部门社会学；从研究的目的来看，则属于应用社会学。所以，我国当前研究精神疾病社会学具有三个方面的实际意义。第一，精神疾病是严重威胁人们心身健康的常见病，社会因素对精神疾病发生的重要影响，需要从理论到实践上进一步阐明。第二，精神疾病患者对社会直接影响的严重性和间接影响的深远危害性，需要深入研究加以论证。第三，为数不少的有关精神疾病的社会问题，影响着我国的精神文明建设和一部分人民群众的切身利益。这些都需要精神疾病社会学研究的理论成果的指导。

四、社会因素与精神疾病

精神疾病的发病因素复杂多样，主要是生物因素、心理因素和社会因素综合作用的结果，只是在不同的精神疾病中，各种因素所起的作用不同。在社会高度发展的今天，精神疾病的社会因素越来越受到社会的普遍重视。

（一）社会发展因素的影响

从总的趋势上，社会是不停地向前发展的，这种发展必然会带来社会方方面面的变化，处在现实社会中的人们必须不断地去适应这些变化才能有利于个体的发展。毋庸置疑，这种适应，大多与人们的精神健康呈正相关。比如，随着社会物质文明和精神文明的进步，逐步减少了贫困给人们带来的巨大精神压力；良好的生活设施给人们提供了舒适的生活环境，特别是现代精神产品的丰富多彩和传播方式的现代化，给人们的精神世界增添了欢乐和愉悦；人口素质和人们生活质量的不断提高也有利于整体人群的精神健康，因此，社会的发展给人们的精神健康带来的主要是积极影响。

但是，也必须重视它消极的一面。社会的发展变化也给一些人带来了不同程度的不适应，比如科学技术的进步，对人们学习知识和掌握技能提出了越来越高的要求；脑力劳动的加重，明显地增加了人们的精神负担；伴随工业化出现的不利于人们健康的消极后果，如环境污染、噪声污染，可以直接或间接地损害人们的精神健康；伴随都市化而出现的人们生活方式的改变，如都市生活的紧张和快节奏，明显增加了人们的精神压力；市场经济的竞争意识，优胜劣汰的竞争机制，使人们面临紧张的人际关系，增加了人们的不适应；某些重大的应激事件都有可能成为精神疾病或心理障碍的诱发因素；社会开放带来不同价值体系的碰撞，这种碰撞导致的困惑对人们的精神健康也有不利的影响。可见，社会的发展对人们的精神健康既有正面的影响也有负面的影响，由于人们对这一问题认识不足，尚未采取有效的对策，精神疾病的患病率呈上升趋势。全社会必须高度关注这一问题，重视社会发展变化给人们的精神健康所带来的负面影响。

（二）社会环境因素的影响

社会环境因素非常广泛，包括政治、经济、文化、职业、生活方式及人际交往等方面的因素。它们对精神疾病的发生都有不同程度的影响，主要表现在以下方面。

1. 社会政治环境

国家政治局势的不稳定，社会的不安定，造成人们精神过度紧张与疲劳，对一部分人是一种心理压力。长时间的思想矛盾与冲突、剧烈的精神刺激干扰正常人的神经精神活动，有些可以直接导致精神疾病，如心因性精神障碍；也可构成很多精神疾病的诱发因素，如精神分裂症、情感性精神疾病和更年期精神疾病。同时，个人在社会上受压抑、受迫害、受委屈、受打击、受歧视，易导致精神分裂症和人格变态。

2. 社会经济环境

社会经济是社会生活和社会变迁的基础，经济生活状况对精神疾病的影响也是十分明显的。很多资料显示：较为贫穷的人群的精神疾病发病率比富裕人群高，以精神分裂症为例，较为贫穷的人群的发病率是较为富裕人群的 3 倍。主要原因包括：经济负担过重，导致精神上的沉重负担；受教育的条件差、营养状况不佳又可使个体的神经机能变差而构成易发精神疾病的内在条件；医疗保健条件差，发病后得不到及时治疗，致使反复发病和迁延成慢性精神疾病增多；生活居住条件恶劣，传染病、躯体疾病以及外伤也相对多，与之有关的精神障碍、精神发育迟滞、症状性精神疾病、癫痫等精神障碍也势必增加；同时，社会经济发展的不平衡，贫富的两极分化也会使下层社会成员产生心理上的严重不平衡。可见，社会经济状况是影响精神疾病发生的重要因素。

3. 社会文化环境

文化传统和道德风俗也是影响精神疾病发生的重要因素。在不同文化与文明的社会环境中，精神疾病的患病率是不同的，文化水平低、文明程度低的地区，与文化水平高、文明程度高的地区精神疾病的患病率存在差别，在各种不同的精神疾病中，表现得更为明显。比如，在文化比较发达的城市，情感性精神疾病和神经官能症患病率高，而农村的精神发育迟滞、癫痫患病率比城市高。因此，提高社会文化水平和文明程度，对于人们的思想意识培养、人格发育和适应社会都有着极其重要的作用，这也是降低社会精神疾病患病率的重要条件。

4. 社会人际交往

社会隔离、缺乏社会交往也可导致各种不同程度的心理问题、情绪障碍和精神疾病。散居在深山老林的居民，很少与外界往来，在一部分易感素质者中便可能出现怯生、紧张、孤僻或者偏执等心理问题和精神症状；儿童养育不良，与人群疏远、缺乏亲人抚养，对人格发育同样非常不利。如果幼儿期与社会完全隔离，则完全丧失正常的精神发育。老年人退休后，没有亲人的照料关心，也没有社会福利机构妥善安置，则易出现孤独症、抑郁症等精神疾病。这是老年型社会必须高度重视的社会问题。对已患有精神疾病的人的治疗，过去通常把患者隔离起来治疗，有些甚至长期进行隔离，最终往往导致精神疾病患者更加难以适应社会，甚至使病情迁延到精神衰退。现在对精神疾病患者的治疗，则强调在正常的环境下，与社会保持正常联系。

移民是一种特殊的社会隔离形式，是一部分居民（民族）迁移到完全陌生的环境中。语言沟通困难、生活风俗习惯的不同，甚至种族之间或新老居民之间相互歧视，加之生活上的不便，导致不同程度的情感反应、思维偏执、行为冲动等一系列精神症状，有些人症状持久而发展成为精神疾病。以上种种社会隔离、社会交往缺乏情况，都降低了个体的神经机能，减少了外界的精神刺激，因而使个体容易发生精神疾病。而正常的、良性的社会人际交往，不仅可以减少精神疾病的发生，还可以使一些精神疾病的症状得到调适。

五、家庭、婚姻因素与精神疾病

在精神疾病的发病因素中，家庭、婚姻因素往往被列在首要位置。亲人的逝去或患重病、家庭成员关系紧张、离异、失恋以及家庭成员犯罪等都可能导致不同程度、不同类型的精神疾病。家庭是社会的细胞，婚姻是家庭的基础，家庭实际上是一种微观的社会环境，而且是一种与个体关系极为密切的社会环境，明显影响着家庭成员的生活和精神健康。恋爱、婚姻问题在人生道路上和精神生活中对于青年男女都是一件大事，它的成功与失败，都具有足够分量的精神刺激。恋爱阶段是一段跌宕起伏的不平静的生活，有时温馨甜蜜，有时又痛苦困惑，这些都属于强烈的精神刺激；如果恋爱失败，无疑是一种巨大的精神打击，由此而引起的精神障碍屡见不鲜；结婚是恋爱的结果，喜悦之余常会伴随着不同程度的经济负担和家庭的一系列困难带来的精神压力。所以，青年期，特别是恋爱、结婚这段时期是精神疾病发病的高峰期，以精神分裂症为例，20～30岁这一年龄段患者占该病患者总数的50%。

家庭关系与家庭成员精神健康的关系十分密切，其中影响较大的有以下几种情况：其一是破裂的或重组家庭，包括离婚后未重组的家庭，子女由某一方负担以及离婚后再结婚的重组家庭，双方各有子女，或仅一方有子女；其二是不和睦的家庭，夫妻感情不融洽，经常争执反目，虽未达到离婚的地步，但其成员都得不到家庭的温暖；其三是不健康的家庭，夫妻双方或一方具有明显的性格缺陷或品质不良，如酗酒、赌博、挥霍浪费、不顾家庭,甚至家庭成员中有违法犯罪行为,或者患有精神疾病;其四,对子女教育不当,过严或溺爱,尤其是在教育子女上夫妻持不同态度,这些都会对子女的人格发育和精神健康带来明显的不良影响。影响家庭关系的原因也很多,比如家庭经济拮据、家庭成员性格差异等。

给家庭成员精神造成影响最大的莫过于家庭意外。家庭意外一般是指会产生消极后果的家庭重大事件,有些家庭意外甚至会给家庭成员留下不可弥补的终生的精神创伤。家庭意外主要有婚变、亲人逝世或重病,家庭成员社会角色严重失调(如下岗、撤职、开除、服刑),家庭财产重大损失(如被盗、失火、破产)等。这些家庭意外都可能给家庭的经济生活和精神生活带来不同程度的打击,对家庭成员造成巨大的、相对持久的精神创伤。

六、生活事件因素与精神疾病

生活事件就是人们在社会生活过程中所经历的各种事件,这些事件都可引起不同性质和不同程度的心理反应。因此,生活事件同样是一种常见的社会心理因素。生活事件使机体处于精神应激状态,在这种状态下的生理应激过程表现如下:在垂体肾上腺皮质轴和垂体肾上腺髓质轴的积极参与下,体内出现一系列生理、神经生理、生化、内分泌、代谢、免疫过程的变化。而心理应激状态的表现也是多方面的:意识觉醒度高,警觉,敏感;思维不集中,不愿思考;情绪激惹性高,易激动争吵;坐立不安,手抖;口渴,尿频,心态不佳,睡眠障碍,烟、酒量增加等。精神应激状态的原因常见的是以下四个方面:其一,威胁生命安全的事件,包括天灾人祸、严重疾病、车祸外伤、危险工作的意外事故、战争爆发等。其二,个人利益的损失,包括财产损失、个人婚恋失意、求学挫折、工作不顺等。其三,社会要求或个人愿望超出了本人能力或客观条件的范围。比如,长期从事力不从心的工作,不知疲倦地追求自己无法达到的目标,不仅长期处于精神紧张状态,而且最终还要承受失败的打击。其四,行为动机之间的矛盾,内心的各种冲突,往往是一些别人难以认识和理解的精神刺激,有时可构成机体持久的精神应激状态。

1967年,美国精神疾病学家霍姆斯(Holmes)和拉赫(Rahe)首创了生活事件量表。他们把常见的43项生活事件(life events)列成量表,将每一项生活事件引起生活变化的程度或做到社会再适应所需努力的大小,称生活变化计量单位。生活变化计量单位反映了心理应激的强度,他们人为地规定配偶死亡的生活变化计量单位为100,其他生活事件计量单位由受试者与前述标准对比参照自评,最后获得这一群体对43项生活事件的生活变化计量单位平均值,作为常模。每一个受试者一年内生活事件的项目与次数,按常模中的评分累加,即为生活变化计量单位总值。有资料统计:在每年的生活事件的生活变化计量单位总值超过200单位的个人中,可能有50%的人出现不同程度的心理障碍;如果超过了300单位,则几乎都会出现不同程度的心理障碍。我国修订的生活事件量表,是由杨德森教授主持编制的,是否完全符合我国的实际,有待于在实践中不断修正、完善。

七、精神疾病对社会的影响

(一)精神疾病对社会经济的影响

首先,影响社会劳动生产力,这是因为精神疾病患者的工作和劳动能力都在不同程度上降低了,重者完全丧失劳动能力。根据对30万居民进行的精神疾病流行病学和社会学的调查资料,精神疾病患者中丧失部分劳动能力(半劳动力)的占33%,基本丧失劳动能力的占25%。同时,精神疾病患者在每次发病期间,必须有人监护并有相应的监护措施。对处于急性发病期和兴奋躁动期的精神疾病患者,有时需要数人监护,既影响单位正常生产秩序,又影响家庭其他成员的工作。其次,精神疾病患者直接对社会财物的破坏也会造成经济损失。各类精神疾病患者在财物破坏方面程度不一,个别患者可给社会造成极大的经济损失,如有的患者纵火,有的患者对航标、路标的破坏造成交通事故,对铁路调度室的破坏造成铁路停运等严重事故,其经济损失均不可估量。再次,精神疾病患者的治疗需要一笔费用,这也是社会资源的损失。

(二)精神疾病对社会治安的影响

精神疾病患者在不同程度上对社会治安会产生种种影响,有的甚至对社会治安造成严重危害。精神疾病患者的犯罪率远远高于一般人群,且作案具有情节复杂、性质恶劣、涉及范围广、影响面大等特点。其犯罪类型以凶杀居多,其次是流氓和盗窃,其他还有抢劫、破坏、纵火等。

精神疾病患者违法犯罪的病态原因主要包括以下几个方面:①思维障碍,凶杀案大多是在被害妄想和嫉妒妄想支配下发生的;②意识障碍,对外界感知不清楚,综合分析、理解判断障碍,领悟困难,甚至伴有恐怖性错觉、幻觉,最常见的是意识蒙眬状态;③病理情感,病理性激情,不稳定情感,冷酷情感,伴随认知障碍;④智力低下,思维迟缓,判断不准确,理解肤浅,辨认事物能力和控制能力削弱,易受暗示影响和被教唆犯罪;⑤人格障碍,尤其是反社会、冲动型人格障碍。

精神疾病对社会治安的影响主要包括以下几个方面:第一,精神疾病的发生与很多社会因素密切相关,自然也明显影响精神疾病犯罪率。第二,社会上普遍缺乏精神卫生和精神疾病学基本知识,特别是对一些低能和人格障碍的青少年犯罪缺乏应有的重视,约有40%的患者直到作案,家庭或学校、单位还不认为他们患有精神疾病。第三,缺乏治疗条件,一方面是社会提供的精神疾病医疗机构不足,《中国卫生健康统计年鉴(2020)》及国家统计局相关资料显示,2019年我国医院中的精神科床位数共计569031张,每1万人口占有4.07张;另一方面,由于家庭经济上的原因,未能进行及时治疗。第四,不重视监护,主要是社会上和有关部门不重视对精神疾病患者的监护。第五,缺乏相应的管理机构,使大量的精神疾病患者活动在社会上,这是影响社会治安最重要的直接原因。

精神疾病患者违法犯罪可以涉及各类犯罪性质,故对社会的危害也是多方面的。第一,精神疾病患者犯罪,恶性案件触目惊心,作案手段异常残忍;第二,精神疾病患者犯罪常常同罪屡犯,涉及面很广,如有些多次凶杀、数十次纵火,盗窃更是屡教不改;第三,由于有些精神疾病患者辨认能力降低,常被社会上一些犯罪分子教唆犯罪,特别是精神发育迟滞和有人格异常的人易被教唆;第四,精神疾病患者犯罪与社会上正常人犯罪交错在一起,互相影响,互相混淆,特别是在青少年犯罪中更为明显。另外,精神疾病患者还可导致一些涉及法律的社会治安问题,比如女性精神疾病患者被害的问题,主要是一些智力低下的精神疾病患者因丧失性保护能力而被不法分子所诱奸。这些都是值得重视的特殊的社会治安问题。针对精神疾病患者违法,我国《刑法》第十八条指出:"精神病人在不能辨认或者不能控制自己行为的时候造成危害结果,经法定程序鉴定确认的,不负刑事责任,但是应当责令他的家属或者监护人严加看管和医疗;在必要的时候,由政府强制医疗。间歇性的精神病人在精神正常的时候犯罪,应当负刑事责任。尚未完全丧失辨认或者控制自己行为能力的精神病人犯罪的,应当负刑事责任,但是可以从轻或者减轻处罚。醉酒的人犯罪,应当负刑事责任。"在司法精神病学鉴定的实践中,对有重度精神疾病患者在早期或缓解不全期和有些精神疾病患者辨认能力、控制能力并未完全丧失而是不同程度削弱的情况,原则上应考虑为限定责任能力(即部分责任能力)。

综上所述,精神疾病患者对社会治安的影响是一个重要的社会问题,必须加强社会预防,积极普及精神疾病防治知识,建立各种精神疾病防治网、监护网,努力减少精神疾病患者对社会治安造成的种种影响。

(三)精神疾病对婚姻、家庭的影响

家庭中一旦有了精神疾病患者,不仅在经济上、精力上增添了很大负担,而且使平静、幸福的家庭生活受到破坏,难以维持正常的生活,子女得不到很好的抚养与教育,严重的会造成家庭解体,更多的是根本就不能正常组成家庭。一大批精神疾病患者没有家庭归宿,虽在青年期可投靠兄嫂或年迈的父母,但最终还是会成为社会负担。精神疾病患者的配偶除要担负起繁重的监护任务外,还要应付数不清的家庭纠纷,其至生命也常常处在危险之中。

精神疾病患者的婚姻必然影响人口优生，原因如下：其一，精神疾病通常具有遗传性，以常见的内源性精神疾病为例，研究表明，精神分裂症和情感性精神疾病患者的家族中精神疾病的患病率都大大高于一般居民。其二，如果精神疾病患者为女性，在妊娠期发病，病中的兴奋激动、行为紊乱、生活无规律，加上服用抗精神疾病药物，对胎儿的发育都是不利的。而且，围产期的卫生、分娩期的配合，产后对婴幼儿的哺育都很难得到正常的保证。其三，父母双方或任何一方为精神疾病患者，不仅对子女的抚养、教育不利，而且对子女心理上的创伤也是极其明显的，都会不同程度地影响子女的人格发育和心身健康。

精神疾病患者的离婚又会导致一系列社会问题。一个是精神疾病患者的监护问题，包括工作、生活、医疗等。青少年精神疾病患者的监护一般由父母承担，但最终仍没有妥善的归宿。目前国家办的社会福利院，只能收容极少数患者，而社会上的精神疾病患者有逐渐增加的趋势。另一个问题是子女的抚养和对子女的影响。精神疾病患者离婚后，子女一般应由未患病的一方抚养，但目前由于各种原因，离婚后的精神疾病患者与子女一同生活的仍然很多，这给子女的健康成长和精神生活带来不利影响。

（四）精神疾病对民族文化和教育的影响

一定数量的人口是一个民族发达兴旺的前提，但是，社会发展、民族兴旺更重要的是要提高人口的质量，这种质量主要包括两个方面：一是先天的素质，二是后天获得的德、智、体、美诸方面的素质。精神疾病患病率高是一个民族人口质量不高的重要影响因素之一。特别需要重视的是，我国目前的智力残疾患者已逾 1000 万人。这种大脑发育障碍，不仅影响一代，而且是一代影响一代，这种情况在偏远落后地区更为明显，是一个突出的社会问题。

后天的培养教育，尤其是儿童和青少年期的教育很重要。如果儿童、青少年的精神不健康，自然会影响教育的成效，所以加强儿童、青少年的精神卫生教育，促进他们人格的健康发育至关重要。当前值得重视的是有很多常见精神疾病威胁儿童精神健康，比如儿童多动症，即轻微脑功能失调，这类患儿并非智力障碍，其主要表现为注意力不集中、好动、上课不安宁、学习困难、成绩差、爱惹是生非、屡教不改。这种疾病对儿童早期教育质量影响极大，直接关系到我国现代化建设人才的培养。可见，增进人们的精神健康，减少精神疾病，才能有效地提高民族的文化教育水平，才能全面提高民族素质。

八、精神疾病的社会措施

精神疾病的社会措施，是通过对精神疾病的发生、发展和转归的全面考究，从现代整体医学模式和社会学模式来认识精神医学的社会化，从人的精神活动与社会环境的关系入手，并着眼于社会功能的发挥，为帮助精神疾病患者平衡自身的社会心理状态、协调人际关系和加强其社会适应性等而提出来的。一方面，是对精神疾病进行社会性的预防；另一方面，是使精神疾病患者逐步康复，最终回归社会。就目前来看，需要完善三个方面的社会措施，即精神疾病的社会预防、精神疾病的社会性治疗和精神疾病患者的社会安置。

（一）精神疾病的社会预防

社会因素是导致精神疾病的重要因素之一。人们在社会生活环境中，躯体受到各种刺激，会引起精神疾病的发生。社会的政治、经济、文化，家庭和个人遭遇的社会事件等所带来的各种精神刺激与精神疾病有着直接或间接的关联。精神疾病社会预防的对策和社会措施，其关键在于要使一个社会能够安定和谐地发展，能够有开明的社会政治制度、稳步发展的社会经济、较高的生活水平和较好的劳动条件、优良的社会精神文明和社会意识、和谐的家庭关系等。

有关精神疾病的社会预防，我国在 20 世纪 60 年代就提出了三级预防模式。一级预防措施是指发病前期的预防，重点在于在社区减少精神疾病的发病；二级预防措施是指发病期的预防，重点在于早期发现，早期治疗;三级预防措施是指发病后期的预防,重点在于防止病残,防止复发,做好患者的社会康复工作。在三级预防措施中,一级预防措施特别重要,它包括社会精神卫生教育、环境保护、培养人际关系、合理的生活方式、加强心理卫生、增强适应能力、完善卫生保健事业,还包括特殊的防护,如优生学的宣传普及、围产期防护、清除躯体方面的致病因素、提高免疫能力等。这种发病前期的社会预防,比较符合客观实际的需要,它包括物质、心理和社会文化三个方面的需要。

精神疾病的社会预防,总的目标是减少致病的因素和条件,防患于未然,只有这样,才能从根本上解决精神疾病的社会问题。

(二)精神疾病的社会性治疗

影响精神疾病预后的因素有以下三个方面:一是患者本身的素质,包括疾病遗传负荷和人格易病倾向;二是及时合理的治疗,主要包括药理治疗作用;三是社会性治疗和康复条件,尤其是后者,是维持治疗效果、使精神疾病得到康复、保障精神健康、适应社会功能最重要的方面。因此,精神疾病的社会性治疗,是当代精神医学重要的理论与实践内容之一。

然而,传统医疗观念对人们依然有一定的影响,因此必须注意克服以下几种不正确的观点。一是注重药物治疗,认为对疾病的治疗就是药物,除了药物外,其他的谈不上治疗,因而轻视其他治疗措施。二是注重住院治疗,而忽视院外治疗、护理、康复。很多医务工作者、家属都有这种倾向,把治疗的效果依赖于住院治疗,认为患者出了医院就万事大吉。三是只重视发病阶段的治疗,不重视恢复阶段的治疗。四是只注重传统的治疗内容,忽视社会适应功能的恢复。针对上述情况,对于精神疾病的治疗必须加强综合治疗措施,提倡院内、外结合治疗,发展社区康复医疗,重视社会适应功能的恢复。总之,只有认真实施对精神疾病的社会性治疗,才会使精神疾病患者真正康复。

1.社会性治疗的原则

精神疾病的社会性治疗总的目的是使患者回归社会。精神疾病过程与发展的最大危害是逐步脱离社会,越是脱离社会,越会使精神疾病加重与恶化,这是一个恶性循环。所以,必须把加强与社会的联系、减少社会隔离的原则贯穿于治疗过程的始终,尤其在康复阶段,使精神疾病患者逐步适应环境,回归社会,才能真正做到精神健康。

要有效地实施精神疾病的社会性治疗,必须掌握以下几个原则。

(1)院内治疗与院外治疗相结合的原则。社会性治疗不能理解为出院回到社会后的治疗,而应从住院期间开始,在发病阶段也提倡综合性治疗,只是在不同病程阶段各有所侧重。如在急性期应积极地进行药物或物理治疗,辅助心理治疗和其他社会性治疗措施,出院后除了继续院内的治疗外,更重要的是加强社会性治疗,使之逐步适应社会,为精神疾病患者全面康复、重新工作创造条件。

(2)医务工作者与家庭成员相融合的原则。社会性治疗不只是医务工作者的任务,也是家庭成员的责任。医务工作者能否对精神疾病患者认真地进行社会性治疗固然影响着患者的预后,而患者的家庭成员能否很好地配合,能否真诚地接纳患者回到家庭,一如既往地热情对待,遵照医嘱继续维持治疗,帮助患者适应社会,也是精神疾病患者精神康复的重要条件。

(3)社会工作者与单位组织相配合的原则。社会工作者的任务是组织、帮助、指导精神疾病患者的康复工作。由于患者来自不同单位,从事不同职业,所以社会工作者应当与患者所在单位密切配合,帮助患者解决必要的实际困难,给予他们适应劳动的机会,为他们逐渐恢复劳动能力创造条件。当前有些单位把精神疾病患者视为丧失劳动能力的残疾人,导致很多患者感到自己被社会抛弃,这显然会严重影响精神疾病患者的康复。

(4)区别对待与循序渐进的原则。精神疾病的类型和病程阶段不同,其社会性治疗的意义和内容自然也有所不同。比如精神分裂症具有社会性退缩的倾向,必须强调社会性治疗,尤其在迁延期和缓解过程中,社会性治疗直接影响精神康复的后果。不同年龄、不同职业、不同生活经历都要注意个体特点,区别对待。

精神疾病患者在逐渐恢复工作过程中,社会性治疗的内容要逐步接近正常社会生活和正常工作,不论在劳动强度和复杂程度上,或是在时间上都应当注意循序渐进。

2. 社会性治疗的方式

过去那种对精神疾病患者进行全封闭的看守照护式的管理方式目前已公认不可取,而代之以开放式的管理,这不仅有利于精神疾病发病期的治疗,更为精神康复打下基础。开放式管理主要是把患者置于社会之中,鼓励并帮助患者保留或重新建立各种社会联系,并为之创造条件。让精神疾病患者参与力所能及的劳动,经常与周围人交往,与亲友交流感情,保持与社会的直接接触。

在住院期间的一项重要的社会性治疗措施是教疗与工疗。教疗的目的是使患者在住院期间,在思想上不至于与社会隔离。教疗的主要内容,是将患者组织成一个新型的集体,引导他们学习当前的时事与社会新闻,教授他们防治精神疾病的基本知识和战胜疾病的正确态度。所谓工疗,就是组织患者从事力所能及的各种劳动,建立院内工场、工疗室,防止行为退缩,建立社会联系,为出院后精神康复打下基础。

精神疾病患者的家庭康复治疗是社会性治疗中重要的、必不可少的环节与内容,原因如下:其一,精神疾病的病程是一段相对长的时间,一般急性期、进展期才在医院中进行治疗,而大部分病程阶段是在家庭中度过的;其二,出院之后回到家中,精神疾病患者的主要症状即使消失,但仍会在不同程度上留有性格、情绪、意志行为上的缺陷,还不能恢复正常工作和家庭劳动能力;其三,患者在家庭适应的过程中,家庭成员对患者的冷淡、抱怨,往往给患者新的精神刺激,从而影响预后,提高复发率。家庭是社会的基本单位,患者的家庭不仅要持续给予医院的药物治疗,而且要开展多方面的社会性治疗措施,如个别心理治疗,把患者置于家庭成员之中,并与之进行正常感情交流,使之感到家庭集体的温暖;鼓励患者参加各种社会活动,参加家务劳动和社会工作。患者只有首先适应家庭生活,然后才能适应社会生活。

社区康复治疗也是精神疾病社会性治疗的重要内容,主要根据病情和患者的具体情况,在本社区内的康复机构内进行。社区内的康复机构主要包括以下几种:①日托站。患者离开医院后,一时还难以适应家庭和社会生活,这时白天可以到日托站,一方面继续接受各种治疗,另一方面又可受到监护,晚上回到家里与亲人一起生活。②工疗站。工疗站内设有各种类型的工场,工场内的工作一般都是患者力所能及的,康复阶段中的精神疾病患者可以在工疗站选择适当的劳动,并可从中获得一定的报酬。这是一种很重要的治疗手段,对预后效果良好的患者而言是恢复正常工作前的过渡,对预后不良的患者而言可以减少精神残疾,增强社会生活能力。③单位康复站。有些大型企业或单位,为已经缓解的精神疾病患者在试行工作或半日工作期间设立这种康复站,既可为患者提供休息的场所,又便于监护与观察,为从事正常工作做好准备。

(三)精神疾病患者的社会安置

要使精神疾病患者最终康复,回归社会,做好精神疾病患者的社会安置是不可忽视的。精神疾病患者的社会安置习惯上被理解为精神疾病患者的最终社会归宿。广义上的理解应当如下:社会对各病期、各类型的精神疾病患者的生活、治疗和监护的状况、途径和方式的安置。安置方式以门诊、住院和家庭病床为主。

1. 门诊

精神卫生机构设有门诊部,精神疾病患者在患病初期需在门诊中进行咨询、确认和早期治疗;恢复阶段,一般也在门诊进行维持治疗;在缓解期,恢复工作者还需通过门诊接受医生的复查和防治指导。

2. 住院

精神疾病患者经门诊确诊后若病情需要住院或经过门诊一段时间治疗效果不佳,则需收入医院进行系统治疗。一般重性精神疾病的进展期都应住院治疗,这是因为:其一,重性精神疾病患者在发病期会丧失自知力,否认有病,对治疗不合作;其二,及时在医院进行正规治疗,可有效地控制症状,有利于预后;其三,重性精神疾病患者在急性发病期往往有危害社会和自身的行为,住院有利于监护。同时,根据《中华人民共和国精神卫生法》的规定,精神障碍患者实行住院自愿原则,有自伤情形的由近亲属送医院住院,有伤他情形的如果近亲属不送医院住院,可以由公安机关送入院。

3. 家庭病床

家庭病床不仅是一种重要的社会性治疗方法,也是目前比较倡导的一种精神疾病患者安置方式。

精神疾病患者在病程后期恢复阶段的安置主要是进入各种类型的社区康复机构和重新安置工作。在我国的大、中城市和有条件的地区,先后建立了精神疾病社区防治机构,通过近些年来的摸索,已形成了一些模式。如上海市建立了精神疾病三级防治体系,即市级有精神疾病防治中心、各区有精神疾病防治院、各街道有精神疾病防治站。这些社会康复机构可以保证有效的社会性治疗,对精神疾病患者的康复起着非常重要的作用。精神疾病患者完全缓解后,最佳安置方式是重新安置工作。近三分之一的重性精神疾病患者可获得这种社会安置。应以积极的态度对待精神疾病患者的劳动工作,不应当存在偏见,更不应歧视。因为精神疾病患者重新工作不仅有利于疾病的预后和精神康复的巩固,而且对社会而言,增加了社会财富的生产者,减少了社会财富的消耗者。但同时对安置工作又必须持慎重的态度,因为精神疾病患者毕竟还潜伏着复发的可能性,故应注意量力而为,不至于使之成为精神负担。对于那些原来从事危险、要害部门工作的精神疾病患者,康复后应更换工作。

第二节　慢性非传染性疾病

一、慢性非传染性疾病的概述

(一)慢性非传染性疾病的概念

慢性非传染性疾病(noninfectious chronic disease,NCD)简称"慢性病"或"慢病",指从发现之日起算超过3个月的非传染性疾病,不是特指某种疾病,而是对起病时间长、缺乏明确的病因证据,一旦发病即病情迁延不愈的非传染性疾病的概括性总称。这些疾病主要由职业和环境因素、生活与行为方式等暴露引起,一般无传染性。慢性病是一种长期存在的疾病状态,表现为渐进性的器官损害及功能减退。慢性病的发病率常随着年龄的增长而增高,老年人通常是慢性病的高发人群。

(二)慢性病的特点

慢性病的主要特点:①病因复杂,发病与多个行为因素有关;②潜伏期较长,没有明确的发病时间;③病程长,随着疾病的发展,表现为功能进行性受损或失能,对健康损伤严重;④很难彻底治愈,表现为不可逆性。

在我国,慢性病主要包括:①心脑血管疾病,如高血压、冠心病;②恶性肿瘤,如胃癌;③代谢性疾病,如糖尿病;④慢性呼吸系统疾病,如慢性支气管炎;⑤心理异常和精神疾病,如抑郁症;⑥慢性肝、肾疾病,如肝硬化;⑦其他各种器官的慢性、不可逆性损害。

(三)慢性病的危险因素

慢性病的发生与许多危险因素有关,常是多种危险因素综合作用的结果。根据危险因素的可控性,一般可将危险因素分为如下几种:①可改变的危险因素,如吸烟、过量饮酒、不合理的膳食、活动减少、长期静坐、超重、不良的心理状态及环境因素等;②不可改变的危险因素,如遗传、年龄、性别及种族等。根据危险因素的类型,慢性病流行的社会因素除了生物遗传因素之外,还包括:①自然环境因素,慢性病的产生和发展与生产和生活过程中产生的废弃物污染息息相关。②社会环境因素,如卫生政策法规和医疗保障制度、经济发展状况、医疗技术水平、家庭状况、工作环境等。③行为和生活方式因素,如膳食结构不合理、身体活动不足、长期吸烟以及过度饮酒等。④精神因素,如精神紧张、情绪激动及各种应激状态等。

二、慢性病的流行病学特征

随着经济的发展,居民生活水平的提高,慢性病的发病率逐渐增高。2019 年我国居民疾病经济负担中,慢性病所占比例达 65%,相当于当年国内生产总值(GDP)的 84%;慢性病造成的经济负担已成为国内外公认的、重要的公共卫生问题。

(一)全球慢性病流行现状

世界卫生组织《2019 年全球卫生估计报告》显示,在当前全球十大死因中,有 7 个是慢性病,而在 2000 年,慢性病仅占 4 个。心脏病是全球首要死因,目前占所有死因总数的 16%。同时,全球糖尿病死亡人数也增加了 70%。

纵观全球,慢性病已成为人类目前致死与致残的主要原因。

从不同收入水平的国家慢性病死亡情况看(表 14-1),慢性病死亡人数构成比均超过 70%,可见慢性病已成为影响大众健康的重要问题之一。

表 14-1　2019 年不同收入水平国家慢性病死亡情况统计

收入水平	慢性病死亡人数	总死亡人数	慢性病死亡人数构成比/(%)
高收入	7127000	8140000	87.56
中高收入	2731000	3570000	76.50
中低收入	13233000	17749000	74.56

(二)我国慢性病流行现状

我国曾于 1958—1959 年、1979—1980 年、1991 年和 2002 年共进行过 4 次全国范围内的高血压抽样调查,全国 15 岁以上人群高血压患病率分别为 5.1%、7.7%、13.6%、17.6%。根据国家心血管病中心发布的《中国心血管病健康和疾病报告 2019》,中国心血管病现患人数 3.30 亿,其中高血压 2.45 亿。

我国慢性病死亡人数占死亡总人数的比例增加,2015—2019 年,国家卫生健康委组织中国疾病预防控制中心、国家癌症中心、国家心血管病中心开展了新一轮的中国居民慢性病与营养监测,覆盖全国 31 个省(区、市)近 6 亿人口,现场调查人数超过 60 万,根据监测结果编写形成《中国居民营养与慢性病状况报告(2020 年)》。我国慢性病患者基数不断扩大,同时,因慢性病死亡的比例也在持续增加,2019 年我国因慢性病死亡人数占总死亡人数的 88.5%,其中心脑血管病、癌症、慢性呼吸系统疾病死亡比例为 80.7%。

2019 年钟南山院士等在《美国呼吸与重症监护医学杂志》上发表了关于我国慢性阻塞性肺疾病的流行病学调查资料,发现我国的慢性阻塞性肺疾病的发病率平均为 8.2%,其中男性 12.4%、女性 5.1%。因此,慢性阻塞性肺疾病同样是严重危害我国居民身体健康的重要慢性呼吸系统疾病。

可以预见,未来的 20 年,我国 40 岁以上人群患慢性病的人数将成倍增长,慢性病在我国可能提前"井喷"。而老年人由于组织器官结构及功能的衰退,常常一人患多病,已经成为受慢性病危害的重要群体,是慢性病致死、致残及失能的主要对象,给社会、家庭造成严重的经济负担。

三、慢性病的危害

随着社会经济的发展,医学在防治传染病上取得重大成就。随着人类寿命的延长和行为生活方式的变化,疾病的流行规律也发生了明显的变化,慢性病的危害也在不断变化。

（一）慢性病严重危害人群健康

慢性病病程长，多为终身性疾病，预后差，常伴有严重并发症及残疾。慢性病对人群健康的危害是显而易见的，例如患者在患上慢性病之后会一定程度地丧失劳动力，严重者甚至导致伤残；又如随着糖尿病患者寿命的延长，糖尿病的慢性并发症的发生率显著上升，糖尿病致肾衰竭的发生率比非糖尿病高 17 倍。慢性病对人群健康的影响还表现在对患者造成的心理创伤上，慢性病首次发作可使患者产生不同程度的心理反应，轻者出现适应障碍、主观感觉异常、焦虑、猜疑等，重者可出现愤怒、孤独感、自怜和期待等心理过程。在慢性病反复发作或出现严重功能障碍时，又可出现失望、抑郁，甚至出现自杀倾向。

（二）慢性病增加了家庭的负担

当家中出现了一位长期卧床不起的患者，长时间的陪护、转诊，帮助料理生活起居，患者种种异常心理都会严重地影响家庭其他成员。迅速恶化的慢性病如心肌梗死，会给家庭带来强烈的痛苦；久治不愈或导致严重残疾的慢性病如脑卒中等，将消耗大量的家庭经济积蓄和家庭成员的精力，甚至导致家庭成员因疲劳致病或意外伤害的发生。同时，在患有慢性病之后，患者的机能会急剧下降，甚至那些患有严重慢性病的患者会辞去原来的工作，而且这些患者还需要其家人的悉心照料，因此缩短了家人的工作时间与降低了工作效率，使得整个家庭的收入减少，给家庭带来了沉重的负担。

（三）慢性病加重了社会的负担

随着人口老龄化程度的加剧，我国主要慢性病发病率上升，居民卫生服务需求增长和卫生服务利用率上升，成为卫生费用过快增长的重要原因。在某些地区，慢性病与贫困的恶性循环，使人们陷入"因病致贫、因病返贫"的困境。同时，由于慢性病具有病程长、难治愈的特点，给个人、家庭、社会带来了沉重的经济负担。

四、慢性病的预防与控制

（一）慢性病防控方针

我国已确立慢性病防控的相关策略，即明确政府责任、坚持预防为主、以社区为基础、关注农村地区、社会广泛参与、提高个人能力。卫生健康主管部门将进一步健全与慢性病预防控制形势相适应的防控体系和工作机制，推动形成以家庭为基础、社区为依托、专业机构为指导、社会广泛参与的预防控制格局。

（二）慢性病的三级预防

2005 年，WHO 发布的《预防慢性病：一项至关重要的投资》中指出，各国政府和民众应当走出慢性病不可预防的误区，积极地投资和致力于预防慢性病。根据慢性病的发病因素和疾病自然史的各个阶段，在生物-心理-社会医学模式指导下实施三级预防，有可能控制和降低慢性病发病率、残障率、死亡率，保护人民的健康，提高生命质量。三级预防原则是预防医学的核心，它可体现在个体或群体慢性病发生前后的各个阶段。

1. 一级预防

一级预防（primary prevention）又称病因预防，是在疾病尚未发生时针对病因采取的措施，也是预防、控制和消灭疾病的根本措施。在慢性病自然史中，当疾病处于接触危险因素或致病因素阶段时，通常无任何临床表现。慢性病一级预防的目的是消除疾病的危险因素，预防疾病的发生和促进健康。其具体内容如下：①认识和收集慢性病危险因素；②针对慢性病危险因素进行健康行为的培养和不良行为（吸烟、饮酒等）的纠正；③中老年精神心理卫生辅导；④适度体力运动，以控制体重；⑤普及科学营养膳食；⑥保护环境，改善居住条件;⑦开展中老年保健和妇幼保健。开展慢性病一级预防常采取双向策略,即把对整个人群的普遍预防和对高危人群的重点预防结合起来。前者称为全人群策略,旨在降低整个人群暴露于危险因素的平均水平;后者称为高危策略,旨在消除高危个体特殊暴露,突出高危人群的预防,有利于提高慢性病一级预防的效率。

慢性病一级预防的主要手段是健康促进和健康保护。健康促进是通过创造促进健康的环境以避免或减少慢性病危险因素暴露于人群,改变机体的易感性,其具体措施包括健康教育、自我保健、环境保护、优生优育、卫生监督等。其中,通过健康教育提高全体居民的自我保健意识和自我保健能力是一级预防的核心。运用健康促进方法来控制慢性病成为疾病预防工作发展的必然,并已被国际成功经验所证实。健康保护是对暴露于慢性病危险因素的高危易感人群实行的特殊保护措施,以避免疾病的发生,其具体措施有劳动保护、戒烟戒酒、控制饮食等。

2. 二级预防

二级预防(secondary prevention)亦称发病前期的预防,在慢性病的自然史中属临床前期(亚临床期),是为了阻止或减缓疾病的发展而采取的措施,以达到阻止疾病向临床阶段发展、减轻疾病的严重程度、防止并发症的目的。这个阶段体内疾病病理过程已潜在,但一般仍无临床症状,通过体检和实验室检查可以发现异常。二级预防的措施是早期发现、早期诊断和早期治疗,即"三早"。其核心是早期诊断,而早期诊断的基础是早期发现。早期发现的措施包括疾病筛查、定期健康体检、设立专科门诊,如高血压的筛查、乳腺癌的筛查、子宫颈刮片脱落细胞涂片检查等,也可以通过群众的自我检查早期发现,如自我检查可以早期发现乳腺癌。早期诊断之后及时进行早期治疗,在疾病的早期阶段对慢性病的发展进程进行"截断",尽可能减轻慢性病的危害。

3. 三级预防

三级预防(tertiary prevention)又称发病后期预防,是指在疾病的临床期,针对患者采取积极的治疗措施,以及时有效地防止病情恶化,预防并发症和残疾。其目的是防止伤残和促进功能恢复、提升生命质量、延长寿命、降低病死率。慢性病三级预防一般由住院治疗(对症治疗)和社区家庭康复(康复治疗)两个阶段组成。住院治疗的目的在于积极治疗慢性病、促进康复、防止病情恶化、减少并发症、防止伤残,争取使患者病而不残。社区家庭康复是在病情控制后转入社区,在家庭病床或经家庭护理后,促使患者躯体、功能、心理进一步康复,争取使患者残而不废。慢性病的保健对疾病本身来说属于三级预防的范畴,但对于提高慢性病患者的体质,预防发生其他疾病则属于一级预防。因此,慢性病的治疗必须与保健相结合,特别是与自我保健相结合。医务工作者要熟悉慢性病的医疗和保健,特别是自我保健形式的一般规律和内容,对患者开展深入浅出、形式多样、生动活泼的自我保健教育,让患者能真正从自我保健中体会到自身的努力对防治慢性病的有利影响。由医务人员在临床场所实施临床预防已成为医学发展的一大趋势。根据1989年美国医学会专业会的定义,临床预防医学是通过在临床场所对病伤危险因素的评价和预防干预来实施的,是对健康和无症状的"患者"采取个体预防措施,是在临床环境下的一级预防和二级预防的结合。近年来,随着社区卫生服务的开展、疾病预防控制中心的建立和医院扩大预防的趋势,临床预防医学已经在我国一些慢性病综合防治示范点中得到了应用。

第三节　传　染　病

一、传染病的概述

(一)传染病的概念

传染病(infectious disease)是由各种病原体引起的能在人与人、动物与动物或人与动物之间相互传播的一类疾病。传染病的病原体种类繁多,包括病毒、衣原体、立克次体、支原体、细菌、真菌、寄生虫等。

中国目前法定的传染病分为甲、乙、丙 3 类,共 40 种。甲类传染病是指鼠疫、霍乱。乙类传染病是指传染性非典型肺炎、艾滋病、病毒性肝炎、脊髓灰质炎、人感染高致病性禽流感、麻疹、流行性出血热、狂犬病、流行性乙型脑炎等。丙类传染病是指流行性感冒、流行性腮腺炎、风疹、急性出血性结膜炎、麻风病、流行性和地方性斑疹伤寒等。此外,2020 年 1 月 20 日,国家卫健委发布第 1 号文件,将新冠肺炎纳入《中华人民共和国传染病防治法》规定的乙类传染病,并采取甲类传染病的预防、控制措施。

(二)传染病的特征

传染病具有四个基本特征:①有病原体,每一种传染病都是由特异的病原体所引起的。②有传染性,这是传染病与其他感染性疾病的主要区别。这也意味着病原体可以通过某种途径传染给他人,是需要隔离的。③有流行性、地方性、季节性。传染病按照流行过程的强度和广度,可分为散发、暴发、流行、大流行。由于气温的变化和媒介昆虫的活动等因素,有些传染病的发病率存在季节性升高的现象。有些传染病由于中间宿主的存在、地理条件、人们生活习惯等原因,常局限于一定地区范围内发生,称为地方性传染病。④有免疫性,即感染后免疫的特点。人体在病原体入侵的影响下,主动积极地发挥各种对抗性防御反应,消灭病原体,破坏和排泄其毒性产物,这种抵抗力称为抗感染免疫。感染后免疫力的持续时间在不同传染病中存在差异,如果持续时间较短,可出现再感染和重复感染。

二、传染病的流行病学特征

传染病不仅在个体内发生,还会流行于人群中,其在人群中发生、传播和终止的过程称为流行过程。在传染病的诊断中,流行病学资料具有重要的参考价值。多数传染病有一定的流行病学特征,如年龄、职业、发病季节等,常能提供发病的可能性。当地或同一集体传染病流行情况、接触史、旅行史或居住史等,可为诊断提供一定的线索。患者的环境卫生和个人卫生状况对诊断也有一定帮助。

(一)流行过程的基本环节

传染病在人群中流行必须具备传染源、传播途径和易感者 3 个基本环节,缺一即不会构成流行,即使已形成流行,也可因任何一个环节的切断而中止。

1. 传染源

传染源是指体内有病原微生物,并能将其排出体外的人和动物。患者、病原微生物携带者、受染动物等均可作为传染源。

(1)患者。多数情况下,患者是重要的传染源,但不同传染病的传染期有明显的差别。如病毒性肝炎、水痘等在潜伏期的后期即具传染性,而大部分传染病则以临床症状期为主要传染期,病愈后病原微生物也随之消失。

(2)病原微生物携带者。可分为病后病原微生物携带者和健康病原微生物携带者,健康病原微生物携带者中可能夹杂一部分隐性感染病例。有些传染病的病原微生物携带者是主要或重要的传染源,如伤寒、细菌性痢疾、白喉等。隐性感染患者虽没有临床症状,但体内有病原微生物滋生繁殖,并通过一定途径将病原微生物排出体外。

(3)受染动物。以动物为重要传染源的传染病主要有狂犬病、鼠疫、流行性乙型脑炎、血吸虫病等。在作为传染源的动物中,以啮齿类动物为主,其次为家畜和家禽。在上述传染病中,有些是人和动物共有的疾病,有些动物不发病而是病原微生物携带者,有些本身就是动物疾病。

2. 传播途径

病原微生物从传染源体内排出后,经不同方式到达易感者的所经道路称为传播途径。传播途径一般可分为以下几种。

(1)空气飞沫传播,如流行性感冒、麻疹、白喉、猩红热、肺结核等。

(2)水和食物传播,如伤寒、霍乱、细菌性痢疾、病毒性肝炎、血吸虫病等。

(3)接触传播,分为直接接触和间接接触两类。如狂犬病、性病等均因直接接触而传染。一些传染病通过污染的手或日常用品等传播,则是间接接触感染。

(4)虫媒传播,蚊、虱、蚤、恙虫等为重要的传播媒介,如蚊传疟疾、虱传斑疹伤寒、蚤传鼠疫、恙虫传恙虫病等。

(5)血液传播,如艾滋病、乙型和丙型肝炎等。

(6)母婴传播,在母亲妊娠期间,其病原体可通过胎盘而感染胎儿,引起宫内感染。新生儿通过产道时以及出生后与母亲密切接触时受到感染等,也属于母婴传播的范围。

3.易感者

年龄、性别、职业等因素与易感性有较大的关系。儿童特别是婴幼儿由于缺乏特异性免疫,以及由于职业、工作等与病原微生物的接触机会较多的人群等,均易被感染。免疫缺陷者(年幼、老年、患慢性病如肿瘤、应用肾上腺皮质激素和抗代谢药物等)对多种病原微生物易感。人群的易感性,取决于人群中每个个体的免疫水平。

(二)流行过程的影响因素

(1)自然因素。自然环境中地理、气候、生态等各种因素,对流行过程有一定影响。如南方地区,雨量充沛,杂草丛生,适合钉螺生存,成为血吸虫病的流行地区。气候包括气温、雨量等,不仅影响虫媒的地区分布、繁殖和活动能力,也影响病原体在这些动物体内的增殖或发育。自然因素还可影响人的防御功能,改变人体易感性,从而影响流行过程。

(2)社会因素。社会制度、生产和生活条件、风俗习惯、卫生状况等社会因素,均对流行过程产生不同程度的影响。人们的生活及生产劳动条件,如居住条件、营养水平、文化程度、卫生设施、劳动保障措施等,直接影响人的健康及免疫状态。

三、性传播疾病的相关概述

性传播疾病是常见的传染病之一。近些年,性传播疾病如艾滋病等逐年增多,对居民的健康带来极为严重的影响。下面将介绍性传播疾病的相关概念、流行病学特征等相关内容。

(一)性传播疾病的概念

性传播疾病(sexually transmitted disease,STD)是我国常见且多发的一类传染病。STD是一组以性行为接触或者类似性行为接触为主要传播途径的危害人群身心健康的传染性疾病,过去称为性病。以往性病是指通过性传播的、具有明显生殖器损害症状的全身性疾病,亦称为经典性病,包括梅毒、淋病、软下疳和性病性淋巴肉芽肿。现代STD与经典性病的概念有明显的区别:①现代STD种类增加,由原来的4种扩展为20多种,新增了尖锐湿疣、生殖器疱疹、白色念珠菌病、滴虫病、肝炎、传染性软疣、阴虱、疥疮、阿米巴病、艾滋病等;②感染范围扩大,不局限于生殖器部位;③传播方式改变,口-生殖器和肛门-生殖器成为常见途径。

长期以来,STD就被认为是一个重要的公共卫生问题,是一种没有争议的社会病。尽管在最近几十年间,人类有了更多的控制STD的手段,然而,STD对人类的危险仍然是非常严重的,尤其是艾滋病的出现,使STD成为深受关注的全球性问题。目前已经发现能通过性行为途径传播的疾病有30多种。STD的主要受害者是有性行为的成年人和女性患者生产的婴儿。

(二)性传播疾病的传播途径

所谓通过"性传播",不一定就是指经生殖器性交传播。性传播是一种传播方式,有直接传染方式,也有间接传染方式,还存在着由父母传给胎儿或新生儿的方式等。STD 主要有以下五种传播途径。

1. 性行为传播

所谓性行为,主要包括接吻、触摸、拥抱、性交等。性交是 STD 的主要传染途径。性交之所以造成 STD 传播有以下几个方面的原因:①生殖器直接接触病原体。②性交时生殖器处于充血状态,组织内压力增加,易于发生损伤。

2. 间接接触传播

人与人之间的非性关系的接触传播,相对来说比较少见。但某些 STD,如淋病、滴虫病和真菌感染等,可以通过毛巾、浴盆、衣服等用品传播,尤其在经济条件差和卫生水平低的地区,通过间接接触传播的情况时有发生。

3. 血源性传播

梅毒、艾滋病、淋病均可发生病原体血症,如受血者输了这样的血液可能发生传递性感染。血源性感染有如下特点:①发病率高;②发病快;③可跨越病程;④发生播散性病变;⑤全身症状重。

4. 母婴传播

通过胎盘传播给胎儿。梅毒、艾滋病大多存在母婴传播的危险。STD 的母婴传播有三种方式:①原发感染;②逆行性感染;③获得性感染。

5. 医源性传播

主要由以下原因造成:①防护不严格,这种情况主要发生在医生、护士身上;②消毒不严格,患者用过的器械应浸泡灭菌,再反复冲洗,然后高压灭菌。如果消毒不严格,病原体未被杀死,再使用时可感染他人。

(三)性传播疾病的流行病学特征

STD 在全世界很多国家中已构成严重的公共卫生问题,艾滋病的出现给许多国家社会经济的发展带来消极影响,甚至已危及整个民族的生存。2019 年,全球 STD 年龄标准化发病率为 9535.71/10 万,STD 病例数为 7.69 亿~8.5 亿。年龄标准化发病率和发病率最高的是毛滴虫病,其次是衣原体,最低的是梅毒。从 1990 年到 2019 年,STD 总体年龄标准化发病率呈下降趋势,但 STD 总病例数稳步增长。在我国,STD 已跃居为第二大常见传染病。目前 STD 增加的原因如下:①各种疾病对抗生素的抵抗性增强,新的耐药菌株不断产生,给有效治疗带来困难;②一般女性 STD 患者增加,持久性性病患者有所增加,如单纯疱疹病毒感染;③STD 感染危险性扩大。中国疾病预防控制中心报告,我国艾滋病患者基数在逐年增加,最近几年,我国每年报告新发现 HIV 感染者/艾滋病患者均超过 10 万例,且一年多于一年,至 2018 年 6 月 30 日,全国报告现存活艾滋病患者和 HIV 感染者超过 82 万。2017 年,中国新发现 HIV 感染者/艾滋病患者 13.5 万,较 2012 年的 8.2 万上升了 64%。对于 STD 的社会根源,社会医学认为,决定 STD 传播和流行的主要因素是社会因素,病原体不过是社会因素导致 STD 的工具而已。

四、传染病的危害

传染病的传播范围广,社会危害性极大。从有历史记载以来,人类一直就在与传染病进行着顽强的斗争。近年来,SARS、中东呼吸综合征、埃博拉出血热等传染病在全球范围内快速传播,表明传染病的防控不只是某一个国家或地区的问题,而是全人类共同面临的挑战。传染病问题也不再仅限于医学领域,而是关乎国家安全和发展,成为全球性的社会问题。

(一)传染病直接危害人类健康与生存

无论是在全球范围内,还是从一个国家范围内来讲,传染病都是直接危害人类健康与生存的主要疾病。历史上,1347—1353年,鼠疫席卷整个欧洲,夺走了至少2500万人的性命,占当时欧洲人口的三分之一;1918年,大流感席卷全球,患者数超过5亿,吞噬了4000多万条生命,相当于第一次世界大战死亡人数的4倍。2020年,世界卫生组织公布的2019年全球卫生估计报告,强调了传染病在低收入国家造成的损失:在低收入国家十大死亡原因中,有六个是传染病,包括疟疾、肺结核和艾滋病。同时,有报告数据指出,2019年全球结核潜伏感染人群接近20亿;全球估计发生2.28亿例疟疾病例,死亡40.9万例。2019年底出现的新冠肺炎,感染人数之多、传播速度之快,是近百年人类社会经历过的最严重的一次传染病灾难。世界卫生组织网站数据显示,截至2022年5月2日,全球累计确诊新冠肺炎病例超5亿例,累计死亡病例约624万例。

(二)传染病影响社会公共秩序

传染病流行不仅直接危害人民健康和生命安全,对社会安定和国家形象也会产生巨大影响,甚至引发社会危机。传染病具有风险不确定性,极易让人产生恐惧,由此衍生出忧虑、不安、害怕等不良情绪,如果社会应对不当,恐惧感的蔓延会加剧整个社会的恐慌,由此带来的连锁反应,在一定程度上会放大传染病风险的危害程度。

以2019年底出现的新冠肺炎疫情为例,2020年1月31日,世界卫生组织宣布将新冠肺炎疫情列为国际关注的突发公共卫生事件,并把级别提升为最高的"严重",全球性流行病威胁已经变成现实。世界各国都陆续宣布进入紧急状态,封锁城市、交通,关闭商场等大型公共设施,安排学校停课,限制人员与货物的出入境等等,人们的生活、经济活动不可避免地受到影响。

除此之外,关于病毒或传染病事件的各种谣言,易加重人们对病毒本身的心理恐慌,进而破坏社会秩序的稳定。

传染病的流行还可能叠加政治影响,可能发生基于意识形态的偏见和体制之争而使医学问题政治化。

(三)传染病影响经济发展

经济的快速稳定增长是以资本、货物、人员等顺畅流动作为基础和重要支撑的。由于传染病的流行,人员流动受限,大多数行业的经济活动均受到不同程度的影响。2020年,有数据显示,美国作为世界第一大经济体,由于受到疫情冲击、经济停摆的影响,2020年GDP总量约为20.93万亿美元,比2019年度实际下降3.5%,这是自2009年以来首次出现萎缩。日本在疫情影响、奥运会延期举办的双重打击下,经济雪上加霜,消费者消费意愿为30年来最低。俄罗斯2020年GDP为106.60万亿卢布,经济缩减3.1%,创下11年来的最大降幅。联合国贸易和发展会议发布《2020最不发达国家报告》,预计最不发达国家2020年的经济表现将为30年来最差,主要表现为收入水平下降,出现广泛失业,财政赤字扩大。报告指出,新冠肺炎大流行给最不发达国家造成了沉重打击,将对最不发达国家的减贫和教育等领域进展产生负面影响,并使3200万人重新陷入极端贫困,导致贫困率从32.5%上升到35.7%。

面对严峻复杂的国内外形势和新冠肺炎疫情的严重冲击,虽然我国2020年前期生产停滞,GDP在第一季度同比下降了6.8%,但到第二季度,我国经济率先走出低谷,强势"转正",全年GDP突破百万亿元大关,我国成为全球唯一实现经济正增长的主要经济体。

因此,在传染病危机发生时,一个国家是否有能力保护人民群众的身体健康和生命安全,能否有效地稳定社会和经济正常发展,不仅是对国家安全屏障的考验,也是国家软实力的重要体现。

五、传染病防治策略

（一）传染病学科建设策略：加大人财物投入，加强传染病医学研究，提升传染病诊治水平

习近平总书记在 2020 年 2 月 14 日中央全面深化改革委员会第十二次会议重要讲话中指出："要健全科学研究、疾病控制、临床治疗的有效协同机制，及时总结各地实践经验，形成制度化成果，支持一线临床技术创新，及时推广有效救治方案。"在各省各地区传染病医院、公立三级医院和疾病预防控制中心，进一步加大人财物的投入，设立项目研究专项，大力开展针对本地域的传染病课题研究，针对性开展地域性传染病防治工作，提升对本地域传染病的认知能力，深化对疫情发展规律的认识，坚持科学防治、依法防治、精准防治，实现"早发现、早报告、早隔离、早治疗"四早目标，实现联防联控、群防群控，提升我国各地区传染病防治的区域自治能力。同时，在各省一二级医院设立传染病科室，在社区医院或医疗诊所普及传染病宣传，为保障及早发现传染病、提升传染病临床诊治能力提供更牢固的技术保障和打下更广阔的社会基础。

（二）传染病政策强化策略：加大传染病社科与政策研究，提升各省应对公共卫生危机的能力

在 2020 年 2 月 14 日中央全面深化改革委员会第十二次会议重要讲话中，习近平总书记强调："要强化公共卫生法治保障，全面加强和完善公共卫生领域相关法律法规建设。要健全科学研究、疾病控制、临床治疗的有效协同机制，及时总结各地实践经验，形成制度化成果，完善突发重特大疫情防控规范和应急救治管理办法。"这无疑表明，制度建设是抗击传染病需要总结经验和吸取教训的方面。因此，以 2020 年新冠肺炎疫情为切入点，要将此次抗击新冠肺炎疫情与各省公共卫生现有政策、体制机制结合起来加以思考，着力开展政策研究、政策制定与修订，构建起完善的公共卫生制度保障。

（三）传染病宣传强化策略：加大传染病防治法宣传、贯彻和执行，提升社会认知能力

我国早在 20 世纪 80 年代就制定实施了《中华人民共和国传染病防治法》（以下简称《传染病防治法》），对传染病的种类、防治等进行了法定规范。尽管《传染病防治法》已经在我国实施了三十多年，但目前，我国普通民众对《传染病防治法》以及传染病的概念和分类的认知程度，还有很大的提升空间。有关研究表明，我国普通民众对常见传染病相关知识的知晓率偏低，对传染病相关知识的完全知晓率小于 50%，对传染病风险管理的完全不知晓率达到 47%。以 2020 年新冠肺炎疫情为例，正是因为国家重视新冠肺炎疫情知识的宣传，使得民众认识到了疫情的严重性，积极配合国家倡导的预防措施，才使得我国在新冠肺炎疫情防控方面取得了巨大的成果。因此，国家在今后传染病防治工作中，还需要加大传染病防治法宣传、贯彻和执行的力度和广度，着力提升民众对传染病防治的社会认知能力，从而提升我国整体的传染病社会防治能力。

六、中医药防治传染病

（一）中医防疫思想

中医药防治传染病已有数千年的历史。传染病在中医学中属于疫、疫病、瘟疫、热病、伤寒、温病和外感病等范畴。早在《黄帝内经》中已有对疫病的描述，"五疫之至，皆相染易，无问大小，病状相似"，强调了疫病传染性强、症状表现类似的特点。又如《素问·六元正纪大论》云："温病大行，远近咸若""病大至，民善暴死"。东汉末年，张仲景撰写出《伤寒杂病论》，确立了中医辨证论治的原则。明末清初年间，著名医学家吴又可著成我国医学史上第一部治疗急性传染病的专著《温疫论》，强调病从口鼻而入，主张"疏利祛邪"的治疗方法，创立了达原饮一方以治疗温疫。之后，清代叶天士所著《温病条辨》、清代余师愚所著《疫疹一得》等均是中医药治疗传染病的理论经典。

扶正祛邪是中医防治传染病的重要指导思想。在病因学说方面,风、寒、暑、湿、燥、火之"六淫"为外感病的病因,统称外邪。《黄帝内经》中就存在"正气存内,邪不可干,避其毒气"的防控思想。仲景时代强调"寒"邪。金元时期刘河间创立"六气皆从火化"的新说,这是"温病学说"的启蒙时代。《温疫论》对急性传染病的病因提出"戾气""疠气"说,之后考虑病因的多样性,又提出"杂气"说。在病机理论方面,中医学者创建了著名的伤寒学说与温病学说,以及脏腑辨证、卫气营血辨证和八纲辨证等多种辨证体系。可以说,在与疫病的斗争中,中医形成了系统的理论体系和独特的治疗思路,注重人与自然、人与社会的和谐统一。

(二)中医药在抗击新冠肺炎疫情中的应用

新冠肺炎是近百年来人类遭遇的影响范围最广的全球性大流行病。2020 年初,国家卫生健康委员会就将新冠肺炎纳入乙类传染病,并采取甲类传染病的预防、控制措施。面对新冠肺炎这种新发传染病,在没有现成普适经验和办法的情况下,针对新冠肺炎的流行特点,边探索边研究边总结边完善,强化中西医结合、中医药深度介入诊疗过程,成为中国医疗救治的一大亮点。

中医药治未病、辨证施治、多靶点干预的独特优势,贯穿预防、治疗和康复全过程。这体现在湖北省 40 多家中医医院被确定为定点医院;中医医疗队整建制接管病区和方舱医院;中西医全程联合巡诊和查房,首次在重型、危重型患者救治中深度介入;深入发掘古代经典名方,结合临床实践,筛选出具有明显疗效的"三药三方",采取针灸、拔罐、耳穴压豆、八段锦等综合治疗;对出院患者实施中医康复方案。国家卫生健康委员会和国家中医药管理局推荐的《新型冠状病毒肺炎诊疗方案(试行第七版)》中,将清肺排毒汤作为治疗轻型、普通型、重型、危重型通用方剂推荐使用,将化湿败毒方列入重型患者推荐用药处方。2020 年 3 月,国务院联防联控新闻发布会发布了一组数据:全国新冠肺炎确诊病例中,有 74187 人使用了中医药,占 91.5%,其中湖北省有 61449 人使用了中医药,占 90.6%。临床疗效观察显示,中医药总有效率在 90% 以上。从临床疗效来看,中医药能够有效缓解症状,减少轻型、普通型向重型发展,能够提高治愈率、降低死亡率,能够促进恢复期人群机体康复。

随着疫情防控的进程,中医药发挥的作用也越来越显著。习近平总书记说,中西医结合、中西药并用,是这次疫情防控的一大特点,也是中医药传承精华、守正创新的生动实践。中医药成为新冠肺炎治疗的重要组成部分,是中国方案的重要特色和优势。作为中国古代科学的瑰宝,中医药以前是、现在是、未来仍然是人类战疫的宝贵财富,它屡经考验,历久弥新,必将在传承精华、守正创新中焕发时代光彩。

第四节　自　杀

早在 19 世纪末,法国的社会学家涂尔干在他 1897 年出版的《自杀论》中,就对各种自杀现象做了不同于个体心理学的社会学解释,并把自杀类型分为利己性、利他性、失范性和宿命论性四种。随着医学科学的进步和发展,各种疾病死亡率逐年下降,但自杀率却相反呈现出一种上升趋势,被列为当代人类十大死因之一。自杀现象越来越引起社会方方面面的强烈关注。

一、自杀的界定与类型

自杀(suicide)是有意并主动终止自己生命的行为,也就是说自杀是一种蓄意终止自己的生命,有目的、有计划的自我毁灭性行为。一般认为自杀是个体有意的、直接的自我毁灭的行为,但从广义而言,那些间接地、逐渐地进行自我毁灭的行为,也是一种自杀。

对自杀可以从不同的角度进行分类。根据常见的自杀原因,自杀可分为病态自杀、病后自杀、解脱性自杀、绝望自杀、反抗自杀或威胁性自杀、不明原因自杀等。近年来对自杀行为的研究认为,单纯从自杀原因分类不一定能反映后果,有的有明显的原因和强烈的自杀愿望,由于种种客观原因,不一定自杀成功;有的并无明显原因和强烈自杀愿望的,却自杀成功。所以当前一般将自杀分为三类:第一,自杀企图。有不同程度的自杀企图,但尚未采取自杀的行为。这时也是预防自杀的最好时机。第二,自杀未遂。不仅有自杀企图,而且有自杀行为,只是由于种种原因,未导致死亡后果。这里既包括有强烈自杀企图而方法不当,也包括无强烈自杀企图而未采取断然手段。第三,自杀死亡。多数是有强烈自杀企图以致自杀成功;也有少数并没有强烈自杀企图,由于种种原因却造成了死亡。

由于自杀行为的社会性、神秘性,很长一段时期社会对自杀现象讳莫如深,对自杀的研究也是停滞不前,甚至被看成是"禁区"。我国直到 20 世纪 90 年代,中国心理卫生协会危机干预专业委员会成立,自杀才被当成一种社会病加以研究,并取得了明显的进展。

2017 年,世界卫生组织估计,全世界每年大约有 100 万人自杀,而中国平均自杀率为 23/10 万,每年自杀死亡人数近 30 万。自杀死亡人数在中国人死亡原因中已位居第 5 位,仅次于心脑血管病、恶性肿瘤、呼吸系统疾病和意外死亡。而在 15～34 岁年龄段的青壮年中,自杀是死因首位。

中国已经成为世界高自杀率国家之一。研究表明,1 例自杀死亡可使 6 个人受到严重影响,1 例自杀未遂可使 2 个人受到严重影响,自杀死亡给他人造成的心理伤害持续 10 年;自杀未遂持续 6 个月。也就是说每年有 170 万人遭受亲友自杀死亡所带来的严重心理创伤,400 万人遭受亲友自杀未遂所带来的严重伤害。

研究自杀有着重要的现实意义。自杀是一种常见的社会现象,也是一个敏感的社会问题,是反映一个国家的政治、经济、文化以至社会各方面的一个尺度与窗口。研究自杀问题,需要从医学、社会学、心理学等学科进行综合研究。研究自杀问题,目的在于探讨其背后的原因,以采取有效预防措施。

二、自杀的原因分析

自杀行为是一种复杂的社会病理现象,其原因更是错综复杂,国内外对此进行了广泛的研究,初步可以概括为生物、心理和社会三方面的原因。

(一)自杀的疾病因素方面

在研究自杀原因与动机的问题上,曾有过两种倾向,一种是非病态论,认为自杀虽与精神刺激有关,但与精神疾病并无直接联系,而是思想意识上的颓丧、绝望、悲观或厌世。另一种倾向是泛精神疾病论,认为自杀是精神疾病的病态心理所致。这里所指的疾病一般认为包括精神疾病和躯体疾病,这是自杀的一个非常重要的因素。

自杀的疾病因素中,首先是精神疾病。统计资料证明,精神疾病患者自杀率高于正常人群数倍之多。与自杀关系最为密切的精神疾病有以下几种。

(1)内因性抑郁症和反应抑郁症。情绪低落、消极自杀是该病的基本症状,故自杀最为常见,自杀率比正常人群高出 30 倍。自杀未遂的人群中,有 35%～70%被诊断为抑郁性疾病。有学者报道,80%的自杀未遂者在自杀时可诊断为抑郁症。

(2)精神分裂症。这是患病率最高的精神疾病。这种精神疾病的患者除了有情绪抑郁导致自杀外,还有思维障碍支配下的自杀、精神衰退后的自杀和缓解期对疾病悲观而自杀。

(3)慢性酒精中毒。慢性酒精中毒在西方早已是一个突出的社会问题,在我国有增加的趋势。在对有酒瘾者、慢性酒精中毒者的随访研究中,发现有 5%～10%的男性患者出现了自杀。

(4)躯体疾病因素。躯体疾病导致自杀主要是由于长期疾病的折磨和难以忍受的痛苦或对不治之症的绝望,也有些是因为在疾病治疗过程中出现药源性抑郁。有学者的研究资料表明,70%的自杀者在死时患有各种慢性病,41%的自杀者是以躯体疾病为直接起因的。导致自杀较为常见的躯体疾病是各种癌症、各种慢性传染病(如肺结核、肝炎等)、反复发作的疾病(如癫痫等)、外伤后遗留严重残疾、脑外伤后遗症等,这些躯体疾病既可使患者为了摆脱痛苦而自杀,也会对患者构成一种精神创伤,导致心理障碍(主要为抑郁状态)而自杀。

(二)自杀的心理因素方面

(1)关于"自杀人格"问题。虽然学界都不赞成存在肯定的"自杀人格",但在对自杀者进行心理特征的研究中发现,自杀者中仍然存在着易发倾向的个性。①抑郁性格:郁郁寡欢,常常挑剔自己的缺点。②孤僻性格:社会交往差,人际关系少,与社会隔离。③猜疑性格:对周围的人群不信任,甚至有敌意。④犹豫性格:缺乏主见,前怕狼、后怕虎。⑤淡漠性格:对生活缺乏激情,对别人漠然置之。⑥冲动性格:情感和意志行为缺乏自我节制。⑦幼稚人格:整个心理过程都较为肤浅、不成熟。⑧病态人格:特别是性别的极端性、情感的残忍性和行为的冲动性。

(2)关于自杀动机问题。个人自杀动机各种各样,其中又有很多难言之隐,很难由旁人来推测,根据自杀未遂人的回忆和死亡者的遗书,自杀动机有如下几种:其一是为了摆脱痛苦和逃避现实;其二是为了精神上的超脱与升华;其三是为了人格上的完整和个人的荣誉与尊严;其四是表示反抗的一种极端和消极的形式;其五是一种威胁手段;其六是作为获取同情的一种方法;当然还可能有个人的其他动机。

精神创伤是常见的自杀原因之一,包括直接的精神创伤和间接的精神创伤,急性的精神创伤和慢性的精神创伤,剧烈的精神创伤和持久的精神创伤。明显的精神创伤,如天灾人祸、亲人死亡、夫妻离异、恋爱失败、高考落榜、财产损失、事业挫折、政治压力、社会耻辱、疾病折磨等都是直接的、强烈的精神创伤。慢性的、持久的精神创伤有两种情况:一种是如工作不顺、家庭失和、人际关系处理不当,这种精神压力长期存在或内心矛盾长期得不到解决;另一种情况是生活事件的积累,精神刺激虽不剧烈,但数量很多,经常受到各种生活事件的困扰。无论是直接的、强烈的,还是慢性的、持久的精神创伤,总体来看,导致自杀还是极少数的,一般会在以下两种情况下导致自杀:一是这种精神创伤已造成了不可挽回的损失而致精神崩溃,绝望自杀;二是由于精神创伤而出现了一时无法摆脱的心理障碍,甚至构成了精神疾病,如导致患上心因性抑郁症而自杀。

(三)自杀的社会因素方面

(1)社会环境。社会稳定、政治稳定、法制健全,这是降低自杀率最重要的社会条件。都市和工业区生活节奏快,竞争相对激烈,自杀率高于农村。从职业上分析,以知识分子较为多见。社会环境剧烈变化,一段时间内自杀人数可能会急剧变化。

(2)经济状况。经济状况是影响自杀率的一个重要因素。经济条件差,如居住条件和医疗条件差,物质生活困难,教育程度低,工作不稳定或者失业,处于这种低社会阶层的人,自杀率要高于一般人群。

(3)文化传统。有着不同的文化传统、不同的精神支柱的人对死亡也有不同的观念。如西方国家老年人因孤独和抑郁而自杀较为常见。

(4)婚恋失意。如失恋,是青年男女严重的精神创伤之一,也是自杀的常见原因;另一个重要的自杀原因是离婚后所带来的精神压力。

(5)社会关系。主要是因为社会关系处理困难与失调。个人与社会发生着多方面的联系,个体在这种社会关系中为之服务,也从中得到各种社会支持,这种相互依存的关系,如果受到某种程度的破坏或失去了这种联系,以致个人主观感到丧失了社会支持,便有可能丧失社会意识和社会责任,在某种诱因下便会产生自杀行为。

三、自杀的社会影响

自杀是自我毁灭的行为,以"人本"的观点来看,自杀无疑是消极的,是对现实社会的一种打击。对于任何国家,自杀都会带来突出的社会问题。自杀率是衡量社会安定程度的重要指标,一个国家的政治稳定、社会稳定,人们安居乐业,自杀率便会降低;自杀率低,又可反过来促进社会稳定。可见,自杀对社会各阶层和对社会各个方面都有着广泛的影响,主要表现在以下方面。

(一)对社会经济发展的影响

自杀者中大多是社会劳动生产者,其中有些人又具有较高的文化教育素质,是社会财富的创造者。目前,我国15~34岁年龄组是自杀的高峰年龄,而这一年龄组又正是或即将是社会财富创造的主力军,由此可见,自杀对社会经济发展的打击是巨大的。

(二)对社会治安的影响

自杀一般是一种非正常的死亡。首先,对死亡原因的分析必然涉及他杀、被迫自杀、被虐待自杀、畏罪自杀等一系列刑事法律问题,其次,自杀常涉及的民事纠纷,如自杀者亲属之间、自杀者亲属与单位之间,特别是在农村地区,常因一人自杀,牵连出一系列诉讼问题,久久不得平息。

(三)对家庭的影响

自杀首先对亲友造成精神创伤,使亲友承受失去亲人的痛苦;由于是自杀,又给家庭成员带来心理上的压力和舆论上的责难;有些自杀者是家庭的主要成员,是家庭经济和精神的支柱,其对家庭的影响则更大。

(四)增加了社会医疗负担

抢救自杀是急诊室的常见任务,据某些急诊病房统计,自杀未遂者占该病室患者的10%。即使是自杀死亡,也必须经过一番紧张的急救,耗费大量人力、物力,给家庭、单位增加了医疗费用负担,给医院工作增加了压力。

(五)自杀对社会的间接影响

自杀可产生一些间接的、远期的消极效应,比如自杀死亡可导致有些家庭解体,其子女的成长和教育会受到影响。

四、自杀的预测与预防

自杀的预测和预防是一项复杂的社会系统工程,主要包括以下方面。

(一)预测自杀

首先,主要是在高危人群中进行预测。高危人群的自杀率比一般人高,高危人群中也有不同层次与范围,有些是大范围人群,如男性、未婚、中年以后等,有些范围稍窄,如离婚、丧偶、独居、待业等。在上述人群中,自杀仍然是极少数,故很难从中做出确切的预测,所以重点还应是具有特征性的高危人群。其次,通过对自杀未遂人群进行预测,有过自杀行为的人是很容易出现再次自杀,并可能成功。据估计,自杀未遂者在第二年有1%的可能再次自杀,最终自杀成功的高达2%~12%。可见自杀未遂者是已有明显信号的高危人群。此外,还可以根据精神疾病的诊断和病情进行预测,精神疾病中抑郁症是最常见的自杀原因,约有15%的患者最终自杀。精神分裂症患者中不仅是具有抑郁症状者自杀,更多的是精神缓解后因对疾病的恐惧和悲观或受到社会上的偏见而自杀。近年来,越来越多的酒瘾者、慢性酒精中毒者也是值得重视的高危人群。

(二)预防自杀

预防自杀,必须抓住以下几个环节。

（1）培养健全的人格。很多自杀者,除了有客观的外在原因外,还有不可忽视的内在因素,即有不够健全的人格素质,有些具有性格弱点,如前所述的抑郁性格、孤僻性格等。有这类性格弱点的人,应当注意加以矫正,并注意防范,重要的是在儿童、青少年发育期（包括智力和人格发育）,就应该注意培养坚强、开朗、乐观、热情、稳重等健全的性格。这是适应环境、战胜困难、防止自杀最重要的基础。

（2）普及预防自杀知识。对自杀心理的研究表明,自杀的行为不是没有先兆的,所以,我们应具有这方面的知识,并及早发现自杀苗头,特别是注意平时的预兆。比如:自杀者常常事先暴露消极思想和自杀企图,但常常没有引起应有的重视;自杀是有明显诱因的,这种诱因需要设身处地才能体会其矛盾与困惑的痛苦;自杀也是有遗传因素的,这主要是指疾病遗传因素;自杀是可以多次发生的,故对自杀未遂者不能掉以轻心。

（3）精神疾病的早期发现与治疗。很多自杀与精神疾病密切相关。除了如前所述的那些明显的精神疾病,如情感性精神疾病抑郁症、精神分裂症、慢性酒精中毒等外,特别应警惕的是神经性抑郁症,也称隐匿性抑郁症。目前对这一疾病还有不同的认识,有的认为是神经症,也有的认为就是抑郁症,以致出现了这样的现象:在发生自杀之前一直认为是神经症,发生了自杀便认为是神经性抑郁症。因此必须重视带抑郁症状的神经症,及时发现和治疗,这是预防自杀的重要环节。

（4）高危人群的防范。如前所述,高危人群有不同的层次与范围,范围越大,防范措施越难以落实。把高危人群的各种因素加以综合,其中应特别注意以下因素:①中年以后的男性;②具有慢性消耗性疾病,长期受躯体上和精神上的折磨者;③离婚、丧偶、独居者;④失业、待业、经济拮据者;⑤患有抑郁症和具有抑郁症状的精神疾病者;⑥曾经有过自杀言语和自杀企图,尤其是自杀未遂者。以上因素若只有一项,则高危程度低;兼有的项数越多,则高危程度越高,越是需要重点防范的对象。

（5）广泛开展心理咨询。自杀者在自杀之前由于各种社会的、精神的因素,个人一时无法找到适当的解决办法,心理调节机制和防御也未能使之恢复平衡,便往往产生不同程度的心理障碍。这种障碍如果得不到及时消除,有一部分便可导致自杀。如果自杀者能及时进行心理咨询,缓解一下心理障碍,度过这一关键的危险期,便有可能不发生自杀。心理咨询是预防精神疾病的重要方法,也是预防心理障碍和精神疾病患者自杀的重要手段。

（6）危机干预。这是一种具有针对性的预防措施。很多国家的城市建立了"自杀预防中心",并设有热线电话服务处,随时向自杀者提供心理咨询,说服并帮助他们渡过目前的困境,消除自杀的念头。

第五节　吸　　毒

一、吸毒的概述

（一）吸毒的概念

吸毒（drug abuse）是中国的习惯讲法,多用在社会、法学等领域,在医学上多称药物依赖和药物滥用,国际上通用术语则为麻醉品的滥用或药物滥用。通常所说的吸毒是指通过各种途径（包括吸食、注射等）使用能够影响人的精神状况、法律禁止拥有和使用的化学物质的行为。在医学上,能够影响人类心境、情绪、行为,或者改变意识状态,并具有致依赖（成瘾）作用的物质被称为精神活性物质（psychoactive substance）,也称为成瘾物质、药物。精神活性物质最重要的一个特点就是其依赖性或者称为成瘾性。依赖（dependence）是一组认知、行为和生理综合征。个体尽管明白使用精神活性物质会带来明显的问题,但还在继续使用,不断使用导致耐受性增加、戒断症状和强制性觅药行为。精神活性物质是来自体外、影响大脑精神活动并导致成瘾的物质,包括阿片类、大麻、镇静催眠药、抗焦虑药、中枢神经兴奋剂、致幻剂等。其中,以阿片类物质的成瘾性最大,致幻剂的成瘾性最小。可产生戒断综合征的精神活性药物主要有八类:①苯二氮䓬类、乙醇、巴比妥类及其他催眠药和镇静药。②苯丙胺类:苯丙胺、右旋苯丙胺、甲基苯丙胺、哌甲酯(利他灵)与苯甲吗啉。③大麻类:大麻制剂,如大麻和印度大麻。④阿片类:阿片、吗啡、海洛因、美沙酮、哌替啶等。⑤可卡因类:可卡因和古柯叶。⑥致幻剂:麦角酸二乙基酰胺(LSD)、麦司卡林(墨仙碱)和裸盖菇素(西洛斯宾)。⑦挥发性化合物:丙酮、四氯化碳和其他溶媒,如"嗅胶"。⑧烟碱:烟草,鼻烟。在以上可产生依赖性的药物中,阿片类药物流行最广,危害最大。

(二)吸毒的现状

当前,全球毒品问题继续呈恶化态势,"金三角""金新月""银三角"三大毒源地传统毒品产能依然巨大,并与冰毒等合成毒品和新精神活性物质形成三代毒品叠加供应态势。"金三角"地区在向我国渗透海洛因、冰毒片剂的同时,冰毒晶体及氯胺酮输入量急剧上升,占据我国毒品市场主导地位。大麻、可卡因等毒品向我国渗透不断增多。《2019世界毒品报告》显示,全球每年约有2.7亿人吸毒,近3500万人成瘾,近60万人直接死于毒品滥用。随着经济全球化和社会信息化加快发展,世界范围毒品问题泛滥蔓延,特别是周边毒源地和国际贩毒集团对中国的渗透不断加剧,成为中国近年来毒品犯罪面临的外部威胁。

根据《2019年中国毒品形势报告》,截至2019年底,中国现有吸毒人员214.8万名,占全国人口总数的0.16%,系连续第二年减少,同比下降10.6%。报告显示,吸毒人员中,35岁以上109.5万名,占51%;18～35岁104.5万名,占48.7%;18岁以下7151名,占0.3%。戒断三年未发现复吸人员253.3万名,同比上升22.2%,首次超过现有吸毒人数。全年共查获吸毒人员61.7万人次,同比下降13.9%;其中新发现吸毒人员22.3万名,较上年减少3万名。全年新发现吸毒人员中青少年占比下降,但60岁以上吸毒人员同比增加3.5%。

(三)吸毒的危害

1. 吸毒对吸毒者的危害

(1)吸毒会产生毒性作用。吸毒除了导致依赖性和耐受性之外,有资料表明,海洛因使用者的死亡率比同年龄组高20倍,自杀、过量中毒、各种严重的并发症(如注射使用毒品者感染的艾滋病、慢性肝炎等传染病、营养不良等)是导致吸毒者死亡的重要原因。吸毒对身体的毒性作用,表现为嗜睡、感觉迟钝、运动失调、幻觉、妄想、定向障碍等。

(2)吸毒会产生戒断反应。戒断反应是长期吸毒造成的一种严重和具有潜在致命危险的身心损害,通常在突然终止用药或减少用药剂量后发生。许多吸毒者在没有经济来源购毒、吸毒的情况下,或死于严重的身体戒断反应引起的各种并发症,或由于痛苦难忍而自杀身亡。

(3)感染性疾病。静脉注射毒品给滥用者带来感染性合并症,常见的有化脓性感染和乙型肝炎,及令人担忧的艾滋病问题。在我国,约23%的HIV阳性者是吸毒者,由于注射使用毒品者常常共用注射器和针头,导致这些血行传播性疾病在吸毒者同伴之间蔓延。由于吸毒者的性行为通常比较混乱,很多女性吸毒者甚至通过卖淫来筹集毒资,导致这些疾病通过性行为途径被传播到非吸毒人群。此外,吸毒还会损害神经系统、免疫系统,导致感染各种疾病。

2. 吸毒对社会的危害

(1)危害家庭安定。家庭中一旦出现了吸毒者,家便不能称为家了。吸毒者在自我毁灭的同时,也破坏自己的家庭,使家庭陷入经济破产、亲属离散,甚至家破人亡的境地。

(2)破坏社会生产力。吸毒首先导致身体疾病,影响生产;其次是造成社会财富的巨大损失和浪费,同时毒品活动还造成环境恶化,缩小了人类的生存空间。

(3)扰乱社会治安。与吸毒密切相关的种毒、制毒、贩毒行为常常以有组织犯罪的形式存在,加剧诱发了各种违法犯罪活动,扰乱了社会治安,给社会安定带来巨大威胁,对局部经济甚至对全球经济产生不可估量的损害。

二、吸毒的社会根源

吸毒的原因不能用单一的模式来解释,生物学、心理和社会文化因素都与吸毒行为的产生、维持、戒断及以后的复发有着密切的关系。这里主要讨论社会文化因素的影响和作用。

(一)毒品的可获得性

从所有的精神活性物质的使用情况来看,合法的、广泛可以获得的精神活性物质的使用是最为广泛的,例如烟草的广泛可获得性与我国有 30％ 的烟民是密切相关的。中华人民共和国成立初期,我国政府对种毒、吸毒、走私毒品和贩毒采取了一系列综合措施,使吸毒现象在 20 世纪 50—70 年代几近绝迹。20 世纪 70 年代末以来,随着金三角成为国际海洛因类毒品生产的重要基地,国际毒品贩子千方百计利用我国开放国门的机会,开辟了所谓毒品走私的"中国通道"。首先吸毒现象沿毒品走私路线地区死灰复燃,然后逐渐向周边地区扩散,到目前几乎扩展到全国所有的地区。尽管我国政府在打击制毒贩毒方面做出了巨大的努力,但到目前为止,毒品仍然能够在各地的地下交易中获得。

(二)同伴影响和团伙压力

青少年通常受到同伴的引诱和影响,出于好奇或追求刺激等动机而开始第一次吸毒。在一些青少年团伙中,吸毒行为是团伙成员的一个标志,团伙对其成员保持一种社会压力,使其成员维持吸毒行为。同样,一个人在戒毒以后,如果仍然回到戒毒前所在的社会环境,其未戒毒的同伴会继续对其产生影响,使其在很短的时间内重新吸毒,这是目前戒毒治疗后复发率居高不下(90％以上)的一个非常重要的原因。

(三)成长环境的影响

成长环境是否良好是影响青少年是否走上吸毒道路的重要社会因素。研究表明,吸毒者多出身于社会的底层,其家庭常常存在各种各样的缺陷,如单亲家庭,家庭成员中有吸毒者、酗酒者,家庭成员之间缺乏交流等。

(四)社会文化对毒品的容忍程度

西方国家有不少人认为吸毒既不是一种疾病,也不是一种犯罪,而是一种生活方式。对吸毒行为的严厉惩罚被认为是对个人自由的干涉。美国有学者认为,吸毒的危害与其说是毒品本身造成的,不如说是将吸毒定义为非法造成的。因此,有人主张将毒品的使用逐渐合法化。在北美和欧洲,有些人极力宣扬所谓的吸食大麻无害论,甚至曾经有人推动大麻使用的合法化。在这种思想的影响下,普通民众更能宽容别人的吸毒行为。从吸毒者的性别分布上看,在全世界范围内都是男性多于女性,其重要原因就是各地更能够容忍男性的越轨行为,鼓励男性的冒险行为,包括吸毒。

三、吸毒的预防与控制

(一)国家政策与法律

我国政府对解决吸毒问题的态度历来是非常明确的。2000 年 6 月 26 日中国政府发表的《中国的禁毒》白皮书在"坚持严正的禁毒立场"一节中提出了我国禁毒的主要宏观政策。包括以下内容。

(1)把禁毒作为事关中华民族兴衰存亡的大事来抓。将禁毒作为一项基本政策纳入国民经济和社会发展规划,并规定为各级政府的一项重要职责,逐级建立了适合中国国情的禁毒工作责任制,保障禁毒工作常抓不懈。

(2)实行综合治理的禁毒战略。把禁毒作为一项复杂的社会系统工程和长期的战略任务,综合运用法律、行政、经济、文化、教育和医疗等多种手段,动员和组织全社会力量参与禁毒斗争。

(3)坚持依法禁毒,按照依法治国的方略。不断建立健全禁毒法律法规体系,依法管理管制麻醉药品、精神药品和易制毒化学品,防范、惩治毒品犯罪,坚决打击各类毒品违法犯罪活动,开展戒毒治疗和康复工作矫治挽救吸毒人员,确保禁毒工作在法制轨道上进行。

(4)确定"'四禁'并举、堵源截流、严格执法、标本兼治"的工作方针。坚持禁吸、禁贩、禁种、禁制,控制非法供应和防止滥用并重,禁止和打击一切从事毒品违法犯罪活动。

(5)把预防青少年吸毒作为禁毒工作的基础工程。对青少年立足于教育和保护,采取各种有力措施,组织、协调政府有关部门和各种社会组织做好预防工作,教育青少年珍爱生命,拒绝毒品。

(6)积极参与和推动国际禁毒合作。政府支持开展国际禁毒合作,并在国际禁毒领域认真履行三项主张:坚持广泛参与、责任共担的原则;全面实施综合、均衡的国际禁毒战略;高度重视替代发展,促进从根本上解决毒品问题。

(二)吸毒的预防控制措施

吸毒的预防控制措施分为一级、二级、三级预防。

(1)一级预防是针对易染人群特别是青少年和其他易染人群进行教育。他们尚未吸毒,但接触毒品的可能性最大,在一定的环境和条件下,容易发展为吸毒者。一级预防的工作主要是对他们进行防止吸毒有关知识的宣传和教育,让他们不去错用、误用、试用毒品,让他们了解吸毒的危害,主动地避开毒品,以减少吸毒现象的发生。采取的主要手段包括利用各种传播媒介,如广播、电视、报纸、标语口号、张贴画等,在中小学生中,进行有关毒品和毒品危害的课堂教育。

(2)二级预防主要是对已经处于吸毒的初期阶段,但还未产生依赖性的人群有针对性加强教育。他们的生活及行为模式已向药物滥用和依赖方面发生了较大的偏离,如果不干预,这些人很快就会发展为瘾君子。该时期的预防主要是通过各种媒介宣传吸毒的危害和严重后果,提高他们对吸毒的认知水平和戒毒的信心,使他们认识到,就此止步才是光明之路,继续吸毒后果不堪设想。当然,还需设立一些临床服务机构、心理咨询和辅导机构以及相关的机构,为他们早日摆脱吸毒提供条件,从而早期发现、早期治疗、早期控制,以制止他们进一步发展为成瘾者。

(3)三级预防的主要目的在于降低毒品需求,是针对已经吸毒的人群进行的,包括为吸毒者提供脱毒、戒毒的疗入康复、重返社会、善后照顾等一系列的服务,以期减少吸毒人数,降低吸毒者对毒品的需求,预防吸毒的各种并发症。具体措施如下:①加强法律法规学习,提高心理素质。通过观看戒毒、禁毒录像等方式讲解有关法律法规,使其改正对毒品的不良认知,强化法制观念,提高守法意识。②心理卫生的教育。吸毒者往往有各种心理问题,他们心理不成熟,没有建立良好的生活模式或生活习惯,不能正确、适当、健康地表达自己的愿望、情感、意志、思想等。与正常人相比,他们不能像正常人那样面对现实,不能等待和忍耐。因此,我们应从心理卫生方面给予辅导教育以提高他们对毒品的抵御能力。③行为治疗。以军事训练和劳动、文娱、体育活动为主。职业和技能训练有助于他们自立于社会和增加谋生手段,也能促使他们通过正当的渠道表现自我,这对于帮助他们抵御毒品和防止复吸是行之有效的。④家庭和社区的干预。与家庭及单位积极沟通,获得亲人与朋友的理解、关怀、支持和帮助,尽量为他们提供一个相对宽松的家庭与社会环境,更有利于戒毒人员彻底戒毒。

预防控制工作做到位可减少吸毒现象的发生。逐级控制,易染地区的人群发展为成瘾者的数量自然会减少,比如上"宝塔",越往上走就越窄;若控制不力,则会适得其反,像下宝塔一样,越往下越宽。

三级预防各有其特点,对各种人群均有相应的措施,有助于全面预防吸毒现象在社会上泛滥,也有助于提高全社会对毒品的警觉程度,提高全民对毒品的抵御能力,从而减少吸毒现象发生。三级预防针对性更强,因不同人群及所处的程度的不同而采取不同的方法和措施,从而发挥相应的作用。

【本章小结】

精神疾病与其他疾病相比较,其产生、发展与转归与社会因素有更为密切的关系。研究其社会根源,采取相应的防治方法,对于降低其发病率有重要意义。

慢性病已经成为我国居民死亡的主要原因,其发生与吸烟、酗酒、不合理膳食、缺乏体力活动、精神因素等有关,慢性病严重危害着人群的健康,给社会、家庭造成了很大的负担,必须在生物-心理-社会医学模式指导下实施三级预防,控制和降低慢性病发病率、残障率、死亡率。

研究自杀的最终目的在于预防自杀。不同人群自杀有其特殊的社会根源,要针对人群自杀的原因进行剖析并采取相应的防治措施,降低自杀率。

吸毒是一个公共卫生问题,不仅影响吸毒者的健康,而且影响其家庭和社会的安定,所以既要加强政府层面防控政策,也要重视吸毒的三级预防。

性传播疾病是一组由性行为接触或类似性行为接触为主要传播途径的危害人群身心健康的传染病。尤其是艾滋病的出现与流行,严重危害人群健康,危及人群生命。采取合理的方法进行教育和控制至关重要。

【关键术语】

精神疾病 mental illness　慢性非传染性疾病 noninfectious chronic disease,NCD
传染病 infectious disease　依赖 dependence　一级预防 primary prevention
二级预防 secondary prevention　三级预防 tertiary prevention　自杀 suicide　吸毒 drug abuse
精神活性物质 psychoactive substance　性传播疾病 sexually transmitted disease,STD

【讨论题】

结合本章案例,谈谈为什么在医学高度发达的今天,强有力的抗菌手段和药物能使许多传染病的发病率迅速降低,疾病谱发生根本转变,而唯有 STD 却有增无减。其预防和控制措施有哪些?

【思考题】

1.简述慢性病的特点,以及如何预防与控制。

2.自杀预防的一般措施有哪些?

3.以新冠肺炎疫情为例,探讨如何控制和预防传染病的发生。

4.探讨吸毒的社会根源并论述预防与控制吸毒的措施。

第十五章 药物与药物的社会管理

【学习目标】
掌握 药物的社会界定,药物不合理使用和滥用的社会问题。
熟悉 药物的社会功能,药品管理的内容。
了解 药物的起源与发展,新药研制的社会管理,药品广告的社会影响及管理。

【情景导入】

美国疾控中心的数据显示,2018年,在美国,药物滥用致死的人数超过6.7万,其中阿片类药物滥用致死人数接近4.7万,约占药物滥用致死总人数的70%,相当于美国每天有128人死于阿片类药物滥用。阿片类药物是从罂粟中提取的衍生物,或人工合成、具有类似效果的物质,它与人体大脑神经细胞上的阿片类受体相互作用后,可以起到镇痛作用。但长期、过量使用会带来药物依赖、成瘾和死亡风险。

2018年美国联邦政府经过调查认定美国阿片类药物生产商普渡制药公司生产的药物"奥施康定"是引发阿片类药物危机的原因之一。美国"为了人民"网站在2019年披露了普渡制药公司在过去二十年里通过收买医生和媒体、智库等机构,蓄意隐瞒阿片类药物的成瘾和致死风险。麦肯锡咨询公司作为普渡制药的管理咨询方,在这一问题中也扮演了重要角色。

美国《纽约时报》2020年报道,麦肯锡咨询公司提出过多条建议,让普渡制药在美国的阿片类药物滥用严重的情况下继续增加"奥施康定"的销量。其中一条建议是,如果普渡制药的分销商卖出的奥施康定导致购买者出现上瘾情况,普渡制药就会给分销商提供折扣奖励,每出现一起药物上瘾事件,就奖励分销商14810美元,约合9.7万元人民币。普渡制药也承认在美国阿片类药物泛滥的危机中,通过行贿等方式怂恿药店和医生大量推广其公司生产的阿片类药物"奥施康定"。

2020年10月21日,美国司法部副部长杰弗里·罗森称,普渡制药承认在2009年到2017年期间犯有包括欺骗美国和违反联邦反回扣法在内的三项重罪,公司同意支付35.44亿美元刑事罚款以及20亿美元刑事罚没款,同时还承担28亿美元民事罚款。最终,普渡制药公司被判处约合545亿人民币的高额赔偿金,宣布破产。

药物是指用于预防、治疗、诊断人的疾病的物质。药品的质量、安全性、有效性和经济性关系人群的健康水平。因此,需要通过药品管理增进药品疗效,保障人群用药安全,维护人群身体健康。

第一节 药物的起源与发展

一、我国药物的起源

我国医药起源很早,古代典籍就有"神农尝百草"之说,这表明早在原始社会,人们通过长期的生产、生活实践,已逐渐认识了某些植物、动物、矿物药的治疗作用。我国古代的《诗经》和《山海经》中均有药物的纪录。其中,《诗经》中有 50 多种植物药名,《山海经》中收录了 126 种药物。

我国现知最早的本草著作是《神农本草经》。全书共三卷,收载药物包括动物、植物、矿物三类,共 365种,分上中下三品。"上药养命,中药养性,下药治病",每药项下载有性味、功能与主治,另有序例简要地记述了用药的基本理论,如毒性、四气五味、配伍用法、服药方法,以及丸、散、膏、酒等剂型,可说是汉代以前我国药物知识的总结,并为以后的药学发展奠定了基础。

南北朝时期,梁代的陶弘景将《神农本草经》进行整理补充,著成《本草经集注》,对原有的性味、功能与主治有所补充,并增加了产地、采集时间和加工方法等,大大丰富了《神农本草经》的内容。到了唐代,随着生产力的发展和对外交通日益频繁,外国药物陆续输入,药物品种日渐增加,政府指派李勣等人主持增修陶氏所著《本草经》,称为《唐本草》,后又命苏敬等重加修正,增药 114 种,称为《新修本草》或《唐新本草》,载药850 种,并附有药物图谱,开创了我国本草著作图文对照的先例。此书由当时的政府修订和颁行,是我国最早的一部药典。

明代伟大的医药学家李时珍顺应时代发展,编撰了药学本草巨著《本草纲目》。此书载药 1892 种,附方11000 多个,全面整理和总结了 16 世纪以前我国人民的药物知识,并按照药物的自然属性将药物分为十六纲、六十类,每药之下,分释名、集解、修治、主治、发明、附方及有关药物等项,是我国药学科学史中极其辉煌的成就。《本草纲目》纠正了古代本草中不少药物品种和药效方面的错误,达到前代一切本草经远未达到的水平,这部书曾经多次刻印并被译成多种文字,是研究动物、植物和矿物药的重要典籍。

此外,我国古代关于药物的知识还被收载在许多医学和方剂学的著作中,如东汉张仲景所著的《伤寒论》、东晋葛洪的《肘后备急方》、唐代孙思邈的《千金翼方》等。

二、西方药物的起源

古希腊是西方文明的摇篮,在药学方面也为后世药学理论的发展做出了独特的贡献。在《荷马史诗》中曾有关于毒药和镇静剂的描述,到公元前 6 世纪,古希腊出现了很多药学方面的专业人员,被药史学家称为"药用植物学家"。希波克拉底使得希腊医药学有了崭新的面貌,他发现并使用了很多沿用至今的有效药物,而且应用的剂型也多种多样。同时,他也最早明确了希腊文"Pharmakon"一词的"药学意义",确认为代表那些有泻下、发汗、催吐、利尿等功能的药物,使这个词明确有了"药物"的含义。

到了古罗马时期,当时著名的植物学家老普利尼在《自然史》中用大量的文字记录了由蔬菜到一般食物、动物和矿物作为药品的情况。西方的第一部药学专著《药物学》出现在公元 1 世纪,由药学家迪奥斯考莱兹所著,该书描述了当时的药物并解释了它们的功效,还把这些药物系统地排列归类,全书共记载药物 900多种,包括动物、植物、矿物药,并附有很多药物的插图,是一部关于药物学的集大成著作。罗马医药学家盖伦对药学的发展也作出了杰出的贡献,他不仅在继承和发展古希腊名医希波克拉底的体液说的基础上,进一步提出了四体液失调学说,还提出了按照地区、季节、气候用药的思想。他还自己动手配制药物,发明了很多植物药制剂,后人称之为"盖伦制剂"或"格林制剂"。

在西方药学发展史上,阿拉伯人的贡献也很重要。公元 869 年,巴格达的医院已有自己的药物手册,到10 世纪,伊斯兰的医院已普遍设有药房。阿维森纳的《医典》分类论述了各种常用药的功用、组成、适应证、剂量、用法和毒性等知识,他首倡丸药用金银箔衣包裹以提高药效,阿拉伯的医生较早在药物应用上使用了实验的方法,他们还创用了很多化学制剂,如硫酸、硝酸、盐酸、酒精和醋类等。

三、近现代药物的发展

18 世纪开始,随着社会生产力迅速提高,科技得到了大力发展。这一时期近代化学的蓬勃发展,为药物研发奠定了坚实的基础。科学家们应用化学知识分离、提取、纯化天然植物中的有效成分,如 1806 年,德国化学家泽尔蒂纳首次从鸦片中分离出吗啡;1820 年,佩尔蒂埃和卡芳杜首次从茜草科植物金鸡纳树及其同属植物的树皮中分离出奎宁,以及后续从各种草药中陆续分离出了依米丁、尼古丁、阿托品、麻黄碱等,这些化学物质与生物体的相互作用被广泛研究,该时期被称为"天然药物时期"。

到了 19 世纪末,随着化学工业的进一步发展,近代药物开始迎来"化学合成药时期"。这一时期,德国化学家合成了水杨酸,进而制成了乙酰水杨酸(阿司匹林);1932 年,德国科学家 K. 米奇合成了红色偶氮化合物百浪多息,另一位科学家 G. 多马克发现了它对实验动物的某些细菌性感染有良好的治疗作用,随后科学家们通过研究发现百浪多息的抑菌作用是由于它在动物体内经过代谢而生成的磺胺所致,并合成了数以千计的磺胺化合物;1847 年,科学家合成了硝酸甘油,该药至今仍被用于治疗心绞痛。此外,科学家们发现乙醚、氧化亚氮、氯仿等气体具有麻醉作用,从而开发出麻醉药;苯酚、含氯石灰(漂白粉)被发现有杀菌作用,用于手术器械和手的消毒,促进了外科学的发展。

20 世纪以来,药物发展呈现了 3 次飞跃。一是针对各种感染性疾病,科学家们发现并大量合成各种抗生素;二是针对各种非感染性疾病,发明各种受体激动剂或拮抗剂,如 β-肾上腺素受体拮抗剂普萘洛尔、组胺受体拮抗剂雷尼替丁等;三是随着生物工程、细胞工程、基因工程等领域的蓬勃发展,大量生物活性药物面世并广泛应用于临床,如胰岛素、人生长激素等,用于治疗遗传病、恶性肿瘤等。

第二节　药物的社会界定与功能

一、药物的社会界定

日常我们司空见惯的药物,如果从社会文化的角度来看,涉及药物的研制、审批、生产、储运、销售、使用和管理等诸多环节,并与社会法律、道德、习俗、文化密切相关。从不同的角度,药物有不同的界定。

(一)药理学的界定

从药理学的观点出发,药物的定义有广义和狭义两种。

广义的药物是指任何能够影响生命过程的化学物质。按此定义,药物涉及的内容极为广泛,如水、火、土、空气,鸦片、大麻、可卡因,污染环境的化学物质等都可归属为药物。简而言之,人们周围的物质几乎都可以称为药物。因此,药理学上有关药物的广义的定义很难划分药物与非药物的界线。

狭义的药物是指用于预防、治疗、诊断人的疾病,有目的地调节人体生理机能的化学物质。按这个定义,我国的药物主要包括防治和诊断人的疾病的中西药物及生物制品。为使药物符合防治疾病的要求并便于使用,又能安全运输和储存,药物常被制成各种不同制剂,如片剂、注射剂、酊剂和软膏等。

(二)社会文化的界定

从社会文化的角度出发,药物的界定往往比较复杂,不仅涉及药物的化学性质,而且不同的社会角色(法律工作者、生产者、经销者、用药者、非用药者)对于药物所持的不同观念。

公检法人员常接触与非法药物(鸦片、大麻、可卡因等)相关的案件。他们对药物的主观概念是从法律的角度出发的,重视非法药物对社会的危害,并将大麻、鸦片、可卡因及迷幻药等均称为药物或毒品。医务工作者则是从防治疾病的角度来理解药物的,因此抗生素、降压药、抗癌药等是治病救人的药物。鸦片、吗啡、可卡因、左吗喃等为麻醉性镇痛药,这类药物若按医生处方使用是合法的,一般人使用则违法。对生产者和经销者而言,药物则是具有使用价值和交换价值的商品。

基于以上分析,医学社会学对药物的界定是综合了药理学和社会文化两个角度来考虑,从内涵和外延两方面来进行讨论,认为药物应该包括以下几类。

1. 普通临床药物

普通临床药物是指用于预防、诊断、治疗人类疾病,有目的地调节人体生理机能的化学物质,它们进入临床,经过了一系列严格的科学的研制、试验、审批、生产、储运、销售、使用和管理等诸多环节。

2. 非法药物

非法药物即"毒品",如鸦片类和大麻制品等。因为对社会危害极大,社会上普遍禁止非法药物的生产、买卖、持有和服用。在社会上,生产、买卖、持有和服用非法药物均为违法。

3. 精神和麻醉药物

精神药物指直接作用于人体中枢神经系统,能使其兴奋或抑制,连续使用能产生依赖性的药品。麻醉药物是指具有依赖性潜力,不合理使用或者滥用易产生精神依赖性,能致瘾癖的药物。这些药物所产生的依赖性也将会给社会造成危害,所以必须加强管理。我国1984年颁布的《中华人民共和国药品管理法》将精神药品和麻醉品列入特殊管理药品。并于2005年将原《精神药品管理办法》和《麻醉药品管理办法》进行修订、调整和合并,颁布了《麻醉药品和精神药品管理条例》。

按这种分类方法划分出来的药物界限的边缘在实践中往往是不确定的、有变化的,需要根据具体情况加以判别。比如,在严格遵照国家关于麻醉药品、精神药品的管理规定的条件下,以医疗需要为目的使用上述药品时,这些药品属于具有重要医疗价值的医疗性药品,它们的应用是合法的。可见,非法药品和合法药品的概念又是相对的。即使是受法规严格管制的违禁药品,在遵守法律的原则下,从治病救人这一特定目的出发,经合格医务人员合理应用,它们也可成为合法药品,即医疗药品。一旦超越这个限度,它们就成为毒品。

二、药物的社会功能

根据以上对药物的社会界定,在医疗的背景下,药物可以正常、合法地使用,每个国家也都有明文规定,某些药物不可随意使用,必须严格管理;社会也界定某些药物为非法的毒品,它的生产、买卖、持有和服用均为违法。所以,对药物的探讨,不仅要认识它是什么,更重要的是要认识它的作用和它具有的不同的社会功能。

(一)预防疾病、治疗疾病的功能

这是药物正常而合法的使用,属于基础医学和应用医学的范畴。因为药物涉及人的生命和健康,所以,它的研制、试验、审批、生产、储运、销售、使用等诸多环节,都必须纳入规范管理。

(二)消除焦虑、紧张,实现镇静、催眠的功能

社会现代化程度越高,生活节奏越快,人的精神状态越来越紧张。因此,人们日益频繁地使用抗焦虑药、镇静药、催眠药,来达到消除焦虑、紧张,实现镇静、催眠的功用。但是这类药物的滥用也会对使用者的肝脏、血液、染色体具有潜在的危险,并易产生药物依赖性。

(三)个人享受和消遣的功能

药物作为享受、消遣的手段和工具,它的滥用已经造成了各种社会问题。一般把酒精、烟草、咖啡、茶与大麻、鸦片、可卡因等区别对待。

1. 饮酒、吸烟等

在一般社会中,饮酒、吸烟被认为是合法的。酒甚至被许多人认为是日常生活中不可缺少的饮料和做

菜的佐料。然而在某些国家,酗酒,尤其是青少年酗酒已成为非常严重的社会问题,慢性酒精中毒的危害也是显而易见的。吸烟则会使人对烟碱有依赖性而易形成烟瘾,当然这和毒瘾是有区别的,不过,吸烟有害健康却是不争的事实。

2. 吸毒

吸毒通常指为了追求享受,在非医疗情况下,连续反复地使用可导致人体产生依赖性的麻醉药品(吗啡类、可卡因类、大麻类)或精神药物(镇静催眠药、中枢兴奋剂、致幻剂等),直至成瘾或有成瘾趋势的危险行为。吸毒是全球的现代社会病,其流行之广、危害之大,超过其他任何社会病。吸毒会带来严重的健康问题和社会问题,不仅摧残了吸毒者本人的身心健康,使家庭破裂,也不利于社会进步和发展。

(四)社会交往的功能

酒、烟等社会性药物(social drugs)的使用在很大程度上与社会环境有关。请别人吸烟和接受别人敬烟,在商业和日常生活中建立人与人之间的关系中具有一定作用。烟酒充当了人们社会交往中的润滑剂,这是造成烟酒滥用的主要社会原因之一。在半殖民地半封建时期,除烟酒外,鸦片常作为一种社会交际的手段,这也是造成当时药物滥用的社会原因之一。

(五)强身健体、延年益寿的功能

健康长寿是人们的普遍愿望,华佗、孙思邈、李时珍等著名医学家对健身、抗衰老的理论与实践均做出了杰出的贡献。当前,营养学说、衰老学说日趋完善,抗衰老药物在改善人们的生活质量方面显示出了一定的作用。但是,应防止所谓具有"强身健体""延年益寿"作用的"补药"的滥用,以保护人们的身心健康。合理的饮食、规律的作息、适当的运动是强身健体、延年益寿的千金良方。

(六)其他社会功能

为了荣誉、经济等目的,以药物的手段来提高考试、竞赛的成绩,如有的运动员为在竞赛中提高运动成绩,赢得胜利而服用兴奋剂。1988年在汉城(首尔)举行的第二十四届奥运会上,加拿大著名短跑运动员约翰逊服用违禁药物的事件曾经轰动一时。药物在体育竞技中的非法使用不仅损害了运动员的身心健康,而且使体育竞赛失去了公平和本来的意义,我国体育总局明确规定,运动员不得使用违禁药物。

药物问题是一个历史久远的复杂的社会问题。其复杂性在于,它不仅关系到药物对使用者本人身心健康的不良影响,还涉及服用非法药物而产生的社会问题(家庭破裂、抢劫、卖淫、车祸、杀人等社会悲剧)、立法问题和医疗问题(吸毒和酒精中毒者的治疗)等。药物问题直接或间接地影响到人民健康、家庭幸福、社会的稳定和发展,必须通过教育和立法,努力解决。

第三节　药物的不合理使用和药物滥用的社会问题

一、药物的合理使用

合理用药是医疗的一个重要方面。从词义上讲,合理是一种以经验为基础的相对更高层次的比较过程;用药有着十分丰富的含义,可以是个人使用药物治病也可以是国家整体意义上的使用药品策略。而使用药物有前提和目的,其前提是必须合法,是为达到某些医学目的,包括预防、诊断和治疗疾病,调节生理身心机能,改善体质,改善身体和心理健康,有计划、健康顺利地繁衍后代等。药物还在特定非医学的领域得到应用,执行死刑也可以使用药物作为合法工具。

尽管药物能够预防过早死亡、减轻疾病痛苦和促进人类健康福祉,但这些作用的发挥有赖于药物的合理使用。国际上对合理用药有多种界定,其中世界卫生组织较为全面地提出了合理用药的科学定义:"患者能得到适合于他们的临床需要和符合他们个体需要的药品以及正确的用药方法(剂量、给药间隔时间和疗程);这些药物必须质量可靠,可获得,而且可负担得起,患者和社会需付的费用最低。"内罗毕国际合理用药专家研讨会指出,"合理用药"的基本要求是对症下药、供药及时、价格合理、药量准确,用药的间隔时间正确无误,并且药品安全质量合格、有效。20世纪90年代以来,学界就合理用药这个概念达成共识,并赋予其相对更科学完整的定义。合理用药就是以当代的知识和理论为基础,安全、经济、有效地使用药物。安全是第一原则,在用药安全的前提下确保另外2个原则,即使患者治疗效益最大化的同时,尽量减轻患者的经济负担。

(1)安全性。这是合理用药的最基本前提,若用药不安全,药物不能达到治疗效果,用药也就失去了意义。一般情况下,应按照规定的剂量严格用药,药物若超出极量可能会引起严重的不良反应,甚至危及患者的生命。尽量避免使用不良反应大、治疗指数小的药物。不得不使用此类药物时,必须注意个体差异,及时制订差异化方案并调整治疗方案。

(2)有效性。合理用药的首要目标是有效性,用药的目的就是治病。判断药物有效性的指标有多种,如治愈率等。

(3)经济性。在达到治疗有效性这一目的的同时,还应该考虑让患者承担最小的经济风险和相对最低的费用。

在三大原则基础上还需要注意避免不良反应。不滥用药物,注意患者药物过敏史、疾病史,预防蓄积中毒,注意个体差异性以及特殊人群,避免药物配伍禁忌、互相作用,谨慎使用新药,等等。

二、药物的不合理使用

(一)药物不合理使用的分类和表现

药物使用过多、过少或者误用都可以引起药物的不合理使用。药物的不合理使用可以划分成以下几种不同的类别。

1.不必要的药物使用

不必要的药物使用也称为药物的过度使用。不必要的药物使用是指根据临床证据,所使用的药物对目标疾病没有效果或者并不需要。抗生素的过度使用是不必要的药物使用的典型情形,例如,使用抗生素治疗病毒感染性疾病。抗生素的过度使用会加速细菌耐药性的产生,从而给社会带来健康和经济损害,因此,抗生素耐药治理通常是国家药物政策的重要组成部分。除此之外,维生素或者皮质类固醇激素的过度使用也较为常见。另外,很多治疗感冒和咳嗽的复方制剂也存在过度使用的风险,因为通常单个药物已经足以处理这些常见疾病症状。

2.所需药物使用不足

所需药物是指针对某种目标疾病的标准化治疗所需的有效药物。慢性非传染性疾病(如糖尿病、高血压以及精神类疾病)的治疗由于需要长期服药,因此容易出现药物使用不足。另外,如癌症患者或者其他严重疼痛疾病在治疗过程中也容易出现阿片类药物使用不足的情形。患者对于药物治疗方案的低依从性也会导致药物使用不足的情形发生。

3.药物的不准确使用

药物的不准确使用是指使用错误的药物治疗目标疾病,或者正确治疗药物在特定患者群体中的错误使用。抗生素的使用也存在使用不准确的情形,例如,当窄谱抗生素足以治疗细菌感染性疾病时使用广谱抗生素进行治疗。另外,为某些特定特征的疾病患者使用相应的禁忌药物(给孕妇使用可能致畸的药物;给儿童和青少年使用用于治疗发烧的阿司匹林)也属于药物的不准确使用的范畴。治疗过程中,药物剂型和剂量未根据患者年龄、体重、器官功能进行调整,为可以进行口服药品治疗的患者进行注射药物治疗是典型的不准确用药的表现。相对于口服药物,注射药物更可能引起药物不良反应,并且未遵守无菌原则的注射也会导致传染性疾病的传播。在现代药物发展过程中,也出现了新的药物不准确使用的现象,例如,在未确认靶标存在的情况下使用靶向药物治疗癌症等。

4. 非必要的高价药品使用

非必要的高价药品使用是指在有同等安全性和有效性的低价药品可供选择时使用更高定价的药品。通常来说,原研药的价格高于仿制药,因此,在市场上存在质量得以保证的低价仿制药品时,使用原研药物就成为非必要的高价药品使用的典型情形。除此之外,高价的新药在其增加的额外健康价值有争议的情况下,也需要谨慎使用。一线药物治疗有效的情形下,直接采用二线或者三线治疗方案,都是非必要的高价药品使用的常见情形。

(二)药物不合理使用的原因

药物的不合理使用涉及非常多的潜在利益相关者,包括患者、医生、药剂师、护士、药品生产商等及其之间的互动。

1. 医生、药剂师、护士和其他医务人员

医生必须为患者开处临床上适宜的、具有成本效益的药物。药剂师需要以合理的价格提供高质量的药物并且为患者提供药物使用的合理建议。护士需要执行医嘱,负责住院患者的给药操作和用药后观察。因此,如果医务人员缺乏诊断和治疗决策的专业技能和专业精神,药师缺乏正确订购、购买、储存和销售药物的知识,护士错误执行医嘱、使用不合格药物,疏于观察患者病情都可能造成不合理用药。除此之外,对于疾病的合理治疗依赖于合理的诊断,如果医疗服务机构缺乏有效的诊断工具,也很容易出现不合理用药。

2. 患者和公众

首先,患者或公众不合理的药物治疗期望会加剧药物不合理使用。抗生素和注射剂不合理使用的问题在一定程度上与公众对于药物的认知不当有关,比如将抗生素视为治疗各类感染的"万能药",将注射剂视为相对于口服药品更好的特效药,以及认为原研进口药必然比国产仿制药效果更好。这些不当的认知会导致医务人员在制定药物治疗方案时往往受到来自患者期望的压力,从而加剧不合理用药的出现。其次,患者对于药物治疗的低依从性也会是不合理用药的重要原因。除此之外,当患者缺乏寻求利用医疗服务、购买和服用药物的基本知识和信息渠道时,不合理用药也会更容易产生。

3. 药物本身的低可及性

药物的低可及性一方面是指市场缺乏该种治疗药物,另一方面是指患者自付价格过高导致的药物低可负担性。药物的市场缺乏可能由多种原因导致,例如药物的市场需求有限、原料药价格的上涨、药物的市场定价不合理、药物的生产供应链的其他问题等。专利保护期内的原研药价格通常比较高,再加上国家考虑到医疗保险基金的支付风险,很可能将这些药物排除在医疗保险药品目录之外,从而导致这些药物患者的自付价格过高,导致不合理用药。

4. 其他的社会经济制度因素

在药物的销售环节激励药物过度营销的商业模式;医疗保险第三方支付的背景下,不当的医保支付方式;药物的监管不到位导致的无效药物的许可和上市;不合理的仿制药政策和药物价格政策等都会导致不合理用药。

不合理用药可能导致延误治疗,浪费资源,不良反应或其他疾病、医疗事故。因此,生产者、管理者、第三方支付者、服务提供者和患者各方都应该采取积极的态度,通力合作,合理利用资源,达到预期的治疗目标,提升社会整体的健康水平。

三、药物滥用的社会问题

与药物的不合理使用不同,药物滥用(drug abuse)特指人们在非医疗目的情况下,连续、反复地使用可导致人体产生依赖性的药物的用药现象。药物滥用者采用自行用药方式,不断加大用药剂量,致使身体产生一种慢性中毒状态,即药物依赖性,俗称成瘾;药物依赖性若表现为要求连续、长期用药,追求用药后欣快的精神效应,不用药时的不安不适,则为精神依赖性;在以上表现的基础上,如果使用者停药,还会出现身体脏器功能的严重紊乱,引起难以忍受的精神和肉体痛苦,此即生理依赖性。

下面根据以上对药物的社会界定,来分析几种药物滥用及其危害。

(一)合法药物的滥用

麻醉性镇痛药物在疼痛性病症治疗中是不可缺少的药品,有着重要的医用价值。作为合法药品使用时,若不注意控制用药次数及使用剂量,也可使受治患者成瘾,引发医源性药物滥用,同样可导致对个人身心健康的摧残,给社会带来危害。有些地区医源性成瘾者为索取药物在医院闹事,威逼医务人员,扰乱医院工作秩序;有的盗窃医师印章和麻醉药处方,骗取麻醉药物;有的则不惜重金,贿赂医务人员,非法开写麻醉镇痛药处方;有的甚至利用药物管理不严,乘机盗窃麻醉药物。

镇静催眠药是医疗用途较广的一类药物。有关精神药物的国际公约和我国精神药品管理法均明文规定镇静催眠药属精神药物,具有致依赖性特征。这类药品具有滥用倾向性,一直未引起人们的重视。临床上镇静催眠药作为医疗药物,合法地被用于治疗失眠、焦虑。但若医师忽视失眠、焦虑的综合治疗,不注意消除失眠、焦虑的心理、社会病因,而单纯靠药物镇静安眠,导致用药时间延长,药量逐渐增大,患者对药物耐受度增高,一旦停药,焦虑、失眠再现,必然加大药量,这样恶性循环,导致药物依赖性和慢性中毒,患者甚至可能出现严重的人格改变。这种在合法处方的形式下形成的药物滥用所造成的社会后果同样是严重的。

(二)社会性药物的滥用

烟草和酒类是世界各国公众广为使用的具有致依赖性的物质。烟草中的烟碱(又称尼古丁)及各类酒中浓度不一的乙醇,都是具有强烈药理及毒理活性的物质。鉴于对这些化学物质的使用已成为人类社会生活中的普遍嗜好,故称为社会性药物。社会性药物的滥用是最普遍的药物滥用。由此造成的社会问题应引起社会的高度关注。

1. 烟草的滥用

吸烟危害健康已是众所周知的常识,但吸烟者人数却有增无减,卷烟生产量与销量仍在上升。据世界卫生组织统计,2019年全球约有13亿人吸烟。中国吸烟人数约3.5亿,60%以上的成年男性吸烟,其中年龄超过29岁的吸烟者至少有1亿人最终要为吸烟而付出生命的代价,这1亿人中半数会在35岁至60岁之间死去。2019年中国的卷烟产量为23643亿支,是世界卷烟产量最高、烟民人数最多的"香烟大国"。这种现象也同样存在于其他许多发展中国家。

导致吸烟流行的原因是多种的。首先,因为烟草能形成依赖性的毒理效应,吸烟造成吸烟者对烟碱的依赖性,以致停止吸烟即引发焦虑不安等不适感受。其次,社会习俗也是吸烟流行的重要原因之一,许多人并未真正明了吸烟不仅危害个人,而且危害公众健康的道理,把相互敬烟当作增进人际交往、联络感情、打通社会关节的手段。一些人把吸洋烟、喝名酒当作时髦、阔绰的象征。再次,社会经济因素也是不可忽视的,社会上企图从烟草生产、销售中获取巨额税收利润,从而鼓励烟草业的发展。上述诸多因素的结合,造成了吸烟流行难以遏制的现状。大量研究表明,吸烟对个人、社会、国家均造成巨大损失。吸烟引发肺癌、心血管疾病和慢性支气管炎、肺气肿等严重疾病,国家为此付出巨额医疗经费和人力、物力;吸烟导致劳动者病残、早逝,直接破坏社会生产力,其损失难以估量;由吸烟造成的火灾事故层出不穷;因扩大烟草种植,从而丧失大片良田。这些所造成的直接、间接的经济损失远超过烟草贸易所得的利润。当今许多国家都已对吸烟流行采取了严格防范措施,如2004年爱尔兰为第一个在封闭的公众地方和工作间实施全国性的全面禁烟的国家;日本和韩国对行人在室外公共空间一边行走一边吸烟的"游烟"行为做出明确限制。

2. 酒精的滥用

饮酒习俗几乎存在于世界各个民族中,无论日常生活、婚丧嫁娶,还是亲朋聚会、节日庆贺,人们都以饮酒、劝酒、敬酒作为表示友谊、敬意、喜庆的方式。总之,饮酒早已成为人类生活方式的一部分。随着人民生活水平的提高,日常饮酒更为普遍。但因对饮酒卫生宣传不够,加上社会缺乏对酿酒业发展的合理制约,酒的消费在不少地方已达到滥用程度。在现今社会中,酗酒现象严重,酿酒业以追求利润为目标的盲目扩张,已偏离社会文明轨道。酒精的滥用已引发诸多社会问题,当引起全社会的重视。

据报道,2015年我国饮酒人数已超过5亿人,我国每年因酗酒造成酒精中毒人数超过千万,每年超过11万人死于酒精中毒。长期饮酒引起慢性酒精中毒,会使人出现幻觉、恐惧、精神不安,正常思维判断受损,个人行为散漫,责任感淡薄,甚至丧失自我控制能力,进而引发各种纠纷。在复杂的社会犯罪动因中酗酒可能成为引发打架、抢劫、凶杀、强奸事件的直接原因。饮酒无度,也是酿成交通事故的祸根之一,我国因酒后驾车造成车祸在交通事故中所占比例居高不下。全世界范围由此引发的车毁人亡惨案更多,直接经济损失达上百亿美元。

促成饮酒过滥的原因之一是酿酒业的迅速发展。我国目前有各类酒厂3万余家,年产酒量千万吨以上,成为继生产卷烟之后的又一"世界之冠"。2019年,我国的白酒消耗量就高达785.9万吨,人均白酒年消耗量为11.22 kg。大量酿酒还造成粮食的巨大消耗,这对人口众多的我国来说,也是一个不能忽视的问题。

3. 违禁药物的滥用

违禁药物滥用,俗称吸毒,是当今国际社会共同关注的社会问题,现已经成为世界的一大公害。据世界卫生组织报告,2015年大约有45万人因吸毒死亡。在这些死亡病例中,有167750例与吸毒病症直接相关(主要是吸毒过量),其余死亡与吸毒间接相关。吸毒不但严重摧残个人身心健康,而且给家庭、社会带来灾难性后果。违禁药物滥用所造成的社会问题详见第十四章第五节。

第四节　药品管理的社会过程

药品是一种特殊的商品,和一般的商品不一样,由药物制品到药品再到商品要经过一个特殊的通道,而医药管理机构就是药物制品到药品这一特殊通道中的一个重要"瓶颈"。药品在配方、生产流程、功效说明和潜在用途方面的每一个变动都必须获得管理机构的批准,包括药品实际使用时的治疗病症、药品包装插页的内容(药品包装信息单)及最终的药品广告等。同时,药品是在医院使用还是在药店出售,是通过处方获得还是随便购买,是由普通医生开处方还是仅由医药专家使用等也由医药管理机构批准。正是经过这一登记管理过程,一种化学物品才被正式认定(法律认定)为药品。

药品关系到人民的生命健康,所以必须对药品进行严格的社会管理。至于非法药品,必须由国家立法加以限制或禁止,而用于医疗的药品就需要经过医药管理机构的规范管理。"药品管理"是一个涉及面十分广泛的概念。目前,有关药品管理的法律法规主要有《中华人民共和国药品管理法》(简称《药品管理法》)《中华人民共和国药品管理法实施条例》《放射性药品管理办法》《药品类易制毒化学品管理办法》《医疗用毒性药品管理办法》《野生药材资源保护管理条例》《血液制品管理条例》《中药品种保护条例》《麻醉药品和精神药品管理条例》《中华人民共和国中医药法》《中华人民共和国疫苗管理法》等。《药品管理法》中所涉及的药品管理包含药品研制和注册管理、药品生产企业管理、药品经营企业管理、医疗机构的药剂管理、药品包装的管理、药品价格和广告的管理等多个环节,涉及部门众多。

一、药品管理的内容

药品具有防治疾病等重要作用,但药品会有不同程度的不良反应。因此,合理地使用安全、有效、质量合格的药品,可以救死扶伤、造福人类。如果失去管理和控制,药品使用不当,就会导致药源性疾病或残废,甚至死亡,或引起药物依赖性,酿成社会问题。

我国对药品的行政管理正逐步完善加强,如进行了药品立法,设立了行政管理机构,制定了管理措施。《药品管理法》明确指出立法的目的是"加强药品管理,保证药品质量,保障公众用药安全和合法权益,保护和促进公众健康"。针对上述目的,我国药品管理的内容主要有以下五个方面。

(一)药品生产质量的监督管理

理想的药品应具有疗效确切、不良反应小、使用安全、稳定性好、有效性好、有效期长、服用方便、价格便宜等特性。我国《药品生产质量管理规范》是药品生产和质量管理的基本准则,适用于药品制剂生产的全过程和原料药生产中影响成品质量的关键工序。

(二)药品的经营监督管理

药品的经营可分为药品的批发和药品的零售。我国的《药品管理法》规定,凡经营药品的企业应该按照《药品经营质量管理规范》开展药品的经营活动。

(三)医疗机构的药事管理

医疗机构的药事管理是指医疗机构以患者为中心,以临床药学为基础,对临床用药的全过程进行有效的组织实施与管理,包括药品的供应管理,医疗机构制剂的管理,调剂与处方管理以及药物的临床应用管理。

(四)传统药物的管理

中药和蒙药、藏药、维吾尔药、傣药等均属于传统药。我国宪法把发展我国传统医药作为总纲内容之一,保护、使用和发展传统药是《药品管理法》的重要组成部分。《药品管理法》规定了对药品的产、供、销各个环节的管理,以确保药品质量。《药品注册管理办法》对新型药材和中成药制剂的研究、生产制订了科学的管理措施,以确保其安全性和有效性。

(五)特殊药品的管理

麻醉药品和精神药品的管理必须依照《麻醉药品和精神药品管理条例》及其他相关的法律法规。麻醉药品和精神药品必须由取得相应处方资格的医师,在本医疗卫生机构,采用带有特定标记的专用处方才能领取或供应。严格限制处方药品的用量并对处方进行妥善保存。除此之外,医疗用毒性药品、放射性药品也需要相应的管理规定,以发挥这些药品防治疾病的积极作用,严防因管理或使用不善造成危害。

二、新药研制的社会管理

美国对于新药管理的立法相对来说开始得较早,1938年美国颁布的《联邦食品、药品和化妆品法案》规定美国国家食品药品管理局(FDA)有权限制有毒药品的使用。然而在欧洲的大多数国家里,这项工作是在发生了"反应停(Thalidomide)事件"这一悲剧性事件之后才开始的。1962年,海豹状畸形的婴儿在欧洲国家大规模出现,经鉴定,用于减少孕产妇孕期呕吐的药品反应停是造成这一事件的元凶。

由于这一严重灾难的发生,药品的安全管理立刻上升为全球性的公共问题。各国的药品管理机构开始拟定各项具体的管理标准,以避免类似于"反应停事件"的悲剧。经此事件之后,新药的致畸性、致癌性、诱变性以及药物代谢性成为重点关注的内容。因此,为防患于未然,必须对新药的研制进行严格的社会管理。

(一)新药的定义

所谓新药,是指新研制的、临床尚未应用的药物,其本质应该是新的化合物或化学实体。对已上市的药品改变剂型、改变给药途径,增加新的适应证的药品注册按照新药申请的程序申报。我国《药品管理法》和《药品注册管理办法》对新药的研究、生产及其审批过程做了明确的规定,包括新药的命名和分类、新药的研究、新药的临床、新药的审批和生产等细则。

(二)新药的研究内容

按《药品注册管理办法》,我国新药研究内容包括两个部分。

(1)新药的临床前研究。包括药物的合成工艺、提取方法、理化性质及纯度、剂型选择、处方筛选、制备工艺、检验方法、质量指标、稳定性,药理、毒理、动物药代动力学等。中药制剂还包括原药材的来源、加工及炮制等;生物制品还包括菌毒种、细胞株、生物组织等起始材料的质量标准、保存条件、遗传稳定性及免疫学的研究等。

(2)新药的临床研究。分为临床试验和生物等效性试验。后者是利用生物利用度研究的方法,以药代动力学参数为指标,比较同一种药物的相同或者不同剂型的制剂,在相同的试验条件下,其活性成分吸收程度和速度有无统计学差异的人体试验,试验对象为健康志愿者。

(三)新药的临床试验

新药临床试验是临床药理专业的重要任务。《药品管理法》第十九条规定:"开展药物临床试验,应当按照国务院药品监督管理部门的规定如实报送研制方法、质量指标、药理及毒理试验结果等有关数据、资料和样品,经国务院药品监督管理部门批准。国务院药品监督管理部门应当自受理临床试验申请之日起六十个工作日内决定是否同意并通知临床试验申办者,逾期未通知的,视为同意。其中,开展生物等效性试验的,报国务院药品监督管理部门备案。"研制的新药在完成临床前研究之后,经批准可进行临床试验。完成临床试验并通过鉴定的新药,由国务院卫生行政部门批准,发给新药证书。临床试验是发展新药的必要阶段,是决定新药命运的关键。这一工作应由临床药理工作者和有经验的专业医生共同进行。临床试验的结论构成国家药品监督管理部门批准新药生产的重要科学依据之一。鉴于此,临床试验应在严格控制的条件下,必须遵循试验设计原则,以确保受试者具有代表性,试验结果具有可重复性,试验分组符合随机性,试验设计具有合理性。

(四)新药进行人体实验的道德要求

新药临床试验是在人体上进行新药研究的起始期。为确保受试者的安全和利益,新药临床试验必须符合道德规范的要求:事先有合理的临床试验设计;试验最后结果要对受试者有利;研究者由临床药理工作者和有经验的专业医生共同组成;受试者必须完全自愿;凡本人不能充分表达其允诺与否的人不能选为受试者,如监狱中的犯人、精神疾病患者及儿童等;对受损害的受试者应承担责任,即对于因试验新药而引起损害的受试者,新药研制单位应予以适当的补偿,试验单位应负责进行治疗。《药品管理法》第二十条明确规定,开展药物临床试验,应当符合伦理原则,制定临床试验方案,经伦理委员会审查同意。

第五节　药品广告的社会影响与导向

一、药品广告的现状

　　广告是伴随着商品经济的发展而产生的,是由商品经营者或者服务提供者承担费用,通过一定的媒介和形式直接或间接地介绍自己所推销的商品或者自己所提供服务的行为。其目的在于使公众获知一类商品或服务的信息,并利用这种关注来加大该类商品或服务的销量。就广告的本质而言,它是一种完全的商业行为。药品也是一种商品,正确的药品广告能及时将药品信息传递给医药工作者和广大公众。药品广告在新药上市、药品销售上都发挥着重要作用。但药品是特殊商品,它既可用于疾病防治,产生药物疗效,又可引起不良反应,甚至毒性反应。药品的这种特殊性规定了绝大多数药品都应在医生指导下合理使用。忽视药品的特殊性,随意制作广告,会带来不良的社会影响。这种不良的药品广告主要有以下几种形式。

　　(1)专家证言型。由某一学术权威或组织出面,掷地有声地赞扬某种药品的疗效如何神奇;或者打出大医院、名医生的旗号,利用公众崇尚权威的心理,提高药品身价,引导公众盲目相信。

　　(2)患者现身说法型。以某种病为例,由患者现身说法,再将其服用某种药的前后进行对比,以证实其疗效显著。这类广告很容易误导公众。

　　(3)直接吹嘘型。开门见山、赤裸裸地重复喊出一些没有科学依据的夸大其词的广告词。如"药到病除""即刻康复""全能抗菌"之类的结论性语言,常使患者在无医生指导的情况下自行用药,往往带来不良后果。

　　(4)学术展示型。利用一些有影响的医疗学术会议,在会议上,往往由学术界有地位的人士配合推介某种药品。

　　(5)医药代表型。由各制药公司的医药代表奔走于各大医院之间,以各种利诱的形式向医生直接推销某种药品。

　　药品广告中的上述问题,早已引起社会舆论的关注并受到抨击。为了加强对药品广告的管理,保证药品宣传的真实、准确、科学,从而保障人民身体健康,我国政府根据《中华人民共和国广告法》《药品管理法》和《管理法实施条例》,制定《药品广告审查办法》,并于2007年5月1日实施,2018年12月21日修改,对禁止虚假和不健康的药品广告起了积极作用。

　　至于烟草、酒类等社会性药物的广告,是市场经济和广告领域中的一个特殊问题。实际上,世界上许多国家对烟草和酒类的广告都有一定的限制。

二、药品广告的社会问题及原因

　　毋庸置疑,药品广告的出现对于传播药品信息,指导患者、医生和医院对药品,特别是新药的了解、认识,起着巨大的作用。然而,如果管理不善,就会导致一些社会问题的出现。第一,药品广告的大量涌现,必然导致药品厂商之间不正当竞争加剧;第二,虚假药品广告势必要受到法律的查处,由此必然会引起大量的药品广告的法律纠纷;第三,药品广告的宣传作用,易使患者产生了巨大的从众心理,忽视个体的特异性;第四,药品广告的商业性,使医务人员更加以追求利益为目的,由此会引发出更多的医风、医德问题。

　　药品广告的滥用所产生的社会问题有其内在和外在的种种原因。第一,有些医疗行业受利益的诱惑,无限制地追求利润的最大化,在这种观念的支配下,对一些药品从业人员的行为和思想疏于管理;第二,在市场经济条件下,药品作为一种商品,有些制药厂商为了获得更大的利益,为了药品能为社会所认识和接受，就一定会大肆利用药品广告的功能；第三，相对于专业人员而言，社会大众知道的药品知识一般不多，所以更能造成药品广告的巨大社会效应，从而使得制药厂商不惜斥巨资大做药品广告，而这样巨额的广告费用又必然摊派到每一位患者的头上；第四，媒体由于缺乏药品的专业知识，加上利益的导向，十分容易丧失判断力，从而为虚假、夸张的药品广告推波助澜。其实，就药品广告本身来说，并无所谓对与错，只要加强管理，合理运用和发挥药品广告的正面效应，药品广告就不仅能为患者的健康服务，而且能为社会经济、社会发展作出贡献。

三、药品广告的管理

加强药品广告的管理，使药品有利于患者，有利于医药厂商，有利于社会。对虚假的、违规的药品广告应严肃查处、取缔、打击和制裁。参照《医疗广告管理办法》加强药品广告的管理，具体应做到：第一，尽量降低媒体对药品广告的收费，使药品广告趋向公益化；第二，尽快设立统一的医疗广告或药品广告监督协会，统一发布医疗广告审查结果，加强对药品广告的审核，以避免虚假广告的宣传；第三，限制药品价格，合理配置药品流通各个环节的资源和制订统一的标准。

【本章小结】

本章主要介绍了药物的起源与发展、药物的社会界定与功能、药物的不合理使用和药物滥用的社会问题、药品管理的社会过程和药品广告的社会影响与导向。

在我国药物发展历史中，明代李时珍编撰的药学本草巨著《本草纲目》是我国药学科学史中极其辉煌的成就。在西方药学发展史上，公元 1 世纪出现的第一部药学专著《药物学》也是一部药物学的集大成著作。药物的发展经历了"天然药物时期"和"化学合成药时期"，现代药物的发展进一步经历了从抗生素到受体激动剂或拮抗剂再到生物活性药物的巨大飞跃。

从药理学的观点出发，药物的定义有广义和狭义两种。广义的药物是指任何能够影响生命过程的化学物质；狭义的药物是指用于预防、治疗、诊断人的疾病，有目的地调节人体生理机能的化学物质。从社会文化的角度出发，药物的界定往往比较复杂。不仅涉及药物的化学性质，而且不同的社会角色（法律工作者、生产者、经销者、用药者、非用药者）对于药物所持的不同观念。药物具有预防和治疗疾病；消除焦虑、紧张，实现镇静以及催眠；可以作为个人享受和消遣的工具，实现社会交往的功能，强身健体、延年益寿。但药物的不合理使用和药物的滥用会造成不良影响，轻者损害个人身心健康，重者破坏社会治安。

药品的管理主要包括药品生产质量的监督管理、药品的经营监督管理、医疗机构的药事管理、传统药物的管理和特殊药品的管理。新药是指新研制的、临床尚未应用的药物。在我国，凡增加新的适应证、改变给药途径和改变剂型的亦属新药范围。按《药品注册管理办法》，我国新药研究内容包括两个部分：新药的临床前研究和新药的临床研究。

药品的这种特殊性规定了绝大多数药品都应在医生指导下合理应用。忽视药品的特殊性，随意制作广告，带来不良的社会影响。加强药品广告的管理，具体应做到：第一，尽量降低媒体对药品广告的收费，使药品广告趋向公益化；第二，尽快设立统一的医疗广告或药品广告监督协会，统一发布医疗广告审查结果，加强对药品广告的审核，以避免虚假广告的宣传；第三，限制药品价格，合理配置药品流通各个环节的资源和制订统一的标准。

【关键术语】

药物 drug　社会性药物 social drugs　药物合理使用 rational use of drugs　药物滥用 drug abuse

药品管理 drug management　药品广告 drug advertisement

【讨论题】

1.药品不合理使用是由哪些原因导致的？

2.如何控制社会性药物的滥用？

3.研究药品管理的意义是什么？

【思考题】

1.药物的定义是什么？简述药物的社会功能。

2.药物不合理使用有哪些具体的表现？

3.药物滥用会导致怎样的社会问题？

4.药物管理的内容是什么？如何加强药物管理？

第十六章　特定医疗的文化与社会互动

【情景导入】

　　目前我国自体肝移植技术、无缺血器官移植技术、儿童肝脏移植技术等部分器官移植技术实现突破、国际领跑。2015 年以来,中国公民自愿捐献成为器官移植来源的唯一合法途径。

　　《中国器官移植发展报告(2019)》显示,2019 年,中国公民逝世后器官捐献 5818 例,器官移植手术 19454 例,我国器官捐献与移植数量稳居世界第二位。每百万人口中器官捐献率从 2015 年的 2.01 上升至 2019 年的 4.16。2015 年,公民逝世后器官捐献量还与亲属间活体捐献量相当,2019 年时已经是 2015 年时的两倍左右。但截至 2019 年底,全国仍有 47382 人等待肾脏移植,4763 人等待肝脏移植,338 人等待心脏移植,89 人等待肺脏移植。

　　中国走出了一条体现国际惯例、符合中国实际的器官捐献与移植道路,初步建立起科学公正、遵循伦理、符合国情和文化的人体器官捐献与移植工作体系。中国对从事器官移植的医院及医生实行严格的资质管理,全国目前共有 125 个器官获取组织、173 个移植中心。器官移植不仅是医学技术问题,更涉及政治、法治、伦理等深层次问题。

第一节　器官移植与社会文化

一、器官移植概述

(一)器官移植的概念

　　器官移植(organ transplantation)是指摘取器官捐献人具有生理功能的心脏、肺脏、肝脏、肾脏或者胰腺等器官的全部或者部分,将其植入接受人身体以代替其病损器官的过程。其中捐献出器官一方被称为"供体",接受器官一方被称为"受体"。狭义的人体器官移植只包括心脏、肝脏、肾脏等大器官的移植,广义的人体器官移植还包括人体细胞和组织的移植。

　　器官移植是 20 世纪生命医学科学的重大进展,经过了从临床试验到临床应用的发展过程,技术逐渐成熟,成为终末期器官功能衰竭的有效医疗手段,拯救了众多器官功能衰竭的患者,促进了我国生命医学科学的发展。由于器官移植需要一个可供移植的器官,无论是公民逝世后捐献器官还是亲属捐献的活体器官,均涉及社会、宗教、伦理、政治、法治等深层次问题,与国家的传统文化和社会经济发展密切相关。

(二)器官移植的分类

迄今为止,可以在人体上移植的有肾脏、肝脏、心脏、胰腺、甲状腺、甲状旁腺、角膜、脾脏等器官以及皮肤、骨头、软骨、血液、骨髓等组织。其中以肾脏、肝脏、心脏、胰腺、骨髓和角膜移植较为普及。可以根据不同的标准,对器官移植进行不同的区分,每一类型中所遇到的技术难度和社会文化、社会价值问题的深度也有所不同。

根据所移植的器官是否可以再生,可以将器官移植分为可再生器官的移植和不可再生器官的移植。前者如血液、皮肤、骨髓等的移植,后者如肾脏、肝脏、心脏等器官的移植。后者的技术难度远远大于前者,而且它所遇到的社会文化、社会价值问题也是前者所不可比拟的。对于可再生器官的移植,主要涉及器官的资源分配以及采集过程中的知情、同意的问题。对于不可再生器官的移植,除涉及上述问题外,还涉及供体(即器官捐献者)的问题,正是因为其不可再生性,所涉及的资源分配和采集过程中的知情同意问题也更为严峻。

根据供体与受体之间的关系,器官移植可以分为如下几种:自体移植(autograft),即将身体的某些器官或组织移植到同一个人的另一部位,较常见的是皮肤的自体移植;同基因异体移植(isograft),即在基因相同的供体与受体之间的移植,例如同基因双胞胎(identical twins)之间的移植;同种异体移植(homograft),即将供体的器官或组织移植到同种类非同基因的另一受体身上;异体移植(heterograft,或 xenograft),即在属于不同生物种类的供体之间进行的移植,例如将动物的器官或组织移植到人的身上。上面几种类型中,自体移植的潜在风险最小,排列越靠后,受体对异体器官和组织的排斥性越强,移植的风险越大,所引起的社会文化、社会价值问题也就越严峻。例如,对于自体移植来说,一般不会带来资源分配的公平问题,也不需要考虑供体方面的社会文化问题。但是,对于异体移植,这些问题都是必须要考虑的,不仅涉及资源分配的公平问题,还涉及生物种群多样性的保护,以及人与"非人"的问题,至于心脏、大脑等器官移植潜在的社会文化问题就更为复杂。

(三)器官移植的历史

器官移植产生和发展的历史大体可分为三个时期:幻想传说时期、实验探索时期和临床应用时期。

1. 幻想传说时期

自远古时代开始,移植器官一直是人类的美好愿望和幻想。这些愿望和幻想又往往笼罩在神秘和浪漫的氛围之中。在西方,《创世纪》中有上帝用亚当的肋骨创造夏娃的故事;在东方,古代文献《列子》中也有神医扁鹊给鲁、赵两个患者做心脏交换手术后,二人均痊愈回家的传说。15 世纪意大利诗人卡伦齐奥(Calenzio)提到当时奴隶将自己的鼻子献给其主人;在文艺复兴时期的一幅油画上,一个已死亡的人的下肢移植到了一个患有下肢癌的人身上;考古学上也证实在古埃及、希腊、南北美洲、罗马、印度和中国均有零星牙齿移植的记载。19 世纪开始,一些外科医生进行了某些组织和器官移植的动物实验,实际上是属于种植,即将器官切成小块或薄片植入体内,它不吻合血管,因而也不是真正的器官移植。这个时期,一方面由于文艺复兴,社会文化的进步,社会对医学要求的提高,人们对生命、健康的渴望,一些思想活跃的人提出了去掉一个坏器官,换上(移植上)一个好器官的设想。但另一方面,由于自然科学和医学的发展所限,以及当时人们对人体器官的结构功能以及各个体之间的差异认识的欠缺,加上当时外科没有安全可靠的麻醉,没有无菌操作的条件,血管吻合技术尚未建立,因此真正的器官移植是不可能的,其设想也只能是一种愿望和幻想,而某些零星的器官或组织移植的尝试注定是不会成功的。在当时的社会环境下,尝试失败者往往会被认定为犯罪。

2. 实验探索时期

1902—1912 年期间,在美国工作的法国外科医生 A. 卡雷尔(A. Carrel)和医生 S. 格塞里(S. Guthrie)首次报道用缝合法获得稳定可靠的血管吻合,这为真正的器官移植奠定了基础。经大量动物实验后,这两位学者立即应用此项技术成功地移植了血管及整个器官,包括心脏、脾脏、肾脏、卵巢、各种内分泌腺、肢体、头部及颈部。在动物实验的基础上,逐渐有人使用移植器官来治病。1936 年苏联医生沃罗诺伊(Voronov)第一次为一个汞中毒的女性患者施行了肾移植手术,供肾取自一个死于脑炎的男性患者,但手术后 48 h 这名女性患者死亡。1951 年开始,美国波士顿的大卫·休姆(David Hume)在美国做了一系列的肾移植手术,但接受移植的患者均未获得长期存活。这个时期,19 世纪下半叶外科的两个重大发明——全身麻醉及无菌操作,使得一切外科手术具备了前提条件,加上血管吻合技术的建立,从而使器官移植在外科技术上成为可能。同时,受工业革命的影响,自然科学日新月异,社会科学不断发展,人们对健康的要求不再满足于一般的维持生命的治疗原则,而逐渐注重生命质量的提高和寿命的延长。对外科也不再满足于单一的切除一部分器官的现状,而希望能换上一个新的健康的器官,达到根治疾病的目的。这一切无疑对器官移植的开展产生了推动作用。但由于对同种异体器官移植的免疫、排斥反应、移植抗原系统等的认识缺乏,移植术后未能使用免疫抑制剂,接受同种异体器官移植的患者均未能长期存活。许多人甚至包括一些器官移植的研究者开始对这种研究产生了疑虑,极少的器官移植的临床尝试都因为不可避免的排斥反应而造成移植器官的失活,从而导致整个器官移植的研究处于十分困难的境地。

3. 临床应用时期

1954 年,美国医生约瑟夫·E. 默里(Joseph E. Murray)和约翰·梅里尔(John Merrill)成功地进行了世界上第一例同卵双生兄弟之间的肾移植,接受移植的患者存活了 8 年,最后死于心脏病。这是世界上第一例以生者作为供体所进行的肾移植。随后的 8 年间,他们又成功地进行了活体非亲属供肾、死者肾脏供肾的肾移植,在人类器官移植史上创造了三个第一。这些临床实践不仅开辟了器官移植的新时代,也给研究者们极大的启示。他们意识到器官移植中的免疫学问题,并着手对此进行了大量的研究。随后,肾移植技术日趋成熟。至今,肾移植后存活时间最长的达到 40 年,肾移植 1 年使用率基本上在 95% 以上,3 年的使用率在 80% 以上,10 年的肾脏使用率在 50%。肾移植与肾透析治疗相比,费用更低,患者生活质量更高。但问题是许多患者的免疫系统会排斥所移植的肾脏,而抗排斥药物又有不可避免的副作用,有些患者的排斥反应非常强烈,以至于抗排斥药物也难以抑制这种排斥反应,最终患者被迫摘除所移植的肾脏,重新接受透析治疗。

随后,其他器官的移植也进入了临床应用期。1963 年,美国密西西比医疗中心的詹姆斯·哈迪(James Hardy)报告了第一例肺移植病例,但患者在接受移植后 18 天死亡。美国丹佛市的医生托马斯·E. 斯塔兹(Thomas E. Starzl)于 1963 年实施了世界上第一例肝移植手术,患者只存活了 22 天。随着 20 世纪 80 年代抗排斥药物的改进,到 20 世纪 90 年代,肝移植的成功率仅次于肾移植。1989 年,澳大利亚的一家医院成功地从一位母亲的肝脏上切除了一半,移植到其一岁的儿子体内。此后,科学家开始了活体肝移植。1966 年,美国明尼苏达大学进行了世界上第一例胰腺移植手术。到 20 世纪末,胰腺的移植技术已经比较成熟。截至 1999 年,全世界胰腺移植手术已经达到 6000 例,1 年以上存活率达 60%,并已经出现存活 16 年以上的病例。1967 年 12 月 3 日,南非医生克里斯丁安·巴纳德(Christian Barnard)在开普敦实施了世界上第一例心脏移植手术,尽管患者只存活了 18 天。但是,由于心脏这一特殊器官在人们心目中的道德、人文属性,巴纳德的这例移植手术带来了广泛而激烈的文化、伦理的争论。英国学者兰姆就直截了当地指出:心脏移植的开始使人们认识到器官移植不再只是科学的可能性的问题,而且事关人际关系中的根本问题,离不开价值的考量。骨髓移植开始于 20 世纪 70 年代,截止到 20 世纪 90 年代,全世界大约进行了 9000 例骨髓移植手术。骨髓移植最大的问题是找到与人体抗原(HLA)相容的骨髓捐献者。目前,美国和欧洲等都设有各种类型的HLA 骨髓捐献者登记处。第一例卵巢移植发生在 1971 年,阿根廷布宜诺斯艾利斯的一位妇女接受了卵巢移植手术,并在此后怀上了孩子。1981年,美国斯坦福大学开始了世界上第一例多器官移植手术,即将死者的心脏和肺脏同时移植到另一个患者身上。自此,多器官移植的尝试就一直没有停止过。

器官移植技术的快速发展,归功于现代器官移植手术中的三个关键性技术的突破,即血管吻合技术的过关,保存供移植用器官活力的方法的创制,免疫抑制剂的应用。法国医生A.卡雷尔(A. Carrel)发明的血管缝合术、英国医生梅达沃(Medawar)发现免疫排斥和获得性免疫耐受等,使人体器官移植技术得到逐步改进和提升。加上移植前对供、受者进行ABO血型和HLA抗原的交叉配型,使得器官移植的临床应用稳步发展。除上述三个关键性技术的突破外,各种现代化监测手段的提高,诸多临床实践经验的积累和其他基础方面的研究也起到一定作用。这些都是医学本身的因素。而另一个不应该忽视的因素是社会对器官移植的理解和支持。1968年,美国通过了脑死亡的哈佛标准,确定脑死亡即为个体死亡,打破了心跳、呼吸停止为死亡的传统观念。目前从法律上承认脑死亡的国家有十几个。此外,随着人们观念的更新,更多人自愿捐献(包括死后捐献)器官,从而使器官移植供体来源紧缺的状态得到了很大程度的缓解。另外,某些国家还给器官移植的研究以资金赞助,给予临床应用经济补贴等;现代化交通工具的发展,从运输上保证了远距离器官的获取;计算机科学的发展,全国性乃至国际性的器官储备中心、登记处、各种调配网络的建立,为移植器官的有效、合理应用提供了条件,从而才有今天器官移植的发展。

从器官移植的产生和发展的历史中人们可以清晰地看到,现在的器官移植技术已经从简单的输血发展到了几乎所有的身体器官都可以移植。这无疑给那些身患绝症的患者带来了生的希望。但是,由于器官移植技术本身的复杂性,受者必须要承受巨大的风险,即移植失败的可能性和抗排斥药物巨大的副作用;由于器官移植所需要的器官资源的短缺,必然涉及资源分配的公平性问题;而一些特殊器官,如心脏、大脑、睾丸等的移植又往往和社会文化、道德规范互相交织。这些问题从方方面面对人们传统的社会准则提出挑战,引起人们的伦理困惑和文化冲突,值得人们认真思考。

器官移植已经是一项广泛开展的外科手术,在医疗条件比较先进的国家中,肾移植已成为良性终末期肾病(如慢性肾小球肾炎、慢性肾盂肾炎等所致的慢性肾功能衰竭)的首选常规疗法。肝移植手术与心脏移植手术也纷纷开展,连肺脏、小肠甚至肢体等也进入可移植行列。单个器官移植技术逐步成熟的同时,多器官移植和器官联合移植的研究也渐渐展开。人们还开始尝试结合干细胞技术和支架材料在体外构建组织或器官,有的试验者还将目光扩大到以往屡次失败的异种器官移植上。无论试验结果如何,这些完成的或正在进行的探索都给无数患有绝症的患者带来了福音,点燃了希望。

我国器官移植技术开始于20世纪60年代,虽起步较晚,但发展迅速,心脏、肝脏、肾脏各大器官移植的技术已非常成熟,受者存活率最长超过了20年,已达到世界先进水平。现在,我国人体器官移植总量已跃居世界第2位,仅次于美国。目前,我国不少器官移植创新技术也开始出现。如:自体肝移植、无缺血器官移植等器官移植技术实现国际领跑;供、受者血型不相容肾移植技术得到突破;单中心儿童肝移植、心脏移植临床服务能力居世界前列;成立肺移植联盟;器官保存与供体器官维护技术不断改进;肝癌肝移植与乙肝肝移植临床经验已逐步得到国际认可等。随着外科技术、药理学、免疫学、遗传学和基因工程技术的发展,未来的器官移植技术必将更加发达,为更多人带来希望。

二、受体选择的社会原则

人体器官是一种稀有的资源,这造成了器官移植供求问题上的矛盾。关于移植受者的社会评价问题,直接涉及对受体的选择,美国医院伦理委员会曾制定过合理分配卫生资源的若干原则,大致如下:①回顾性原则,即考虑患者过去的社会贡献;②前瞻性原则,即考虑患者未来对社会的作用;③家庭角色原则,即在家庭中的地位;④科研价值原则,即科研价值优先于一般患者;⑤余年寿命原则,即考虑患者的年龄状况。我国制定器官移植伦理原则时也借鉴了这些条款。在发展中国家,对于活体器官移植患者的选择,除了要严格符合医学标准之外,患者经济支付能力是不可回避的重要条件,应尽量避免因病致贫而造成严重社会问题等悲剧的发生。

选择受体就是决定什么人可以施行移植,什么人不可接受移植。简单地说,若有一个心脏,有五位患者,该选择哪位患者作为器官移植的受体?由此而来的问题是,该由谁来选择?并且,根据什么原则或标准来选择?像任何一种疗法一样,器官移植也有其适应证。但器官移植又不同于一般的治疗措施,不同于一般的外科手术那么简单。所以在选择患者,即选择器官移植的受体上,除了有医学标准外,还应有社会标准。

(一)受体的选择者

基于人的生命的等价性和人的天赋平等权,任何人都有接受同等治疗的权利,即任何人都应该有均等的机会成为器官移植的受体。问题是用来移植的器官严重短缺,为了使十分有限的资源能有效地利用,就不得不认真考虑对等待器官移植的患者进行筛选,以选择最合适的受体,以利于资源最有效地利用。首先遇到的问题即是,在确定谁是受体之前,必须先确定谁是受体的选择者。

如果仅从医学的角度出发,毫无疑问担此重任的当然是医生等医务工作者。但是,伦理学家怀疑医生是否有能力公平地选择受体,认为任由医生根据医学标准来选择,更容易导致混乱无序和滥用选择权,影响社会的公平性。建议由医务工作者和伦理学家共同讨论,从医学和社会伦理多视角来制订器官移植受体选择的规则,根据选择的规则来确定谁是器官移植的受体。但另一问题是,一旦有可用来移植的器官,必须尽快移植。新鲜的器官等不了长时间的伦理辩论甚至司法审判的讨论,否则,器官可能变质而失去移植的价值。而且,在这个问题面前,所有的伦理、文化的考虑,极有可能侵犯生命等价和人权平等的原则。这样一来,就有人主张,在选择受体时,分成两个步骤:先根据医学的标准确定有移植可能的患者,再在这些有移植可能的患者中进行抽签,决定谁是器官移植的受体。这种主张显然是有意回避问题,而且这种选择的结果不但没有避开原有的种种问题,反而会造成新的问题。

(二)选择受体的医学标准

医学标准指移植的禁忌证和适应证,包括受体的年龄、健康状况、疾病状况、免疫相容性等因素。当一个可供移植的器官出现时,应该移植给适合接受它、让它能发挥效能的患者,这是器官分配的基本前提。医学标准包含的因素虽多,但很多都可以量化,具有较强的客观性,所以一般没有道德评价。所谓医学标准,就是对患者是否有可能得到成功治疗的估量,而不涉及他(或她)是否值得治疗的问题。一些国际组织往往倡导应把医学标准作为选择受体的唯一标准。比如,世界移植协会发布的《尸体器官分配指导方针》第二条规定:"器官应当移植于依医学和免疫学标准最适合的受体。"具体来讲,医学标准包括如下几个方面。

1. 原发疾病

一般来说,身体各个器官的病变达到了功能衰竭的程度时均可进行器官移植。就肾移植来讲,所有慢性肾功能衰竭、尿毒症的患者,均不是肾移植的绝对禁忌证。在实际临床工作中,选择患者时要考虑到患者的原发疾病,多选择慢性肾小球肾炎、肾盂肾炎的患者做移植手术。而糖尿病性肾病患者,移植后肾脏同样可能出现相似疾病的复发,移植效果差,因此在选择此类患者时要慎重。

2. 健康状况及并发症

器官移植的受体,除需移植的有病变的器官外,其他脏器功能要求良好。若受严重损害,则选择时应慎重对待,或不宜接受移植。如慢性肾小球肾炎引起功能衰竭的患者,除一般的尿毒症症状外,若伴有肝功能损害、消化性溃疡等时,则不宜移植。因为肾移植术后,需长期服用免疫抑制剂,这些药物大多有肝毒性,会造成肝功能严重损害,甚至肝功能衰竭,以致死亡。且移植后大剂量激素的应用也会引起消化性溃疡患者消化道大出血。此外,全身活动性感染、恶性肿瘤、顽固性心力衰竭、慢性呼吸衰竭、严重血管性疾病、凝血机制障碍和精神疾病等患者也不宜做移植手术。

3. 年龄

虽说人的生命健康权不取决于年龄,各个年龄组的患者均有相同的生存权利。同时,随着移植技术的发展,受者年龄范围也在扩大,但年龄对移植效果是有影响的。研究表明,4～15 岁儿童移植后的存活率已与青年受者相仿,但药物对儿童有一定影响,包括对生长发育的影响,移植前必须向家长讲述清楚。就肾移植而言,年龄大的患者,尤其是 45 岁以上的患者,存活率明显低于透析患者,60 岁以上患者接受移植存活效果更差,死于心血管并发症者较多。因此年龄大,特别是超过了 60 岁的患者应列为相对禁忌证。

4. 免疫相容性选择

在人体器官移植中有两个至关重要的遗传学系统,即在染色体 9(C9)上的 ABO 和在染色体 6(C6)上的 HLA。当一个患者自愿做移植手术时,移植前必须与供者做免疫相容性配合试验。

(1)ABO 血型相配。移植前 ABO 血型相配是必要的准备。一般要求 ABO 血型相同或相匹配,不相匹配血型的同种器官移植,特别是肾移植,绝大多数会迅速发生超急性排斥反应。当然,个别脏器的移植如肝移植,ABO 血型不相配也可施行移植手术,但效果远不如相同血型的好。

(2)HLA 配型。HLA 配型即供者与受者 HLA 位点配合的情况,与移植器官长期存活的效果相关。若 HLA 各位点完全相同(如同卵双生兄弟的器官移植),则移植物可不用免疫抑制剂而长期存活。HLA 具有复杂的多态性,目前已发现其有 7 个位点(A、B、C、D、DR、DP、DQ)、158 个抗原,而且研究者还正在不断发现其他位点。因此,人群中很难找到两个完全相配的,故器官移植后排斥反应不可避免。在做受体选择时,与供者 HLA 位点相配较多者应优先考虑移植。

(3)交叉配合及淋巴细胞毒性试验。交叉配合是指受、供体间的血清与淋巴细胞的相互交叉反应,淋巴细胞毒性试验是指受者的血清与供者的淋巴细胞的配合试验。淋巴细胞毒性试验在临床是必需的,若为阳性,移植手术后就会发生超急性排斥反应。

医学标准取决于医学科学发展的状况和医务人员本身的技术水平。随着医学的发展,医学标准也会变化,器官移植的适应证的范围也会变得越来越宽。因此,做移植手术的人数逐年增加,且移植后原发疾病的复发并不多见。另外,以往认为器官移植只是在其他治疗均无效时才采用的疗法。换言之,它只作为抢救生命的措施,如慢性肾功能衰竭尿毒症期的肾移植,晚期肝癌(不能切除)的肝移植等。如今,器官移植的范围已扩大,从抢救生命扩大到减轻患者的痛苦,提高人们的生活质量,如睾丸损伤后的睾丸移植等。但是,医学标准不可能是孤立的,纯粹的医学标准可能会面临这样一个问题,即只有一个器官资源的情况下,根据医学标准的选择,却有多个合格的受体。这也说明,选择器官移植的受体时,应该将医学标准与社会标准结合起来考虑。

(三)选择受体的社会标准

选择受体的社会标准是在有器官移植适应证、无禁忌证的患者中决定谁先做移植手术的标准。自古以来,医学恪守公平,从上古到中世纪的相当长的时期中,在医疗功能单一的基础上,就产生了"不分贵贱,普同一等"的公平思想;在中世纪,受宗教观念影响,医疗是"普救众生",医生"应当像上帝一样平等对待奴隶、穷人、富人、王子";近代医学强调实行人道主义,强调仁慈、正直、平等、博爱,主张不分宗教、国家、种族、政党,对一切患者都要给予人道的待遇。然而,现实中,器官移植不同于一般的医疗,不可能做到绝对的平等、公正。在实施过程中,无形中存在一个社会标准,使一部分患者不能得到移植治疗。造成这个社会问题的主要原因是可供移植用的器官极其紧缺。现在,虽然有各种宣传措施和政府与法律干涉,但移植器官"供不应求"的现象一时也难以消除,因此,对做移植手术的患者的选择应考虑一定的社会标准。社会标准的内容相比医学标准则复杂得多,可包括以下方面。

1. 捐献者意愿

在符合医学标准的前提下,如果捐献者生前对捐献对象有过明确的表示,应该尊重其意愿。

2. 患者的自我愿望

一般来说,所有终末期肾病的患者,只要没有禁忌证,都可接受移植。这类患者如果做血液透析,长期透析的费用高于肾移植手术。如果医疗费用得到保证,多数患者是渴望做肾移植手术的。但也确有一部分患者没有登记移植,这些人或是自己不愿意,或是不理解、不信任,或是家属不同意,或是经济拮据。故选择时,对要求强烈的患者可以优先考虑。

3. 患者是否曾经捐献

如果受体或其近亲属曾有过捐献器官的历史,那么在符合医学标准的前提下,可以优先获得器官。这种做法体现了公平原则,可以鼓励公众积极捐献器官,推动器官捐献数量的增加。

4. 患者登记的先后顺序

同一分配范围内,一个器官有多个患者等待,医学标准相等或相近,都没有优先条件,在这种情况下,"先来后到"无疑是最公平的方式。先登记的患者可以先获得器官进行移植。

5. 地域远近

在现有技术条件下,器官离体保存的时间最长为 24 小时,因此,供体与受体的距离远近也是标准之一。如果双方距离太远,正常的交通条件 24 小时内无法到达,器官就会浪费。其余标准大致相等的前提下,捐献器官的供体所在医院可以优先获得器官用于本院其他患者,再按地域由近到远依次分配。

6. 患者的心理承受能力

患者的心理承受能力是指患者住院手术期间,能否与医生、护士密切配合,遵守医院的各种规章制度;此外,还包括战胜疾病的信念,开朗的思想性格,移植后重返工作的观念,以及移植器官再次失去功能的思想准备等。对心理承受能力强的患者应给予一定的优先考虑。

7. 患者的社会支持能力

社会支持能力即指患者与治疗有关的日常生活条件,包括家庭的生活环境,可以得到他人(亲人、同事)多大程度的支持等。若家中亲人体贴入微,家庭和睦,环境安静,生活有规律,能按时服药,以及单位同事、领导理解关心,工作安排适当,这种患者也在优先考虑之列。

8. 患者的行为方式

虽说社会上每个人的生存权、健康权是平等的,但一个人的行为方式又直接关系到他自身的健康和病后的治疗。对于不良的行为方式引起的健康损害,个人是有责任的。比如,长期酗酒致使肝功能损坏,长期吸烟导致肺部癌变等。这种不良的行为方式,不仅无益于社会,甚至损害社会的利益,同时损害其本身的健康。由于器官资源的严重短缺,结合社会标准和医学标准,限制具有不良行为的人作为器官移植的受体,或许能找到一些伦理学上的解释和支持。甚至有人提出,酗酒的人应该在成功戒酒六个月后才能有资格接受肝移植。

9. 患者的经济条件

虽然在道义上,无论是穷人还是富人,有经济保障或无经济基础的患者均有平等的健康权利,每个患者都应该享受器官移植这个高科技的益处。但是,十分昂贵的器官移植费用又使许多经济能力有限的患者望而却步。所以有人认为,器官移植技术的高度发展,对有钱人是带来了"生命的曙光",对于无钱人只是"死亡的阴影"。在美国,做一个肾移植手术需用 3 万美元,心脏移植手术需用 10 万美元,肺移植手术需用 8 万美元,肝移植手术需用 10 万～20 万美元。在我国,一个肾移植手术需 6 万～8 万元人民币,肝移植手术需 10 万～20 万元人民币。

实际上可能不止这个数目,因为还需加上术后的化验监测费用、终生服药费用以及发生排斥反应时重新住院的费用等。因此,移植费用引起的社会问题也不可避免。有些国家对器官移植提供一些资助和补贴,但这种资助终究有限。为了健康和生存,他们不得不通过各种途径筹集资金以负担器官移植的费用。有的靠募捐,有的靠亲戚朋友借助,有的则靠变卖房产。选择患者时,应考虑患者的因素。

10. 患者对他人和社会的意义

受体的社会地位、社会价值、余年寿命等,也是决定器官分配的参考因素。患者对于他人的意义虽说与治疗没有因果关系,但患者的健康与否与他人却直接相关。比如,抚养小孩的母亲、赡养父母的儿子、照顾卧床妻子的丈夫等,他们的健康相对于小孩、父母、妻子而言是十分重要的。在一定的条件下,可以考虑给这些人优先做器官移植手术。患者对于社会的意义涉及患者的社会价值问题。有观点认为,对社会贡献大的人理应得到报偿,优先做移植手术。对于这些明显的差别人们容易理解和接受,但对社会价值的评价是困难的,有时甚至充满了主观性。例如,一名护士、一名医生、一名士兵或一名企业经理,就很难比较他们彼此之间的社会价值的大小。

这种观点来源于伦理学中的功利主义,仅仅站在社会的角度,以社会的利益为最大利益,限制对社会贡献较小的人获得器官移植的机会,这样一种纯功利主义的标准,也受到来自社会各方面的质疑。每个人的社会地位各不相同,社会价值的评价也是因人而异,但生命价值都是平等而至高无上的,应该一视同仁。因此,在医学标准基本相同、其他条件大致相当的前提下,余年寿命这种较客观的标准可以作为参考,社会地位与社会价值这种主观性太强,引起争议的标准应尽量避免运用。

(四)患者的其他条件

比如,患者移植手术后参加社会工作的可能性大小;外国公民登记移植等。对于上述情况按什么次序排列,主要取决于一个国家或地区通行的社会规范和价值观念。一个基本原则是,先考虑医学标准,再考虑社会标准,从中选择最为合适的患者作为器官移植的受体。

无论是医学标准还是社会标准,器官分配对象的选择都是一种功利主义的选择,即分配给综合各个标准后最适合的患者。但这些标准中刚性的很少,稍有不慎就会有"不公平"的嫌疑。必须结合我国的文化背景和社会传统,制定出制度化、可考量的器官分配规则,保证器官分配尽可能公平。

三、器官来源的社会考察

在器官移植这项高新技术领域里,涉及社会问题最多的是移植器官的来源问题,这是器官移植社会学讨论的重点,所涉及的方面主要有伦理道德、文化背景、宗教、法律及经济等。

(一)器官来源严重短缺

迄今为止,器官移植的发展已经取得了巨大的进步。一年有功能存活率肾移植可达95％以上,肝移植和心脏移植超过85％。以我国为例,每年约有150万患者需要通过器官移植来拯救生命,可每年供移植的器官数量却非常有限。2019年中国公民逝世后器官捐献5818例,每百万人口中器官捐献率(PMP)从2015年的2.01上升至2019年的4.16。但与每年150万的需求人群相比,仍然显得非常稀少。2019年全国仍有47382人等待肾脏移植,4763人等待肝脏移植。即使全国心、肺分配系统于2018年10月22日已经开始启用,仍有338人等待心脏移植,89人等待肺脏移植。器官移植仍有许多问题亟须解决,其中最突出的问题是移植器官严重不足,这已成为制约器官移植技术发展的瓶颈。

1. 器官短缺的现状

我国终末期肾病患者人数为100万～200万,终末期心脏病患者约100万,终末期肝病者约有800万,每年有几百万患者等待移植。即使是器官移植发展最快的美国,情况也相当严峻。据美国器官分配联合组织(United Network For Organ Sharing)的报告:等待移植的人数以每年20％的速度递增。发展中国家器官短缺情况更为突出,以肾移植为例,根据我国流行病学调查,人群中慢性肾脏病的发病率达到13％,粗算下来,我国有近1亿的慢性肾脏病患者,终末期肾功能衰竭的患者将近两百万,但我国每年只能做5000例肾移植手术。印度每年约有8万例肾功能衰竭新患者,每年可施行2000例肾移植手术,即仅有2.5％的患者得到肾移植。对于急诊性的心脏及肝脏移植,发展中国家和地区的情况更糟。这些问题主要是因为没有合适的供体。世界上器官移植捐献率最高的国家是西班牙,2016年PMP为43.4,虽然相对量很可观,但绝对量也远不能满足需求。

2. 影响器官来源的社会因素

特科特（Turcotte）曾经对全世界包括中国在内的 44 个国家的 50 个移植中心做了调查，在问及医疗费用、宗教及文化习俗三者是否构成尸体器官获取的障碍时，32％的国家认为三者均不是主要障碍，25％的国家认为医疗费用是主要障碍，43％的国家认为宗教是主要障碍，而 52％的国家认为，文化习俗是主要障碍。认为三者均不构成障碍的主要是西方发达国家，东方和发展中国家认为文化习俗障碍是主要障碍。

国家的经济发展水平与不同器官来源有明显关系。发达国家的器官来源虽然尚不能满足需要，但相对较多，特别是尸体供者占多数，活体供肾比例在美国为 26％，欧洲为 11％，澳大利亚为 5.8％。这一般只反映尸体器官来源的难易程度及多少，而与前述的社会因素关系不大。发展中国家器官短缺异常严重，但最突出的是尸体器官更少。

有两个国家的情况比较特殊。一个是日本，虽然是经济发达国家，但东方式的文化习俗根深蒂固，如对尸体的敬畏和迷信等，使尸体器官来源困难，这与西方发达国家的情况相反。另一个是中国，虽是发展中国家，但和尸体器官相比，活体供肾移植却少得多。其中重要的原因是缺乏公费医疗及医疗保险等强有力保障，使活体供者有较多后顾之忧。供者较常顾虑的是术后缺乏医疗保健的保护、经济收入减少等问题。

（二）移植器官的不同来源

1. 尸体器官供者

毫无疑问，尸体器官无论现在还是将来都是移植器官的主要来源。虽然目前各国在尸体器官来源上尚存在很大差异，但随着社会的发展，尸体器官所占的比重将逐步增加。

尸体器官的获取可以分为三种类型：自愿捐献、法定捐献及有偿捐献。

（1）自愿捐献。自愿捐献强调自愿和知情同意，这是器官收集的基本道德准则。自愿捐献也称推定不同意（presumed unconsent）或"登记入册法"（opting in law），即如果本人生前或其家庭未做特殊声明或未登记表示愿意捐献器官的，都被认为是不同意捐献的。现在在西方，器官捐献意识已广为人们所接受，如果问及死后是否愿意捐出器官，大多数人会表示愿意。许多人登记入册，并随身携带器官捐献卡，有的是在汽车驾驶执照上注明愿意捐献，一旦发生意外死亡，医生可根据这些标志摘取器官。对于没有登记的人，法律也要求医院征询死者的近亲以取得同意。这一法律虽然较好地体现了自愿原则，但由于这需要死者及其家属对器官捐献有一定的主动性和积极性，因此，仅仅实行该法的国家，尸体器官获取率仍然比较低。

（2）法定捐献。也称推定同意（presumed consent）或"登记出册法"（opting out law），即如果没有来自本人或其近亲表示不愿意捐献器官的特殊声明或登记时，都被认定是愿意捐献的。由于该法带有一定的法律强制性，因而可大大提高尸体器官获取率。如澳大利亚和比利时，在实行该法后，尸体器官获取率迅速大幅度上升。发展中国家实行该法的较少，在亚太地区，第一个实行该法的国家是新加坡，自 1988 年实行该法后，尸肾获取率由一年每百万人口 1.56 个上升到 10.43 个。

（3）有偿捐献。虽然西方很多国家法律禁止人体器官买卖，在伦理学上也是不能接受的，但西方仍在尝试通过其他财政手段来鼓励器官捐献，并探讨其实施的可能性。如给死者家属减免部分治疗及住院费用，还可以给捐献者家属一些非金钱的特殊利益如教育或燃料资助、减免某些地方税等，也有建议以抚恤金形式付给一定数量的钱等等。这些做法目前尚少，还存在较多争论，主要是担心这些做法可能破坏利他主义价值观，损害人类的尊严，给器官移植带来消极影响。

2. 活体器官供者

从活体摘取器官的一个最基本的伦理学准则是不能危及供者的生命，对其未来的生活不至于造成大的影响。所以对于实质性生命必需的器官而言，只有肾脏可以取自活体，切取一个肾脏不至于对供者造成过大危害。随着技术的发展，出现了少数其他活体器官移植成功的报道，如活体捐献部分肝脏、部分胰腺、部分小肠及全脾等，但总的来讲，最主要的问题是供肾。

活体供肾移植是从 20 世纪 50 年代开始的。第一例是在一对同卵双生兄弟间进行的，这是人类历史上第一次器官移植成功。直到 60 年代,活体供肾移植仍多于尸肾移植,它为器官移植积累了经验和资料。随着强效免疫抑制的出现,尸肾移植效果越来越好,使活体供肾的意义受到了挑战,活体供肾移植比例越来越小,目前活体供肾占肾来源的 1/4～1/3。

按供、受者的血缘关系,可将活体供肾分为亲属活体供肾和非亲属活体供肾两大类,它们的医学效果和所涉及的伦理学问题有很大不同,其中大多数为亲属活体供肾。

(1)亲属活体供者:有直接血缘关系的亲属的供肾,这种移植组织配合好,术后排斥少,存活率高。如同卵双生间的移植,由于组织抗原相同,一般不会发生排斥。随着尸肾移植的数量增多和存活率不断提高,有人开始对活体供肾的必要性提出了疑问,认为当今尸肾移植效果较好,没有必要冒伤害供者的风险。

(2)非亲属活体供者:没有血缘关系的活体的供肾。由于没有血缘关系,组织配合程度差,且移植效果比尸肾移植差,因而对它的争论较多。非亲属活体供者按动机不同,可分为以下几种:①情感性供者。供、受者在血缘上无关,但在情感上相关,如配偶、养父母或养子女及朋友等。其基本准则仍是"赠予",没有报酬。由于供者的动机良好,效果也比较好,因此,在目前尸肾紧张的情况下,这种捐献应受到鼓励。②利他动机供者。供、受者不仅无血缘关系,供者甚至不需要知道受者是谁,纯粹是出于利他主义动机,不期望任何物质回报,这里也不危及"赠予"的原则。这种捐献应受到尊敬,但在实践中应慎重,以防出现私下索取回报的现象。③有偿捐献供者。给供者或其家庭一定形式的回报或补偿,以弥补其住院及治疗费、收入减少及其他不便带来的损失。这与器官买卖不同,没有中间人或经纪人受益,报酬也不一定是金钱,如减免一定的治疗费及地方税,给予一定其他方面的资助如教育和医疗保健等。对于这类移植,目前争论较多,在伦理上尚不能普遍被人接受,但无论是西方还是发展中家,仍有不少学者对此感兴趣并进行着探讨和尝试。特别是第三世界国家尸肾极少,通过这种严格控制的有偿捐献方法,可以鼓励肾脏捐献。为了避免其中的不良现象出现,必须建立某种法律机构和制度,在定义明确和公开化的制约下来监督管理这一程序,使人们逐步接受。

3. 异种器官供体

将动物器官移植给人类以治疗人类疾病,一直是移植学努力发展的方向之一。从 20 世纪 60 年代至今,医学家们做了大量的研究工作,研究的重点在于排斥反应的机制及免疫抑制疗法。20 世纪 60 年代,临床上也进行了大胆尝试,由于无法控制的强烈的排斥反应,临床效果极差,而使临床工作转入低潮。进入 20 世纪 90 年代,出现了强效免疫抑制剂等,使抗排斥治疗有了较大发展,异种器官的移植与研究又重现生机。

研究证实,异种移植时物种差异越大,排斥越强烈,免疫抑制治疗越困难。控制强烈的异种排斥的有效手段还需发现和拓展,如 miRNA 作为一种新的同种及异种移植免疫排斥标志物具有广阔的应用前景。社会对这种有吸引力的高新技术所涉及的伦理学和社会学问题进行了热烈讨论,所讨论问题集中在两个方面:一是在实验和治疗中动物的使用方面,二是将这种实验方法引入临床实践方面。

第一个方面所涉及的主要是动物的权利问题和使用动物器官是否在基本道义上违反了自然法则的问题。其实这并不是由异种器官移植引出的新问题,只是人们承认人类可以利用动物来为人类的目的服务,那么无论是为了哪种目的,是异种移植、药物实验还是作为食物源等,均没有本质差别。另一方面涉及的是,将这一尚无较大把握的实验性方法引入临床这一过程中所产生的一系列社会学问题。给患者施行这种成功希望不大的手术到底对患者有没有价值,虽然患者不做移植手术就要死亡,但施行手术同样不能存活甚至死得更快,这显然失去了治疗的意义。

异种移植所涉及的社会学问题还有很多,如对这种手术转入临床研究的科学基础审查的问题,如何做到真正的知情、同意,仅仅由医学专家来审查涉及临床试验的研究是否适宜,异种移植患者在自然和社会环境中生命质量的问题等。但相信只要我们能克服异种间的免疫障碍,在免疫抑制治疗上取得突破,使异种移植的成功性达到人们能接受的程度,再加上有关异种移植的社会规则的研究和制定,很多社会问题即可迎刃而解。

4. 人工器官

由于持续的器官短缺,人们不仅在异种移植上寻求解决办法,也在人工器官的研制应用上做了巨大努力,并取得了较大的进展。比较成功的主要是人工肾及人工心脏,人工肝脏和人工胰腺的研究也正在进行。至于人工关节、组织、血管、心脏瓣膜等已有广泛应用,但这些属于人工组织,并非人工器官。

人工肾的研究已有 60 余年的历史,至今已取得令人满意的成绩,人工肾是人工器官中研究最成功的,也是应用最广泛的。人工肾的类型有五种:血液透析、血液滤过、连续动-静脉血液滤过、血浆置换及活性炭灌流等。其应用的广泛程度取决于一个国家的工业和经济水平。据估计,目前全世界靠人工肾活下来的人达数百万。5 年存活率可达 70%,也有 20 年、30 年以上长期存活的。主要问题:多数患者不能脱离医院,需要定期透析,生活质量差,工作恢复率也不高,不能阻止或缓解并发症发生,费用高昂。实际上,人工肾目前还不能称为"器官",因其体积庞大而复杂,不能被置入人体内,因而需进一步研究改善。

人工心脏及心肺机的研究进展仅次于人工肾。心肺机的应用已很广泛,是心胸外科必不可少的基本设备,主要是暂时性替代和维持循环、呼吸功能,为完成心脏手术等提供条件。人工心脏有过渡性和永久性两种。存在的主要问题:较高的并发症(常见并发症有出血、脑卒中和抽搐等)和死亡率;动力和控制系统庞大,生活质量不高。研究团队曾研究设计一种核能人工心脏,至少 10 年内无须依赖外部机器,但核辐射对人体的伤害是一大难题,且费用昂贵,最终被放弃了。

人工肝的研究进展相对较慢,这主要是因为肝脏的功能异常复杂,人工肝主要有三大类型:非生物型人工肝、生物型人工肝和混合型人工肝。

人工器官所涉及的社会学问题主要有以下几个方面。

(1)风险较大。像人工肾这样已发展较完善的人工器官,风险较小,能有效地延长患者的生命。但像人工心脏这种尚处于实验阶段的人工器官,风险是较大的。主要是人工心脏本身的质量较粗糙,不能排除其发生故障的可能,一旦发生故障,停止工作,患者将在数秒至数十秒内死亡,如果患者离开了医院这种环境,或在其他不能得到急救的情况下人工心脏突然发生故障,无疑会产生灾难性的后果。

(2)不能缓解心脏短缺的矛盾。由于人工心脏目前只能暂时性维持患者生命以等待心脏移植,虽然这可以增加某些患者移植的机会,但从总体上讲,只要可供移植的人类心脏短缺,暂时性人工心脏就不能换成移植的人类心脏。人工肾也有类似情况。由于供体持续不足,实际上一部分人将永远在人工器官的维持下,使"暂时性的"变成了"永久性的",所以这个过程从一开始就是不符合伦理的。因此,在目前的技术条件下,人工器官仍然解决不了人类器官的短缺问题。

(3)投资过大。对于人工器官的研制和应用各国都有较大投资,特别是西方发达国家更多,即使这样,离实际的需要还相距甚远。花费如此巨大,但收效却不会很大。如人工心脏,就目前的技术水平而言,最多也只能延长患者 2 年的生命,平均总人口寿命仅延长几天。与有限的收益相比,这样巨大的投资显然不值得,如果这笔投资用于一般性保健,总人口寿命会延长很多。所以人工器官尽管有前途,但是否为优先发展的项目是有疑问的,特别是在发展中国家。

综上所述,人工器官作为一种高新技术,在技术上尚不成熟,在社会学方面还面临着一系列问题。尽管如此,人工器官仍是有前途和有实用价值的,一旦在技术上获得突破,制造出体积小、安全、寿命长、更符合人体生理需要的人工器官,就可以缓解甚至完全解决人类移植器官短缺的矛盾,所以要以一个正确的态度对待人工器官的发展。

除上述的人工机械器官外,人工有机器官的研究和实验也在大量开展。一种是利用干细胞技术体外克隆人体器官用于临床移植。将患者的体细胞移植到去核的卵母细胞内,经过一定的处理使其发育成囊胚,再利用囊胚获取胚胎干细胞,在体外诱导其分化成特定的组织或器官,再将这些组织或器官移植到患者体内。从理论上讲,利用干细胞技术,可从根本上解决同种异体器官移植过程中最难的免疫排斥反应问题,同时还较好地解决了组织器官的来源问题。另一种是通过动物基因改造,将人类的基因植入动物体内,使动物长出人体所需要的,又与人体相匹配的器官。当然,这样所带来的社会文化、伦理法律问题会更多更严峻。

5.其他特殊供体

为了扩大供体来源,一些特殊供体的利用也引起社会广泛而激烈的讨论,主要包括持续性植物状态人、胚胎、先天性无脑儿以及死囚犯能否作为供体和如何作为供体的问题。

四、器官移植的社会影响及社会问题

从器官移植发生、发展的历史过程可以清晰地看到社会因素对器官移植的种种影响,器官移植的发展是与社会的政治、经济、文化的发展紧密相连的,器官移植的发展也必然会反作用于社会,对社会发挥一定的作用,这就是器官移植与社会文化的互动。同时,器官移植的发展也带来了一些社会问题。

(一)器官移植的社会影响

经过实验探索阶段,特别是经过临床应用阶段的突飞猛进的发展,器官移植已发展成为一门独立的学科,并已创立了移植学(transplantology)这个专用名词,移植患者遍及全球,已形成数十万之众的移植群体,这些必然会对社会的各方面产生影响。

1.产生新的社会需求

移植群体是一种特殊的社会群体,它的出现必然有特殊的社会需求,最明显的是对医疗和药物的需求。器官移植患者除了要求有一批经验丰富的专业移植工作者外,还要求一般医务工作者也能掌握移植方面的知识。在临床实践中,常碰到移植患者抱怨当地的医务人员不会或不敢处理他们的普通疾病,更不用说有关移植的特殊问题了。经常有移植患者发生了急性排斥反应,而当地医生不知道如何诊断和紧急处理,等患者辗转来到大医院时为时已晚,造成了不可挽回的损失。在移植患者迅速增多的今天,任何时候都可能有移植患者前来求医。因此,充实和拓展医学教学大纲,使医学生和普通医务人员掌握更多的移植学基本知识,对于提高移植患者特别是边远地区的移植患者的长期存活率是极为重要的。

器官移植患者除了对医疗的需求外,对医药也有新的需求。移植群体要求药物研制部门生产出更有效、更便宜的免疫抑制剂。免疫抑制剂的高昂价格是影响我国器官移植发展的重要因素之一。大量的移植患者迫切需要医药部门生产出高质、低价的大批量国产免疫抑制剂,这是我国的器官移植发展所必需的。

2.对社会文化的影响

器官移植的发展正在改变着人们的思想观念和文化习俗。无论古今中外,尊重尸体是人类的共性。但在西方国家,利用尸体为器官移植和医学科学服务的观念已被公众普遍接受,绝大部分人愿意死后捐出器官或遗体,这说明西方人对待尸体的价值观已发生改变,而这种转变是与器官移植发展的突出贡献分不开的。我国自古就有"身体发肤,受之父母,不敢毁伤,孝之始也"的训条,时至今日,公众虽然知道死后捐献遗体或器官是正常的,但在心理上还不能普遍接受。不过随着器官移植的发展,人们的思想观念也在逐渐改变,我国已有越来越多的人表示死后要捐出器官或遗体,为祖国的医学科学事业做出贡献。

3.推动了科学发展

器官移植的进步推出了不少新的理论、新的发现。免疫学的发展是典型的例证。科学家对器官移植早期排斥反应机制的研究,推动了人类组织相容性抗原系统的发展,揭开了同种组织在遗传上存在差异的秘密。对排斥反应治疗的探索,使免疫治疗学和免疫调节学日臻成熟,也由此催生了庞大的免疫抑制药物的研制生产行业。在器官移植的推动下,生物工程学、遗传学、免疫学、外科学及其他一些学科都得到了较大的发展。

4.对法律的影响

为了适应器官移植的发展,很多国家都制定了与移植有关的法律。如一项对18个国家的调查显示:18个国家均有与移植相关的法律条文。例如,关于亲属供者的常见的法律条文如下:必须签署书面同意书、到达法定年龄(大多数国家为18岁),排除精神病、昏迷等患者和犯人。其中13个国家有特殊条文禁止器官买卖,12个国家规定了死亡的定义,8个国家规定了脑死亡定义。在各项法律条文中,以脑死亡法律最有意义,可使所摘取的器官质量得到保证。我国目前尚未在法律上认可脑死亡,这使我国器官移植发展受到很大影响,但已有不少学者呼吁建立脑死亡法。2003年8月22日,我国深圳市人大常委会正式通过了《深圳经济特区人体器官捐献移植条例》,该条例是中国内地首部关于器官捐献移植的法规,在我国开了人体器官移植立法的先河。2006年6月,原卫生部印发《肝脏、肾脏、心脏、肺脏移植技术管理规范》(卫医发〔2006〕243号),为规范我国人体器官移植技术临床应用发挥了重要作用。2007年3月,国务院发布《人体器官移植条例》,为规范人体器官移植,保证医疗质量,保障人体健康,维护公民的合法权益提供了依据。随着我国器官捐献与移植事业的不断发展,人体器官捐献与移植高质量发展的需要,胰腺、小肠移植手术也逐步成熟,国家卫生健康委员会于2019年启动对《肝脏、肾脏、心脏、肺脏移植技术管理规范》的修订工作,并且增加了胰腺、小肠移植技术管理规范内容。2020年8月24日发布《人体器官移植技术临床应用管理规范(2020年版)》,规定了我国开展人体肝脏、肾脏、心脏、肺脏、胰腺、小肠六种人体器官移植技术的基本要求,主要包括医疗机构、人员、技术管理、培训管理等方面。

(二)器官移植的社会问题

1. 导致患者沉重的经济负担

器官移植除了昂贵的住院手术费用外,其更重要的经济负担在术后。根据临床实践,一个顺利的肾脏移植患者住院1个月出院,需要花费8万~10万元。术后需要终生服用免疫抑制剂,仅FK-506一种药,术后第一年约需24盒,按每盒1200元计算,约合人民币28800元,这还不包括其他免疫抑制剂及化验检查费用。如此高昂的医疗费用是目前一般人难以负担的;即使是公费医疗,单位也是难以承担的,照顾了移植患者,则影响了其他职工医疗保障能力。不少患者由于单位拿不出钱来买FK-506,只好服用其他较便宜而抗排斥作用差一些的药物,使长期存活率下降,这也是我国肾移植长期存活率低于国外的重要原因。甚至有少数患者因无力购买药物,只好减少药量甚至完全停用,造成排斥反应发作,导致移植物丧失功能,甚至导致患者死亡。改善保健制度、建立特殊疾病补助法等措施有可能使这一现象改观。

2. 患者生活质量有待改进

虽然多数患者术后较术前的生活质量大为改观,但与正常人比,其生活质量仍有待进一步提高。在恢复工作方面,尽管大多数移植患者可以恢复全部或部分工作,但仍有相当一部分移植患者未能恢复。很多患者的体力、精力、心理应付能力等都不如从前,社会交往方面也有所减少。移植患者最大的问题是抵抗力明显低于正常人,各种感染机会明显增多。这些都是由免疫抑制剂的副作用导致,所以生产低毒高效的药物是今后的努力方向。

3. 睾丸和卵巢移植的伦理学问题

我国已有多例睾丸移植成功的报道,睾丸有来自尸体的,也有亲属捐献的,在治疗无睾症等雄性激素缺乏的疾病上取得了良好的效果。成功的睾丸移植术后患者可恢复射精及性功能,精液中可检出精子,因而有可能生育。然而这样生出的小孩的归属、辈分如何定位,至今仍是伦理学上无法解决的难题,这必然给患者和家庭带来心理上的压力,同时还会产生其他社会问题,如遗产继承权等。卵巢移植也存在同样的难题。

(三)脑神经移植的问题

国内外已有较多利用胎脑组织移植治疗帕金森病的报道,近来少数地方利用胎脑组织移植治疗低能儿,有一定疗效。实际上,目前所做的还只是一些细胞和神经因子的移植,尚不是真正的脑神经移植,还不构成特殊伦理学问题,但这些至少说明脑移植不是绝对不能成功的。原则上讲,科学的发展是永无止境的,没有不可逾越的障碍,如果有一天脑作为整体移植成功,会产生什么样的社会伦理学问题呢?由于神经系统直接与精神活动相关,它所涉及的社会文化及伦理法律问题会比内脏器官移植所涉及的问题更多、更复杂。

(四)器官市场问题

器官市场是近些年刚刚兴起的一种活体供肾来源。这种供肾是纯商业性的,供者的唯一目的是金钱,一般都有经纪人或中间人,供者所得金钱只是受者提供的一部分甚至是一小部分。绝大部分国家都禁止器官买卖,但在极个别国家、某些落后国家的部分地区存在着器官市场。对于这类器官来源,国际上的看法是相近的,即在伦理学上是不能接受的。许多国家已有专门法律,禁止器官买卖。原因如下:①器官市场化必然导致两极分化,富人买器官,享受这种高技术的好处,穷人只能卖器官,不能享受该技术的好处。而且出卖器官不仅不能使穷人从根本上摆脱贫困,反而有可能由于对身体和劳动力的损害而使之陷入更加贫困的境地;②由于第一目的是利润而非患者的利益,因而产生了难以让人接受的高度并发症和死亡率。首先,为了获利,一些不具备条件的医院纷纷参与技术上要求较高的肾移植。其次,对供者的选择不严格。由于有利可图,供者、中间人甚至医务人员等,会有意掩盖病史,导致某些病传给了受者,如乙肝、疟疾、结核等,最令人忧虑是艾滋病病毒的传播;③贪污及贿赂构成了对供、受者双方的剥削,如在印度,供者常常只能拿到受者支付钱财的10%以下,其他钱则落入中间人、医院和医务人员腰包,有些受者出于同情心,私下再给供者一笔钱;④由于贫困的压力和金钱的诱惑,并且对手术的风险没有进行充分的咨询,因而供者是否真正地做到了知情、同意是值得怀疑的。⑤对器官移植产生了消极影响,特别是对增加亲属和尸体供肾的努力产生不良影响。如本来配型良好的亲属供、受者,当听说可以买到器官时,供者可能拒绝捐献,而受者也可能不愿接受亲属肾。当地政府和公众对开拓尸肾来源的热情也有下降。还可能使公众对器官移植和医务界失去信心和产生不良印象;⑥供肾商业化为其他器官商业化开了绿灯,这无疑将使供者承受更高的死亡率和风险,并且可能会出现以犯罪手段取得器官以牟取暴利的违法行为。

1989年8月,加拿大首都渥太华召开了第一届国际器官移植社会学术会议,经过广泛讲座和辩论,确认器官商业化是不能接受的。也正是在这次大会上,器官买卖第一次在国际大会上被公开报道。

总之,器官买卖在某些国家有其存在的理由,通过一些措施可杜绝一些阴暗面,但就目前的国际伦理学标准是不能接受的,不能为国际社会所接纳。

五、缓解器官短缺的社会措施

器官短缺仍是阻碍临床移植发展的主要障碍,增加器官来源,特别是发掘潜在的尸体供者,无疑是临床移植发展的当务之急。

(一)加强教育,更新观念

加强教育,更新观念包括两个方面:一是对普通公众而言,以期增加捐献;二是对医务人员而言,以保证器官的获取。最重要的是对公众的教育,这是增加器官捐献的基础环节。在西方发达国家,法律、宗教、文化等均不是器官捐献的障碍,起主要影响作用的是公众对器官捐献的重要性和紧迫性的认识,还有医务人员寻求器官的努力程度以及有关的法规等。

在发展中国家,主要的影响因素是传统的思想观念和文化习俗,人们还普遍敬畏尸体,相信"来生转世"。因此,必须做广泛的宣传教育,破除迷信,树立利他主义精神。西方有一种观念颇具积极意义,他们认为亲人死后捐出器官,这不仅表现出一种高贵的博爱品质,也使他们的一部分器官在别人体内获得新生。在美国,当记者问及一位母亲关于她儿子死后捐出器官救活了多人的感受时,她说她为儿子感到自豪,也高兴地看到自己的骨肉在别人体内继续生存,她既爱这些患者,也很感激他们。在中国台湾地区也曾发起过一场"留得器官在人间"的宣传活动。

对专业人员的教育和培训也是很重要的。一份来自英国格拉斯哥市神经病学研究所的调查报告中列举了专业人员影响器官获取率的因素:不适当的医疗措施、没有寻求并获得死者亲属的同意、验尸官的拒绝、没有检验所有可能的供者是否脑死亡、医生的犹豫不决、移植人员参与过迟、移植医生没有同时获取多个器官等,而这些因素都可以通过对医务人员的教育和培训来避免。美国宾夕法尼亚州的调查显示,由于医务人员的失误丧失了25%～34%的可能供者。由此可见对医务人员训练的重要性。

(二)建立、健全相关法规

(1)实行推定同意法规。在世界范围内,凡是实行该法规的国家,器官获取率高并且增长快速。如比利时,自 1986 年实行该法后,尸肾获取率提高了 86%,其他尸体器官获取率则提高了 183%。

(2)加速"脑死亡"立法。"脑死亡"概念最早由美国哈佛医学院的特设委员会于 1968 年提出,该概念强调广泛和不可逆性中枢神经死亡,主要表现特征是意识及自我意识丧失,而呼吸和心跳则通过人工维持系统而维持,这样,医生就可以在一个仍有"呼吸、心跳"的死者身上摘取器官。由于器官没有缺血损害,使移植效果大为改善,并使心脏、肺脏等移植成为可能,还大大提高了尸体被利用的机会,增加了尸体器官供给,促进了器官移植的发展。脑死亡概念现已被一些发达国家和许多发展中国家接受并法律化。

中国要解决器官来源问题,也可参考实行推定同意法规,并加速"脑死亡"的立法。不过在中国,器官来源的主要障碍是思想观念和文化习俗,所以加强宣传、改变观念是首要的。没有思想上的共识,单靠实施相关法规,可能会引起阻力和混乱,给器官移植带来消极影响。这也是目前有些国家尚未实行相关法规的重要原因之一。

(三)给予政策的引导与鼓励

(1)一定形式的经济鼓励有利于器官的捐献。虽然很多国家法律禁止买卖器官,但国家、社会、组织应该试图采取其他经济资助方式以鼓励器官捐献。这些方式包括:直接给家属一笔救济金或抚恤费、减免部分所得税、帮助支付部分或全部住院费及殡葬费、以信用保险形式保证死者家属将来有得到移植的优先权、资助部分教育费用等。尽管这些建议在有些地方有不同程度的尝试,但尚未被普遍接受,主要的争议和担心是认为可能导致利他主义价值观和人格沦丧。不过在器官来源如此缺乏的情况下,如何运用经济鼓励的方式,是应该进行探讨的。

(2)用政策宣传鼓励活体供肾也是采集器官的一个重要措施。这在尸肾十分缺乏的发展中国家是值得广泛宣传和鼓励的,特别是配型良好的亲属供肾移植,由于其确切的良好效果,即使是在发达国家也是值得鼓励的。非亲属活体供肾也已经是被普遍接受和受到鼓励的方法,存活率也较高,但一致的观点是非亲属供肾应仅限于情感性供者,如配偶、养父母或养子女等。没有任何关系的活体供肾因容易与器官买卖混淆,以及涉及一些棘手的伦理学问题而尚不容易被接受。

(四)加快建设器官捐献与移植体系

西方已广泛利用网络来提高供、受者组织配合程度,所摘取器官不限于本地区使用,而是给配型最好者,这虽然不能增加器官供应数量,但由于配型好,长期存活率提高,再移植人数减少,也就减少了器官需求。有资料显示,组织配型好的 10 年存活率比配型不好的存活率高出 15%。我国现行的器官捐献与移植体系为人类器官捐献登记系统、人类器官获取和分配网络、器官移植临床服务系统、器官移植后登记系统。我国目前的活体器官移植,包括分配制度,都是由各个有器官移植手术资格的医院来进行管理。缺乏一个集中的、体系化的、统一的中心将器官资源公平合理地分配。没有统一器官移植协调中心,患者的治疗可能会被延误,在分配的过程中也可能出现不公平的现象。一个完善的器官移植协调体系有助于鼓励器官捐献,捐献者也不会再遇到捐献无门的情况。因此,我国需要在参考其他国家经验的前提下,建立全国性的器官移植捐献和分配体系。随着公民逝世后器官捐献工作的不断推进,器官捐献体系建设的重要性已引起各界人士的重视。为了加强和完善我国器官捐献体系的建设,首要的是明确器官捐献工作的行政管理与监督机构,充分发挥中国人体器官捐献管理中心的作用,同时要积极运用现代通信技术,建立高效畅通的器官捐献信息网络。

(五)改善管理措施

1. 加强组织管理

中国人体器官捐献与移植委员会创立于 2014 年 3 月,下设中国人体器官捐献管理中心、中国人体器官获取组织以及中国人体器官捐献专家委员会,负责对全国人体器官的捐献、分配、临床服务、移植术后登记及监管五个方面进行统一的协调和指导。该委员会按照相关法律法规,负责全国人体器官捐献的宣传推动和报名登记工作,公平分配移植器官,组织和协调器官分配相关活动。

2. 适度放宽供者条件

已有资料表明,放宽一些条件,可使一些过去认为不能利用的供体得到充分的利用,并且这种利用也是安全的。如年龄较大、糖尿病及高血压等供者,只要肾功能正常,就可以考虑利用。如年龄在 55 岁以下的供肾不影响其长期存活率,但 60 岁以上供肾对移植是有影响的。

3. 开展常规征寻

20 世纪 80 年代中期,美国器官短缺严重,州及联邦政府产生了"要求征寻法"(required request law),即要求医院管理人员在患者死亡时征求其家属同意捐献器官或组织,但效果并不十分理想。应该更进一步改为常规征寻的方法,即当有潜在的供者时,训练有素的专业人员从一开始就常规参与征求患者家属同意的过程,从而增加同意的机会。我国基层医院工作人员对器官移植了解很少,也没责任和积极性去主动争取可能的供体,所以,增强医务人员的责任,可增加供体来源。

4. 推进施予受器官捐献志愿者服务网络建设

目前,施予受器官捐献志愿者服务网已上线,该平台由中国器官移植发展基金会运维管理,在原施予受器官捐献志愿者登记网(中国首个网上器官捐献志愿者登记系统)基础上升级改版完成,面向所有器官捐献志愿者提供服务,包括志愿登记、志愿服务、志愿权益等内容,进一步推动我国器官捐献与移植事业,弘扬大爱奉献精神,体现器官捐献志愿者的价值,营造捐献文化社会氛围。

5. 发展多种器官来源

由于人类器官的移植受到多种因素的制约,人类器官短缺现象一时很难缓解,这种状况已经反过来成为制约器官移植发展的瓶颈。为了器官移植技术的发展,为人类的健康创造福音,人类必须大力开发多种器官来源,其中之一就是异种器官来源。由于免疫抑制治疗的药物和手段已有很大发展,人们有可能抑制住强烈的异种排斥反应,所以近年来又重新兴起异种器官移植热。如果能达到预期目标,人类器官短缺的困境将能得到一定的缓解。另外,人工机械器官、人工有机器官的发展前景,也令人关注。人类胚胎干细胞研究的进展,则会使人类器官移植的现状得到根本改观。

第二节　生殖科学与社会文化的互动

社会文化相对于日新月异的生殖科学技术进展而言,往往处在相对稳定和滞后的状态。对于生殖与健康、婚姻与性、生育与家庭、生殖与亲情、生殖与伦理等关系,社会文化自有一套已经形成的传统的观念,这些观念也已深深地整合在传统文化的价值观与行为规范之中,具有较大的稳定性、继承性和保守性。当生殖医学迅速发展并创造出了可以任由人类随意控制自己的性、生殖、生育的技术时,人类对于这些活动的价值取向和价值判断必然会陷入双重标准和矛盾境地的困惑之中,这时,生殖科学的高新技术与社会文化、社会规范的激烈碰撞和冲突也在所难免。这种冲突的结果,使得社会文化和社会规范或迟或早地做出调整以适应和推动生殖科学新技术的快速发展;也会引发社会文化和社会规范对生殖科学活动或多或少的制约。

一、生殖技术

人类生殖不仅与个人有关,而且与整个社会发展关系密切。生殖医学及其高新技术不仅要保障个人的生殖健康和家庭幸福,而且要为整个社会、整个人类的健康服务,促进社会的进步和民族的兴旺发达。当代生殖医学及其高新技术的迅速发展已使人类在许多方面可以调整、控制自己的生殖过程,其调整、控制范围还在不断扩大。

人类自然的生殖过程由性交、受精(精子与卵子在输卵管内的结合)、着床(受精卵发育成胚胎后在子宫内植入)和子宫内妊娠等过程组成。目前,一夫一妻婚姻制度以自然的生殖过程生育,家庭、夫妻、亲子关系明确。

生殖技术,即人类辅助生殖技术(assisted reproductive technology,ART),是指运用医学技术和方法代替自然的人类生殖过程的某步骤或全部步骤的手段,对配子、合子、胚胎进行人工操作,以达到受孕为目的的技术。此类技术可在一定程度上治疗不育夫妇以达到生育的目的,也是生育调节的主要组成部分。现代医学提供三种基本生殖技术:人工授精(artificial insemination)、体外受精(in vitro fertilization)和无性生殖(cloning),如卵胞浆内单精子注射(intracytoplasmic sperm injection,ICSI)、胚胎植入前遗传学诊断(pre-implantation genetic diagnosis,PGD)、精液冷冻、胚胎冷冻、克隆等技术。

生殖技术有一定的医学意义,可解决不孕不育症患者"不能"生育的问题,但也会造成一些传统文化与观念所不能接受的社会后果,因此要基于价值判断来解决技术"该不该"实施的问题。在生殖技术的实施过程中,还会涉及其他相关的辅助生殖技术,比如,"代理母亲""性别选择""产前收养""孤雌或孤雄生殖"等等。因此在伦理和实践上会使得家庭关系、婚姻关系和亲子关系更加复杂。

(一)人工授精

人工授精是用人工技术将精子注入母体,在输卵管受精达到受孕目的的一种方法,最早用于不育症的治疗。它的医学价值在于解决由男性不育引起的问题。这项技术又可分为使用丈夫精子的同源人工授精和利用他人精子的异源人工授精。

人工授精(artificial insemination,AI)是指收集丈夫或自愿捐精者的精液,由医师注入女性生殖道,以达到受孕目的的辅助生殖技术。人工授精实际上替代了自然生殖过程的性交过程。按照精液的来源不同,可以分为同源人工授精(artificial insemination by husband,AIH)和异源人工授精(artificial insemination by donor,AID)。前者又称夫精人工授精或同质人工授精,即用自己丈夫的精子进行的人工授精;后者又称供精人工授精或异质人工授精,即用自愿捐精者的精子进行的人工授精。由于冷冻技术在这个领域中的运用,可以把精液冷冻在−196.5 ℃的液态氮中长期保存,于是诞生了储存精子的机构——精子库,又被称为精子银行。

同源人工授精用于性交障碍而不能授精者,或精子缺少症需要采取浓缩措施者,或因免疫等因素干扰需要处理者等;异源人工授精用于男性不育症治疗失败者及严重的遗传病等情况。从配子来源、受精卵部位和妊娠场所而论,在同源人工授精时,精子来源于丈夫,卵子来源于妻子,受精部位在妻子输卵管内,妊娠场所在妻子子宫内,父亲是完全父亲,母亲亦是完全母亲,没有第三人参与。在异源人工授精时,母亲仍然是完全母亲,但由于精子来源于供体,结果就没有完全父亲,而有遗传父亲和养育父亲。人工授精的技术要求并不太高,但是其成功率很高。现在,精子库在不少国家已经建立起来,这就开辟了人工生殖的更大的可能性。这样一来,人工授精不仅可以解决男子的不育症问题,而且在一定范围内也积极地推动了优生学的研究。这里出现了新的问题:在养育父亲和遗传父亲之间,谁对子女具有道德上和法律上的权利和义务,传统观念往往强调亲子间的生物学联系,法律上则尊重抚养、赡养原则而不主张根据生物学联系判定。此外,在异源人工授精中,供体的健康情况、一个供体是否反复提供精子进行人工授精、同一供体人工授精后出生的子女间是否会通婚而造成近亲结婚,成为人们关注的问题。

(二)体外受精

体外受精俗称试管婴儿,它是用人工的方法使精子、卵子在体外(如试管)结合形成胚泡并培养,然后植入子宫自行发育的技术,包括诱发排卵、人工授精与体外培养、胚胎移植三个关键性步骤。主要适用于女性输卵管阻塞或异常,或宫颈黏膜不利于精子通过等所致的不育症。有的亦用于精子缺少的男性不育症(这时所需的精子数远比体内受精少)。其原理是取出卵巢的卵子在体外进行培养,并加入精子使之受精,受精卵发育到2～8个细胞时再植入子宫内。与自然生殖的不同之处是受精部位不在输卵管,而在"试管"。一般情况下,不需第三者作为供体,所以父亲和母亲都是完全父亲和完全母亲。

如果体外受精时采用他人的精子(供体精子),这时,母亲仍是完全母亲,但同时有遗传父亲和养育父亲;如果体外受精时采用他人的卵子(供体卵子)和父亲的精子,则父亲是完全父亲,而有孕育母亲和遗传母亲;如果体外受精时同时采用他人的卵子和他人的精子(供体卵子、精子),则同时有孕育母亲和遗传母亲以及养育父亲和遗传父亲;如果在上述的各种情况下,受精卵发育到2～8个细胞时被植入别人的子宫,并在其中发育成长,这就出现了所谓的"代理母亲"。有的学者将遗传父亲、遗传母亲和孕育母亲称为"生物父母",而将养育父母称为"社会父母",他们是道德和法律上的合法父母。

体外受精的现实目的和作用是十分明确的,是治疗不孕不育症的最重要和最有效的手段和方法,更主要的是解决女性的不育问题。体外受精技术还可以与遗传学研究和优生学研究密切结合起来。比如,对有遗传病的患者胚胎进行着床前遗传学诊断,发现遗传缺陷者则不用于胚胎移植;也可为早期胚胎进行基因治疗提供可能性;对严重少精或弱精患者,可通过显微操作技术,选择一个健康的精子直接注射到卵子中使卵子受精;甚至有可能把某些优秀基因植入受精卵内。那些已经做了输卵管结扎绝育手术的妇女,因为种种原因需要恢复生育功能时,体外受精还可以帮助她们,起到生育保险的作用。

(三)无性生殖

无性生殖属于遗传工程的细胞移植生殖技术,即用细胞融接技术把单一供体细胞核移植到去核的卵子中,从而创造出与供体细胞遗传上完全相同的机体的生殖方式。无性生殖本来是简单生命形态的繁殖方式,例如单细胞生物可通过分裂而一分为二。这种无须通过精子与卵子的结合,而是利用一定科学方法即核移植技术复制与亲代在基因上相同后代的技术,又称生物复制。其基本原理是去除或破坏卵细胞的核,而植入供体细胞的核,由于供体细胞核有整套遗传密码,这种移植核的卵子在一定条件下进行细胞分裂,逐步产生个体,这种新的个体是无性生殖的产物。1997年2月,英国对罗斯林研究所科学家用克隆(cloning)技术,通过单个绵羊乳腺细胞核与一个未受精去核卵结合,成功地培育出了第一只克隆羊。接着,美国俄勒冈州的科学家公布了他们令人惊奇的成果,他们使用猴子胚胎细胞的无性生殖成功地培育出了两只猴子。这两个报道引起了世界科学界、政府和社会的极大关注。因为这些报道说明,人类的无性生殖在生物技术上已经没有什么难以逾越的障碍了。人们不怀疑无性生殖在动植物上的应用能为人类带来的极大的好处,但对于人类的无性生殖,人们则忧心忡忡。2005年3月8日,在第59届联合国大会上,《联合国关于人的克隆宣言》以84票赞成、34票反对、37票弃权的结果获得通过。2009年3月9日,美国总统奥巴马签署行政命令,宣布解除对利用联邦政府资金支持造血干细胞研究的限制。在英国、日本、丹麦、芬兰、荷兰与瑞典,只要符合一定的条件,就可以被允许进行医疗性克隆研究,而在奥地利、挪威、爱尔兰,医疗性克隆研究则被法律明文规定为禁止行为。

(四)性别选择

自古以来,人类就有按自己的意愿选择生男生女的愿望,各种社会文化都有一些这方面的"经验"之谈。如公元1世纪的古巴比伦的《犹太圣经传》中提到,要生男孩就要把床按南北方向放置。欧洲一些国家古代也有这样的传说,性交时妻子捏住丈夫右边的睾丸就能生男孩。现代生殖医学的发展,已经对性别选择有了可靠的技术手段。古代人关于性别选择的愿望今天在技术上已经可以成为现实。

所谓性别选择(sex selection),是指人类按生育者个人对下一代性别的意愿而产生下一代,换句话说,就是根据人类主观愿望选择后代的性别。其方法有孕前选择与孕后选择。孕前选择主要是采取适当方法控制和选择精子的类型,如带性染色体Y的精子使卵子受精则发育成男性胎儿,带性染色体X的精子使卵子受精则发育成女性胎儿。孕后选择是根据产前诊断结果(如性染色体的检查、性器官的超声波检查等)而进行的性别选择。性别选择在医学上的价值在于控制性遗传病,例如血友病,因为血友病与 X 染色体基因异常相关,所以,如果母亲是血友病携带者,其男性胎儿患血友病的概率远大于女性胎儿,由于产前不易诊断出血友病,需通过胎儿性别鉴定选择性流产。性别选择技术需谨慎使用,否则,滥用的结果会是灾难性的,它极有可能造成社会人口性别比例不平衡。

二、生育控制

生育控制(birth control)对于个人、家庭以及社会的发展都是非常必要的。它是指通过避孕、终止妊娠、绝育等技术对人类生育机能的调节和生育行为的控制。生育控制既是现代社会迫切需要的技术,同时与各种传统文化存在着尖锐的矛盾。实际上,生育控制所要考虑的是,在充分考虑国家、民族、人类整体和子孙后代利益的前提下,如何实现人类生育自由,以及社会和国家对个人生育自由限制的问题。

(一)避孕

早在古埃及时代,就已经有关于避孕方法的记载了,说明它是人类长久以来的愿望。但是,在基督教传统的社会中,天主教和新教都反对避孕,所以这个问题的争论一直都十分微妙。18 世纪以后,人们才开始逐渐接受避孕的观念。反对避孕的主要理由还是避孕方法的效果不佳和安全问题。20 世纪以来,由于安全有效的避孕方法问世,人们的态度才渐渐改变。

避孕是生育控制的首要措施,同时,采取科学的避孕方法可以减少妇女的发病率和死亡率。但是不同地区、不同国家、不同民族避孕的普及状况差异很大,这与不同社会文化、社会习俗有密切关系。据统计,在全球范围的育龄妇女中采用避孕措施者不足 50%。在发达国家和东南亚都超过 70%,可是在南亚和大洋洲只占约 30%,而在非洲还不足 15%。近年来社会在生育调节和控制的研究中,除了继续改进现有的避孕药具,提高效果,减少不良反应,并继续考察其长期安全性外,亦重视开发生育调节新方法,同时加强和改善技术服务,并且注意对生育调节行为和社会因素影响的研究。

避孕方法的种类很多,包括激素避孕、宫内节育器、屏障避孕法、安全期避孕、体外排精、使用杀精剂以及手术绝育等。激素避孕和宫内节育器各有自己很多的分类。大部分避孕方法用于女性,因此女性是避孕的主体。上述避孕方法的有效性及不良反应各有不同。女性对避孕方法有知情选择权,也就是妇女通过充分了解避孕方法的优缺点,自由选择适合自己的安全、有效的避孕方法。国际上,近年倡导将长效可逆避孕方法(long-acting reversiblecontraception,LARC)作为主要推广的避孕选择。我国目前所指的 LARC 包括宫内节育器和皮下埋植避孕方法,其中以宫内节育器为主。

对于避孕采取消极态度的主要原因之一是传统思想,过去,避孕得不到社会的公认,甚而认为不道德。过低的文化水平和缺乏避孕的基本知识实际上也是女性未采用避孕方法的主要原因。值得注意的是,有的调查结果指出,丈夫的反对也是妻子未采用避孕方法的原因。

(二)终止妊娠

终止妊娠的技术已有不短的历史,但有较大进步是 20 世纪中叶以来的事。其基本技术包括药物和手术,它的使用越来越广泛,同时也越来越简便、安全。

所谓终止妊娠也就是指人工流产,常用于以下几种情况:孕妇疾病情况较重,继续妊娠危及孕妇生命者;胎儿有严重遗传性、先天性等疾病,预期难以维持妊娠或胎儿将成为异常儿者,这两种情况可归于因医疗指征而终止妊娠。此外,在采取避孕措施失败时将终止妊娠作为补救措施。至于其他社会因素如婚前怀孕、婚外怀孕以及强奸致孕产生的后果也往往需要通过终止妊娠措施来解决。过去一般常规应用手术法,现在除手术法外亦有药物流产法。

终止妊娠一般应于早期进行,即早期终止妊娠。但有时因遗传疾病、先天疾病等确诊较晚,而不得不进行中期终止妊娠。

终止妊娠虽然在保护孕妇健康、避免异常后代出生方面有积极意义,但在社会文化、伦理法律等方面的争论却相当激烈。争论的焦点是"生的权利"问题。从生物学的意义上来说,受精卵是生命个体的开始,但是从社会学的角度来看,受精卵显然还不能算是一个社会成员。生命从什么时候开始的问题,直接关系到终止妊娠技术运用的合法性。从受精卵直至临产前夕,终止妊娠技术都能成功地达到终止妊娠的目的,但它可能被视为合法,也可能被视为非法,甚至被认定为谋杀。不同文化背景的社会对终止妊娠持有不同的态度。禁止终止妊娠的国家大体有三种情况:一是宗教信仰。二是鼓励生育。一些发达国家人口增长缓慢(或呈负增长),国家人口政策是鼓励生育,禁止人工流产,如瑞士、爱尔兰、英国。三是为了保护妇女健康和期望增加劳动力而对人工流产有某些限制,如德国、比利时、澳大利亚、意大利等国。

值得提出的是,将人工流产定为非法的国家和地区常常有大量妊娠妇女采取"非法人工流产"。她们因未采取科学的终止妊娠法而感染、死亡者颇多。值得注意的是,即使将人工流产定为合法行为,也不宜把它作为控制生育的主要措施,因为反复进行人工流产不利于妇女健康,它只是避孕失败后的补救措施。终止妊娠技术的滥用,也会造成不良的社会后果。一方面,技术滥用毫无疑问将直接影响到妇女的身体健康,不管终止妊娠的技术多么安全,终究是对女性生殖器官的一种损害。另一方面,终止妊娠技术的滥用也会导致一些人对性行为采取不负责任的态度,这种态度的后果就是使人工流产率大大提高,造成恶性循环,最终将危及下一代。在中国,社会上对终止妊娠技术本身并不存在伦理道德方面的争议,但是有人因缺乏生殖知识,没有采取或没有正确采用避孕措施,而造成严重的技术滥用问题。此外,婚前、婚外轻率的性行为导致的终止妊娠为数也不少,应引起社会的广泛关注和警惕。

(三)绝育

绝育在技术上已经十分简单、安全,主要目的在于控制生育,同时也可以为优生服务。所谓绝育(sterilization),是采取手术方法中断生育能力。目前推广的绝育手术主要是用手术切断或结扎男性的输精管或者女性输卵管,使精子或卵子不能通过。这种手术是有效和安全的,在控制人口数量和提高人口素质方面都有积极作用。

女性绝育术主要是输卵管结扎,应用很广泛,估计全球有1.38亿育龄妇女已采用此法,约占育龄妇女的16%,并有部分妇女采用输卵管黏堵法。中国女性输卵管结扎人数及占节育手术比重均呈下降趋势,特别是2016年,呈断崖式下降,从2014年的146.77万人下降至49.11万人;至2019年中国女性输卵管结扎人数下降至23.75万人,占全国节育手术的1.40%。

女性绝育术的自愿者日渐增加的原因是多方面的。女性绝育术已被公认为安全和长期高效是主要原因。采用局部麻醉剖腹术简单易行。很多国家政府支持采用女性绝育术,并纳入规划加以鼓励。男性绝育术也是安全和长期有效的方法,并且更简易可行,但是由于种种原因推广程度次于女性绝育术。

在绝大多数国家,从节育目的出发,自愿绝育被认为是个人的权利。争论问题是应不应该以优生为目的而进行绝育。当夫妇一方或双方有严重遗传性疾病时,绝育是优生学的一种措施,对家庭、社会和国家都可减轻负担,也可改善人类基因总的素质。但以什么标准来确定哪些遗传性疾病和怎样的严重程度才算达到绝育指征是一个难题。例如,对遗传性智力低下,有人主张应进行绝育,因为这样的父母不能照料其子女,子女们难于独立生活,从社会利益方面考虑也应该预防有缺陷的后代出生;但是也有反对者,认为生育权利属于人权的范畴,并且有的智力低下的夫妇无能力"知情同意",不属于自愿者。

另外,社会特殊群体的生育控制问题是一个社会性问题,比如,对于单身女性,包括未婚女性、寡妇、女同性恋者及其他女独身主义者是否享有异源授精生育权这一问题,各国伦理学、社会学、法学界始终存在分歧。有人认为,"每位妇女都享有生育权利"只是一个纯粹的理论性的范畴,它必须受制于法律传统和维护子女具体利益的目的。尽管异源人工授精已经使生育与婚姻发生分离,并在自由主义思潮和个性运动的影响下,许多人已经选择和准备选择一种新的生活方式,如独身、同性恋家庭等。法律以保护基本的不伤害他人和有利于良好社会秩序和社会风尚为原则,文化上的争论如果不能证明对这一原则的违背,那就没有充分的、令人信服的理由去干涉这样一些人的选择。1991年3月英国颁布的《人类生育和胚胎管理》的法规中,允许单身女性接受人工授精,并只要不孕治疗中心同意,单身女性也有接受异源人工授精的权利,当然她必须充分考虑孩子未来的命运及是否承认父亲等问题。美国也有一些由最高法院通过的判例,明确"未婚女子同样享有宪法所规定的生育权",无性交并非是生育权的法律障碍。中国吉林省曾于2002年11月1日正式生效了一项允许单身又决定终身不婚的女性通过辅助生殖技术获得一个自己的孩子的法规。在《吉林省人口与计划生育条例》第30条第2款规定:"达到法定婚龄、决定不再结婚并无子女的妇女,可以采取合法的医学辅助生育技术手段生育一个子女。"(现已修正)因此,这类法规的出台一定要慎重,需要全社会对此有充分的理解和宽容,并且在相关体制建设上要逐步完善,这样才能保护好母亲和儿童的权益。

三、遗传与优生

20世纪后半叶,生物医学突飞猛进地向前发展,为我们打开了遗传医学的大门。随着细胞遗传学技术和分子遗传学技术的不断创新,医学遗传学对人类疾病遗传机制的了解日益加深,为优生措施的实施提供了技术上的保证;同时也涉及一系列社会、伦理、法律问题。

遗传是生物基本特征之一,它是指生物亲代的形态、结构和特点在下一代的重现,这种生物特征称为遗传(heredity)。优生指生育健康聪明的后代,保证遗传素质的质量是实现优生的要点。优生(aristogene)也就是生优,"优而生之,劣而弃之",是指运用遗传学原理改善人类群体的遗传素质,生育身心健康的后代,以促进人类在体力和智力上优秀个体的繁衍。

(一)遗传、优生概述

现代遗传学的诞生应归功于奥地利的生物科学家G.J.孟德尔(G J Mendel),他根据大量生物杂交实验结果,于1865年提出遗传的两个基本定律,即分离定律和自由组合定律。他的主要发现直到1900年才被欧洲几位科学家复证而受到广泛重视。1910年,美国生物学家T.H.摩尔根(T H Morgen)通过果蝇实验提出了染色体基因学说,并揭示了遗传因子分布的新定律——连锁交换律,这又是一大进展。孟德尔的分离定律、自由组合定律和摩尔根的连锁交换定律被称为遗传学三大定律。1953年,詹姆斯·杜威·沃森(James Dewey Watson)和弗朗西斯·哈利·康普顿·克里克(Francis Harry Compton Crick)共同发现了DNA的双螺旋结构,为分子遗传学奠定了基础。

20世纪中期,医学在人类染色体以及与若干疾病的关系方面又取得了进展,染色体检查技术不断提高,并相继发现一些遗传酶缺陷病。1956年,美籍华裔遗传学家蒋有兴发现人类二倍体细胞的染色体数目是46,从而开创了人类细胞遗传学的历史。此后,人类对染色体、基因与疾病之间的关系的认识不断得到更新。2003年,HGP计划的完成使人类在分子层面更深入地认识基因组成,对基因导致疾病的干预提供坚实基础。2012年,美国的杜德纳和瑞士的卡彭蒂耶首次指出CRISPR/Cas9可作为基因编辑工具;2013年,麻省理工学院的张锋研究组以及哈佛医学院的丘奇等团队在哺乳动物中实现基因编辑,随后在全球范围内有多家实验室都成功采用CRISPR/Cas9技术实现了基因编辑。2015年,我国中山大学黄军就团队报道了在人胚胎阶段对可能导致地中海贫血的基因致病位点进行了基因编辑,获得遗传上修正后不发生地中海贫血的胚胎。这些进展说明基因测序、遗传病检测、对胚胎进行基因编辑的研究正在势如破竹般进行,未来对人类基因的干预可能达到空前的阶段。遗传学进入了基因编辑时代,机遇与挑战并存,基因的研究日益深入,基因定位、基因诊断,甚至基因治疗都已提上日程。当前医学遗传学已成为重要学科,并出现了很多分支,诸如人类细胞遗传学、人类生化遗传学、群体遗传学、分子遗传学、免疫遗传学、肿瘤遗传学和基因工程学等。其目的一方面针对亲代进行防病治疗,另一方面针对后代遗传性病症进行诊断和防治,而后一方面则包含于优生学的范畴。

1883年,英国科学家F.高尔顿第一次提出"优生学"(eugenics)一词,创立了这一研究如何改善人类的遗传素质、提高民族体魄和智能的学科。尽管优生概念起源很早,但优生作为一门学科,是高尔顿根据进化论和遗传学的进展而倡导的,其原意是"对于在社会控制下的能从体力方面或智力方面改善或损害后代的种族素质的各种动因的研究",主张促使有优良或健全素质的人口增加,防止有不良素质的人口增加,以改进人类的素质。

经过一百多年的发展,优生学已经成为一门综合性、多学科发展中的学科,并分为演进性优生学(积极优生学)和预防性优生学(消极优生学)两个分支。演进性优生学主要研究如何促进人类体质和智力优秀的个体繁衍,以改善婴儿的出生素质。它通过现代科学技术来限制、改造不良基因,实施健康遗传。现代医学发展中的新生殖技术如人工授精、体外受精、克隆技术、胚胎移植、基因工程等都可以作为积极优生学的主要手段。临床医学已经证明,胎儿的健康发育与妊娠期的卫生保健有一定的关系,所以,注意孕期卫生、提高产科技术和围产期保健也是积极优生学的重要内容。预防性优生学主要致力于通过采取各种措施,防止有严重遗传病和先天性疾病的个体出生。我国目前所进行的优生工作主要是预防劣生,所采取的主要措施有婚前检查、遗传咨询、产前诊断、孕期保健、选择性人工流产等,对那些患有严重遗传性疾病的人、严重精神分裂症患者、近亲结婚者、高龄生育者等"不宜生育者",应采取社会和医学干涉的办法来限制或禁止其结婚、生育。优生学和遗传学(包括医学遗传学)的不断发展,将继续造福于人类,促进民族、社会的发展。它们也是医学与社会学结合最紧密的领域,因为提高人口的素质既包括人口的思想、道德、文化、科学水平的提高(社会特征),又必然包括智力、体力、健康水平的提高(自然特征)。聪明健康的后代,有利于家庭幸福,有利于社会和谐发展。

(二)产前诊断

产前诊断又称宫内诊断或出生前诊断,是指利用一定技术手段对胎儿健康进行检查,以求对患严重遗传病的胎儿在宫内和生长期及时发现,决定是否采取选择性流产,防止出生后给家庭和社会带来不幸和负担,以达到优生的目的。依据产前诊断的内容将产前诊断划分为四类:胚胎性别的产前诊断,主要用于伴性遗传疾病的诊断;先天畸形的产前诊断,主要用于先天性畸形的诊断(如无脑儿、脊柱裂、神经管缺陷等);先天性代谢病的产前诊断;染色体病的产前诊断。

产前诊断是与优生关系十分密切的一项现代生物医学诊断技术。随着技术的不断完善和优生知识的普及、深入,产前诊断这种能够尽早阻断种种不良遗传因素向后代传递的技术,越来越受到广大群众的欢迎,因而有着十分重要的优生学意义。

正确地选择适应证,利用安全的诊断方法进行产前诊断不会引起太多争论。主要问题是,在什么情况下应该进行选择性流产。反对选择性流产者认为,医生的职责是防治疾病,保护健康,胎儿即使患病,也具有平等的权利,医生只能诊治,无权决定其生死。主张进行选择性流产者则认为,产前诊断和选择性流产两者目的是一致的,都是防止严重遗传性、先天性疾病胎儿出生,以免给家庭、社会带来沉重负担,亦避免病胎儿出生后造成终身痛苦。总而言之,对严重病例进行选择性流产,可减少严重缺陷基因代代相传,是为整个人类造福,并可促进整个社会的发展。这里还涉及胎儿是否是人的问题,反对选择性流产者认为,不仅健康胎儿是人,严重病胎儿也是人;而赞成选择性流产者则把生物的人和社会的人区分开来,认为胎儿只有生物学生命,但是还未达到人类的人格生命。这里把生物学生命(human being)和人(person)分为两个有联系而又有区别的概念,认为胎儿还不是人,并没有绝对的出生权利,现在赞成这种观点者较多。所以,根据产前诊断的结果,依据生命价值原则和优生原则,为了人口质量的提高,应该制止病胎儿的出生,采取选择性人工流产结束其"生命",是符合道德的。

(三)遗传咨询与遗传普查

遗传咨询是指从事医学遗传学的专业人员或咨询师,根据服务对象的要求,对遗传性疾病的病因、遗传方式、诊断与防治、在亲属和后代中的再发生风险率作出判断、解答、指导的过程。遗传咨询是预防遗传性疾病、提高人口素质的有效环节之一。

遗传咨询是一种特殊的医学形式,其目的是使委托人或其家庭根据医生提供的有关遗传病的诊断、遗传机制、预防和处理该病的方法等知识决定是否要后代。遗传咨询所产生的关系有别于通常的医患关系:一是所涉及的疾病主要是基因或遗传物质异常的结果;二是做出决定的关键点是某种疾病在一对夫妇的未来的后代中发生的概率如何;三是关心的主要对象不是患者,而是夫妻或家庭;四是咨询的目的不是治疗疾病,而是根据相关的知识,由委托人作出某种决定。咨询服务要求咨询者与被咨询者双方共同合作才能进行。医务人员是遗传咨询的主体,是起关键作用的主要一方,有其基本的道德要求,即医疗行善原则,尊重与求实原则,坚持保密原则等。

所谓遗传普查是指在一定数量的人类群体中,对某些遗传性疾病携带的个体进行普遍调查,从而探索治疗和预防的措施。有关遗传普查的争论很多,有人主张积极开展遗传普查,认为这是减少和防止遗传病的有效措施和提高遗传素质的必要途径。有人则认为广泛开展遗传普查,尤其是 DNA 测试(即查明基因构成)会带来严重的社会问题。实际上先天遗传素质是重要的,但不是唯一重要的,后天因素亦不能忽视,过分强调基因型可能造成受教育和就业等一系列不平等,出现"优"者和"劣"者之分,后果不堪设想。比较合理的主张是对重点遗传性疾病或某些易感性问题进行普查,这对保护健康是有益的,对人类群体具有预防价值。遗传普查可以了解人群中遗传性疾病的分布情况、遗传倾向,从而为提出预防措施、探索治疗方法提供依据。

(四)遗传与基因工程

基因工程是指应用现代化的生物科学和遗传学技术对基因进行操纵或改造的科学工程。它是遗传学在应用方面的重点工程,包括细胞工程、重组 DNA 技术和蛋白质工程等。在医学遗传领域,主要有人类基因分析、基因诊断和基因治疗三个方面的内容。

基因工程应用于人类,实际上是基因的移植或改造,可通过人工改善生命质量,从而形成人类的新能力和素质。基因治疗技术可用于医治遗传性疾病,对治疗人类的一些顽症、提高生命质量、促进健康有一定的积极意义。基因工程中存在的问题也是显而易见的。一是不完善的技术可能导致的伤害。基因治疗既可以治疗遗传病患者,又可以使其后代不再患病,是一种根治遗传病的方法。但是不成熟的技术和潜在的危险将对人类产生的影响是不确定的。生殖细胞基因治疗改变了生殖细胞的遗传物质,传至后代,其未来可能对后人产生危害。二是高昂的治疗费用和卫生资源分配的公平性问题。目前所应用的基因转移细胞都是已经分化的细胞,其生命周期有限,患者需要反复接受治疗,治疗费用十分昂贵。所以,有人对是否应该将有限的卫生资源花费在基因治疗上提出了质疑。三是关于遗传信息保密的问题。人类基因组计划中的一个目标是通过家系分析,测量不同性状连锁遗传的频率,在整体水平上对遗传模式绘制遗传连锁图。遗传连锁图对某些家族来说可能包含预警信号,即该家族对某一种疾病具有易感性,患该种疾病的概率相对较大。人们在怎样对待这些信息的问题上出现了困惑,有人认为,应该以尊重遗传信息的隐私权为前提,只有当医学上确定会出现严重的不可避免的疾病时,才可告知,然而这在实际中很难掌握。对基因工程的研究越来越受到世界各国的重视,而对基因工程可能带来的负面效应,也引起了高度的重视,社会正在从安全设施方面加以严格限制。可以预见,随着现代科技的发展,基因工程将在揭示人类生命奥秘的进程中发挥巨大的作用。

(五)胎儿研究与缺陷新生儿

关于胎儿研究有两种情况。一种情况是,利用无损伤性技术检测胎儿健康,取得充分的动物实验依据后对胎儿进行新的治疗措施的研究;或利用死胎或其组织进行子宫外研究等,这不会引起什么争论和非议。另一种情况是,利用有损伤性技术(invasive technique)检测胎儿情况;或是在没有充分动物实验依据的前提下探索新的治疗措施对胎儿的影响；或是利用活的胎儿进行子宫外研究等。对此，各方面的看法也基本一致，都认为这是不符合伦理原则和不能允许的。引起争论的主要问题是，对于子宫外不可存活的活胎儿如何对待？例如几个小时内这个胎儿即将死亡，在这几个小时内能不能进行研究，以求获得有益于医学发展和有利于胎儿保健事业的科学知识？胎儿不可能表达同意，父母亲亦无权代替胎儿表态，依靠医学道德机构临时来做出决定，事实上也有困难。

缺陷新生儿的处置也是一个非常棘手的问题。所谓缺陷新生儿是指由遗传、先天、感染或外伤等原因造成的胎儿发育不全、变态发育或损伤所致的生理缺陷，尤其是智力缺陷的新生儿。在这些缺陷新生儿中，有的缺陷是目前医学可以救治和矫正的，如先天性马蹄形内翻足、部分脊柱畸形、肢体先天畸形等。但是，还有很多严重的缺陷在目前医疗条件下是无法解决的，有的会在短期内死亡；有的可以在现代医学技术帮助下维持生命，但将完全丧失生活能力和劳动能力；有的智力严重低下，不可能作为一个有自我意识的人而存在和生活。先天缺陷新生儿的病因复杂，迄今未有定论。一般认为病因主要归为两大因素：遗传因素和非遗传的致畸因素。

如何处置严重缺陷新生儿的问题一直困扰着医生、家庭和社会。根本解决措施在于预防缺陷儿的产生和控制缺陷儿的出生。一是通过避孕等措施加以预防，二是通过加强孕期保健进行预防，三是通过人工流产来加以控制。然而，在目前世界上已经知道的 7000 多种遗传病中，能在母体内查出的仅占 25%，有些遗传病直到目前还不明原因。在这种情况下，绝大多数由遗传因素所引起的缺陷胎儿将在母体的子宫内生长发育直至出生。这样，缺陷新生儿的处置问题必然摆在人们的面前。这需要通过广泛的社会文化的研究和医学伦理的讨论，以使偏见和冲突在一定程度上得以避免和消除。

四、生殖科学进展对社会的影响

生殖科学在广度上和深度上的不断发展已经使其成为当代非常重要的学科。世界卫生组织专门建立了人类生殖研究特别规划，并提出人类生殖必须在国家水平上和在整体的相互关系基础上进行分析，将计划生育、母亲保健、婴儿和儿童保健、控制性传染病列为生殖保健政策的基石。研究者针对艾滋病的蔓延又做了专门的规划，可见，有关生殖科学的问题的重要性日益为社会和科学界所认识。

（一）对社会发展的有利影响

生殖科学对社会发展的有利影响是显而易见的。就生育控制来说，国际上已将人口问题、环境污染问题和资源贫困问题列为全球性向人类挑战的"3P"（population，pollution，poverty）问题，其中的人口问题得不到解决，环境污染问题和资源贫困问题必将进一步恶化。有观点认为，如果人类坚持无限制的生育而不控制的话，可能使人口膨胀，最终导致能源枯竭、环境恶化、经济滞后、失业率上升，从而危及人类本身的生存。社会通过生殖科学的新技术控制了人口的过快增长，减轻了人口数量的巨大压力，对社会发展产生了有利的影响。

社会的发展是靠生产力来推动的，发展社会生产力首先需要重视人类自身的质量，这就涉及人口质量的问题。生殖科学的技术使人类的优生优育、提高人口素质成为现实，而优良的人口质量是保证社会发展和民族繁荣的关键，具有重要的现实意义和深远的历史意义。

生殖科学及其新技术在人的整个生命过程中维护着人的生殖健康，它向人们提供计划生育、不孕不育、优生优育、母婴健康、生殖道感染、性健康、性安全等的咨询和服务。

总之，任何一个学科的出现和发展都取决于社会发展的需要，又转而为社会发展服务。生殖科学及其新技术正是适应了社会发展的需要而形成和发展起来的，现在正在为社会发展不断作出新的贡献。

（二）生殖科学进展引起的社会问题

生殖科学及其新技术的发展，与其他高新医学技术一样，都是人类的一种进步，它所带来的医学价值和社会意义是不可否认的。只要社会对其进行有效的控制和管理,避免失控和滥用,生殖科学及其新技术将会真正成为人类的福音。但是,由于生殖科学及其新技术的每一步发展及应用都与人类的文化观念、风俗习惯、伦理道德、法律规范紧密相关,导致常常出现各种观念纠纷和社会问题。

1. 辅助生殖个体的人权争议

生殖技术首先引发精子、卵子、受精卵和胚胎的道德地位如何确定的问题。它们是提供者的物质、身体部分还是具有独立道德地位的个体?它们是否属于提供者的财产?提供者可否因此获得报酬?但更多的人认为精子商品化可能造成供体不关心自己行为的后果,有意或无意地隐瞒自己身体上、行为上、心理上的缺陷,精子库可能由于竞争或追求利润最大化,或者为了追求高质量,结果可能使人类基因变得单调而缺乏多样性。甚至更有如何看待异种移植问题。

如果把生育变成了"配种",把家庭的神圣殿堂变成了一个生物学实验室,把人类分成技术繁殖的和自然繁殖两类,是否严重挑战了自然生殖的法则?由于是"复制",人类失去了遗传的多样性,从进化意义上讲,克隆人缺乏适应自然与生存的能力。

2. 对婚姻、家庭、亲子和亲属关系的冲击

人类社会的婚姻与家庭经历了长期的发展过程,形成了目前的婚姻和家庭模式,确立了当代的婚姻和家庭制度,也确定了特定的夫妻、亲子和家属关系。然而,随着生殖医学的发展,尤其是生殖技术的应用,婚姻、家庭关系将会从许多角度受到冲击。在人类遗传学和生殖生物学中,迄今为止一直遵守着一条法则,即由父母通过性细胞中遗传物质 DNA 的结合而产生子代。质疑者认为,生儿育女是爱情、婚姻的永恒体现,而生殖技术切断了生儿育女和婚姻的联系。

在上述非自然的生殖过程中已提及所谓遗传父亲、母亲,养育父亲、母亲,代理母亲等,这就冲击了自然生殖过程中男女经过恋爱、婚姻结合确定夫妻关系、发生性行为而成为子女的父母这个传统的模式。如果人类的无性生殖、生物复制成为现实,则精子与卵子结合将成为不必要的条件,性行为、夫妻关系、婚姻制度都将受到挑战,生物复制成的个体按卵细胞而论应是母子关系,但是按载有遗传基因的核而论则不单纯是母子关系,因此是否应以核的来源来判断亲子关系是一个值得思考的问题。

除用于已婚的不孕不育症患者外,国外有的国家临床辅助生殖技术还可以用于未婚男女、同性恋者生儿育女。这样,会对已有的家庭模式、孩子的成长、人伦关系等产生前所未有的挑战。在英国,2006 年 7 月立法规定单身妇女和同性恋女性可以采用人工授精、体外受精生育。在我国,2003 年公布的《人类辅助生殖技术和人类精子库伦理原则》则明确规定,不允许单身女性使用人工生殖技术。

3. 对性观念的影响

生殖科学的发展对性观念的影响也是值得探讨的问题之一。自古以来,性和生育是相互联系的,生育调节技术的发展可以使两性有性的结合而不生育;而生殖技术的发展可以不需性的结合而生育,这样性和生育就可以不相互联系了。性和生育分离的后果将使我们困惑:这到底是人类文明的前进还是文明的退步?

4. 对人类社会阶层的影响

人类社会的发展是有规律的,它必然是逐步走向更高生产力水平,逐步缩小两极分化,进入到更合理、和谐的社会。如果优生学的发展是以提高整个人类的遗传素质为目标,那是无可非议的。但是在生殖科学发展的过程中,如果有人企图通过遗传、优生、生殖技术等手段有意识地制造某些"超人",反过来又有意识地制造某些低级的"机械操作工",并且对于后者还选择性地掺入顺从、听话等基因。这种对社会分层进行人为干扰应该受到高度的关注。

5. 错用或滥用的可能

"错用"是指生殖技术操作者的动机原本是好的,但其效果却带来种种问题。例如 2014 年某国家曾报道一名白种人同性恋母亲起诉一家精子银行,称因精子银行失误导致她接受了一名黑种人的精子,从而生下一名混血女婴。报道称精子库工作人员工作的失误可能是主要原因。"滥用"是指由生殖技术操作者的动机不良或不纯而造成的种种问题。人们反对无性生殖的一个重要理由就是担心被滥用。例如某国的一位人工授精专科医生贪婪成性,向要求人工授精服务的夫妇声称要去精子库购买精子,以索要更多的费用,而实际上使用自己的精液进行人工授精,先后制造了 6000 多个人工授精后代,带来了无穷的后患。

(三)生殖科学的发展前景

生殖科学发展过程中可能引起的问题,并不表明会必然发生,提出这些问题的目的是使人深思,以使生殖科学沿着正确的方向发展。

科学的发展必须顺应社会的发展方向。人类应当走向进步,而不应倒退。

人类作为最高等的动物是通过漫长的历史长河进化而形成的。现在人们掌握的科学技术水平可以加快进化的过程,使人类的素质不断提高。遗传优生学的发展必须沿着正确的方向,以普遍地提高人类的整体素质为目的,为促进社会的发展和人类的进步作出更多的贡献。

第三节 医学、社会与死亡文化

一、死亡文化

(一)死亡概述

死亡本身是一种客观自然现象,但死亡的方式以及由死亡引起的种种问题则是一种社会文化现象。随着科学技术的发展、生产力的发展、社会的进步,人们对于死亡的观念发生了根本性的变化。人们不再把死亡看成是神的意志,而是将其看成是生命过程的一个重要的组成部分,体现了新旧交替、永恒发展的宇宙普遍规律,从而消除了对死亡的恐惧,认识到"有生必有死"是不以人的意志为转移的客观规律,人类只能面对这一事实而无法逃避。

所谓死亡,也就是人的本质特征的消亡,是机体生命活动过程和新陈代谢的终止。死亡的实质是人的自我意识的消失,严格来讲,死亡也是生命过程的一部分。医学上把死亡分为三个阶段:一是濒死期,这是死亡过程的开始阶段,也称临终状态;二是临床死亡期,这是濒死进一步发展的阶段,宏观上是人的整体生命活动已经停止,微观上组织代谢过程仍在进行;三是生物学死亡期,这是死亡过程的最后阶段,是中枢神经系统和重要生命器官消亡过程不可逆发展的结果。人们对死亡这一自然过程的认识,受到各个时期社会的政治、经济、文化条件、宗教信仰以及科学技术发展状况的影响。随着社会的发展,人们对于死亡的观念也不断更新,给死亡文化也不断注入了新的时代因素。从对死亡的迷惘、恐惧,到对死亡的平静、坦然;从对"优生"与"优死"的激烈争论,到"心死亡"还是"脑死亡"的艰难选择;从对安乐死的研究,到临终关怀的实践。这些既是医学的重要内容,又与社会学、伦理学、法学、心理学等有密切的联系,因此,研究人类的死亡及死亡文化也是医学社会学的一项重要任务。

人类对于死亡的界定,也经历了一个漫长曲折的过程。传统观念认为心肺功能是生命最本质的东西,心脏停止搏动、呼吸停止之时就是生命结束、死亡来临的时刻。心跳、呼吸停止成了死亡的代名词,这种观念在人类历史上沿袭了数千年,直到 20 世纪 50 年代还是如此。1951 年,美国《BLACK 法律词典》第四版仍以传统的"心死亡"给死亡下定义:生命之终结,人之不存,即在医生确定循环全部停止以及由此导致的呼吸、脉搏等动物生命活动终止之时。我国的《辞海》也把心搏、呼吸停止作为死亡的重要标准。临床医学使用的也仍然是以脉搏、呼吸、血压的停止和消失为死亡标志的传统的死亡标准。随着科学、社会的发展,传统的死亡标准无论在理论上还是在实践上都受到严峻的挑战。

（二）脑死亡与死亡标准

1. 脑死亡概念

脑死亡(cerebral death)就是全脑不可逆地丧失功能,包括大脑、小脑和脑干的功能。脑功能与心肺功能本来是密切联系的,脑功能的不可逆停止必然导致心肺功能的丧失,然而现代医学技术却可以把它们分离。现代医疗技术可以在一个人的脑部大面积或全部损伤后仍然维持其心肺功能;反之,在使用体外循环装置做心脏手术时,可以有意使心肺功能暂时可逆地停止。这种心脑的分离使传统的死亡标准变得难以适用。人的死亡实际上是一个连续进展的物质变化过程,从病理生理学角度讲,脑死亡的过程中机体的新陈代谢分解要大于合成,组织细胞的破坏要大于修复,各脏器功能的丧失要大于功能的重建。一旦确定脑死亡,人的机体便处于整体死亡阶段。脑死亡的确定决定了机体各种器官在不久的将来很快出现死亡。这种变化是不可逆转的,脑死亡后即使心跳仍在继续,但是人的意志、信念、态度、素质、知识等则完全消失。作为人的特征性的东西完全消失,那么这个人也就不复存在了。

2. 脑死亡标准

医学界从 20 世纪 50 年代开始提出脑死亡标准。60 年代初,研究者认识到死亡是一个分层次进行的复杂过程,心肺死亡并非绝对意义的整个人体死亡,心跳、脉搏、呼吸的停止只是死亡的阶段之一,并不表示大脑等器官的真正死亡。随着临床急救技术的发展和心肺机的更新,心肺功能已经证实可被人工代替,而迄今为止的研究表明,大脑功能一旦不可逆停止,则不可恢复,传统心肺死亡标准因此被脑死亡取而代之。脑死亡是指某种病理原因引起脑组织缺血、缺氧、坏死,致使脑组织机能和呼吸中枢功能达到不可逆转的消失阶段,最终导致病理死亡。目前,世界上基本公认 1968 年美国哈佛医学院特设委员会的死亡标准为较有权威性的脑死亡标准,即哈佛标准:①不可逆深度昏迷,患者完全丧失了对外部刺激和身体内部需求的所有感受能力;②自主呼吸停止,人工呼吸时间停止 3 分钟仍无自主呼吸恢复的迹象,即为不可逆的呼吸停止;③脑干反射消失,瞳孔对光反射、角膜反射、眼运动反射均消失,以及吐咽、打喷嚏、发音、软腭反射等由脑干支配的反射一律消失;④脑电波平直或等电位。凡符合以上标准,并在 24 小时或 72 小时内经反复多次检查,结果一致者,即可宣告其死亡。但同时规定,服用过镇静剂、低温(低于 32 ℃)或其他代谢原因导致的可逆转昏迷除外。对婴幼儿的脑死亡诊断必须更加慎重。

3. 确立脑死亡标准的意义

由人类几千年以来的传统的死亡标准发展到运用新的脑死亡标准,是医学也是整个人类对于死亡认识的一个质的飞跃。脑死亡标准的确立,无论对于医学的发展还是整个社会的进步都是具有重大意义的。

第一,脑死亡标准的确立有助于加深对于人的本质、人的价值的认识。人与动物存在着本质的差别,根本在于,人是具有自我意识的实体。如果一个人永久地失去了意识,没有感觉知觉,没有情感体验,那么人的真正的生命也就完结了,其生存的价值也随之丧失。这也帮助我们更深刻地从人的意识功能来理解作为人之存在的本质。

第二,脑死亡标准的确立有利于更科学地维护人的生命权。人的生命权包括人的生存权利和死亡权利,以脑死亡作为死亡标准。在患者脑死亡之前,可以全力抢救,因为呼吸和心跳停止并不能表明人体必然死亡,抢救治疗有可能使患者"死"而复生,维护了患者的生存权利;如果因脑死而抢救无效,则可以毫无遗憾地死去,因为大脑一旦处于不可逆转的昏迷状态,人的死亡也就在所难免,这样死去也是维护了人的死亡的权利。

第三,脑死亡标准的确立可以推动器官移植技术的发展。供体的来源以及数量和质量一直是制约器官移植技术进步的瓶颈,如果没有科学的死亡标准,器官摘早了,会触犯法律;摘迟了,影响了器官的质量,影响了器官移植的成功率。科学的脑死亡标准可以解决这一两难的尴尬处境。

第四,脑死亡标准的确立直接有益于安乐死的理论实践。脑死亡标准将人的意识主体和生物主体分开,当一个人丧失主体意识后,其生物主体就失去了人的价值和生命的价值。这时候所有的医学治疗的努力只是无谓的浪费,安乐死也就应该成为必然。

第五，脑死亡标准的确立有利于合理利用有限的医药资源和人力资源，减少医疗开支费用。盲目地运用现代的高新医疗技术延长一种已经脑死亡的无意识的"植物性"生命状态，会浪费宝贵的医药卫生资源。而脑死亡标准在很大程度上可以避免这种现象。

第六，脑死亡标准的确立以及在实践中的运用，也将会对人文社会科学的发展产生影响。脑死亡的理论和实践涉及民事诉讼、刑事诉讼、行政诉讼、人寿保险、遗产继承、纳税以及文化、伦理、习俗、观念等方面，可助于促使人文社会科学的思考和研究，推动人文社会科学的进步和发展。

二、安乐死

"安乐死"一词源于希腊文 euthanasia，原意为"无痛苦的、幸福的死亡"。在 17 世纪以前，此词一般指"从容"死亡的任何方法。古希腊允许患者结束自己的生命，有时有外人帮助。在中世纪，基督徒绝对禁止结束患者的生命。17 世纪弗兰西斯·培根（Francis Bacon）把"euthanasia"用来指在采取措施后患者死亡，或加速死亡。他赞扬延长寿命是医学的崇高目的，但安乐死也是医学技术的必要领域。19 世纪中叶，W. 蒙克（W. Munk）把安乐死看作减轻死者不幸的特殊医疗措施，但反对用安乐死来加速死亡。20 世纪 30 年代，欧美各国就有人积极提倡安乐死，但由于希特勒在第二次世界大战期间，以安乐死的名义杀死了数百万慢性病患者、精神疾病患者和非雅利安人，使人们对安乐死十分敌视，把它视为杀人的手段。因此，相当长一段时间内，人们往往回避讨论安乐死。直到 20 世纪 60 年代末 70 年代初，随着患者及家属的要求，安乐死再一次被提出，也给社会学、法学和伦理学提出了新的课题。

（一）安乐死的概念及分类

安乐死是指对那些患有不治之症、濒临死亡而且极端痛苦的患者，采用人工干预的方式以缩短痛苦的死亡过程，或为了制止疼痛的折磨而使用可能加速死亡的药物，实现其结束生命愿望的一种临终处置。它是人的生命过程中死亡阶段的一种良好状态和达到这种良好状态的方法，而不是人的一种死因或者一种致死手段。安乐死的目的在于避免死亡的痛苦的折磨，改善死亡前的自我感觉状态，维护死亡时的人的尊严。

安乐死实施的主要对象有以下几种：晚期恶性肿瘤失去治愈机会者；重要生命器官严重衰竭并且不可逆转者；因疾病或意外伤害致使大脑功能丧失者；先天严重缺陷新生儿（如无脑儿）；患有严重精神疾病症，本人已无正常感觉、知觉、认识等，经长期治疗已无可能恢复正常者；先天性智力丧失、无独立生活能力并无可能恢复正常者；老年痴呆患者和高龄的重病或伤残者。这也是区别安乐死和他杀或自杀的重要依据之一。安乐死实施范围的具体规定还应根据医学科学的发展而不断进行调整。如晚期恶性肿瘤，随着各种肿瘤治疗技术的发展和对晚期肿瘤患者止痛等治疗的进展，对晚期肿瘤患者实行安乐死的范围和时间将会缩小和后延。

我们可以从安乐死的分类来进一步认识安乐死的概念的外延。

1. 被动安乐死与主动安乐死

安乐死从一般意义上可分为两大类：被动安乐死和主动安乐死。被动安乐死又称消极安乐死，它是对确诊为不可逆转的危重患者采取终止延长患者生命的措施，任由患者自然死亡。一般情况下这并未明显触犯法律问题，并逐渐被患者家属所接受。主动安乐死又称积极安乐死，主要是指医务人员或其他人员，采取某种措施加速患者死亡，狭义的安乐死主要是指这种情况。世界各国法学界、伦理学界和社会学界关于安乐死的争论主要是针对主动安乐死。

2. 自愿安乐死与非自愿安乐死

自愿安乐死主要指患者在失去自主意识前，口头或书面（含遗嘱）主动要求安乐死，对这种患者施行的安乐死称为自愿安乐死。

非自愿安乐死，严格来说，应是患者对安乐死未曾表示过态度，由其家属和其他法定监护人同意后而实行安乐死。这种情况主要是对那些无行为能力的患者,如婴儿、脑死亡患者、昏迷不醒患者或智力严重低下者所实行的安乐死。

(二)安乐死与相近概念的辨析

1. 安乐死与安死术

安乐死原意为无痛苦死亡。有人就把它同安死术(又称为"无痛苦致死术")混为一谈。安乐死包括"为解除痛苦而致死"和"无痛苦地死亡"两个含义。它主要指当死亡不可逆转的患者在死亡进程中面临难以忍受的痛苦时,用无痛苦的方式让其进入死亡阶段,以免除难以忍受的痛苦。这里绝非仅关注死亡者临终时是否痛苦,而是指一种具有伦理学意义和法学意义的行为。而安死术仅仅包括"无痛苦死亡"一种含义,只是一种实施死亡的手段。它早期源于自杀,后来又逐渐用于处死死囚。1980 年美国医生吉鲁士发明了"安乐死药丸"能使人在几秒钟内死去,从而使安死术达到登峰造极的阶段。由此可见,安死术既可以作为安乐死的致死方式,也可以用于自杀和谋杀。因此,只有在理论上分清安乐死和安死术的根本区别,安乐死才能真正用于解除许多临终患者的痛苦,才能被社会上大多数人所接受,才能防止利用安乐死"故意杀人"。

2. 安乐死与"受嘱托杀人"

安乐死是患者的疾病在当时医学发展状况下确实无法医治,而又忍受着巨大痛苦时,医生根据患者的请求或患者在昏迷时其监护人的请求而采取的行动。"受嘱托杀人"是指接受他人的请求而将人杀死,包括医生接受一些非"晚期"、非"致死"的患者,甚至包括一些心态不正常的患一般疾病的患者的要求,用安死术将其致死。这是严重违反法律和伦理的行为,这种行为与安乐死是有着根本区别的。

3. "生命的权利"与"生存的权利"

对"生命的权利"历来有两种意见,一种意见认为生命的权利即生命存在的权利,也就是生存的权利,人类生命的活动是争取生存的活动,是不能转让和放弃的,应斗争到最后一息,因而安乐死是违法的,是丧失人的尊严的。另一种意见则主张"生命的权利"应包括"生存的权利"和"死亡的权利"两个内容,其中"死亡的权利"又是宪法中规定的公民的"自由权利"的一部分。1976 年在日本东京举行的安乐死国际会议发表的宣言中,要求"尊重生的意志"和"尊重死的权力"。

(三)安乐死实施的文化考量

20 世纪 70 年代以来,安乐死又在许多国家逐步兴起。在荷兰,法律机构及荷兰公民都非常支持安乐死,估计每年有 5000～8000 人用安乐死终止生命。1984 年,荷兰正式提出安乐死准则。1985 年荷兰政府原则同意荷兰医学会提出的安乐死实行准则,并在刑法里允许实行安乐死。1993 年 2 月 9 日荷兰议会通过安乐死的一项法案,允许医生在严格条件下,可以对患者实施安乐死,然而实际上在司法实践中却将安乐死归为犯罪行为,最高要判 12 年的蹲监刑罚。2001 年荷兰通过了"安乐死"法案,这一法案的正式通过标志着荷兰成为世界上第一个"安乐死"合法的国家。2002 年 4 月 17 日,欧洲的比利时也正式通过安乐死的立法,规定患者在下列前提下可实施安乐死:患者所患疾病不可逆转;患者清醒且自愿;患者的痛苦难以忍受等。2016 年 4 月 14 日,加拿大联邦政府向国会递交允许医助死亡,即安乐死法案。2017 年 9 月 29 日,澳大利亚维多利亚州以 47 票支持、37 票反对通过了安乐死法案,并投票决定该法案将于 2019 年 6 月 19 日正式生效。2017 年 10 月 22 日,韩国保健福祉部称,从 2017 年 10 月 23 日至 2018 年 1 月 15 日将试行《维持生命医疗决定法》(也称《安乐死法》),临终患者可以自己决定是否继续接受维持生命的治疗。2019 年 11 月 13 日,新西兰国会议员投票通过安乐死合法化法案。

在美国,1967 年,美国的加利福尼亚州颁布的《自然死亡法》,成为人类历史上第一部关于安乐死的法案。2006 年,美国最高法院裁定,医疗行为由各州自行管理,包括协助自杀。2008 年 11 月,华盛顿州近 60% 的选民投票通过了第 1000 号动议案,成为继俄勒冈以后第二个由选民投票允许安乐死的州。华盛顿州允许安乐死的法律自 2009 年 3 月 5 日生效。

在我国,安乐死没有法律上的说法,但这类事件仍然存在。早在 1925 年,当孙中山先生陷于晚期肝癌的极端痛苦时,宋庆龄接受医生的建议,让孙中山先后服用了大量安眠药后长眠。我国有的法院也曾处理过这类事件。上海市有一位身患绝症的母亲,在临死前出于对孩子和丈夫的无限的爱,亲手杀死了自己 8 岁患痴呆症的儿子,最后受到了刑事处理。1986 年陕西省汉中市传染病医院的医生在患者家属苦苦要求下,给一位身患绝症的昏迷患者注射了"冬眠灵"(氯丙嗪),以促其早死,患者死后,其他家属则上诉法院,指控医生犯"杀人罪",经过 6 年曲折的诉讼,法院根据其他法律条款推断,最终免予起诉。这两个事例虽一个后果十分可悲,另一个充满坎坷,但证明安乐死在我国已被一部分医务人员和群众所接受,法律亦开始对其逐步理解和关注。

主张安乐死的人认为,安乐死尊重了患者结束自己生命的权利和意愿,解除了患者的痛苦,维护了患者的尊严;减轻了亲属在感情上和经济上的压力和负担;避免了医疗卫生资源的浪费;有利于器官移植。

安乐死的反对者同样从社会的伦理、法律、文化的视野上提出了种种论点,他们认为,医学或医生对绝症的判断可能不准或失误,必须慎重,因为生命失去不可逆;不排除患者有自然改善和恢复的机会;延长治疗时间有可能发现治愈患者的新技术、新方法和新药等;医学不应放弃对绝症的探索,否则医学将不会进步,即使是绝症,也是相对的,过去医学上的绝症被一个个地攻克就是例证;医生或医院担任致死的角色,将影响医院给人们的安全感和医生的形象;不能排除有人利用安乐死钻空子进行谋杀。

然而,从世界范围来说,越来越多的人赞成安乐死,支持者的比例呈上升趋势。支持者的观点是对一个必死无疑而又要忍受难以解除的痛苦的患者来说,安乐死是符合道德规范的。

其一,安乐死的对象仅限于身患晚期癌症、脑死亡或不可逆昏迷等死亡已不可避免,而且治疗甚至饮食都使之痛苦的患者,他们的生存除了忍受无限的痛苦外没有任何其他的意义。对于这些患者,作为社会的人已经消失,生命价值或生命质量已经失去,有意义的生命已不复存在,延长他们的生命等于延长死亡的进程,延长难以忍受的痛苦,因此,实行安乐死符合他们的自身利益和愿望。

其二,患者家属对其患者负有照料的责任和义务,但是为了一个无意义的生命去消耗有意义的生命,除了感情上使家属得到某些慰藉外,从伦理学的观点来分析是不道德的。对于这类患者,家属也已承受了极大的感情上的痛苦和经济压力、精力消耗,他们也陷入了实际的痛苦和困难之中。安乐死可以把他们从这种痛苦中解脱出来。这符合道德规范。

其三,有利于医疗资源的合理分配。医疗资源是有限的,实行安乐死可将有限的医疗资源更合理地用于急需之处,有利于社会的稳定和发展。

(四)安乐死发展的文化思考

安乐死的提出以及争论已有相当长的历史了。世界各国的法学界、伦理学界和社会学界都十分重视对安乐死的研究和探讨。安乐死的实践也在一些国家和地区有条件地、严格地、谨慎地进行。我国是具有五千年历史和文明的古国,几千年来受儒学和孝道等传统文化影响很深。儒学重礼义,重视人的社会性,因而社会认为人的生命不能成为个人财产,不得自行处置,在此基础上形成了中国人占主流的生死观—乐生恶死,在社会上广为流传并为许多人所接受的说法是"好死不如赖活"。在传统的孝道文化里,要求子女对父母尽孝道,要养老送终,要侍奉父母到最后"断气"才是尽孝道,无论什么情况下,对尚未自然死亡的父母进行安乐死让其提前"断气",是大逆不道的,会受到社会的谴责和自己"良心"的责备。所有这些传统文化使我国推行安乐死的工作较其他一些国家困难更大一些,阻力更多一些。但随着科学的发展和文化的进步,人们对生命的观念、生与死的态度、孝道的内涵有了新的认识和诠释。尽管社会舆论还未根本地扭转,但安乐死特别是被动安乐死即消极安乐死在我国已在悄然进行,正成为不少医疗单位或家属对临终患者的默认的处置方式。由此可见,被动安乐死在患者和家属的要求下正在实行,似乎已得到社会的认可。可以预见主动安乐死即积极安乐死也将会随着科学与社会的发展在社会越来越多的舆论中获得支持和理解。

从各国的发展趋势以及公众的要求来预测,我国安乐死由目前自发的状态最后成为合法的手段是必然的,但是这需要一个过程。因此,有许多前期准备工作需要我国广大的司法人员、医务人员和社会工作者认真予以准备。

1. 研究并制定与安乐死有关的医学标准

(1)死亡标准。目前许多国家已接受了与心肺功能停止的死亡标准并存的脑死亡标准。因此,我国将来如果要接受安乐死,就应该明确界定死亡标准,建立安乐死相关法律,这是推行安乐死技术的前提。

(2)病种标准。研究确定接受安乐死的病种标准以及每个病种的病程标准及症状标准。必需的,可防止有人任意扩大安乐死范围而违背了安乐死的初衷,防止安乐死被一些居心不良的人或责任心不强的家属所利用。上述病种、病程和症状的标准不能一成不变,而应根据理论和实践的发展不断修订。

(3)诊断及判断标准。要有科学的诊断及判断标准。在医疗实践中,由于诊疗水平不高或有的医务人员责任心不强,误诊的现象时有发生。为了使安乐死这一工作真正符合法学标准和伦理学的精神,必须在现有的条件下认真研究确定进行安乐死的病种的科学诊断标准和分期标准,这些标准都应有客观指标。目前,要达到这一指标,在我国还不是所有的医院都能做到。因此还必须将执行安乐死的权利限制在一部分经鉴定符合条件的医院。当然,可视其他医院的发展速度适当扩大。

2. 研究并建立安乐死的法定程序

严格的法定程序是安乐死正常执行的保证,它应该包括以下几个程序。

(1)提出申请。有资格提出安乐死申请的应为以下三种人。

第一种人是患者本人。这是第一序位的申请人,既可口头申请,也可以以遗嘱的形式书面申请,但都必须经过公证方才有效。但医务人员和有关审查机构应考虑到患者生病后的心理状况不同于正常人,判断他的这种申请是否是因情感上受到挫折后一时冲动提出的,所以一定要在反复征询患者要求以后才能认可。

第二种人是患者的家庭成员(包括患者的有行为能力的配偶、父母、子女及有抚养、赡养义务的祖父母、外祖父母、兄弟姐妹、孙子女)。在患者因为年龄或疾病的原因无自身行为能力的情况下由他们提出。家庭成员的身份和申请也必须经过公证才能有效。

第三种人是患者的监护人。在患者无自身行为能力又无任何亲属的情况下,可由监护人提出。在我国,监护人的概念尚未普遍应用,因此,监护人应经司法程序认可后方能予以承认。监护人提出的申请同样应该经过公证。

(2)审查决定。医院应建立专门的安乐死审查委员会负责审查安乐死的申请。委员会应由医院负责人、若干专家和法律顾问组成。

(3)死亡执行。执行人应当是经过专门培训的医务人员或委员会指定的人员,执行时死者的家庭成员或监护人以及委员会的成员必须在场。执行完毕,工作人员及操作者应签字存档。

(4)司法监督。实施安乐死是一个严肃的法律和伦理过程,必须纳入司法监督的轨道,最后要由司法人员参加审查。

(5)建立档案。医院应建立妥善的安乐死的档案制度,完整地保存有关安乐死患者的全部资料以及有关的法规、制度以及委员会的讨论记录等。

3. 积极开展安乐死的宣传与教育

通过宣传、教育,端正大众对于安乐死的认识和态度,使医务人员了解安乐死的积极意义,认识到安乐死与救死扶伤的人道主义的一致性,也是解除患者痛苦的一种必需手段;要有计划地组织理论界对于安乐死的问题进行研究、探讨;还要运用各种媒体广泛进行宣传,使大众树立正确的人生观和价值观。

【本章小结】

本章主要介绍了器官移植概况,器官短缺的现状以及缓解器官短缺的社会措施,影响器官来源的社会因素以及器官移植的社会影响及社会问题,生殖技术,生育控制、遗传和优生,生殖科学进展的社会影响和社会问题,脑死亡以及脑死亡的死亡标准,安乐死的概念及分类,安乐死实施和发展的文化考量和文化思考。

　　器官移植是用手术的方法将一个有活力的器官摘除并将其置于同一个体(自体移植)，或同种另一个体(同种异体移植)，或不同种个体(异种移植)的相同部位(原位)或不同部位(异位)的医疗手段。根据供体与受体之间的关系，器官移植可以分为自体移植、同基因异体移植、同种异体移植、异种异体移植。器官移植产生和发展的历史大体可分为三个时期：幻想传说时期、实验探索时期和临床应用时期。虽然器官移植仍有许多技术问题亟须解决，但最突出的问题是移植器官严重不足，这已成为制约器官移植技术发展的瓶颈。医疗费用、文化习俗、国家经济发展水平都是影响移植器官来源的社会因素。移植器官来源于尸体器官供者、活体器官供者、异种器官供体、人工器官。器官移植的发展在推动科学发展的同时，也会产生新的需求，对社会文化造成冲击，有关器官移植的法律也将逐步建立和完善。与此同时，器官移植所产生的社会问题也不容忽视。

　　生殖技术是非自然的生殖过程。现代医学提供三种基本生殖技术：人工授精、体外受精和无性生殖。生育控制对于个人、家庭以及社会的发展都是非常必要的，它是指通过避孕、终止妊娠、绝育等技术对人类生育机能的调节和生育行为的控制，包括避孕、终止妊娠和绝育。优生指运用遗传学原理改善人类群体的遗传素质，生育身心健康的后代，以促进人类在体力和智力上优秀个体的繁衍。随着现代科学技术的发展，我们可以运用产前诊断、遗传咨询与遗传普查、遗传与基因工程等技术手段实现优生。生殖科学的进展，一方面使人类的优生优育、提高人口素质成为现实，但另一方面也对婚姻、家庭、亲子和亲属关系产生了冲击，对性观念和人类社会阶层造成了影响。

　　所谓死亡，就是人的本质特征的消亡，是机体生命活动过程和新陈代谢的终止。传统的呼吸、心跳停止即为死亡的死亡标准在医疗理论和实践的发展中越来越受到来自各个方面的挑战，必然要由新的死亡概念来代替和补充，脑死亡概念应运而生。脑死亡就是全脑不可逆地丧失功能，包括大脑、小脑和脑干的功能。安乐死是指对那些患有不治之症、死亡已经临近而且极端痛苦的患者，采用人工干预的方式以缩短痛苦的死亡过程，或为了制止疼痛的折磨而使用可能加速死亡的药物，实现其结束生命愿望的一种临终处置。安乐死的实施和发展需要基于国家文化进行考量，研究并制定与安乐死有关的医学标准和法律程序。

【关键术语】

器官移植 organ transplantation　辅助生殖技术 assisted reproductive technology, ART
优生 aristogene　生育控制 birth control　遗传 heredity
脑死亡 cerebral death

【讨论题】

1.器官买卖是否应该合法化？为什么？
2.在我国，安乐死的合法化将受到哪些因素的影响？请具体说明。

【思考题】

1.器官移植产生的社会影响和社会问题是什么？
2.生殖技术发展产生的社会影响和社会问题是什么？
3.脑死亡标准确立的意义是什么？

第十七章　健康心理行为生活方式养成

【情景导入】

每天吸烟超过 20 支的女性出现抑郁症状的可能性约是其他人的三倍，生活质量也更差。吸烟与成年早期抑郁患病率的增加、较差的心理健康、较低的生活质量和较高的共病水平相关。抑郁和焦虑在吸烟者中很常见，但人们对其中的因果关系仍有争议。人们可能将吸烟作为一种自我治疗形式，作为一种应对压力和焦虑的方式，用于增加快乐，因为尼古丁对神经递质的神经药理学作用可能与改善情绪有关。目前尚未发现吸烟和认知能力之间的显著性联系，但鉴于吸烟是包括心血管疾病在内的其他基础性疾病的独立危险因素，因此，研究者仍然呼吁人们戒烟。

健康不仅是身体健康，还包括心理健康和社会健康。心理健康对个人生活行为方式具有决定作用。了解心理因素对健康的影响，并采取措施对心理因素干预，有助于形成健康的行为生活方式。

第一节　心理因素与健康

一、心理的概念

心理（mind）是心理现象的简称，心理现象包括心理过程和人格，心理过程又可分为认知过程（cognitive process）、情感过程（emotional process）、意志过程（will process），简称知、情、意。人格（personality）包括个性倾向和个性心理特征，个性倾向是具有一定的稳定性和动力性的成分，包括需要、动机、信念、兴趣、人生理想与价值观等。个性心理特征是个体经常表现出来的本质的、稳定的心理特征，主要包括能力、气质和性格。能力是保证人顺利完成活动方面的特征；气质体现着人心理活动动力方面的特征；性格是核心，表现为人对现实的态度及与之相应的行为方式方面的心理特征。知、情、意是否协调一致，人格是否相对稳定，是判断一个人心理是否正常的重要标准。

二、心理健康状态

心理健康是指心理的各个方面及活动过程处于一种良好或正常的状态。心理健康的理想状态是保持性格完好、智力正常、认知正确、情感适当、意志合理、态度积极、行为恰当、适应良好的状态。第三届国际心理卫生大会(1946 年)认为,心理健康的标志是:①身体、智力、情绪十分协调;②适应环境,在人际关系中彼此能谦让;③有幸福感;④在职业工作中,能充分发挥自己的能力,过着有效率的生活。国家心理咨询师教材对心理健康的定义是心理形式协调、内容与现实一致,人格相对稳定。

(一)评估心理健康的维度

许又新教授提出心理健康可以用 3 个维度来衡量:①体验维度,看个人是否有良好的心情和恰当的自我评价;②操作维度,指通过观察、实验和测验等方法测量个人心理活动的效率和个人的社会效率或社会功能;③发展维度,是对人的个体心理发展状况进行纵向考察与分析。

(二)心理健康水平标准

郭念峰教授提出评估心理健康的 10 个标准,包括:①心理活动强度:指对精神刺激的抵抗能力。②心理活动耐受力:长期经受精神刺激的能力。③周期节律性:人们的心理活动形式和效率都有内在的节律性,节律紊乱时,心理健康水平降低。④意识水平:常常以注意力品质的好坏为客观指标。一个人注意力不能集中的程度越高,心理健康水平越低。⑤暗示性:易受暗示,表现为意志力薄弱。⑥康复能力:人们在遭受精神创伤之后,会出现很大的波动,一个人恢复到常态所需的时间越短,其康复能力越强。⑦自控力:对情绪、思维和行为的自控能力。⑧信心:当一个人在面对承担的任务或生活事件时对自己能力的恰当评估程度。既不盲目自信,又不自卑,是健康水平比较高的表现。⑨社会交往:社会交往水平标志着一个人的心理健康水平。⑩环境适应能力:当环境变化时,人们会主动适应环境或消极适应环境。主动适应是积极改变环境,消极适应是躲避环境的冲击。当环境条件突然改变时,一个人能否采取各种办法来适应它,并保持心理平衡,体现了一个人的心理健康水平。

(三)不健康心理

健康心理是一种动态平衡的过程。在某些非常规条件下,当心理活动变得相对失衡,且对个体生存发展和稳定生活质量造成了负性的影响时,这时的心理状态称为"不健康心理"状态。不健康心理活动是一种动态失衡的过程。心理不健康状态可以包含一般心理问题、严重心理问题和神经症性心理问题(可疑神经症)。心理不健康是心理咨询师咨询的范围。

(四)心理异常

心理正常与心理异常是运用"三原则"进行区的:第一,主观世界与客观世界相统一的原则。心理活动是客观现实的反映,当个人的心理活动、行为和思维内容脱离了现实,或思维形式与内容上背离了客观事物和客观环境的逻辑规定性,并且对此产生了信念,甚至产生了幻觉,这时我们就说他的精神活动不正常了。第二,心理活动的内在协调一致性原则。人的知情、意识是协调一致的,以保证反映客观世界的准确性和有效性。第三,人格的相对稳定性原则。在漫长的人生路上,每个人都会形成自己独特的人格心理特征。这种人格心理特征一旦形成以后,如果不是遇到重大的环境变化,一般具有相对稳定性;如果这个人在环境没有多大变化的情况下,突然人格出现了变化,我们可以判断这个人可能心理出现了异常。异常心理一般属于精神科医生工作的范围,已经不是心理咨询师的工作范围了。

(五)心身健康

随着医学模式向生物-心理-社会医学模式的转变,医学不仅限于研究心理健康或躯体健康,而是对二者之间的相互作用、相互影响进行深入研究,且已经发展成了一门新的学科——心身医学。狭义的心身医学研究由社会、心理因素引发的躯体疾病,广义的心身医学研究的是所有的相关的心身现象,如心理因素会影响躯体健康,而躯体健康反过来又会影响心理健康,它们可以互为因果,相互转化。社会因素有时与心理因素共同作用于躯体,社会因素作为外因,心理因素作为中介,作用于身体,从而产生躯体疾病、心理疾病或心身疾病。

三、人格与健康

心理因素包括的范围很广,主要指心理现象,包括心理过程(知、情、意)与人格。

(一)人格的概念

知、情、意是心理过程,在这个心理过程中,每个都有自己的特点,如有的人脾气急,有的人脾气慢;有的人思维敏捷,有的人却显愚钝;有的人大度,有的人小气。个体表现在心理动力上的差异,就是需要与动机表现在实践活动上的差异,即人的能力;表现在心理品质上的差异就是人格。人格包括人的气质和性格。性格是人对客观事物的态度和与这种态度相适应的行为方式上的人格特征,气质则是表现在心理活动的强度、速度和灵活性等动力方面的人格特征。人格是各种心理特征的总和,是各种心理特征相对稳定的组织结构,在不同的场合下,人格都影响着人们的思维、情感行为,使个体具有区别于他人的心理品质。

(二)人格的特点

从人格的定义看,人格具有一些共同的特征,这是人格的基本属性,注意这里讲的人格不是日常生活中人们说的人格。人们日常谈论的人格常常指人的道德品质方面,并侧重于人们的社会评价,与这里讲的含义是有本质区别的。

1. 独特性

世界上没有完全相同的两片树叶,每个人受先天遗传因素和后天环境的影响,都形成了自己独特的心理特点,构成了这个人与其他人不同的心理面貌,即人格的独特性。同时这些人格特点,在人们之间又有一定的共性,这种共性与个性之间的关系,也是我们需要探究的。

2. 稳定性

人格的稳定性,说明人格在相对稳定的时空、环境下,并不会突然改变。一个人晋升上了高一级的职称,可能会比较兴奋,言语增多,但一般不会改变内在的性格特点。当然,人格也并非一成不变的,会随着自身的发展发生一定程度的变化。

3. 整体性

人格的整体性体现在构成人格的各要素之间相互联系,相互协调,构成一个完整的整体。如本我、自我与超我之间需要相互协调,本我是人的本能欲望的我,而超我是社会、道德的我,这两者要通过自我,即现实的我进行协调。如果能达成一种平衡,个体表现为人格健康,如果出现不协调,就可能会导致出现人格问题或障碍。

4. 功能性

各种生活事件会对个体产生刺激,为什么同样的生活事件,对不同的个体刺激的强度却不一样? 如有的人性格坚强,对事业上的失败能够正确对待,坚持到最后成功了;有的性格,对失败不能接受,一蹶不振,最后也影响了身体健康。同样的刺激,出现两种结局,其最重要的原因是由人格决定的,我们常说的性格决定成败,就是这个道理。由此可见,培养个人健全的人格是至关重要的。

(三)人格对健康的影响

前面我们讨论过人格包括气质与性格,现在我们重点讨论气质对健康的影响。

1. 气质的概念

气质(temperament)是心理活动表现在强度、速度、稳定性和灵活性等方面动力性质的心理特征。气质相当于我们日常生活中所说的脾气、秉性或性情。

2.气质的分类

气质可分为四类：①胆汁质。神经过程的特点是强，但不平衡。这种类型的人感受性低而耐受性高，精力旺盛，行为外向，情绪兴奋性高，脾气暴躁，难以自我克制。②抑郁质。神经过程的特点是弱，而且兴奋过程更弱。感受性高而耐受性低，多疑多虑，内心体验极为深刻，行为极端内向；感性、机智、胆小、孤僻、情绪化的心理、行为兴奋性弱。不爱交往，做事认真、仔细，动作迟缓。③多血质。多血质的神经过程的特点是强、平衡且灵活。这种类型的人感受性低而耐受性高；活泼好动，行动敏捷，反应快。行为外向，容易适应外界环境的变化，善交际，注意力易分散，兴趣多变。④黏液质。神经过程的特点是强、平衡但不灵活。感受性低，耐受性高，反应速度慢，情绪兴奋低但很平稳。行为内向，头脑清醒，做事脚踏实地，但易循规蹈矩，注意力易集中。

3.气质对健康的影响

气质并无好坏之分，但每种气质都具有对健康的有利一面和不利的一面。多血质的人机智、灵敏，容易用很巧妙的办法应付环境的变化，但注意力不稳定，兴趣容易转移。黏液质的人用克己忍耐的方法应付环境的变化。胆汁质的人精力旺盛，但脾气暴躁，在不顺心的时候容易产生攻击行为，造成不良后果。抑郁质的人过于敏感，工作中耐受性较差，容易感到疲劳，容易受到伤害，感到受到挫折，但感情比较细腻，做事审慎。相比较而言，后两种类型的人适应环境的能力都不强，容易出现健康问题；从神经类型的角度看，对神经系统弱型的人来说，承受外界刺激的能力较低，容易在不良因素的刺激下产生心理障碍或心身疾病，如神经衰弱、抑郁症或胃溃疡。而对于神经系统强但不均衡的人来说，经常处于兴奋、紧张和压力之下，容易患心血管疾病，属于这些气质的人应积极改善个性，扬长避短，促进自我心身健康。

四、心理压力与健康

心理学中将"stress"译为压力。随着社会的发展，人们的心理压力越来越大。

（一）心理压力相关理论

压力，是压力源和压力反应共同构成的一种认知和行为体验过程。压力源是现实生活要求人们去适应的事件。压力反应包括体验到压力源后，出现的心理、生理和行为反应。压力对主体产生的结果是复杂的，有的压力如果处理不当，就有可能引发个体的健康问题。几种主要的心理压力理论如下。

1.应激理论

19世纪，随着生理学、心理学和医学的发展，压力一词常被用来表述生物体对于某些情境自动的反应，称为应激反应。生理学家Bernard Claude将压力定义为机体对外界刺激所做出的适应性反应，这与物理学的概念是一致的。压力是机体力争回到平衡系统的企图，紧张是对平衡系统的背离。

2.生活事件刺激理论

1963年，著名生理学家Cannon将压力定义为外部压力事件的刺激作用。按照这一理论，个人关系、工作和经济状况等变化都会形成压力，因为人们对于这些变化需要做出心理适应。事件中消极与积极并存，一般认为消极的事件对人产生负面的情绪影响。1967年，霍姆斯和拉赫首次提出用生活事件来评估压力的思想和方法。生活事件是指日常生活中引起人的心理平衡失调的事件。1973年，美国华盛顿大学医学院精神疾病学专家对500多人进行社会心理调查，编制生活事件心理应激评定表，计算生活变化单位（life change unit，LCU）评分，用过去一年遭遇的项目的LCU累计值来反映个体的生活事件体验量。如果在一年中，生活事件变化单位小于150 LCU，则未来一年基本健康；若为150～300 LCU，则未来一年患病概率为50%；若超过300 LCU，第二年生病的可能性达70%。研究发现，我国一般人群中最严重的刺激因素是丧偶和家庭主要成员死亡；最轻微的刺激是因生活琐事与人争吵、违章罚款或扣发奖金。

3. 心理认知理论

20 世纪 80 年代中期,Lazarus 和 Folkman 认为压力不单指外部刺激事件,也不单指机体对外部刺激事件的反应,还指二者之间的转化过程。在这一过程中,人们对刺激事件的认知非常重要。贝克(AT Beck)和雷米(V C Rainy)的认知疗法,认为不良的情绪与行为来自表层错误观念并受核心错误观念影响,更强调了人们自我认知的重要作用,通过改变错误的认知,即可获得良好的情绪与行为。

4. 压力适应理论

面对压力,个体都有一定的反应。汉斯塞里(Hans Selye)将适应压力的过程分为三个阶段:警觉阶段、搏斗阶段、衰竭阶段。在警觉阶段,机体会发生一系列的生理变化,如交感神经兴奋,肾上腺素与去甲肾上腺素分泌增加,促进新陈代谢,使能量大量释放,出现心跳呼吸加快,血压升高,体温升高等。在搏斗阶段,警觉阶段的生理、生化指标表面上恢复正常,外在行为平复,这种表象的背后是生理与心理资源的大量消耗。个体变得敏感、脆弱,即使面对日常生活中的小困扰,也会发怒。当压力持续存在时,个体的能量几乎耗尽,机体因无力抵抗压力而进入衰竭阶段;如果压力消除,机体可能恢复。如果压力持续不能去除,个体就可能会出现疾病或死亡。事实上,随着认识的发展,上述理论已经出现逐步融合的趋向。一个人在面对生活事件或小的生活困扰时,认知系统、人格特征作为中介系统对压力的适应起到了增益或消解的作用;良好的社会支持系统也消解了压力的作用;个体的生物调节系统:神经-内分泌-免疫网络系统也起到了重要的中介作用。因此,压力的后果不仅取决于人们面对的压力大小,也与个体的上述三个中介系统有关。

(二)压力源

压力是由压力源、压力反应和压力管理三方面要素所构成。压力源(stressor)是现实生活要求人们去适应的事件。按对主体的影响可以分为生物性压力源、心理性压力源和社会性压力源。生物性压力源往往是影响个体生存或繁衍的事件,如个体患病、创伤、饥渴、睡眠剥夺、性剥夺、强光照射、温度刺激等。心理性压力源来自错误的认知结构(含错误的价值观等)。不良的人生经验、长期的道德冲突或负性的生活经历等会形成不良人格。不良人格特征包括性格暴躁、嫉妒心强、易受暗示、怨恨心强等。社会性压力源主要来自社会的重大变革、家庭或社会冲突(被监禁、战争等)、人际关系紧张与破裂(离婚、同事关系紧张等)、文化冲突(移民文化与移入地文化的)等。

(三)压力的后果

1. 压力会产生健康问题

压力经过中介系统的作用,会产生两种临床症状:一种是及时型症状,另一种是滞后型症状。及时性症状是经过中介系统的处理后,迅速表现出的症状。压力在中介系统进行处理时,由于中介系统的子系统对事件的性质和意义评价较为模糊不清,并将此模糊概念储存起来,当日后遇到类似的事件时,储存的模糊概念又被激活并赋予新的意义,获得新意义的模糊概念明朗化,便再次发生效用。这表现在临床上,就形成了滞后型症状。比如,有一个 5 岁的小女孩,在养蚕的筐旁边玩,不小心摔倒在蚕筐里,当时受了惊吓,但很快便"忘却"了此事。当小女孩成年以后,便有了一种反复洗手的毛病,被诊断为"强迫症"。成人后,"手被弄脏"的印象成为滞后型心理压力,成为神经症的病因,类似这种滞后型的临床症状很常见。

2. 压力产生工作问题

适度的压力有利于提高工作效率,但压力过大就有可能导致迟到、旷工、工作懈怠、工作效率下降,有的甚至出现自杀,成为一个严峻的社会医学问题。研究发现工作绩效和压力呈倒 U 形曲线关系,适度的压力能够提高工作效率;高负荷的压力极有可能导致"压力危机"。如某知名企业员工连续出现跳楼自杀现象,这从一个方面说明员工的压力过大,而对员工的压力管理没有及时跟上。

3. 管理和决策失误问题

在压力过大的情形下进行决策,往往会出现决策失误。研究发现,在压力过大的情境下,常容易发生如下决策失误:①危险性抉择的概率上升;②非理智行为增加;③建设性思维少;④错误和不成熟的决策多;⑤短期目标受青睐,长期目标被忽略。因此,在决策时应当稳定情绪,避免在压力过大的情况下进行决策。

第二节　行为生活方式与健康

行为生活方式是心理的外在表现,而行为生活方式的产生具有生物学、心理学和社会学基础。理解和控制人们的不良行为生活方式,必须从多学科视角进行观察。行为生活方式与人类的健康关系密切,WHO认为,慢性非传染性疾病60%都是由不良行为生活方式引发的,重视健康人群和患者的健康行为生活方式教育指导与干预是非常重要的任务。

(一)行为生活方式的概念

1.行为的概念

行为(behavior)是个体或群体对环境刺激做出的能动反应。广义的行为,可分为内在行为和外显行为。内在行为是人的心理活动过程,外显行为是可以直接观察到的行为,我们通常所说的行为主要指外显行为。人的行为受动机、意识、思想、决定等心理活动所支配,因此外显行为是由内在行为转化而来。换言之,行为实际上是心理活动过程的延续及外化。从产生的基础看,人类行为可以划分为两大类。第一类是先天性的定型行为(fixed-action behavior),包括反射行为和本能行为。第二类是后天的各种习得行为(learned behavior),是人类在所处的社会文化环境中,通过社会化(socialization)过程获得的。人类行为主要靠后天学习而获得,先天性的定型行为只占整个人类行为的一小部分。即使是本能行为也在很大程度上受到社会文化因素的修饰和调节。

2.生活方式的概念

生活方式有广义和狭义两种解释。广义的生活方式是指人们在物质生活和精神生活领域所从事的一切活动方式,包括物质生活和精神生活资料的生产和消费方式。狭义的生活方式则指包括物质和精神生活资料的消费方式。社会医学主要研究的是狭义的生活方式,即由社会、经济文化等因素决定的日常行为模式。生活方式可以从如下几个方面进行考察。

(1)物质生活资料的消费方式。物质生活资料的主要意义在于满足人类生存的基本需要,如对于食物、水、保暖、安全的需要。在基本生活需要能够得到充分满足的现代社会中,物质生活资料的消费方式就成为现代生活方式的一个主要方面,它可分为消费水平、消费结构和消费观念三个方面。消费水平是反映物质生活资料消费数量的标志,其衡量的指标主要是人均收入水平和人均支出水平。消费结构是指在生活性消费中,各种消费支出所占的比例,其衡量的指标中最为重要的是恩格尔系数。消费水平和消费结构主要受社会经济水平的影响。消费观念是人们对待物质消费的认识和态度,它会影响消费水平和消费结构,同时也受到经济水平和人们的价值观念以及社会参照点的影响。

(2)精神生活方式。人具有其他动物所没有的高级精神生活需求。精神活动在人的社会生活中具有重要作用:第一,满足人的归属感;第二,获得精神的寄托;第三,满足创造性需求。它的主要内容包括:①通过看报纸、电视、杂志、书籍,听广播,聊天等途径获取信息;②家庭成员之间的交往;③社会交往;④宗教活动;⑤业余爱好和创作;⑥参与或观看文艺、体育、旅游活动等。

(二)健康行为生活方式

健康行为生活方式的基本特点:①有利性:个体行为有益于自身、有益于他人的健康。具有健康向上的人生态度和预防、保健态度,如积极主动锻炼身体,患病后及时求医,求医过程中配合医生的诊治等。②规律性:生活活动和劳动活动具有规律性。如定时饮食、定期体检等。③一致性:个体行为表现为内在心理与外在行为的一致性;不强迫自己做没有价值或不重要的事。④和谐性:如果与环境发生冲突,有协调环境和调整自身的能力,达到心与身的和谐,个体能正确识别自己的不良情绪,了解自己的需要和心身状态,正确识别自己的亚健康状态、亚临床疾病和疾病状态。⑤适宜性:行为的强度具有理性的控制,健康行为符合机体的正常生理心理需要,有益于延年益寿,能保持旺盛工作精力和强健的体魄等。

1992 年,WHO 总结了当前预防医学的最新成果,这就是"维多利亚宣言",即健康的"四大基石",包括合理膳食、适量运动、戒烟限酒、心理平衡。

1. 合理膳食

合理膳食是指一日三餐所提供的营养必须满足人体的生长发育和各种生理、体力活动的需要,并促进身体的健康。中国营养学会提出了膳食宝塔。即成年人每日的一般食谱应包括水、谷薯类、蔬菜水果类、动物性食物类、奶(奶制品)、大豆坚果类以及盐油类。奶类含钙、蛋白质等,能强健骨骼和牙齿。肉类、家禽、水产类、蛋类、豆及豆制品等含丰富的蛋白质,能促进人体新陈代谢,增强抵抗力。蔬菜、水果类含丰富的矿物质、维生素和纤维素,能增强人体抵抗力,畅通胃肠道。米、面等谷物主要含淀粉,即糖类物质,主要为人体提供热能,满足日常活动所需。

合理膳食应遵循的主要原则是:①合理膳食应注意饮食的量。尤其是在当今社会食物充足,人们的体力活动大幅度减少的情况下,更不应吃得过饱,应"七八分"饱,过饱易引起肥胖、消化不良、影响睡眠等。其次,是控制食盐、油脂、糖的摄入,过量的摄入易导致"三高症",即高血压、高血脂和高血糖。②合理膳食应注意饮食的质量。注意优质蛋白质的摄入,如鱼、禽、蛋和瘦肉类蛋白等。饮食宜清淡,食物应新鲜,选择的食物要清洁,无污染,尽量不使用添加剂,选用基因食品应慎重。③合理膳食应注意饮食结构。营养素应合理搭配。在具体饮食上,应当粗细粮搭配,荤素搭配。④合理膳食应注意特殊人群的需求。对儿童、孕产妇、老年人患者等特殊人群,应根据实际需要制定食谱,并可根据情况适当增加工业合成的营养成分,如孕产妇适时适量服用叶酸制剂,儿童适时适量服用钙片、锌制剂、鱼肝油等。

2. 适量运动

适量运动,能预防冠状动脉硬化、呼吸及代谢系统疾病;降低癌症的发生率;保持适宜的体重能预防或降低运动伤害发生概率;使精力保持旺盛,大脑清醒。适量运动的原则首先是做到有恒、有度、有序。有恒即持之以恒,有度乃适度,运动有序指循序渐进。有人总结为"三、五、七"。"三"是指每天步行 3 km,时间在 30 分钟以上或者每次步行 6000 步。"五"是指每周要运动 5 次以上,只有规律性运动才能有效果,至少应保证每周 3 次以上的运动;"七"是运动剂量达到中等量运动。中等量运动是指心率加年龄等于 170 次/分钟,比如某人 50 岁,运动时心跳要达到 120 次/分,这样的运动量属中等强度,能保持有氧代谢。其次是因人而异。上边讲的是适量运动的一般规律,患者或一些特殊人群一般运动量应当适当减少。有些患者在急性期是不宜运动的,如感冒,在急性期也不应运动,而应当休息,多喝温开水,必要时服用药物。最后各种运动交替进行。长期进行一种运动,容易产生肌肉、骨骼的损伤。因此,不同类型的运动应交替进行,如游泳散步、打乒乓球、打羽毛球、打排球、跳绳等。

3. 戒烟限酒

吸烟对健康的危害是公认的,吸烟者应戒烟,不吸烟者应当避免二手烟的危害。实在难以戒烟,则每天不应超过 5 支。限酒是指每天可少量饮酒但不可酗酒,标准是每日摄入不超过 15 毫升的酒精,相当于葡萄酒 100 毫升、白酒 25 毫升或啤酒 300 毫升。

4. 心理平衡

在健康四大基石中,心理平衡最重要。联合国国际劳动组织发表的一份调查报告指出,心理压抑是 20 世纪最严重的健康问题之一。保持心理平衡要有乐观的心态,正确地对待自我、正确地对待他人、正确地对待社会。既要努力奉献社会,又要尽情享受美好人生;既要在事业上积极进取,又要在生活中有颗平常心;既要精益求精于本职工作,又要有多姿多彩的生活。

以上健康的四大基石只是健康行为生活方式中最基本的东西,除此之外,作息规律、劳逸结合也应该纳入健康行为生活方式的范畴。另外,像中医的一些保健方法等也是很有益的健康生活方式,值得认真学习研究。

第三节　心理与行为生活方式的养成干预

前面我们讨论了心理问题及不良行为生活方式,这些问题需要运用个体和群体的方法进行干预,本节对常用的一些比较简单的干预方法进行讨论。

一、个体干预

(一)自我放松训练

自我放松训练(relaxation raining)可以对抗压力,缓解紧张情绪,对心理疾病、躯体疾病或心身病都具有治疗作用。不论是印度的瑜伽,还是中国的中医,都运用了放松训练,现代医学更是常常运用。放松训练有一定的要求:第一,应当注意环境的准备,要求环境优雅、光线柔和、气温适宜;第二,个人做好必要的准备,如排空大、小便,松开衣带,身体保持舒适、自然的姿势;第三,调节呼吸,从上到下、从头到脚对肌肉进行放松。放松时可以播放引导语或音乐,也可以不播放,个人用意念引导。

(二)阳性强化法

行为主义最基本的理论基础是行为是学习的结果。学到一个行为后,如果希望能够持续下去,那么一定要使它的结果被强化。斯金纳的著名实验让老鼠学会了按压杠杆,是因为老鼠通过按压杠杆得到了食物。如果没有食物作为结果去强化,老鼠也就学不会按压杠杆,即使学会了,也不会卖力地去不停地按压。其中的原理:如果期望某种行为的出现,就应当鼓励它,这就是阳性强化法。反之亦然,可称作阴性强化法。你如果要消除某种行为,就得设法淡化,这是一种被广泛使用的行为矫正方法,它不仅被用来矫治某些明显的不适应性行为,也普遍适用于儿童的行为重建和人类行为规范的建设。

(三)合理情绪疗法

合理情绪疗法(rational-emotional therapy)属于认知行为疗法的一种方法,是由阿尔伯特·艾利斯(Albert Ellis)于20世纪50年代创立。艾利斯相信,解决问题的方法只能到产生问题的情境中去寻找,合理情绪疗法主要用于解决情绪困扰。他认为,情绪是某种刺激的反应,在刺激和情绪反应之间有一个重要的中间过程——认知。认知在这一过程中的作用几乎是决定性的。因此,合理情绪疗法首先发掘和了解认知。他将这一技术称为ABC理论:A为诱发事件(activating event)、B为不合理信念(belief)、C为情绪行为反应(consequence)。这种理论重点在于寻找、发现不合理的信念,运用"产婆术"的辩证技术与不合理信念进行辩论,帮助求助者建立新的信念。

(四)厌恶疗法

厌恶疗法是通过附加某种刺激的方法,使求助者在进行不适行为时,同时产生令人厌恶的心理成生理反应,如此反复实施,结果使不适行为与厌恶反应建立了条件联系。以后尽管取消了附加刺激,但只要求助者进行这种不适行为,厌恶体验照旧产生。为了避免厌恶体验,患者不得不中止放弃原有的不适行为,其原理是经典的条件反射。厌恶疗法必须针对一定的靶行为,选用的厌恶刺激必须是强烈而及时的。常用的有药物刺激、电刺激、想象刺激等,可以用来治疗烟瘾、酒瘾等行为生活方式问题,也可用来治疗各种强迫症和各种变态行为。

二、群体干预

不良行为生活方式具有一定的社会性、播散性,因此针对群体的干预成为可能,而针对群体的干预成本低、效益高,值得大力推广。例如,在企业中,可能都因工作而面临着心理压力,针对这一个群体共性的问题进行干预可取得较好的效果。

(一)健康教育

实践证明,健康教育是改变群体不良行为生活方式的最好方法之一。

1. 注意运用恰当的健康教育理论做指导

进行健康教育,首先要注意理论的运用,健康教育理论很多,最基本的理论是知-信-行的理论,即通过改变健康教育对象的认知,来改变其健康信念,进而改变其不良行为生活方式。健康信念模型认为,一个人的行为是他的期望所决定的,一个人的价值判断影响行为的发生,这与个人的价值期待有关。在运用健康信念模型来解决问题时,分为两个阶段,第一个阶段是认识到问题的严重性,开始有改变的打算。第二个阶段是觉察行为方式改变带来的好处,同时面临着困难。如果这种好处是明显的,面对困难是可以克服的,在适当的时机下就会启动健康行为生活方式。如果这种行为生活方式需要维持很长时间,那么必须依赖自我效能(self-efficacy)才能维持。自我效能是指一个人对自己能够成功地采取行动,并获得期望结果的信心。注意健康教育内容的科学性、针对性与效用。近些年来,我国兴起了"保健热""养生热",这是因为社会对卫生保健需求的提高,是一件好事,但也出现了一些不科学的健康教育,如将许多保健品宣传成药品,这都是极不科学的甚至是违法的。健康教育首先必须符合科学理论,有循证医学的研究工作基础;其次是具有明确的针对性,针对某一个人群进行健康教育,如慢性患者、孕产妇高危人群等;最后,实事求是、务求实效,既是健康教育追求的目标,也是健康教育追求的结果。

2. 注意增强健康教育的方式

改变健康教育单纯说教的陈旧观点,将健康教育的内容、形式进一步更新,使内容具有权威性、科学性、大众性;使形式具有吸引性、生动性和动态性,尤其是随着多媒体技术的发展,充分利用动画、影视技术传播,能够迅速提高公众的健康知识认知水平。

(二)团体心理咨询

团体心理咨询是在团体情境中提供心理帮助与指导的一种心理咨询与治疗形式,这是一种旨在通过团体内人际交互作用,促进个体在交往中通过观察学习、体验、认识自我、探讨自我、接纳自我,调整改善与他人关系,学习新态度与行为方式,以发展良好的生活适应的过程。主要形式是由1~2名领导者作为主持,依据团体成员问题的相似性特点,组成课题小组,小组可为3~5人,也可有十几人到几十人。通过共同的商讨、训练、引导解决成员的心理问题,达到改善人际关系、增强社会适应能力、促进人格成长的目标。

(三)社会工程干预

1. 社会设施干预

通过某些社会设施干预可以取得很好的效果。如在小区设置健身场地和器材,人们锻炼身体的热情会大增。在马路中间设置隔离栏,交通事故发生率会大大地降低。在小区安装摄像头,会降低偷盗和人身伤害案件的发生。

2. 公共政策干预

狭义的公共政策是指政府等决策部门对公众利益和公众行为的规制和分配的措施。广义的公共政策是指政府及立法机构制定的对公共利益和公众行为的规制和分配,包括法律在内。在此,我们讨论的是广义的公共政策。公共政策干预的效益最高。据调查,美国实行"安全带法"以后,车祸的死亡率大幅度降低。当然,政策能否取得实效,政策方案只是第一步,关键还要看执行是否到位,监督、评估是否及时有效,政策主体是否以身作则等。

3.组织干预

组织干预即对不合理的组织结构和行为进行改变,达到干预的目的。在现代社会,组织干预大有作为。当前人们的压力过大是一个严峻的社会心理问题。如果组织机构也能进行一些合理的设计,就会有效地缓解人们的压力,如组织工人做工间操等。

三、不同场所的干预

(一)家庭干预

家庭是社会的细胞,人们的不良行为生活方式的产生大都来自家庭,现代医学开始关注家庭,产生了家庭医学,为家庭不良行为生活方式的观察、研究与干预提供了丰富的经验。对高脂、高盐饮食的干预,需要以社区为范围,以家庭为单位进行干预,我国天津等地从家庭入手干预不良行为生活方式,在降低慢性病的发病率方面取得了很好的效果。

(二)社区干预

社区是对不良行为生活方式和心理问题进行干预的重要场所,我国目前的卫生服务基层组织是在社区,大力发展社区卫生服务和社区干预,形成集医疗、预防、保健、康复、健康教育与健康促进为一体的服务是我国目前的重要任务。目前的社区干预,重点在于提高全科医生和护士的理论水平和干预能力,以提高干预的效果。其次应建立预防、保健、健康教育领域干预的合理控制安排,使干预可持续发展。

(三)学校干预

学校是理想的干预场所,学生正处在心身的快速发展阶段,有利于显现干预效果。可以针对不同阶段,进行不同的干预。对学生进行交通安全行为、消防逃生行为、防盗防暴行为、日常健康行为、性道德与性行为、控烟、控酒行为等方面的教育。

(四)工作场所干预

对成年人来说,工作所在地是干预的良好场所,要运用适当的方法,改变职工的饮食行为、运动行为、工作行为,减缓、疏导他们的心理压力。对企业事业单位应分析工作的性质特点,分析压力的主要来源,有针对性地进行集体干预。对于特殊的问题,可以进行个体干预。

(五)医院干预

医院是患者聚集的地方,患者,尤其是一些慢性病患者,急需要生活方式指导,患病后,患者的心理有一定的改变,这时特别容易听专业人士的话,容易将科学知识入脑,并转化为自己的行为。现在不少医院的一些科室开设了"患者之家",有的设有"健康教育室"等,为改变患者的行为生活方式做了大量的工作,取得了成熟的经验,值得进一步推广。

【本章小结】

本章主要介绍了心理及心理健康状态,心理因素对健康的影响,心理与行为生活方式的养成干预。

心理是心理现象的简称,心理现象包括心理过程和人格。心理健康是指心理的各个方面及活动过程处于一种良好或正常的状态。心理健康的理想状态是保持性格完好、智力正常、认知正确、情感适当、意志合理、态度积极、行为恰当、适应良好的状态。心理健康可以用3个维度来衡量:体验维度,操作维度,发展维度。

行为生活方式是心理的外在表现。行为是个体或群体对环境刺激做出的能动反应。广义的生活方式是指人们在物质生活和精神生活领域所从事的一切活动方式,包括物质生活和精神生活资料的生产和消费方式。健康的"四大基石",包括合理膳食、适量运动、戒烟限酒、心理平衡。

心理与行为生活方式的养成需要运用个体和群体的方法进行干预。个体干预包括自我放松训练、阳性强化法、合理情绪疗法、厌恶疗法。群体干预包括健康教育、团体心理咨询、社会工程干预。

心理与行为生活方式的养成干预需要注意针对不同的场合采取不同的干预措施,主要包括家庭干预、社区干预、学校干预、工作场所干预和医院干预,要注重这些干预措施的结合使用,发挥干预措施的最大效用。

【关键术语】

心理 mind　人格 personality　压力 stress

自我效能 self-efficacy　气质 temperament　压力源 stressor　行为 behavior

先天性的定型行为 fixed-action behavior　后天的各种习得行为 learned behavior

社会化 socialization　放松训练 relaxation raining　合理情绪疗法 rational-emotional therapy

【讨论题】

1.日常生活中哪些因素会对我们的行为生活方式产生作用?

2.明确自身的气质类型,以及对于实现健康有何意义。

【思考题】

1.人格对健康的影响是什么?

2.健康的"四大基石"是什么?

3.心理与健康行为生活方式的养成有哪些干预方法?

主要参考文献

[1] 威廉·科克汉姆.医学社会学[M].杨辉,等,译.北京:华夏出版社,2000.

[2] 金德初.医学社会学的独立性与交叉领域[J].社会,1984(3):51-52.

[3] 蔡建章.医学社会学[M].南宁:广西人民出版社,1986.

[4] H.P.恰范特,蔡勇美,刘宗秀,等.医学社会学[M].上海:上海人民出版社,1987.

[5] 周浩礼,胡继春.医学社会学[M].武汉:湖北科学技术出版社,1993.

[6] 胡继春.医学与社会[M].武汉:华中科技大学出版社,2005.

[7] 李继红.全民医保制度建设实现新突破的思考[J].中国农村卫生,2020,12(8):72.

[8] 高骥,刘岩,杜欣.医院药品供应保障新模式探讨[J].天津药学,2016,28(1):74-76.

[9] 李政阳.完善药品供应保障体系的策略探析[J].中国药物经济学,2018,13(6):93-98.

[10] 张新平,蔡菲,赵圣文,等.我国药品供应保障制度的现状、问题及对策[J].中国医院管理,2016,36(11):11-14.

[11] 王爿,陆国红,沈洁.医院与企业合作实现药品供应链管理的探索与实践[J].中国药房,2014,25(25):2317-2319.

[12] 国家卫生和计划生育委员会等8部门联合破解常用低价药品供应保障难题[J].中国药房,2014,25(18):1708.

[13] 芦欣怡,王亚东,王开斌,等.新时期医疗卫生行业综合监管内涵探究[J].中国医院管理,2020,40(9):13-16.

[14] 方鹏骞,杜亚玲.完善医疗卫生行业综合监管[N].中国人口报,2019-01-10(003).

[15] 温勇.家庭保健与健康中国[J].人口与计划生育,2018(10):33-36.

[16] 崔群,何俊,于华,等.推进现代医院管理制度建设的实践和新方向[J].青岛医药卫生,2020,52(1):77-79.

[17] 王伟.关注自我保健 实现全民健康[N].健康报,2020-08-10(005).

[18] 王钟仪.现代医院管理制度中建设目标与构建措施的分析思考[J].中国当代医药,2020,27(6):183-185.

[19] 芦欣怡,王亚东.医疗卫生行业综合监管制度体系构建——基于扎根理论的质性分析[J].中国卫生政策研究,2020,13(12):68-73.

[20] 方鹏骞,杜亚玲.破解我国医疗卫生行业综合监管难题[J].中国党政干部论坛,2018(10):21-24.

[21] 沈静萍.我国药品供应保障制度的现状、问题及对策[J].黑龙江医学,2020,44(2):222-224.

[22] 贺海仁,李毅,汪海鹏.吸毒的社会医学透视[J].中国社会医学,1991(5):47-48.

[23] 胡善联,杜卫民.经济发展与改革对健康的影响[J].中国卫生经济,1995(1):12-15.

[24] 冯海宁.全民医保"应保尽保"来之不易[N].中国商报,2020-10-28(002).

[25] 郭泽林,陈琪.新冠肺炎疫情对全球经济治理的影响研究[J].经济体制改革,2020(6):29-35.

[26] 栾浩,张晓青.新冠肺炎疫情对中国区域经济发展的影响研究[J].湖南师范大学自然科学学报,2020,43(5):1-9.

[27] 刘帅.新冠肺炎疫情对中国区域经济的影响[J].地理研究,2021,40(2):310-325.

[28] 董镜茹,李宗阳,张蕊,等.公立医院社会工作部门运营模式探索[J].管理观察,2016(5):175-178.

[29] 刘斌志.我国医院社会工作部门的设置与功能运用[J].中国医院管理,2007,27(9):12-14.

[30] 潘跃.加快推进专业社会工作发展——访民政部社工司副司长柳拯[N].人民日报,2012-04-25(017).

［31］ 尹放,黄莉.美国医院的医务社会工作及其启示［J］.医院与哲学(人文社会医学版),2014,35(2)：51-54.

［32］ 孟馥,王彤.医务社会工作与医院志愿者服务实用指南［M］.上海:文汇出版社,2011.

［33］ 郭永松,吴水珍,张良吉,等.美国及中国港台地区的医务社会工作状况及启示［J］.中国医院管理,2009,29(2):21-22.

［34］ 何增科.中国社会管理体制改革路线图［M］.北京:国家行政学院出版社,2009.

［35］ 李妍斐.医务社工和医院志愿者如何融入医院系统［J］.中国卫生事业管理,2011(S1):73-75.

［36］ 刘继同.转型期中国医务社会工作服务范围与优先介入领域研究［J］.北京科技大学学报(社会科学版)2006(1):6-12.

［37］ 孙彩霞,刘庭芳,蒋锋,等.我国家庭医生相关政策发展历程与推行研究［J］.中国全科医学,2021,24(7):765-774.

［38］ 斯宾诺莎.伦理学［M］.贺麟,译.北京:商务印书馆,1983.

［39］ 康德.实用人类学［M］.邓晓芒,译.上海:上海人民出版社,2002.

［40］ 伊曼努尔·康德.道德形而上学基础［M］.孙少伟,译.北京:九州出版社,2007.

［41］ 伯特兰·罗素.社会改造原理［M］.张师竹,译.上海:上海人民出版社,2001.

［42］ 费孝通.乡土中国 生育制度［M］.北京:北京大学出版社,1998.

［43］ W.B.坎农.躯体的智慧［M］.范岳年,魏友仁,译.北京:商务印书馆,1982.

［44］ 阿尔贝特·施韦泽.敬畏生命［M］.陈泽环,译.上海:上海社会科学出版社,1992.

［45］ 王思斌.社会工作概论［M］.北京:高等教育出版社,1999.

［46］ 孙慕义,王小玲,黄士明.医学大法学［M］.成都:西南交通大学出版社,1999.

［47］ 孙慕义.后现代卫生经济伦理学［M］.北京:人民出版社,1999.

［48］ 金春田.健康、卫生与文化［M］.北京:中国大百科全书出版社,2003.

［49］ 刘大椿.在真与善之间［M］.北京:中国社会科学出版社,2000.

［50］ 谢平仄.社会结构论［M］.武汉:湖北人民出版社,1993.

［51］ 蔡建章.医学社会学［M］.南宁:广西人民出版社,1986.

［52］ 王锦帆.医患沟通学［M］.北京:人民卫生出版社,2003.

［53］ 李传俊,徐国桓,赵兴烈.高科技与医学人文［M］.广州:广东人民出版社,2001.

［54］ 蓝采风,楼钦元,郭永松.医学社会学［M］.杭州:浙江大学出版社,1990.

［55］ 陆志刚,胡盛麟,康玉唐.医学导论［M］.北京:人民卫生出版社,1999.

［56］ 孙慕义,徐道喜,邵永生.新生命伦理学［M］.南京:东南大学出版社,2003.

［57］ 邱仁宗,翟晓梅.生命伦理学概论［M］.北京:中国协和医科大学出版社,2003.

［58］ 风笑天.社会学导论［M］.武汉:华中科技大学出版社,1997.

［59］ 陈钧,任放.经济伦理与社会变迁［M］.武汉:武汉出版社,1996.

［60］ 雷洪.社会问题——社会学的一个中层理论［M］.北京:社会科学文献出版社,1999.

［61］ 刘达临.性社会学［M］.济南:山东人民出版社,1988.

［62］ 段德智.死亡哲学［M］.武汉:湖北人民出版社,1996.

［63］ 周晓虹.现代社会心理学史［M］.北京:中国人民大学出版社,1993.

［64］ 葛尔·罗宾.酷儿理论:西方90年代性思潮［M］.李银河,译.北京:时事出版社,2000.

［65］ 郑平安.卫生法学［M］.2版.北京:科学出版社,2010.

［66］ 何伦,王小玲.医学人文学概论［M］.南京:东南大学出版社,2002.

［67］ 托马斯·夏洛恩.医院并非安全岛［M］.肖永超,祁梅,译.北京:中国发展出版社,2004.

［68］ 水印工作室.中国药品调查［M］.北京:中国友谊出版公司,2004.

［69］ 黄钊.中国道德文化［M］.武汉:湖北人民出版社,2000.

［70］ 文森特·帕里罗,约翰·史汀森,阿黛思·史汀森.当代社会问题［M］.周兵,等,译.北京:华夏出版社,2002.

［71］ 雷蒙·阿隆.社会学主要思潮［M］.葛智强,胡秉诚,王沪宁,译.北京:华夏出版社,2000.

［72］ 马尔科姆·沃特斯.现代社会学理论［M］.杨善华,李康,汪洪波,等,译.北京:华夏出版社,2000.

［73］ 杜治政.医学伦理学探新［M］.郑州:郑州大学出版社,2000.

［74］ 彭瑞骢,邓平修,冯显威,等.医学科技与社会［M］.北京:北京医科大学、中国协和医科大学联合出版社,1998.

［75］ 倪慧芳,刘次全,邱仁宗.21世纪生命伦理学难题［M］.北京:高等教育出版社,2000.

［76］ 冀中,高德馨,张洪涛.等.医学模式［M］.北京:北京医科大学、中国协和医科大学联合出版社,1991.

［77］ 龚幼龙.社会医学［M］.北京:人民卫生出版社,2000.

［78］ 露丝·本尼迪克特.文化模式［M］.王炜,译.上海:三联书店,1988.

［79］ 冯显威,刘俊荣,安丰生,等.人文社会医学导论［M］.郑州:河南医科大学出版社,2000.

［80］ 冯显威.医学科学技术哲学［M］.北京:人民卫生出版社,2002.

［81］ F.D.沃林斯基.健康社会学［M］.孙牧虹,屠敏珠,王滨燕,等,译.北京:社会科学文献出版社,1999.

［82］ 张英.医院文化与人力资源管理［J］.中国卫生事业管理.2003(3):141.

［83］ 周宏.克隆人技术的道德预想［J］.道德与文明,2002(4):59-62.

［84］ 陈世金.论加入WTO后医疗服务开放与医政管理创新［J］.中国卫生事业管理,2002(10):582-584.

［85］ 李镜波.营利性医院的管理创新［J］.现代医院,2002(6):33-34.

［86］ 何小湘.医院物流管理现状与发展趋势［J］.中国现代医学杂志,2003(1):102-103.

［87］ 中华医院管理学会赴港考察组,张仲明.加强医疗风险管理,确保医疗质量——参访香港医院管理局的专题之一［J］.中华医院管理杂志,1999(9):569-572.

［88］ 胡善联,杜卫民.经济发展与改革对健康的影响［J］.中国卫生经济,1995(1):12-15.

［89］ 高也陶.2002年:中国医疗纠纷处理的重大转折［J］.医学与哲学,2002(7):1-5.

［90］ 程伯基,吕兆丰.医学教育模式的研究与实践［J］.中国高等医学教育,1999(6):1-3,17.

［91］ 胡志强.处理医疗纠纷的难点和对策［J］.中国卫生法制,1999(4):10-12.

［92］ 贺海仁,李毅,汪海鹏.吸毒的社会医学透视［J］.中国社会医学,1991(5):47-48.

［93］ 邵瑞太.疾病模式转变理论研究的回顾［J］.中国公共卫生,2000(5):7-9.

［94］ 胡继春.医学新进展的社会文化透视［J］.医学与社会,1995(1):15-18.

［95］ 胡继春.论医学与人文社会科学的联姻［J］.医学与社会,1996(1):8-10.

［96］ 董兴建.医患关系的法律调整原则研究［J］.法律与医学杂志,2001(2):69-72.

［97］ 陈建平.美国大学医学院人文社会科学教学及启示［J］.医学教育,1999(3):24-25.

［98］ 闻喆.论道德与人类健康［J］.医学与社会,1997(1):79.

［99］ 李永辉,郑平安,胡继春.活体非亲属器官移植与移植系统的构建［J］.医学与社会,2003(6):37-39.

［100］ 李本富.人类基因研究和应用中的伦理学问题［J］.医学与社会,2000(5):44-45.

［101］ 胡继春.浅论卫生信息资源管理问题［J］.理论月刊,2002(3):66-68.

［102］ 胡继春,董骏武.浅谈医学与人文学［J］.湖北科技学院学报(医学版),2004(4):229-231.

［103］ 冯显威.论干细胞研究的医学价值和社会影响［J］.医学与社会,2003(2):21-23.

［104］ 闫富斌.浅谈卫生资源分配的缺陷与伦理［J］.中国医学伦理学,1999(2):49.

［105］ 沈华亮,孙玲.补充医疗保险若干问题的探讨［J］.中国医院管理,2000(7):14-15.

［106］ 梁万年.卫生事业管理学［M］.4版.北京:人民卫生出版社,2017.

［107］ 张亮,胡志.卫生事业管理学［M］.北京:人民卫生出版社,2013.

[108] 吕筠,李立明.现代公共卫生体系的基本职能及其内涵[J].中国公共卫生,2007,23(8):1022-1024.

[109] 李鲁.社会医学[M].5版.北京:人民卫生出版社,2017.

[110] 曹建文,刘越泽.医院管理学[M].上海:复旦大学出版社,2010.

[111] 黄年正,陈华.关于社区卫生管理"医防融合"模式的研究[J].中国继续医学教育,2019.11(11):165-167.

[112] 孙晓桐,郎颖.我国基层医疗机构医防融合主要模式述评[J].卫生软科学,2021,35(9):7-10.

[113] 龚震宇,刘钦梅.新型冠状病毒肺炎疫情时代之疾病预防控制体系迎来发展新机遇[J].疾病监测,2021,36(8):756-761.

[114] 李晓林,秦汝男,曾强,等.我国疾病预防控制体系改革的研究进展[J].职业与健康,2021,37(9):1286-1289.

[115] 李立明.新型冠状病毒肺炎疫情后公共卫生展望[J].中华流行病学杂志,2021,42(7):1143-1147.

[116] 吴凡,陈勇,付晨,等.中国疾病预防控制体系发展改革的若干问题与对策建议[J].中国卫生资源,2020,23(3):185-190,294.

[117] 我国疾病预防控制体制改革迈出新步伐[J].中国农村卫生事业管理,2021,41(5):305.

[118] 陈昊.药品监管机构的前世今生[J].中国卫生,2018(4):31.

[119] 国家市场监督管理总局执法稽查局.继往开来 砥砺前行 深入推进市场监管综合行政执法改革[J].中国机构改革与管理,2019(2):19-22.

[120] 刘鹏,钟光耀.市场所,还是食药所——基层食药监管体制改革选择的行政逻辑[J].学术研究,2021(1):39-49,177.